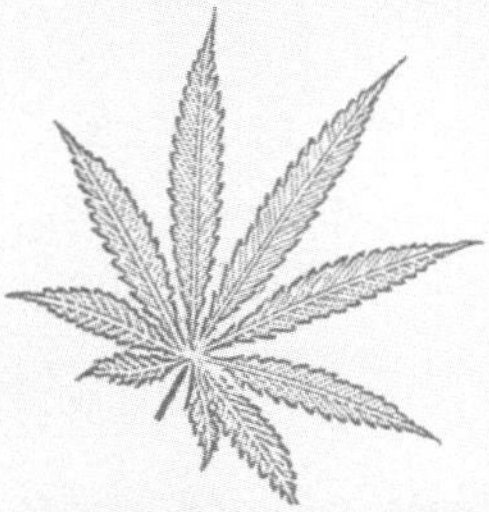

# CANNABIS MÉDICINAL

Michael Backes

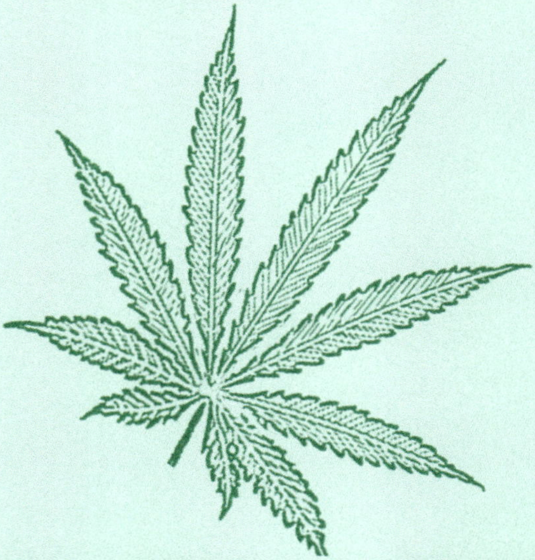

# CANNABIS MÉDICINAL

## Ce qu'il faut savoir…

Hugo Doc

## Avertissement

La fabrication, la possession, la vente et la consommation de cannabis sont interdites dans de nombreux pays et sont des crimes punissables par la loi. Ce livre n'a pas vocation de recommander la consommation illégale de cannabis, d'aucune manière. Ce livre se fonde sur les recherches scientifiques de l'auteur et sur des informations anecdotiques concernant la consommation de cannabis à des fins médicales. Il n'a pas vocation à fournir de guide pour une prescription, une automédication ou un traitement quelconque incluant le cannabis, qui devrait être suivi sous la tutelle d'un médecin dans les pays où son utilisation est autorisée par la loi.


Cette édition Black, Dog & Leventhal Publishers, Inc. est publiée en accord avec Elephant Book Company Limited et Michael Backes


34/36, rue La Pérouse, 75116 Paris
www.hugoetcie.fr

ISBN : 9782755623840
Imprimé en république Tchèque

Traduction : Arthur Desinge
Merci à Ronald Virag pour son aide et son regard expert

# SOMMAIRE

# Avant-propos d'Andrew Weil, docteur en médecine

Du point de vue de quelqu'un qui a étudié la médecine traditionnelle pendant toute sa carrière, il semble surprenant que l'on ait toujours éloigné le cannabis de nos cabinets médicaux quand on considère que cette plante a été utilisée pendant des millénaires par différentes cultures du monde entier comme une nourriture à la fois pour le corps et l'esprit. En 1942, l'Association médicale américaine (AMA) s'est battue pour que cette plante continue de figurer dans la pharmacopée américaine. Mais en dépit du fait que le cannabis constitue un traitement efficace pour de nombreuses maladies, l'association médicale américaine perdit son combat, et le cannabis fut interdit. Aujourd'hui, plus de soixante-dix ans plus tard, la pharmacopée herboriste américaine a commencé à publier une monographie sur le cannabis qui a pour but de reconsidérer cette plante et ses dérivés comme des médicaments efficaces.

Durant son long exil, le cannabis fut caractérisé, à tort, comme un produit narcotique dangereux, quand bien même beaucoup connaissaient ses qualités médicinales. Des patients qui subissaient un traitement contre le virus du VIH, par exemple, déclaraient que le cannabis augmentait leur appétit. D'autres patients atteints de sclérose en plaques révélaient, quant à eux, que le cannabis les délivrait de leurs souffrances. Des patients cancéreux pour qui le traitement allopathique était inefficace trouvèrent que le cannabis leur permettait occasionnellement d'aider leur corps à combattre les tumeurs résistantes aux drogues. La recherche et la médecine commencent seulement à découvrir ce que leurs patients savaient depuis des dizaines d'années.

Cet ouvrage, écrit par Michael Backes, présente une excellente vue d'ensemble, en combinant les informations liées à la recherche moderne et celles qui sont liées aux observations faites à partir de patients à qui on administre du cannabis sur ordonnance. Cette mise en perspective permet de mettre en lumière différentes situations médicales pour lesquelles le cannabis se révèle être un traitement efficace. Conçu comme un guide pour les patients et les médecins, ce livre explique aussi bien les anciennes que les récentes découvertes liées à l'utilisation du cannabis dans la médecine. J'ai souvent dit que la médecine occidentale gagnerait à utiliser les plantes traditionnelles en remplacement ou en combinaison des drogues de synthèse, qui prédominent dans la pharmacopée moderne. Je me permets également de dire que la sous-utilisation du cannabis dans la médecine d'aujourd'hui illustre parfaitement la méconnaissance de certains médecins en matière de remèdes botaniques.

En raison de la variation chimique propre à chaque espèce de cannabis, les effets physiologiques produits par le cannabis changent en fonction de la variété cultivée. Il n'existe pas à ce jour de véritable guide qui permette de choisir tel type de cannabis pour un type de maladie ou de symptôme. Ce livre vous permettra donc d'y voir plus clair.

La recherche clinique confirme que de nombreuses maladies occidentales comme le diabète et le cancer seraient étroitement liées à une dysfonction du métabolisme, engendrée par une mauvaise alimentation et un manque d'activité physique. Nous commençons également à avoir la preuve que le cannabis contient des régulateurs homéostatiques qui permettent justement de réguler et de maintenir le métabolisme. Ses composants chimiques interagissent avec le système endocannabinoïde du corps humain et affectent tous les processus physiologiques, parmi lesquels l'appétit, la régulation de l'humeur et la perception de la douleur.

Depuis de nombreuses années, j'ai cherché à développer des méthodes de santé et de bien-être en mettant l'accent sur les interactions entre le corps et l'esprit. Et c'est en 1968, lors de ma dernière année d'étude à l'école de médecine de Harvard, que j'ai appris que le cannabis permettait de produire une extraordinaire variété d'effets. J'ai commencé ces travaux vingt ans avant que l'on prouve l'existence du système endocannabinoïde. Depuis lors, la science a continué de confirmer ce que l'expérience nous dicte depuis des siècles. Ce guide pratique prouve une nouvelle fois la valeur et l'utilité du cannabis dans la médecine.

J'ai grand espoir que les travaux de Michael Backes, et ceux d'autres professionnels similaires à lui, inspirent de nouvelles recherches scientifiques et rationnelles sur le cannabis et nous extirpent des programmes politiques qui empêchent la communauté médicale de se servir intelligemment de cette plante.

# Introduction

Pour considérer les arguments allant à l'encontre de l'utilisation du cannabis comme traitement médical, nous devons tout d'abord porter un regard sur les faits. Nous savons que le cannabis n'est assurément pas une panacée, mais pour certains individus, et selon certaines circonstances, il se révèle très utile et plutôt sans danger. Les défenseurs et les détracteurs du cannabis médicinal participent tous deux à répandre diverses idées fausses sur son application médicale. Le cannabis ne guérit pas tous les cancers ; il produit en effet des effets secondaires ; et il n'est pas adapté à tout le monde. Avant la publication de ce livre, j'ai éprouvé des difficultés à trouver des informations sur le cannabis médicinal fondées sur des preuves. J'ai commencé à écrire ce livre en premier lieu parce que je cherchais des informations sur l'histoire du cannabis médicinal, sur les manières appropriées à son utilisation, et sur les conditions dans lesquelles il avait été utilisé avec succès. Je cherchais à approfondir les travaux que je poursuivais en Californie, avec des patients qui prenaient du cannabis sous la supervision d'un médecin. Mais considérant que seulement 21 États des États-Unis permettent l'utilisation du cannabis médicinal en 2013, je reconnais que beaucoup de patients atteints de maladies graves doivent se résoudre à trouver du cannabis de manière illégale et manquent d'un suivi médical et d'une accessibilité. Ce livre n'a pas pour objet de remplacer la supervision d'un médecin, et quiconque chercherait à prendre du cannabis à des fins médicamenteuses devrait demander conseil à son médecin.

L'interdiction du cannabis a malheureusement engendré une immense quantité de fausses idées sur son utilisation médicinale. De mon expérience, les opposants au cannabis médicinal ne tiennent leurs positions que jusqu'à ce qu'une maladie les frappe. Plusieurs fois, j'ai vu des juges, des politiciens et des fonctionnaires de police m'approcher discrètement pour des conseils sur l'utilisation du cannabis, quand la situation l'exige pour eux ou pour un membre de leur famille.

Depuis les années 1980, un petit groupe de scientifiques et de physiciens déterminés ont étudié le cannabis et ses effets. Il a été ardu de conduire ces travaux, considérant l'hostilité du gouvernement à étudier l'utilisation du cannabis. Ces scientifiques téméraires ont persévéré et sont véritablement parvenus à élargir grandement notre compréhension de la plante.

Le cannabis, ainsi que le cannabis médicinal, reste une cible mouvante. Tous les mois, de nouvelles études approfondissent notre compréhension du cannabis et la manière dont on peut l'utiliser en tant que médicament, mais aussi notre compréhension sur ses risques et ses bénéfices. Du fait que le cannabis n'affiche pas un degré de toxicité tel que celui des drogues comme les opiacés, il est plus difficile d'en ajuster les doses.

Un nombre important d'activistes ont décidé de briser le statu quo en demandant l'accès au cannabis sous sa forme médicamenteuse. Ce livre n'existerait pas sans les actions de ces personnes. Des fondations telles que la Wo/Men's Alliance for Medical Marijuana, la Americans for Safe Access, la Marijuana Policy Project, la Drug Policy Alliance, et la

NORML se battent depuis des années pour que le cannabis médicinal soit accessible à ceux qui en ont besoin. Beaucoup trop de gens sont allés en prison pour avoir consommé ou fourni du cannabis médicinal. Les lois qui interdisent l'accès au cannabis médicinal sous la supervision d'un médecin doivent absolument être réformées. La Californie est le premier État américain à avoir autorisé l'accès au cannabis médicinal. Au début, cet État éprouvait des difficultés à créer un système de réglementation qui permette de fournir convenablement les points de vente en cannabis. Pour cette raison, de nombreux dispensaires décidèrent de bannir le cannabis de leurs rayons alors que très peu l'autorisaient. De même, les lois qui régissent la distribution du cannabis médicinal engendrent une telle paperasse administrative qu'il devient incroyablement pénible de les appliquer correctement.

À travers ce livre, j'essaye de présenter une vue d'ensemble des différentes utilisations que l'on peut faire du cannabis médicinal, quand bien même notre compréhension médicale et scientifique ne cesse d'évoluer en la matière. Le cannabis est un médicament extrêmement complexe à maîtriser, par le fait qu'il en existe plusieurs variétés, plusieurs formes, et qu'il produit un large éventail d'effets médicinaux. La première partie propose une vue d'ensemble historique et scientifique du cannabis médicinal. La deuxième partie s'intéresse à son utilisation. La troisième partie se focalise sur vingt-sept différentes variétés de cannabis cultivées, et sur les différents effets qu'elles produisent. Pour finir, la quatrième partie informe sur la manière d'utiliser efficacement le cannabis en fonction des différentes maladies, toujours sous la supervision d'un médecin compétent. Les recherches récoltées dans cet ouvrage sont tirées d'une multitude d'études récentes qui ont ici pour objet d'être compréhensibles pour les non-initiés. *Cannabis médicinal* est conçu comme un appel à la réflexion, c'est pourquoi j'ai essayé d'ouvrir le sujet le plus possible, de manière que les patients et les médecins qui désirent approfondir leurs connaissances puissent le faire facilement et à moindre coût. J'espère que ce livre encouragera les patients et les médecins à discuter des avantages et des inconvénients du cannabis médicinal. L'idéal serait qu'ils puissent en parler avec autant de facilité que s'il s'agissait d'une plante médicinale comme l'Échinacée.

Sur la quatrième de couverture de son livre *Pot : A Handbook of Marijuana*, rédigé en 1967, l'auteur, John Rosevear, écrit :

« L'auteur ne prétend pas être impartial envers cette controverse, mais ce livre n'en est pas moins une déclaration objective des vérités relatives à la marijuana. Une fois l'hystérie retombée et les préjudices mis de côté, ces vérités sautent aux yeux. »

Près d'un demi-siècle plus tard, les préjugés et l'hystérie globale qui entourent le cannabis semblent diminuer petit à petit, mais la vérité du cannabis dans son application médicinale est plus intéressante et complexe que personne ne l'avait imaginé.

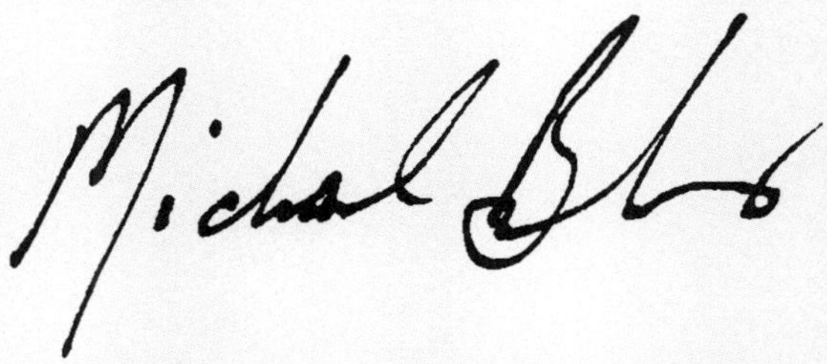

# Le cannabis médicinal

Pendant plus de douze mille ans, la plante de cannabis a fourni la race humaine en nourriture, en fibres, en sources d'enivrement et en médicaments. Les cannabinoïdes, substances médicinales actives produites dans la plante, interagissent avec les protéines réceptrices de molécules de notre organisme.
Diverses variétés de cannabis expriment des chimies différentes qui produisent ainsi un large éventail d'effets thérapeutiques.
Le fait de comprendre la chimie écologique produite dans la plante de cannabis permet au patient, et à l'usager récréatif, d'utiliser le cannabis médicinal de façon plus prévisible et plus efficace.

1

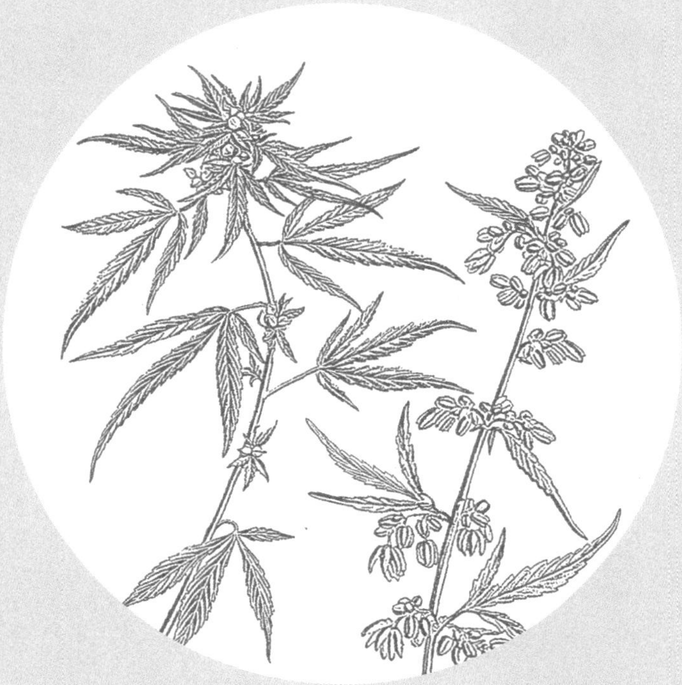

# CLIMAT HISTORIQUE

Les humains cultivent le cannabis depuis certainement plus longtemps que n'importe quelle autre plante. On le cultive pour sa fibre, en tant que médicament, et comme source d'ébriété depuis au moins douze mille ans, c'est-à-dire la fin de la dernière ère glacière. On pense que la plante de cannabis a émergé pour la première fois du sol il y a environ 36 millions d'années en Asie centrale, près des montagnes de l'Altaï où la Sibérie, la Mongolie et le Kazakhstan se rejoignent. Des ossements humains vieux de quarante mille ans ont été retrouvés dans ces montagnes, il est donc possible que ces hommes soient venus jusque-là pour se nourrir de la plante de cannabis, qui poussait abondamment dans cette région.

La plus vieille preuve faisant état de l'usage de cannabis est un échantillon de fleurs de cannabis déshydraté âgé de dix mille ans, trouvé dans une jarre en terre cuite de l'ère japonaise Jomon. Selon le chercheur Dave Olson, « les peintures murales présentes dans cette grotte au sud-ouest de l'île de Kyushu, au Japon, dépeignent de grandes tiges ornées de feuilles de chanvre. On y voit également des hommes habillés de manière étrange, des chevaux, ainsi que des vagues, peut-être pour dépeindre les marchands coréens qui acheminaient du chanvre jusqu'au Japon. La forme de la feuille de chanvre reflète l'image du soleil, comme son équivalent en hiéroglyphe utilisé par les cultures méditerranéennes » [1].

Les tout premiers écrits relatant l'usage du cannabis sous une forme médicamenteuse viennent de la Chine antique, où le savoir des plantes est transmis oralement de génération en génération. Cette tradition orale remonte au légendaire empereur Shen Nung, qui régnait il y a de cela quatre mille sept cents ans. Dans ses enseignements, Shen Nung citait le cannabis comme étant un remède naturel de grande importance, comme le ginseng et l'éphèdre. Après le règne de Shen Nung, le savoir médical chinois se transmit oralement pendant deux mille ans. Au premier siècle de l'ère chrétienne, la médecine traditionnelle chinoise se servait du cannabis médicinal pour guérir une centaine de maladies. Ce savoir fut alors incorporé dans le premier livre chinois traitant des drogues végétales, le *Shennong bencao jing*.

*Photographie d'une peinture murale datant du Néolithique découverte dans le sud-ouest du Japon. On peut distinguer la figure d'un homme et d'un cheval positionnés au-dessus d'une eau tumultueuse, encadrés de feuilles de chanvre.*

*« Ma-fên (le fruit du chanvre)… provoquera des hallucinations quand il est consommé avec excès… illuminera le corps quand il est consommé sur le long terme.* [2] *»*

Shennong bencao jing

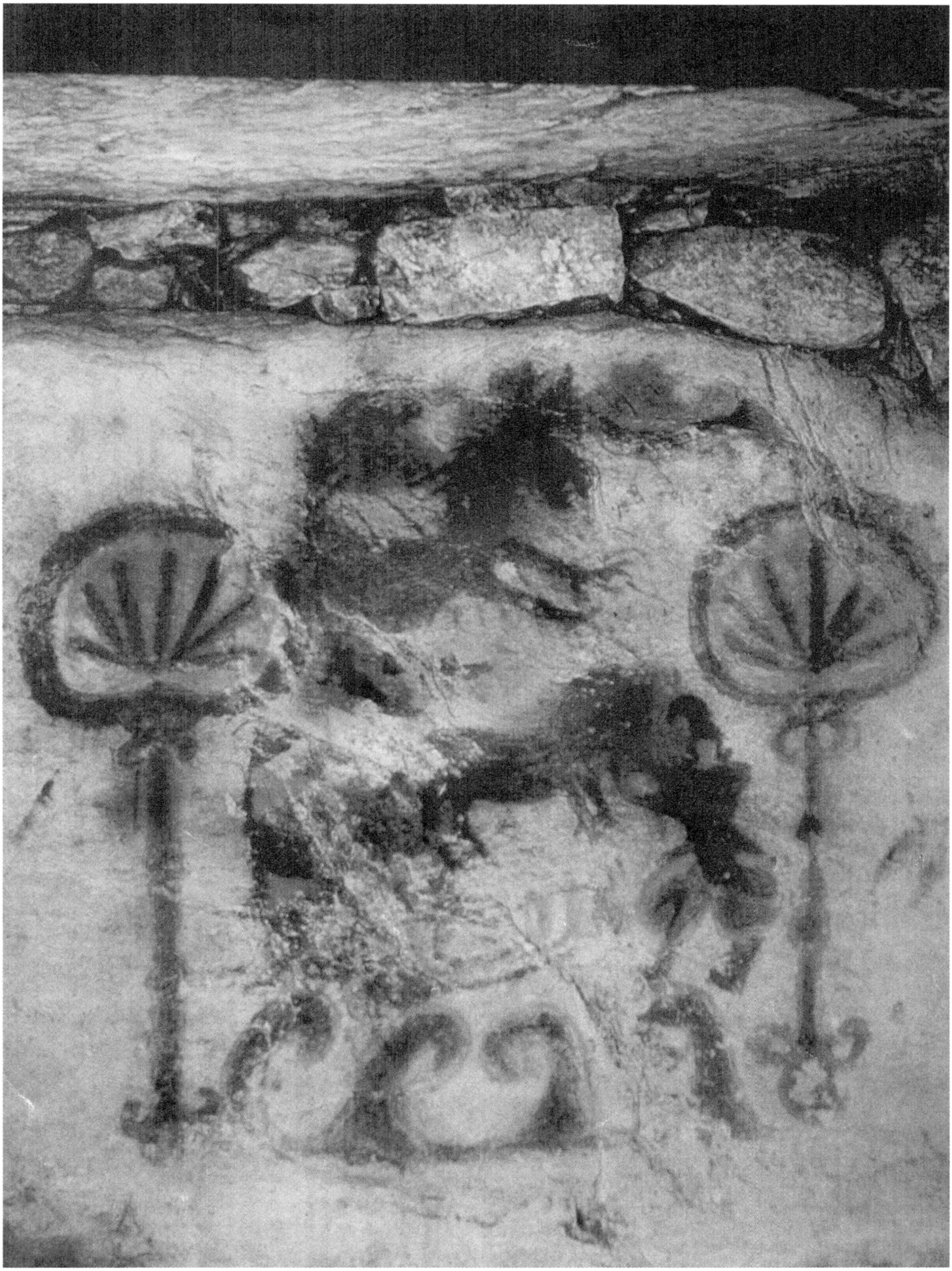

## Le cannabis en mouvement

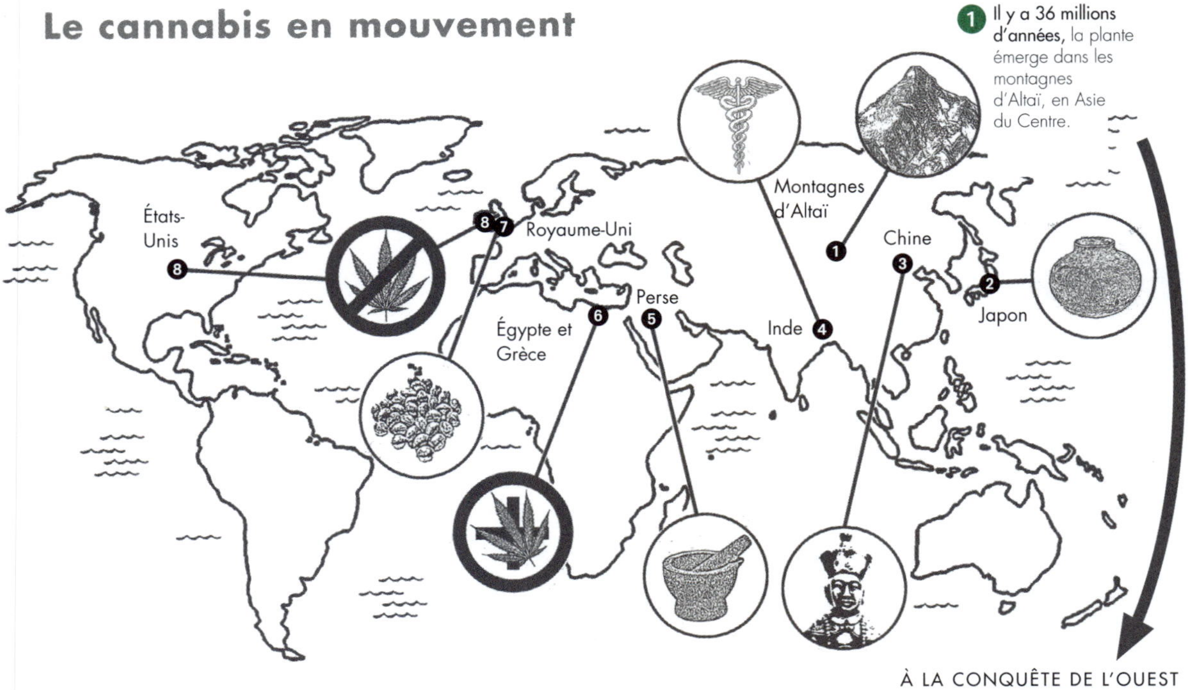


- 8 **Années 1920-1930,** le cannabis est banni du Royaume-Uni, ainsi que des 48 États des États-Unis.
- 7 **En 1894,** les graines de chanvre sont considérées comme bénéfiques quand elles sont prescrites à faible dose au Royaume-Uni.
- 6 **En 22 av. J.-C.,** le cannabis est utilisé comme médicament en Égypte et en Grèce.
- 5 **En 500 av. J.-C.,** le cannabis est considéré comme la plus importante des plantes médicinales en Perse.
- 4 **De 1500 à 200 av. J.-C.,** le cannabis était utilisé comme un médicament en Inde.
- 3 **Il y a 4 700 ans,** le cannabis était considéré comme un remède naturel de grande importance en Chine.
- 2 **Il y a 10 000 ans,** des fleurs de cannabis étaient stockées dans des pots en terre cuite au Japon.

Entre 1500 et 200 av. J.-C., le cannabis était utilisé comme médicament dans la région méditerranéenne, ainsi qu'en Égypte, en Grèce et en Inde. Dans l'*Avesta*, ensemble de textes sacrés de la religion mazdéenne de l'ancienne Perse (Iraq de nos jours), le cannabis était considéré comme la plante médicinale la plus importante [3].

Sula Benet, une anthropologiste polonaise, est même allée plus loin en déclarant, non sans controverse, que le cannabis constituait un élément clé – *q'neh bosm* – dans la recette de la sainte onction contée dans l'Ancien Testament hébraïque [4].

Dans les débuts de la médecine islamique, le cannabis était à la fois considéré comme un produit utile et condamné comme étant un poison. Le grand médecin perse Mohammad-e Zakariã-ye Rãzi (865-925 apr. J.-C.) cita d'innombrables usages que l'on pouvait faire du cannabis médicinal, alors qu'Ibn Wahshiyah, un médecin du Xe siècle, déclara dans son livre sur les poisons que la simple exposition d'un homme à l'arôme de la résine de cannabis suffisait à le tuer en quelques jours [5].

### Le cannabis à la conquête de l'Ouest

En Occident, peu de textes traitant du cannabis médicinal ont existé jusqu'au XVIIe siècle.

Le savant anglais Robert Burton inclut dans son fameux livre, *The Anatomy of Melancholy*, les « graines de chanvre » dans sa liste des remèdes pour la dépression, et le célèbre phytothérapeute Nicholas Culpeper intégra, quant à lui, le chanvre en tant qu'anti-inflammatoire dans

## William O'Shaughnessy

Sir William Brooke O'Shaughnessy (1809-1889) était un médecin irlandais exerçant à Calcutta, en Inde, qui travaillait sur les applications médicales du cannabis. O'Shaughnessy commença par expérimenter le taux de toxicité du cannabis sur des animaux. Mais bien qu'il ait obtenu d'excellents résultats sur des chiens, des porcs, des poissons ou des oiseaux, qui guérissaient quelle que soit la dose de cannabis administrée, ses sujets humains ne ressentaient qu'un sentiment d'ébriété. O'Shaughnessy continua ses travaux avec des teintures alcooliques de chanvre indien (*Cannabis indica*) qu'il expérimentait sur des patients atteints de maladies telles que le choléra, le tétanos, les rhumatismes, ou les convulsions infantiles. Il trouva alors que le cannabis était efficace pour calmer tous ses patients. Il essaya même une teinture de cannabis sur un patient atteint de la rage, et quand bien même celui-ci décéda, O'Shaughnessy remarqua qu'il mourut d'une manière bien plus paisible. Les travaux de O'Shaughnessy ne se limitèrent pourtant pas à son intérêt pour le cannabis. Il écrivit un célèbre manuel de chimie considéré comme le premier à souligner l'importance de la biochimie. O'Shaughnessy développa également le premier traitement de remplacement des fluides par intraveineuse, utilisé avec succès notamment pour empêcher la déshydratation mortelle causée par de nombreuses maladies, dont le choléra. Pour finir, il fut le premier à apporter le télégraphe en Inde et dirigea le service télégraphique de son comté, chose pour laquelle il sera fait chevalier par la reine Victoria, en 1856[6,7].

## Du chanvre à doses modérées

La plus célèbre étude du XIXe siècle sur le cannabis est apparue sous la forme d'un immense rapport, « The Indian Hemp Drugs Commission Report », conduit par le gouvernement britannique et publié en 1894. Le rapport se constituait de sept volumes, dont 3 291 pages de témoignages. Quelle fut la conclusion de ce rapport ? « La commission a maintenant examiné tous les indices qui touchent de près ou de loin aux effets attribués aux drogues dérivées du chanvre. Voici la brève conclusion que nous en avons tirée. Il a été établi très clairement que l'usage occasionnel du chanvre par doses modérées peut être bénéfique ; mais cet usage ne doit pas dépasser le cadre médical.[8] »

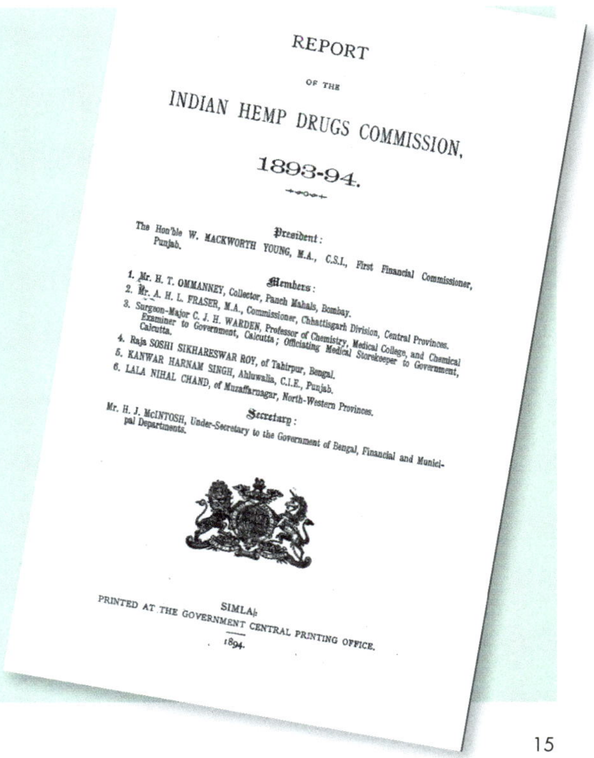
REPORT

OF THE

INDIAN HEMP DRUGS COMMISSION,

1893-94.

*President:*

The Hon'ble W. MACKWORTH YOUNG, M.A., C.S.I., First Financial Commissioner, Punjab.

*Members:*

1. Mr. H. T. OMMANNEY, Collector, Panch Mahals, Bombay.
2. Mr. A. H. L. FRASER, M.A., Commissioner, Chhattisgarh Division, Central Provinces.
3. Surgeon-Major C. J. H. WARDEN, Professor of Chemistry, Medical College, and Chemical Examiner to Government, Calcutta; Officiating Medical Storekeeper to Government, Calcutta.
4. Raja SOSHI SIKHARESWAR ROY, of Tahirpur, Bengal.
5. KANWAR HARNAM SINGH, Ahluwalia, C.I.E., Punjab.
6. LALA NIHAL CHAND, of Muzaffarnagar, North-Western Provinces.

*Secretary:*

Mr. H. J. McINTOSH, Under-Secretary to the Government of Bengal, Financial and Municipal Departments.

SIMLA:
PRINTED AT THE GOVERNMENT CENTRAL PRINTING OFFICE.
1894.

*The English Physician*. Il est intéressant de remarquer que ces deux utilisations du chanvre sont faites à partir d'une fibre de cannabis anglais, qui est une variété comprenant un faible taux de tétrahydrocannabinol (THC, le principal agent psychoactif présent dans le cannabis) et un plus haut taux de cannabidiol (CBD, qui est un excellent anti-inflammatoire).

En 1938, le *Cannabis indica* fut réintroduit dans la médecine occidentale par William O'Shaughnessy, un médecin irlandais qui travaillait et enseignait en Inde, et qui publia de nombreuses expériences à propos de cette plante [9].

O'Shaughnessy avait pour habitude de consommer la plante oralement, qu'il s'agisse d'un usage récréatif ou médical. L'utilisation du *bhang* (marijuana hachée) en *bhang lassi* : une boisson faite avec du lait, des épices et du cannabis était présente en Inde du Sud depuis mille ans. Il est intéressant de noter que les recettes du *bhang lassi* demandent souvent jusqu'à 30 grammes de fleurs et de feuilles de cannabis. Une telle recette pourrait facilement délivrer 200 milligrammes de THC par tasse de *bhang*, c'est-à-dire une énorme dose. Alors, pourquoi une tasse de *bhang lassi* ne provoque pas un effet proportionnel à la quantité de cannabis ingérée ? Tout simplement parce que le *bhang lassi* n'est pas habituellement chauffé au-dessus de la température à laquelle les acides du THC deviennent psychoactifs. Les recettes de *bhang lassi* requièrent d'abord de faire du thé de cannabis à l'eau avant d'ajouter le lait ; ainsi, très peu des cannabinoïdes non solubles dans l'eau seront extraits. Le *bhang lassi* est censé provoquer des sensations douces, et sa méthode de préparation en est l'exemple.

Le travail de O'Shaughnessy, en Inde (avant de faire partie de l'Empire britannique), eut un vibrant écho en Grande-Bretagne, et les médecins britanniques passèrent les cinquante années qui suivirent à étudier le cannabis et son utilisation médicale.

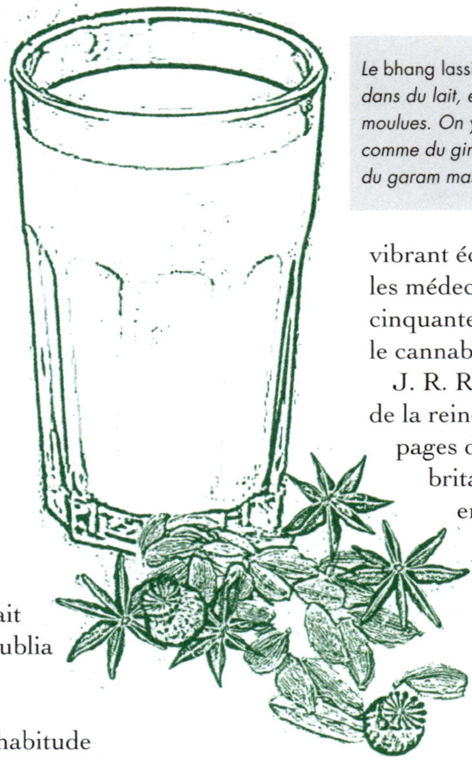

*Le bhang lassi est constitué d'une infusion au cannabis dans du lait, ensuite épaissie avec des amandes moulues. On y ajoute un certain nombre d'épices comme du gingembre, de l'anis, de la cardamome, du garam masala ainsi que des graines de pavot.*

J. R. Reynolds, le médecin personnel de la reine Victoria, écrivit ceci dans les pages du *Lancet* (un journal médical britannique hautement respecté), en 1890 : « Pour presque toutes les maladies douloureuses, le chanvre indien s'avère être de loin la drogue la plus utile. [10] » En dépit de certaines rumeurs, il n'existe aucune preuve montrant que Reynolds ait réellement administré du cannabis à la reine Victoria pour soulager ses crampes menstruelles.

## De la prohibition à nos jours

En 1925, la Société des Nations a soutenu et ratifié la Convention internationale de l'opium, qui bannissait le cannabis et ses dérivés, excepté pour une utilisation scientifique et médicale. Cette forme d'interdiction internationale est encore active de nos jours, tandis que le Royaume-Uni interdit le cannabis quelques années plus tard, en 1928.

Vers le milieu des années 1930, le cannabis fut banni dans les 48 États des États-Unis, et bien qu'il ait été listé dans la pharmacopée américaine (USP) en tant que médicament, son accessibilité demeura virtuellement impossible [11]. Le gouvernement fédéral décida finalement d'interdire le cannabis, avec le Marihuana Tax Act de 1937. Au cours de l'audience concernant la validation du Marihuana Tax Act, le conseiller législatif de l'American Medical Association, le Dr William C. Woodward, témoigna devant la commission en ces termes : « Cette drogue possède un potentiel dont il serait dommage de se

## Du médicament au stupéfiant, et vice versa : le cannabis et ses réformes

La Convention unique sur les stupéfiants de 1961 est le traité international majeur interdisant la production et le commerce de stupéfiants à travers le monde. Il inclut le cannabis, le LSD, la cocaïne et l'héroïne. Ce traité exige des pays signataires de faire passer des lois en accord avec la Convention unique. Créée à partir d'une série de traités élaborés dans les années 1920 qui avaient pour but de contrôler le marché international de l'opium, la cocaïne et autres dérivés, la Convention unique signe l'arrivée du cannabis dans un traité de cet acabit. Il permet explicitement la production et l'approvisionnement des drogues citées à des fins médicales.
Les officiels gouvernementaux disent souvent qu'il faudrait modifier ce traité pour réformer les lois sur le cannabis à l'échelon national. La réalité montre que les nations choisissent plutôt de contourner les clauses des traités dont ils sont signataires, car cela est considéré plus politiquement acceptable et efficace par les pays membres.

## Raphael Mechoulam

Depuis le début des années 1960, le Dr Raphael Mechoulam (né en 1930) a conduit les recherches sur le cannabinoïde en Israël. Le gouvernement américain s'est chargé de financer les recherches du Dr Mechoulam sur la chimie du cannabis grâce aux National Institutes of Health. Bien que le cannabinoïde (CBD) ait été isolé pour la première fois à partir de cannabis mexicain et de haschisch indien, en 1940, aucune autre étude sur le cannabinoïde n'a été conduite pendant vingt-cinq ans, avant que le Dr Mechoulam ne commence ses recherches, au début des années 1960.
En se fondant sur la molécule du cannabinoïde qu'ils avaient trouvée en 1963, Mechoulam et ses collègues réussirent à isoler le THC l'année d'après. À partir de là, le chercheur identifia les molécules dont on prouvera plus tard qu'elles sont les propres cannabinoïdes du corps, c'est-à-dire un groupe de substances appelées endocannabinoïdes.

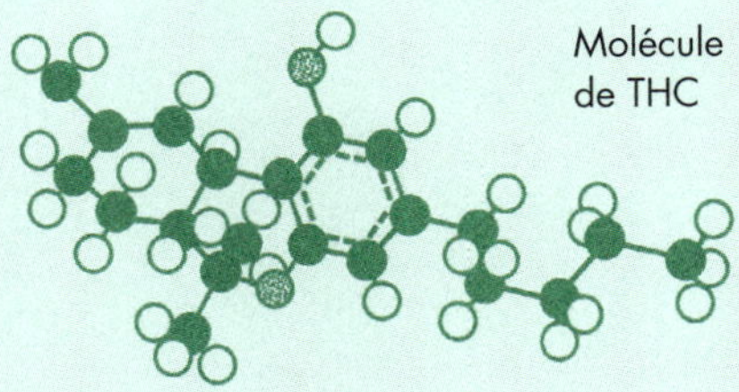

Molécule de THC

priver à cause de cette loi. On devrait permettre au corps médical, et en particulier aux pharmacologues, de développer l'utilisation de cette drogue comme bon leur semble.[12] »

Les objections du Dr Woodward et de la AMA restèrent sans conséquences.

Vers le milieu du XXe siècle, la perception générale du cannabis changea, pour prendre les traits d'un stupéfiant dangereux au lieu d'un médicament efficace. L'American Medical Association continua de s'opposer au retrait du cannabis médicinal pendant cinq ans après la validation du Marihuana Tax Act, qui fut finalement coupé en 1942. Entre la Seconde Guerre mondiale et le début des années 1960, le cannabis ne fut étudié que sous son aspect de dangereux narcotique. Le gouvernement américain dissuadait toutes les recherches sur ses potentialités médicinales.

L'ère scientifique « moderne » du cannabis arriva en 1964 grâce à la découverte du principal ingrédient psychoactif du cannabis : le delta-9-tétrahydrocannabinol, plus connu sous le nom de THC. Ce liquide transparent et sans goût fut découvert par Raphael Mechoulam, un chercheur israélien basé à Jérusalem.

# LA PLANTE DE CANNABIS

Notre connaissance actuelle de la génétique situe le cannabis dans la famille des Cannabacées. Cette petite famille rassemble des plantes en fleurs originaires des régions tempérées de l'hémisphère Nord. En dehors du cannabis, la famille des Cannabacées comprend deux espèces de houblons dont les fleurs femelles sont utilisées pour la fabrication de la bière. Les feuilles de houblon partagent la même forme palmée que celles de cannabis. Récemment, la famille des Cannabacées s'est agrandie pour accueillir soixante-dix espèces de micocouliers dont on pensait qu'ils appartenaient à la famille des Ulmacées.

*Une histoire de gènes : le cannabis partage des traits de famille avec le houblon et les micocouliers.*

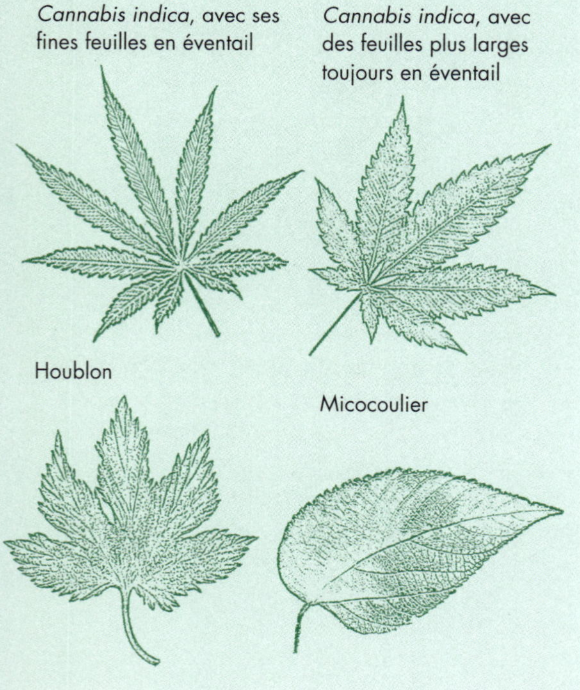
Cannabis indica, avec ses fines feuilles en éventail
Cannabis indica, avec des feuilles plus larges toujours en éventail
Houblon
Micocoulier

La génétique a montré que le cannabis s'est divisé en deux espèces distinctes : *sativa* et *indica* (voir, page 52). *Sativa* est le type de fibre du cannabis qui produit plus de CBD et habituellement moins de 1 pourcent de THC. *Indica* correspond à l'espèce de cannabis riche en drogue, dont le THC peut atteindre 25 pourcent du poids de la plante séchée. En langage courant, *sativa* est utilisé pour décrire les feuilles en éventail étroit et de plus grandes variétés de drogues originaires de climats tropicaux, tandis qu'*indica* correspond aux feuilles en éventail plus larges, qui produisent des drogues moins nombreuses provenant d'Afghanistan et du Pakistan. Alors que les plantes afghanes ne mesurent guère plus de deux mètres en hauteur, les plantes d'Asie du Sud, comme au Viêt Nam, peuvent parfois mesurer jusqu'à sept mètres de haut.

## Une plante à multiusage

Le cannabis est une plante véritablement multifonction. Ses fibres incroyablement résistantes sont utilisées pour fabriquer du tissu de chanvre et du papier depuis des centaines

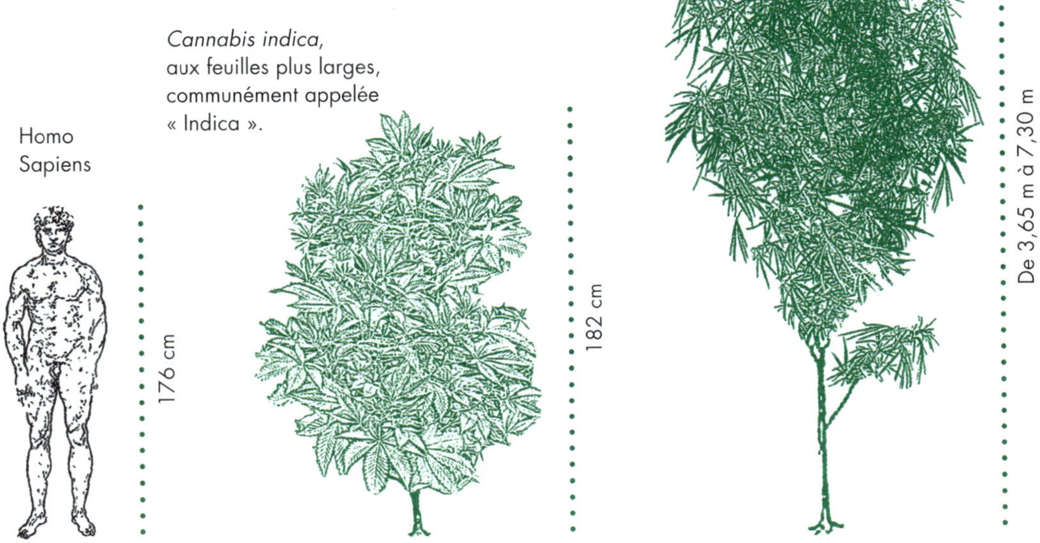


*Représentation de la taille relative des deux espèces de cannabis comparée à un être humain de taille moyenne. La sativa, aux feuilles plus fines, peut pousser jusqu'à trois fois la taille de l'indica, aux feuilles plus larges. La taille maximale d'une plante dépend de la manière dont elle est cultivée, à savoir en intérieur, en extérieur ou en serre.*

d'années. Les Vikings utilisaient le chanvre pour confectionner des voiles afin d'en équiper leurs bateaux et de parcourir les mers entre la Scandinavie et la Nouvelle-Écosse. Betsy Ross a cousu le premier drapeau des États-Unis avec du chanvre. La Déclaration d'indépendance des États-Unis fut également écrite sur du papier de chanvre, et les deutschemarks (ancienne monnaie allemande) étaient autrefois imprimés sur du papier de chanvre. Aux Pays-Bas, les moulins étaient parfois construits pour broyer les tiges de chanvre [13].

Mais, comme nous l'avons dit précédemment, c'est avant tout le potentiel nutritif du cannabis qui a attiré l'attention des hommes. La graine de cannabis (graine de chanvre) – qui tient plus de la noix que de la graine – est formidablement riche en graisses polyinsaturées, en acides gras essentiels et en protéines (voir, page 20). Cette composition qualifie le cannabis comme un aliment fonctionnel (c'est-à-dire un aliment dont les apports surpassent la simple nutrition), c'est la raison pour laquelle il a été utilisé dans les cultures asiatiques pendant trois millénaires, à la fois comme un aliment et un médicament. Malgré la prohibition américaine sur les produits liés au cannabis, cela fait plus de vingt ans que la graine de chanvre est autorisée comme aliment sur le territoire américain [14].

L'utilisation de la résine de cannabis comme un médicament et comme une drogue psychoactive a changé la façon de cultiver cette plante (voir, pages 24-25). Cultiver du cannabis en favorisant la production de résine a permis de créer une variété de drogues aux huiles essentielles de cannabis partout à travers le monde. Certains cultivateurs ne cherchent à produire que du THC, d'autres produisent du THC et du CBD, et une poignée d'entre eux cultivent du THCV et/ou du CBDV (voir, pages 42-46).

## Les sexes du cannabis

Le cannabis est dioécique, c'est-à-dire qu'il produit des fleurs mâles et femelles sur des plantes séparées. En revanche, la plupart des plantes en fleur exposent leurs organes reproductifs mâles et femelles sur la même plante, de manière à développer des mécanismes destinés à réduire la consanguinité et l'autopollinisation. Il est probable que le cannabis ait évolué de cette manière pour encourager une plus grande diversité génétique [15]. Des marqueurs génétiques moléculaires ont été trouvés à l'intérieur de la plante et prouvent la possibilité de déterminer la nature du sexe avant l'apparition de signes visibles [16].

*Les graines de chanvre contiennent tous les acides aminés essentiels, ainsi qu'une bonne partie des acides gras essentiels, et possèdent un haut taux de magnésium, de fer et de potassium. On peut les consommer sous plusieurs formes : farine de chanvre, lait de chanvre ou huile de chanvre.*

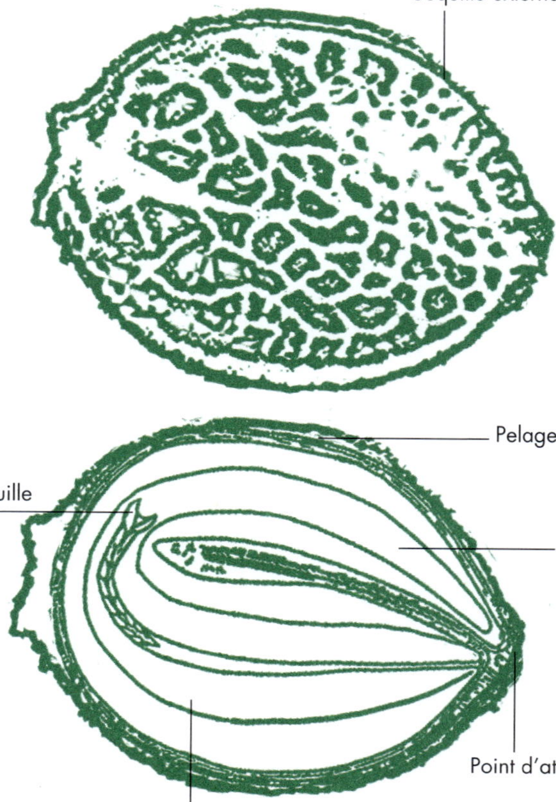


## En intérieur ou en extérieur ? Les raisons pour lesquelles le cannabis n'est pas une plante d'intérieur

Partout, en Occident, on se pose la question de savoir s'il est préférable de faire pousser le cannabis en intérieur ou en extérieur pour une utilisation médicinale. La culture en intérieur dans un environnement contrôlé peut produire cinq récoltes par an de petites plantes saines et possédant une grande quantité de trichomes intacts. La culture en extérieur produit généralement une unique récolte de très grandes plantes, dont certaines d'entre elles peuvent produire jusqu'à 2,300 kg de fleurs. La culture en extérieur demande beaucoup de soleil, de l'eau, un sol bien drainé et un entretien régulier. La culture en intérieur exige un éclairage de très haute intensité, de l'équipement hydroponique ou des pots de terre, un contrôle environnemental et un entretien permanent. Les nuisibles (voir, pages 68-69) sont plus difficilement contrôlables en intérieur, c'est pourquoi des mesures préventives sont préférables. L'avenir de la culture du cannabis médicinal se situe justement entre les deux pratiques : il s'agit de la culture en serre. Comme une majorité de plantes en fleurs, le cannabis fleurit facilement quand il est cultivé dans une serre bien entretenue. La culture en serre est également plus respectueuse de l'environnement que la culture en intérieur (voir aussi, page 75).

*Par sa nature dioécique, la plante de cannabis produit des fleurs différentes en fonction du sexe de la plante. La plante femelle (à gauche) produit des gousses pleines de graines, tandis que la plante mâle (à droite) développe des sacs remplis de pollen voué à la fertilisation.*

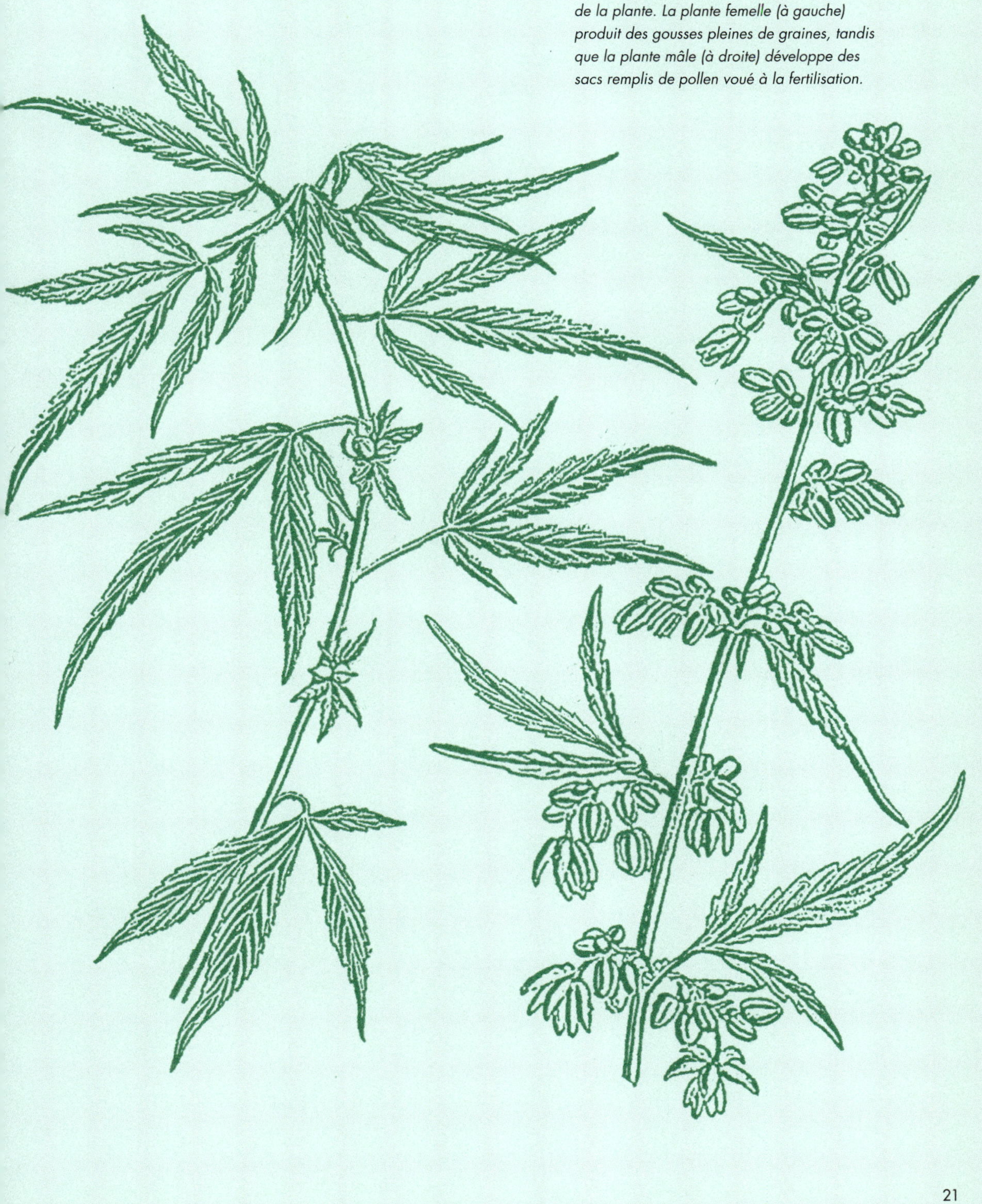

Le cannabis est une plante annuelle, elle complète donc son cycle de vie en une seule année. La plupart des graines de cannabis germineront entre trois et sept jours après la plantation. Durant les trois premiers mois du cycle de vie du cannabis, la plante vit une phase de croissance végétative très rapide, produisant un massif de feuilles important nécessaire à la photosynthèse. Après la phase végétative, les nuits plus longues qui suivent le solstice d'été déclenchent le cycle de floraison pour les plantes mâles et femelles. Selon la latitude, la floraison du cannabis requiert entre dix et douze heures de nuit. La floraison produit des petites feuilles tandis que la plante dirige les ressources de son métabolisme vers la reproduction [17].
Une plante femelle de cannabis produit généralement une centaine de petites fleurs.
Sur le dessus de la plante, ces fleurs s'agglomèrent en une grande masse et forment ce que les Espagnols appellent un « cola ». Les colas des femelles cultivées en intérieur peuvent parfois dépasser 1,20 mètre de haut durant la période de récolte.

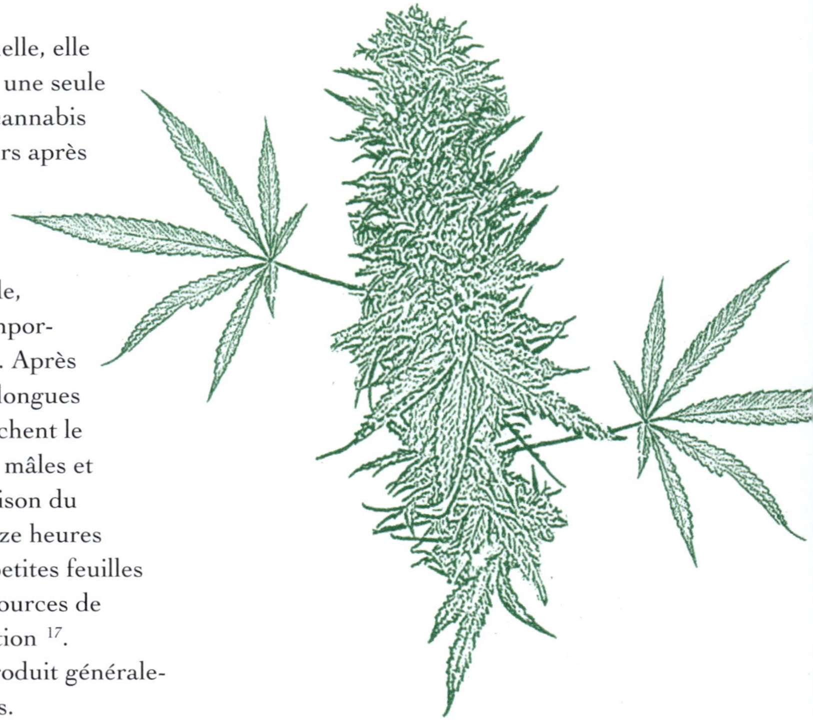

*Illustration d'un cola d'une plante de cannabis femelle. La plante de cannabis développe un très gros cola en haut de sa tige principale, et des plus petites sur d'autres tiges. Il existe des méthodes pour forcer la plante à produire plusieurs gros colas au lieu d'un seul.*

## La récolte du cannabis

Vers le XIX<sup>e</sup> siècle, on découvrit en Inde que les fleurs de cannabis femelles non fécondées et sans graines étaient plus puissantes, produisaient plus de résine, et donc plus de cannabinoïdes et de terpènes (voir, pages 42-49). Cette technique, qui consiste à couper les plantes mâles avant qu'elles ne fécondent les femelles, produit une forme de fleur connue sous le nom de ganja.
Au Bengale, en Inde, dans les champs de cannabis, des hommes appelés *poddars* sont employés à reconnaître et à éradiquer les plantes mâles de cannabis avant qu'elles ne relâchent leur pollen [18]. La technique de la ganja consiste finalement à empêcher la plante femelle de diriger son énergie et ses ressources métaboliques dans la production de graines, et de les concentrer dans la production de résine. Une fois introduite en Californie, dans les années 1960, cette technique permit d'augmenter de manière radicale la qualité du cannabis dans sa forme récréative aux États-Unis.

On appela cette technique *sinsemilla*, ce qui veut dire « sans graines », en espagnol. Carolyn Garcia, l'ex-femme de Jerry Garcia, membre du groupe Grateful Dead, écrivit un livre à ce sujet, en 1977 [19]. Mais le livre qui lança véritablement le mouvement *sinsemilla* aux États-Unis fut celui de Jim Richardson et Arik Woods, intitulé *Sinsemilla : Marijuana Flowers*, qui fut publié en peu d'exemplaires durant l'année 1976. Les photographies présentes dans ce livre fournissent le meilleur exemple des différentes variétés de cannabis de haute qualité que l'on faisait pousser aux États-Unis dans les années 1970 [20].

Il existe tout de même un désavantage à produire de la drogue de cannabis sans graines. Les plantes sans graines ne sont pas produites à partir de graines mais à partir de « clones » : un terme utilisé pour décrire les coupes faites sur les « plantes mères ».

Tout en apportant plus d'uniformité à la plante, la culture de la drogue de cannabis à partir de clones élimine néanmoins les potentielles améliorations que l'on peut apporter à une espèce quand on la cultive de manière traditionnelle. La méthode des clones a permis de conserver certaines lignées de cannabis pendant des dizaines d'années, même si certaines ont été perdues par accident, négligence, ou à cause des lois en vigueur.

Depuis le début du siècle, des pays comme les États-Unis, Israël, le Royaume-Uni, l'Autriche et le Canada tentent de propager l'utilisation de la plante de cannabis dans la production de tissus avec un succès variable. Les premières tentatives datent des années 1980, quand la Chine expérimentait diverses variétés de fibres de cannabis [21]. Un groupe de scientifiques mené par le Dr Hemant Lata, de l'université du Mississippi, a également montré qu'il était possible de créer des germes de cannabis artificiels grâce à la culture de tissu du cannabis [22].

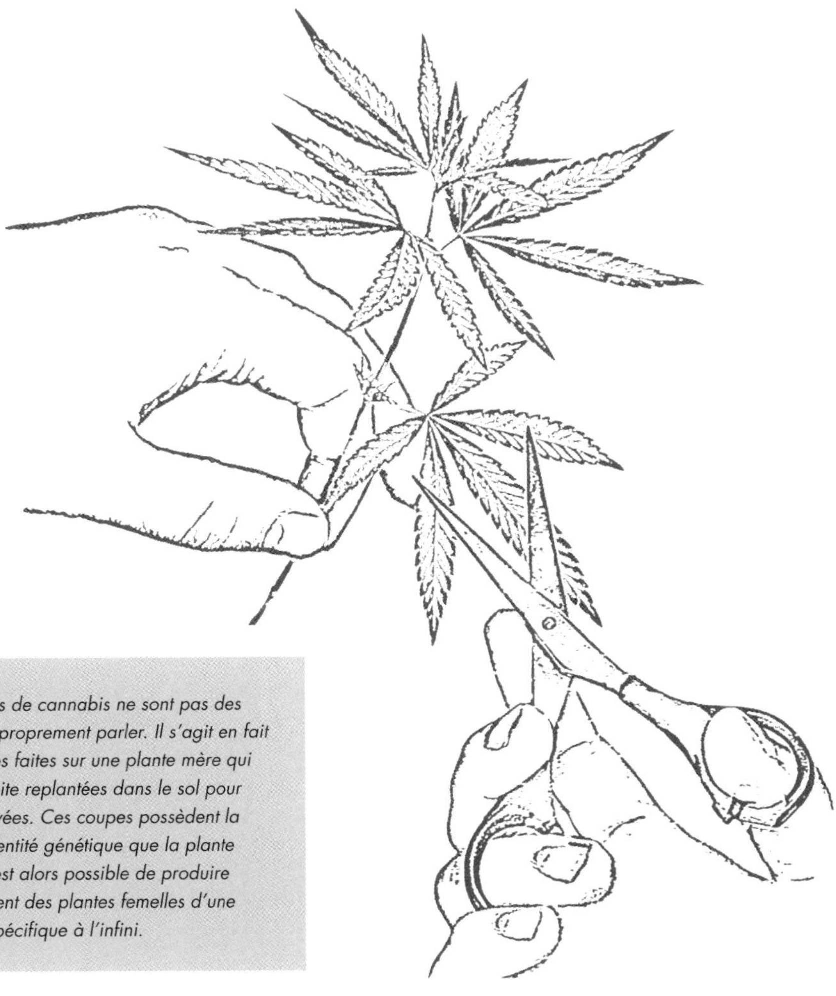

*Les clones de cannabis ne sont pas des clones à proprement parler. Il s'agit en fait de coupes faites sur une plante mère qui sont ensuite replantées dans le sol pour être cultivées. Ces coupes possèdent la même identité génétique que la plante mère. Il est alors possible de produire uniquement des plantes femelles d'une variété spécifique à l'infini.*

## La résine comme médicament

La plante de cannabis produit un certain nombre de trichomes glandulaires. Ce sont les poils au bout desquels est sécrétée la résine, qui se constitue de terpénoïdes, de graisses et de cannabinoïdes, et qui forme une substance psychoactive médicinale. Une plante de cannabis femelle non fécondée produit des substances médicinales bien plus concentrées dans sa résine que les plantes mâles. Cette résine est à l'origine produite dans les plus hautes fleurs de la femelle. Chaque petite fleur de cannabis incluse dans ces grappes consiste en une seule feuille courbée connue sous le nom de bractée. Chaque bractée de cannabis est couverte par un grand nombre de petites cellules glandulaires appelées trichomes. Sous un microscope, un trichome ressemble à une balle de golf posée sur son tee. La balle de golf correspond à la tête du trichome, qui est comme un oreiller d'huiles sécrétées à partir des cellules situées à l'extrémité de la tige du trichome. Quand ces têtes de résine sont rompues, elles libèrent d'intenses composés aromatiques appelés terpénoïdes (voir, page 47), à qui on associe l'odeur de cannabis (les cannabinoïdes sont non odorants, voir, pages 42-43).

### Structure d'une plante femelle

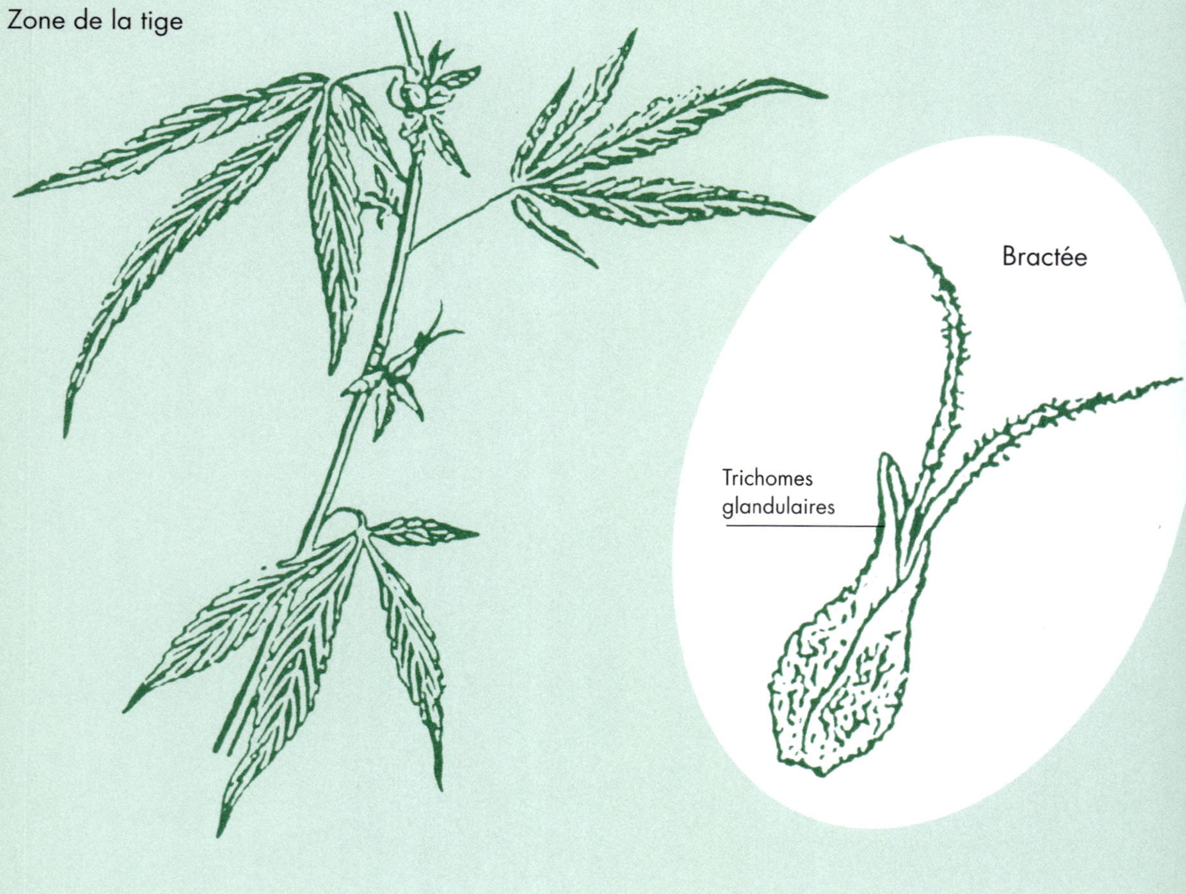

Ces têtes de résine contiennent les composés chimiques les plus intéressants que le cannabis puisse produire sur le plan médical, dont les cannabinoïdes et les terpénoïdes. Elles sont également la partie la plus délicate de la plante. Et puisqu'elles contiennent la majeure partie de la substance qui nous intéresse, on doit manipuler les têtes de trichomes avec beaucoup de précaution, pour éviter de les rompre et de les oxyder.

Entre la tête de résine et la tige de trichome se situe la zone d'abscission, qui permet à la tête de résine d'être séparée de sa tige. On peut récolter ces petites boules de résine de cannabis en vannant le cannabis déshydraté sur un tamis pour permettre aux petites têtes de résine de passer à travers les mailles (voir, page 81). Autrement, on peut aussi agiter le cannabis dans de l'eau glacée pour rendre les trichomes fragiles, les détacher, puis les récolter à l'aide d'un tamis.

Les raisons pour lesquelles la plante de cannabis sécrète cette précieuse résine sont encore largement remises en question. Certains disent que les cannabinoïdes agissent comme des filtres à rayons ultraviolets pour protéger ses tissus reproducteurs contre les rayons du soleil. D'autres affirment que la résine protège la plante des insectes et des animaux.

*Les fleurs femelles poussent sur la tige principale, et chacune d'entre elles est recouverte de trichomes qui passent alors par trois stades de croissance tout au long de la maturité de la fleur : de bulbe à sessile, puis à tige.*

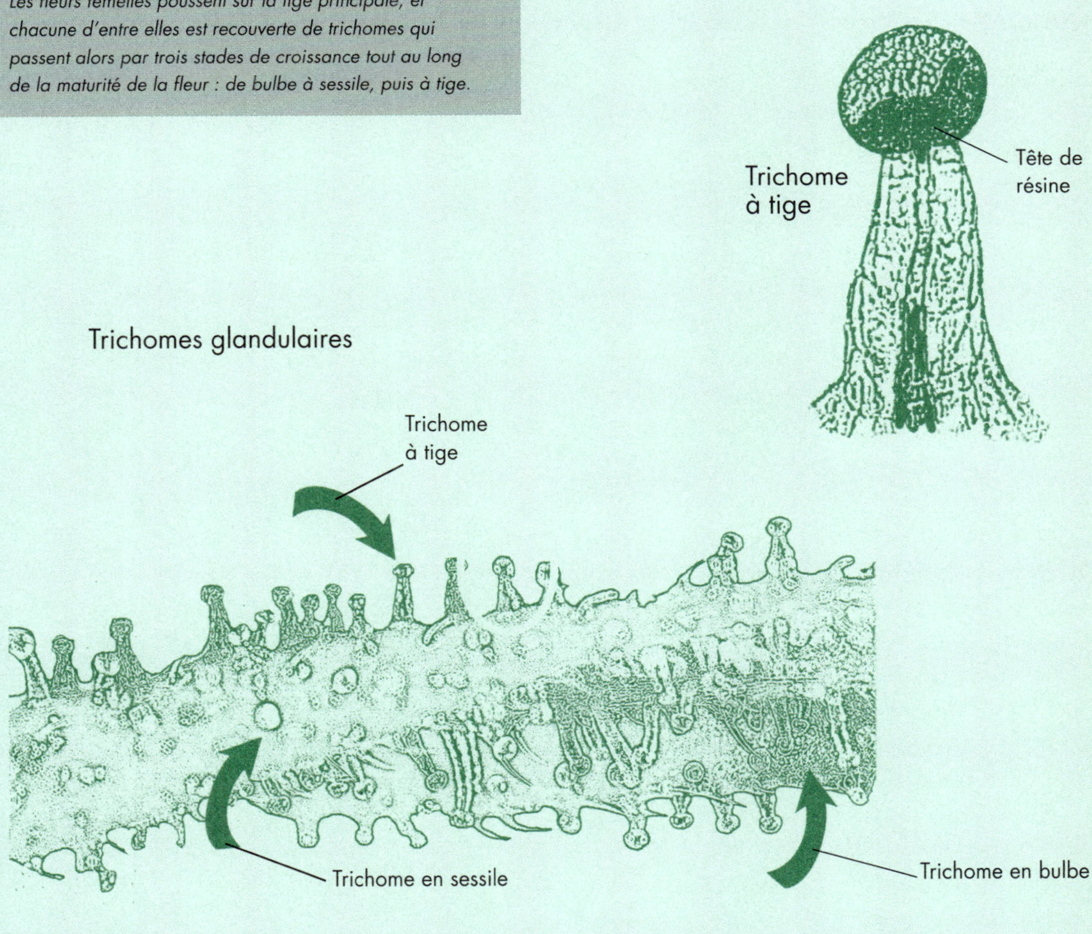

# LE CANNABIS MÉDICINAL ET LA MALADIE

Selon une étude récente menée par l'International Association for Cannabinoid Medicines (IACM), la plupart des gens qui consomment du cannabis pour des raisons médicales recherchent un soulagement lié à une douleur ou à un inconfort physique – un mal de dos, une blessure, une migraine –, mais également pour des troubles du sommeil, la dépression, la neuropathie et la sclérose en plaques. Il existe de nombreuses preuves qui montrent que le cannabis est efficace pour certaines de ces maladies, et moins de preuves pour d'autres.

## Une utilité ou un abus ?

Bien que le cannabis soit souvent cité comme une des drogues récréatives les plus consommées sur la planète, il est très réducteur de le caractériser ainsi. Il existe une distinction erronée faite entre la mauvaise utilisation des drogues licites et l'abus des drogues illicites. Les drogues licites et illicites peuvent toutes deux être consommées rationnellement et irrationnellement ; elles sont donc toutes les deux mal consommées.
Les molécules qui forment les drogues ne sont ni bonnes ni mauvaises. Dire que le cannabis est sans danger est autant irrationnel que de dire que le cannabis ne peut pas être utilisé médicalement. Car le cannabis peut être utilisé à des fins thérapeutiques, mais il peut aussi faire des dégâts quand il est consommé bêtement.

Il est important de comprendre ce que l'on ne sait pas du cannabis, pour améliorer la manière dont on le consomme. Le cannabis peut être efficace pour traiter certaines formes de cancer. Est-ce que cela veut dire qu'il peut guérir du cancer ? Non. Un remède contre le cancer est quelque chose qui permettrait à un cancéreux de ne plus l'être pendant au moins cinq ans. Il n'a jamais été prouvé que le cannabis pouvait faire cela, car le cancer est quelque chose de complexe. Le cancer n'est pas une seule maladie, il est une douzaine de maladies regroupées sous un seul mot. Il n'est pas raisonnable de penser qu'une seule et unique plante puisse résoudre le mystère du cancer. Mais le cannabis peut assurément fournir des traitements adaptés à certains types de cancers.

Il est important d'aborder la question du cannabis médicinal avec prudence, quand bien même les êtres humains l'utilisent comme médicament depuis des millénaires. Cette prudence est nécessaire car les humains ont depuis toujours consommé des remèdes traditionnels de façon incorrecte. On se rappelle par exemple que l'arsenic était utilisé par les médecins comme médicament au cours du XVIII^e^ siècle.

*Page de droite, vous pouvez lire les résultats d'une étude conduite par l'IACM sur l'utilisation du cannabis comme médicament. Le tableau du haut révèle les maladies qui sont le plus traitées, et le tableau du bas montre les différents types de symptômes pour lesquels les patients montrent un soulagement grâce à la consommation de cannabis médicinal* [23].

## ÉTUDE DES MALADIES ET DU NOMBRE DE GENS QUI LES SOIGNENT

| | |
|---|---|
| Acouphène | 1 |
| Allergie | 7 |
| Anxiété | 38 |
| Asthme | 15 |
| Arthrose ou arthrose dégénérative | 35 |
| Autisme | 4 |
| Cancer | 14 |
| Cancer chimiothérapie | 7 |
| Dépendances à l'alcool, opiacés, ou autres | 14 |
| Dépression | 64 |
| Douleurs du membre fantôme | 7 |
| Épilepsie | 15 |
| Fibromyalgie | 33 |
| Gastrite ou ulcère gastrique | 5 |
| Glaucome | 10 |
| Hépatite | 23 |
| Lésion médullaire | 22 |
| Lumbago | 113 |
| Lupus erythematosus | 4 |
| Maladie de Bechterew | 6 |
| Maladie pulmonaire obstructive chronique | 6 |
| Maladie de Crohn ou recto-colite ulcéro-hémorragique | 17 |
| Migraine et maux de tête | 33 |
| Névralgie | 9 |
| Névralgie trijumeau | 1 |
| Neurodermite | 2 |
| Neuropathie | 23 |
| Ostéoporose | 2 |
| Polyarthrite rhumatoïde | 19 |
| Règles douloureuses | 5 |
| Sclérose latérale amyotrophique | 1 |
| Sclérose en plaques | 39 |
| Scoliose | 7 |
| Syndrome du colon irritable | 13 |
| Syndrome post-poliomyélite | 3 |
| Syndrome des jambes sans repos | 3 |
| Schizophrénie ou psychose | 7 |
| Syndrome de Tourette | 3 |
| Trouble du déficit de l'attention ou hyperactivité | 33 |
| Trouble bipolaire | 13 |
| Trouble obsessionnel du comportement | 7 |
| Trouble de stress post-traumatique | 31 |
| Trouble du sommeil | 66 |
| Traumatisme crânien | 4 |
| VIH ou sida | 28 |

## ÉTUDE DES SYMPTÔMES ET DU NOMBRE DE GENS EN RECHERCHE D'UN TRAITEMENT

| | |
|---|---|
| Anxiété | 174 |
| Cauchemars | 6 |
| Convulsions | 7 |
| Démangeaisons | – |
| Dépression | 50 |
| Diarrhée | 8 |
| Douleur chronique | 278 |
| Hyperactivité | 22 |
| Inflammation chronique | 35 |
| Irritabilité | 22 |
| Malaise général | 17 |
| Nausées et vomissements | 22 |
| Perte d'appétit ou perte de poids | 102 |
| Perte d'appétit sexuel, impotence | 3 |
| Problèmes de vessie | 8 |
| Problèmes respiratoires | 14 |
| Spasmes | 28 |
| Spasticité | 10 |
| Sudation nocturne | 3 |
| Tics | 1 |
| Tremblement | 1 |
| Troubles intérieurs | 22 |
| Trouble du sommeil et insomnie | 49 |

## L'écologie chimique du cannabis : une question de synergie

Bien que la majeure partie de ce livre soit consacrée au THC, d'autres aspects du cannabis intéressent également de plus en plus de scientifiques. Des médecins et des pharmacologues comme Ethan Russo, John McPartland et Geoffrey Guy ont passé les dernières décennies à examiner l'écologie chimique de la plante de cannabis. McPartland et Guy ont proposé ce qu'ils appellent « l'hypothèse de coévolution ». Cette hypothèse suggère que l'être humain a élevé des variétés de cannabis choisies en vue de pouvoir interagir facilement avec le système endocannabinoïde du corps humain. Peut-être le corps humain a-t-il évolué pour éliminer les récepteurs cannabinoïdes du tronc cérébral ? Si cela n'avait pas été le cas, une surdose de cannabinoïdes serait fatale. Ce que l'on sait avec certitude, en revanche, c'est que la plante de cannabis produit une gamme de cannabinoïdes et de terpénoïdes qui ont pour but d'ajuster réciproquement leurs effets et de réduire les effets secondaires d'un élément tout en améliorant l'effet d'un autre. Le cannabidiol (CBD) réduit l'anxiété pouvant être causée par le THC et réduit également l'étourderie du consommateur provoquée par des doses modérées de THC. Le pinène est un terpénoïde produit par certaines variétés de cannabis et permet de réduire les pertes de mémoire causées par le THC. Il est incroyable qu'une plante produise autant de substances pharmacologiques saines, mais cela n'a rien d'un hasard. Le nombre de synergies chimiques potentielles trouvées dans la plante de cannabis est impressionnant, et les chercheurs devraient être occupés pendant encore une bonne dizaine d'années.

## Une pratique en plein changement

Le cannabis est une substance remarquablement non toxique mais qui, une fois dans nos corps, reproduit certaines molécules régulatrices fondamentales que nous produisons.
Le système endocannabinoïde (avec lequel le cannabis interagit, voir, pages 39-41) semble jouer un rôle clé dans la régulation de la douleur, de l'appétit, de la fonction immunitaire et de plein d'autres procédés internes. L'étude du système endocannabinoïde est tellement récente et avance à une telle vitesse que de nouvelles découvertes auront certainement été faites entre le moment où j'écris ce livre et le moment où vous l'aurez entre les mains.

Aux États-Unis, une grande partie des informations disponibles aux patients du cannabis médicinal viennent de tuyaux non officiels, et non de la recherche médicale. Cette situation est certes en train de changer, mais elle ne change pas aussi vite que la science du cannabis. L'interdiction du cannabis a creusé un immense gouffre entre la pratique de la médecine contemporaine et l'utilisation du cannabis comme produit pharmaceutique. Les médecins d'aujourd'hui ne savent pas que le cannabis peut être un remède efficace ; ils savent uniquement qu'il s'agit d'une drogue dangereuse, ouverte à toutes formes d'abus.

Il n'est pas rare que les patients consommateurs de cannabis médicinal en sachent plus sur le cannabis que leur médecin traitant. Le problème vient de la difficulté à publier des recherches officielles sur l'utilisation du cannabis médicinal alors que le gouvernement américain se borne à dénoncer le cannabis comme une drogue et refuse de reconnaître ses potentialités thérapeutiques. Voilà qui met fin à la politisation de la science. Toutefois, la situation est aujourd'hui en train de changer. Il existe de bonnes chances pour que la recherche sur le cannabis soit bientôt libérée de toute contrainte, même si ses détracteurs seront toujours là pour s'y opposer.

## Le cannabis, les enfants et les animaux

Aux États-Unis, le slogan « What About the Kids ? » (« Et les enfants alors ? » *ndt*) sert couramment d'accroche dans la lutte contre la drogue. L'association entre enfants et drogue est un terrain miné à la fois de bonnes intentions et de mauvaises décisions. Il n'est pas facile de dire quelles drogues peuvent consommer les enfants sans le moindre danger. Alors que les neurologues sont toujours incapables de faire la différence entre la Ritaline et la cocaïne chez les patients qui subissent des scanners du cerveau (car leurs zones d'action apparaissent de manière quasi identique), on peut comprendre à quel point il est difficile de donner une réponse catégorique quant aux risques et aux bénéfices du cannabis chez les jeunes patients. Il n'existe simplement pas assez de preuves.
Alors, qu'en est-il du cannabis médicinal pour les enfants ? Comme pour toute utilisation de cannabis médicinal, la question demande la réponse d'un médecin éclairé. Il existe des preuves montrant que le THC présent dans de nombreuses variétés de cannabis pourrait influencer le développement du cerveau, et peut-être endommager génétiquement les enfants. Cela ne permet pas d'établir de véritables conclusions, car certains constituants du cannabis comme le CBD et le CBDV peuvent aider à traiter certaines formes incurables d'épilepsie infantile. Quelle est donc la bonne réponse ? Il n'en existe pas, mais le choix devrait pouvoir être laissé aux parents, et aux médecins qui traitent ces enfants.
Quant aux animaux, certaines personnes pensent que ce qui est bon pour eux l'est tout autant pour leurs animaux de compagnie. Il y a un mot pour décrire cela : l'anthropomorphisme. La vérité, c'est que le cannabis ne tuera pas votre chien ou votre chat, mais il peut paralyser temporairement votre animal, lui faire perdre le contrôle de sa vessie, et le désorienter terriblement. Existe-t-il une place pour le cannabis médicinal chez les animaux ? Probablement. Un petit groupe de vétérinaires américains se penche actuellement sur la question. Pensez toujours à consulter un vétérinaire avant de charger la gamelle de Rex ou de Minou, et sachez que le dosage varie considérablement en fonction de l'espèce.

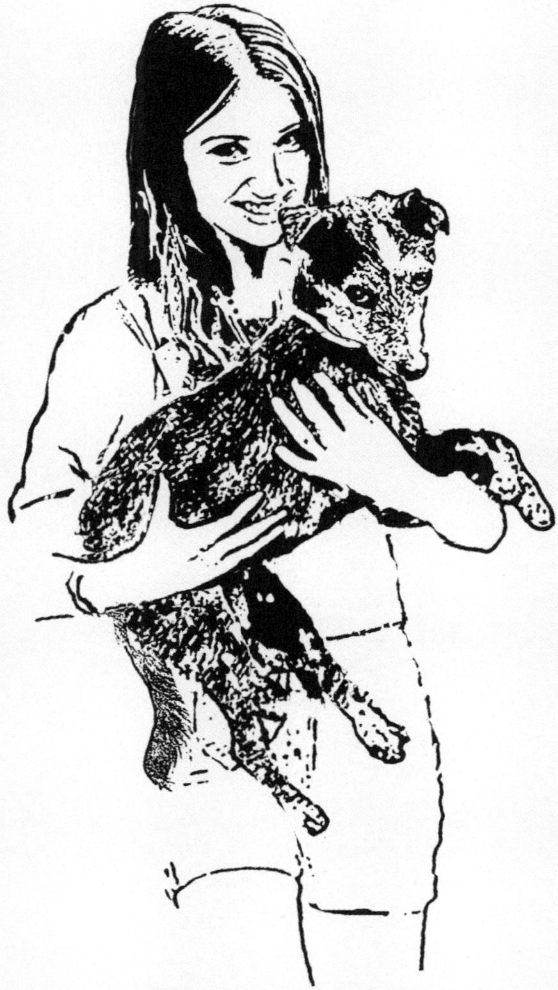

# COMMENT LE CANNABIS FONCTIONNE DANS NOTRE CORPS

La plante de cannabis produit plus de sept cents composés chimiques, le plus connu étant le THC, ou tétrahydrocannabinol. Pourtant, le THC n'est qu'un seul composé chimique parmi les douzaines d'autres substances médicinales actives présentes dans le cannabis. Le cannabis ne se résume pas au THC, et diverses variétés de cette plante produisent un ratio de principes actifs différent. Les interactions complexes et les proportions de ces produits chimiques produisent des effets médicinaux variables. La variation de puissance, l'interaction complexe de ces composés et la manière dont le corps les métabolise rendent incroyablement difficile le dosage du cannabis médicinal.

Afin de comprendre comment le cannabis médicinal fonctionne dans notre corps, il est important de comprendre où et comment ses composés sont absorbés, métabolisés, excrétés puis stockés dans notre corps. Et cela est plus difficile qu'il n'y paraît. Aujourd'hui, nous savons surtout comment le corps réagit au cannabis médicinal (pharmacocinétique du cannabis) et comment celui-ci agit sur nos corps (pratique appelée la pharmacodynamie).

## L'absorption du cannabis médicinal

Quand il est fumé, le THC présent dans le cannabis médicinal atteint son pic de concentration de plasma sanguin entre six et sept minutes après ingestion. On peut alors détecter la présence de THC seulement quelques secondes après inhalation. Les patients expérimentés et habitués à fumer ou à inhaler le THC par vaporisation ont un taux d'absorption deux fois plus efficace que celui des consommateurs occasionnels. L'efficacité de l'absorption du cannabis par inhalation est dépendante de la taille et de la durée de l'inhalation. Le fait de retenir son souffle juste après l'inhalation permet d'augmenter légèrement l'absorption [24].

L'administration de cannabis médicinal par voie sublinguale (sous la langue) ou oromucosale (sur les parois de la bouche) n'est pas aussi efficace que l'administration par inhalation et devient active quinze minutes après application. Les pics de concentration sanguine du THC par voie sublinguale sont atteints en quatre heures, alors que d'autres cannabinoïdes comme le CBD mettent encore plus de temps à atteindre leur pic maximal [25].

L'absorption orale de cannabis est lente et peu efficace. C'est la raison pour laquelle les médecins et les patients actuels la délaissent, alors que les préparations orales de cannabis étaient populaires au XIX^e siècle. Les teneurs maximales plasmatiques sont généralement atteintes en l'espace de deux heures, mais dans certaines études, il arrive que des sujets les atteignent en l'espace de sept heures. De plus, un peu de THC est détruit par les acides gastriques. Ensuite le foie se charge d'en conserver une bonne partie avant que le THC ne devienne biodisponible. Cette absorption par le foie s'appelle un « effet de premier passage ».

L'absorption locale de THC est difficile et peu efficace, mais peut être pratiquée en mélangeant du THC avec des acides gras et du propylène glycol. Cette technique est employée pour traiter certaines maladies de peau, comme le psoriasis, et les maladies inflammatoires, comme l'arthrose.

## Métabolisme du cannabis médicinal

Après absorption, 90 pourcent du THC s'attache aux protéines plasmatiques. Ballotté par le sang, le THC finit par être distribué sur des tissus couverts de vaisseaux sanguins, dont le cœur, le foie, les cellules adipeuses, etc. Seulement 1 pourcent du THC administré trouvera son chemin jusqu'au cerveau.

Certains organes du corps peuvent transformer le THC en d'autres molécules appelées métabolites. Ce métabolisme survient en premier lieu dans le foie, mais également dans les tissus du cœur et des poumons. Quand le foie transforme le THC, le métabolite primaire est 11-hydroxy-THC, et celui-ci est deux fois plus psychoactif et dure deux fois plus longtemps que le THC. Il arrive parfois que le 11-hydroxy-THC subisse d'autres changements métaboliques et se transforme en un métabolite inerte, avant d'être excrété par le corps.

Le cannabidiol est métabolisé par le foie pour devenir 7-hydroxy-CBD. On ne sait que peu

### Absorption, métabolisme, excrétion

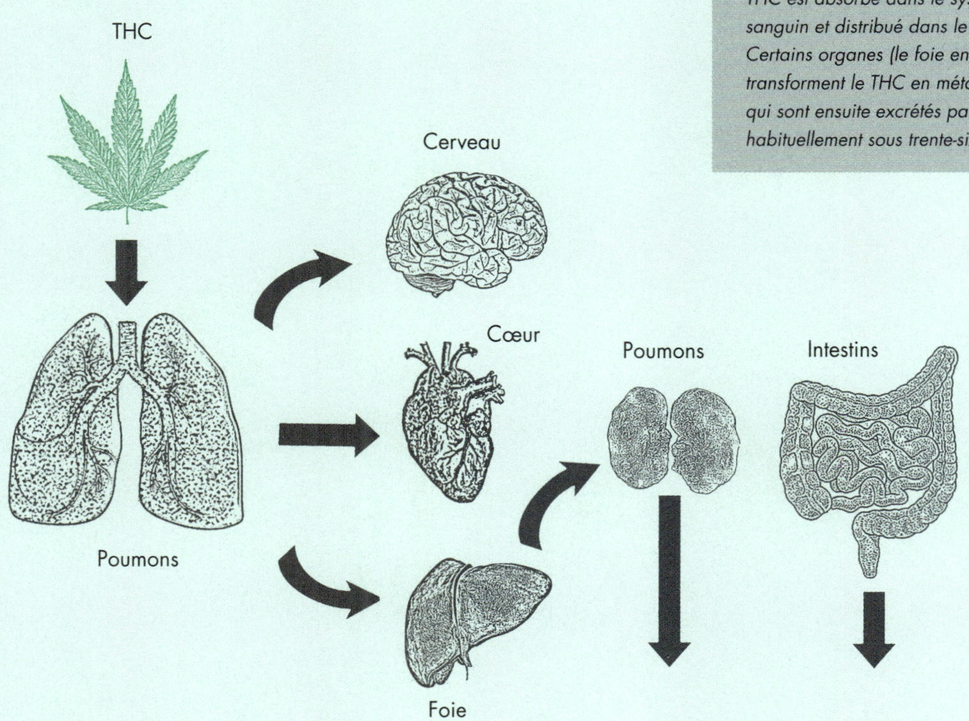


*Une fois à l'intérieur du corps, le THC est absorbé dans le système sanguin et distribué dans le corps. Certains organes (le foie en priorité) transforment le THC en métabolites qui sont ensuite excrétés par le corps habituellement sous trente-six heures.*

de chose sur la pharmacologie de ce métabolite CBD.

## L'élimination du cannabis par le corps

Environ trente-six heures après ingestion, le THC et son métabolite psychoactif sont éliminés du système sanguin. Les métabolites de THC non psychoactifs peuvent errer dans le corps durant des semaines chez les grands consommateurs de cannabis. Ces métabolites finiront tout de même par être excrétés – 30 pourcent par les urines et 70 pourcent par les matières fécales (5 pourcent d'une dose orale sera directement excrétée par les excréments)[26].

## Cannabinoïdes acides ou neutres, et biodisponibilité

Dans la plante de cannabis, le THC et les autres cannabinoïdes existent sous la forme d'acides, par exemple le THCA. Le corps humain n'absorbe pas facilement ces cannabinoïdes acides.
La capacité d'une drogue à être absorbée s'appelle la biodisponibilité. Sous l'effet de la chaleur, par contre, les cannabinoïdes acides abandonnent une molécule de dioxyde de carbone et se transforment en un état neutre (un procédé appelé décarboxylation) qui les rend beaucoup plus biodisponibles. Les cannabinoïdes acides sont très sensibles. La température ambiante d'une salle

*La conversion du THCA en THC pour le cannabis médicinal végétal peut être rapidement exécutée à une température de 154 °C pendant sept minutes. Il est absolument nécessaire de faire très attention en manipulant ce cannabis décarboxylé, surtout quand il s'agit de concentré de cannabis, car sa grande biodisponibilité le rend dangereux. Il suffit de se lécher les doigts par accident pour risquer une overdose.*

**Conversion du THCA en THC**

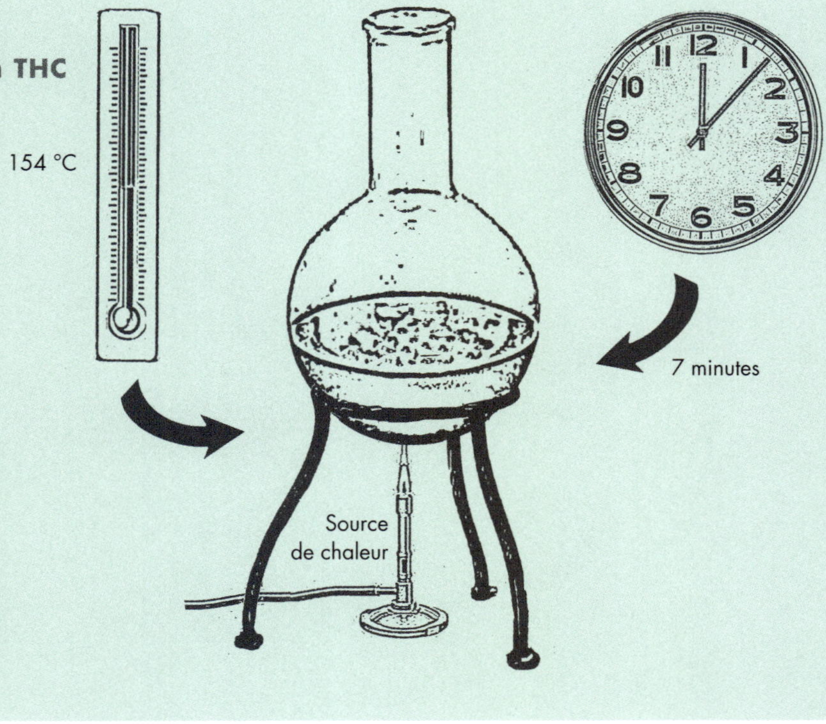

suffit à encourager doucement leur conversion en un état neutre biodisponible.
Une intense source de chaleur utilisée pour fumer, vaporiser ou cuisiner le cannabis transforme très rapidement les cannabinoïdes acides sous une forme neutre (voir, page de gauche). Il est également possible de convertir ces cannabinoïdes acides par une application régulière d'une forme de chaleur modérée, à une température inférieure au seuil de bouillonnement ou de combustion.

## Les cannabinoïdes acides peuvent-ils être des produits médicaux ?

Une étude publiée récemment avance, non sans controverse, que le THC décarboxylé est plus biodisponible que le THC acide, mais que le CBD acide est *plus* biodisponible que le CBD décarboxylé. Arno Hazekamp nota dans son travail sur le thé au cannabis que ses patients ressentaient des effets médicinaux quand bien même l'eau n'était pas assez chaude pour décarboxyler le THC. Les patients ne se sentaient pas spécialement « défoncés » pour autant. Il est possible que nous ayons négligé le potentiel médicinal des cannabinoïdes acides jusqu'à aujourd'hui. Ce n'est pas parce que les cannabinoïdes acides ne provoquent pas d'effets psychoactifs qu'ils ne peuvent pas constituer de traitements médicinaux efficaces. Quoi qu'il en soit, rien ne prouve non plus que le cannabis à l'état pur et ses cannabinoïdes acides puissent être plus efficaces médicalement que les cannabinoïdes neutres produits par l'application d'une source de chaleur.

## Des doses moindres pour de meilleurs effets

Des études ont montré récemment que le fait de consommer constamment de grandes doses de cannabis obligeait le cerveau à réduire la densité des récepteurs cannabinoïdes dans le corps en réponse à ces fortes doses. Cela semble cohérent car le système endocannabinoïde a pour rôle de réguler les signaux à travers notre corps. De fortes doses peuvent causer un déséquilibre du système endocannabinoïde et le corps se charge ainsi d'ajuster le tir en réduisant la densité des récepteurs cannabinoïdes. Donc, s'il existait une règle d'or pour le dosage du cannabis, ce serait celle-ci : consommez les plus petites doses qu'il est possible selon vos besoins médicaux, et établissez le traitement le plus court avec ce dosage de manière à réduire vos risques de développer des problèmes de tolérance.

### Une divergence sur les effets du cannabis selon les patients

De nombreuses études ont montré l'immense variété d'effets que subissent différents patients à qui on administre du cannabis médicinal.
Ces effets dépendent de plusieurs facteurs, et certains sont génétiques. Quand on administre oralement du cannabis, un patient peut absorber trois fois la dose qu'absorbe un autre patient.
De plus, la cible peut être calibrée différemment en fonction des patients. Dans le cas du THC, par exemple, une de ses cibles est le récepteur CB1. La densité du récepteur CB1 dans le cerveau peut varier en fonction de la tolérance au cannabis médicinal pour chaque individu.
Un patient qui a une très grande tolérance aux effets du cannabis peut résister à une dose de cannabis cent fois supérieure à celle d'un client novice.
Parmi certains consommateurs de cannabis, une grande tolérance est parfois vue comme un accomplissement, alors qu'en fait le corps ne fait que tenter d'établir un équilibre en accord avec une surconsommation. Une grande tolérance aux effets du cannabis montre une surconsommation inutile.

# LES EFFETS INDÉSIRABLES DU CANNABIS MÉDICINAL

Bien qu'il ne s'agisse pas d'un sujet très plaisant, le fait de comprendre quels sont les effets secondaires du cannabis médicinal et les contre-indications de son utilisation permet de rendre sa consommation plus saine. Il est important de parler à son médecin ou à un professionnel de santé si un consommateur ressent faire l'expérience de n'importe quel effet secondaire, qu'il s'agisse de n'importe quelle forme de médication, dont le cannabis.

Le cannabis peut produire des effets indésirables, mais aussi interagir de manière négative avec d'autres médicaments. Une idée reçue parmi certaines personnes consiste à croire que le cannabis est totalement sans danger, mais la réalité est que le cannabis est une drogue puissante capable de produire des effets secondaires significatifs. Les effets secondaires provoqués par le cannabis médicinal peuvent être effrayants chez les non-initiés, qui n'ont pas l'habitude de ses effets psychoactifs. Les patients âgés qui n'ont jamais fait l'expérience de ce genre de drogue par le passé peuvent en effet ressentir une gêne lorsqu'ils en consomment. C'est la raison pour laquelle le dosage de cannabis médicinal doit être particulièrement minutieux chez les patients âgés ou inexpérimentés.

Le meilleur comportement à adopter, lorsqu'on est sujet à des effets secondaires communs, est de garder son calme, de respirer lentement et de se détendre. La plupart de ces effets secondaires (cités page de droite) sont associés au THC, qui est le principal agent psychoactif du cannabis. En consommant des médicaments de cannabis qui contiennent également du CBD, qui est un cannabinoïde non psychoactif, certains des effets secondaires liés au THC peuvent être réduits ou éliminés.

Les patients qui consomment du cannabis pour la première fois ou qui, au contraire, en consomment trop peuvent parfois faire l'expérience d'une hypotention posturale. En effet, à hautes doses, le cannabis peut provoquer un étourdissement ou une perte de conscience quand les patients passent d'une position assise ou allongée à la station debout. Ce qui peut bien sûr être dangereux si la personne s'effondre sur une surface dure. Ces effondrements soudains sont très courants chez les personnes qui consomment de l'huile de cannabis très concentrée . On a aussi observé que les consommateurs novices avaient tendance à avoir une hausse de la pression sanguine lorsqu'ils s'effondrent. Les personnes souffrant d'hypertension devraient ainsi être particulièrement suivies.

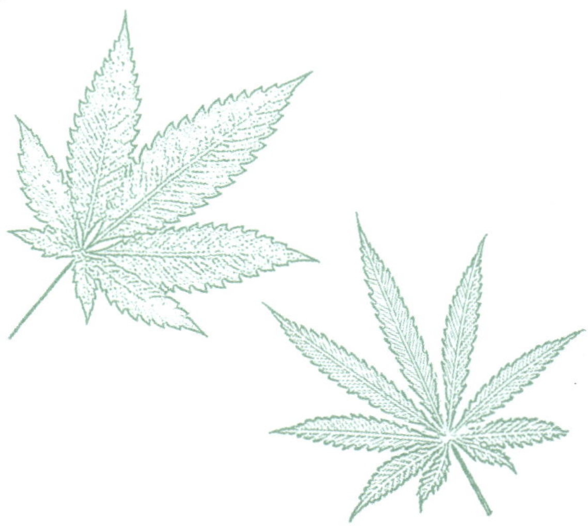

## Avant de consommer du cannabis

CONSULTEZ VOTRE MÉDECIN si vous êtes concernés par ces maladies :

- Schizophrénie, trouble bipolaire, ou dépression
- Maladie du cœur, hypertension, angine, arythmie cardiaque
- Bronchopneumopathie chronique obstructive
- Troubles immunitaires

Vous devez parler à votre médecin ou à un professionnel de santé avant de consommer du cannabis médicinal, car cela peut vous être néfaste, et l'avis d'un professionnel est nécessaire. Si vous avez moins de vingt-deux ans, il est conseillé de discuter avec un médecin des dangers liés à la consommation de médicaments chargés en THC. Il existe un certain nombre de preuves montrant que l'exposition au THC peut interférer avec certains aspects du développement du cerveau et encourager le développement de la schizophrénie chez un petit groupe de jeunes individus, en particulier ceux qui ont une hérédité avec ce trouble mental. Un certain nombre d'études sont aujourd'hui conduites pour apporter plus de clarté sur ce sujet. En attente de ces réponses, il est conseillé aux jeunes patients de consommer des médicaments forts en THC avec la plus grande prudence et de préférer la consommation de produits qui possèdent des ratios plus importants en CBD qu'en THC.

## EFFETS NÉFASTES BÉNINS LES PLUS COMMUNS PARMI LES CONSOMMATEURS DE CANNABIS MÉDICINAL

- Rythme cardiaque rapide ou tachycardie. Le rythme cardiaque rapide cesse habituellement après quinze à vingt minutes. Une respiration lente et continue pendant quelques minutes peut aider à diminuer le rythme cardiaque.

- La bouche sèche (ou plus communément appelée « la pâteuse »). Pour traiter la bouche sèche, il est conseillé de boire un verre d'eau, ou mieux, de boire de la limonade. En Afrique du Nord, les gens ont pour habitude de boire de la limonade agrémentée de peau de citron pour réduire les effets néfastes du cannabis.

- Vertiges ou étourdissements. Ils semblent moins prononcés quand on garde les yeux ouverts et focalisés sur un point, la télévision par exemple.

- Les yeux rouges et irrités peuvent être traités avec des gouttes pour les yeux, comme le produit VISINE.

- La toux provoquée par l'inhalation de fumée ou vapeur de cannabis est rarement dangereuse et disparaît plutôt rapidement. On peut réduire la toux en diminuant la quantité inhalée. Un verre d'eau ne peut pas faire de mal non plus. Il est nécessaire, en revanche, de se soigner quand on inhale des formes concentrées de cannabis, comme la résine (haschisch), ou l'huile (huile de haschisch, beurre, cire, ou dabs), car elles provoquent des quintes de toux qui peuvent abîmer les poumons. Si l'irritation des voies respiratoires devient un problème quand vous inhalez du cannabis, il est conseillé de se reporter à l'absorption par voie orale ou sublinguale.

**Aucun des effets néfastes listés ci-dessus ne doit vous alarmer, mais il peut être difficile de calmer une personne qui fait l'expérience de ces symptômes pour la première fois.**

## Grossesse et allaitement

Il n'est pas raisonnable de recommander la consommation de cannabis pendant la grossesse et l'allaitement. Certains indices donnent à penser que les femmes qui fument du cannabis accouchent de bébés en sous-poids. Bien que les tests cognitifs que l'on fait passer aux enfants de mères fumeuses de cannabis soient contradictoires, la prudence reste de mise. Les plus récentes recherches sur les endocannabinoïdes indiquent que ceux-ci sont impliqués dans plusieurs aspects du développement fœtal et infantile, ce qui suffit en soi à mettre en garde les jeunes mamans. Les cannabinoïdes du cannabis médicinal sont transmis à l'enfant par le lait maternel.

## Effets négatifs psychologiques à court terme

Les effets psychologiques négatifs les plus répandus dus au cannabis médicinal sont sans commune mesure la confusion, l'anxiété, et les sentiments de panique. Tous ces effets sont proportionnels aux doses administrées. En cas d'escalade de ces symptômes psychologiques, il est vital pour le patient de voir un professionnel de santé dès que possible. Généralement, le médecin prescrit dans ces cas-là des anxiolytiques comme le Xanax, ainsi que du repos.
Ces sensations désagréables peuvent être évitées à l'avenir par un ajustement de la dose de cannabis jusqu'à l'établissement d'une base de référence confortable pour le patient. Une telle base de référence est plus simple à établir quand le cannabis est fumé ou vaporisé plutôt qu'ingéré en pilules ou en pastilles. L'utilisation de plantes de cannabis riches en CBD, limonène et pinène permet également de réduire certains de ces effets.

## Effets négatifs à long terme

Il est possible d'avoir des effets négatifs à long terme en consommant du cannabis médicinal, c'est pourquoi les médecins responsables recommandent un traitement défini dans le temps pour leurs patients. Les gros fumeurs de cannabis de longue durée peuvent développer de sévères bronchites chroniques, mais aussi des déficits cognitifs (qui affectent la capacité à réfléchir).
Le côté plus positif est que la plupart de ces déficits sont réversibles. Une récente étude au scanner sur les cerveaux des gros fumeurs de cannabis a montré que la densité de leurs récepteurs endocannabinoïdes avait considérablement décliné. La densité de ces récepteurs s'était complètement restaurée chez tous les sujets après vingt-huit jours d'abstinence au cannabis [27]. Le déclin de la densité d'un récepteur s'appelle une régulation négative, ou « down regulation ». C'est ce qui est responsable du développement de la « tolérance » au fil du temps et sous les effets du cannabis. La tolérance

*Moins de 10 pourcent des consommateurs de cannabis deviennent dépendants.*

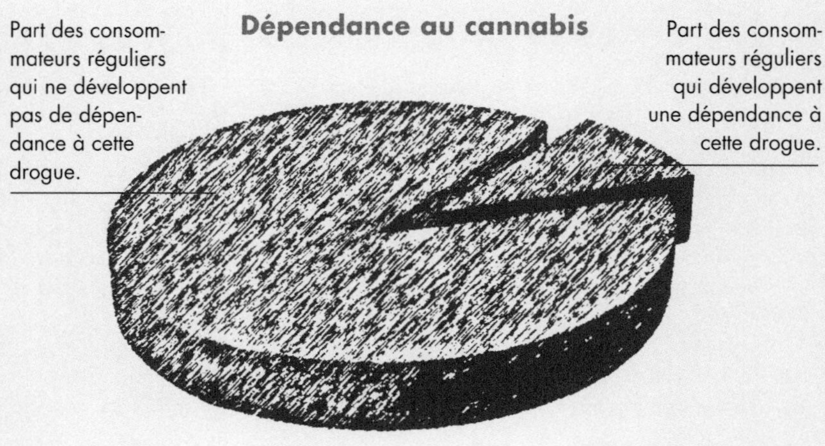

| LES MÉDICAMENTS QUI *AUGMENTENT* LES EFFETS DU CANNABIS ADMINISTRÉ ORALEMENT |
|---|
| Amiodarone (Cordarone) : traite l'arythmie cardiaque |
| Clarithromycine (Biaxin) : antibiotique |
| Diltiazem (Tiazac, Cardizem, Dilacor) : traite l'hypertension, l'angine |
| Erythromycine (Robimycine, Llosone, Acnasol) : antibiotique |
| Fluconazole (Diflucan, Trican) : antifongique |
| Isoniazide (Nydrazide, Rifamate) : traite la tuberculose |
| Itraconazole (Sporanox) : antifongique |
| Kétoconazole : antifongique |
| Miconazole (Monistat) : antifongique en vente libre |
| Ritonavir (Norvir) : inhibiteur de la protéase du VIH |
| Vérapamil (Calan, Verelan, Isoptine) : traite l'arythmie cardiaque |

| LES MÉDICAMENTS QUI *RÉDUISENT* OU *INTERFÈRENT* AVEC LES EFFETS DU CANNABIS ADMINISTRÉ ORALEMENT |
|---|
| Carbamazepine (Tegretol, Equetro, Carbetrol) : anticonvulsivant |
| Phénobarbital : sédatif, anticonvulsivant |
| Phénytoïne (Dilantin) : anticonvulsivant |
| Primodone Mysoline : anticonvulsivant |
| Rifabutine (Mycobutin) : complexe Mycobacterium avium (MAC) |
| Rifampicine (Rifampine, Rifadine, Rifater, Rimactane) : antibiotique |
| Millepertuis : antidépresseur végétal |
| De plus, le cannabis médicinal (fumé, par voie orale, sublinguale ou vaporisé) augmente les effets de l'alcool, des benzodiazépines (Ativan, Halcion, Librium, Restoril, Valium, Xanax, etc.) et des opiacés (codéine, fentanyl, morphine, etc.). |

au cannabis peut être contrôlée par une approche du dosage mesurée.

### Interactions avec les médicaments

Quand le cannabis médicinal est consommé oralement, ses ingrédients actifs interagissent avec les enzymes en métabolisant le cannabis. Cette interaction médicamenteuse peut augmenter ou réduire les effets du cannabis ou d'autres médicaments. Il est conseillé d'éviter de consommer oralement du cannabis quand vous êtes sous la prescription de certains produits (voir liste, ci-dessus). L'interaction entre ces médicaments et le cannabis fumé ou vaporisé est à ce jour inconnue, la prudence est donc de mise.

### Le syndrome cannabinoïde : un effet néfaste récemment identifié

Récemment, un nouveau syndrome lié à la consommation de cannabis médicinal a été identifié en Australie et aux États-Unis.
Le syndrome cannabinoïde, appelé « cannabis hyperemesis » en anglais, se caractérise par des vomissements et des douleurs abdominales.
Une étude récente conduite à la clinique Mayo, dans la ville de Rochester, aux États-Unis, fait état de 98 rapports [28]. Dans de nombreux cas, il semblerait que les symptômes disparaissent si l'on prend simplement une douche ou un bain chaud.
Le syndrome disparaîtrait également de lui-même si l'on cesse toute consommation de cannabis.

*Le THC présent dans le cannabis médicinal étant étroitement lié aux protéines du plasma sanguin, il est conseillé de ne pas en consommer avec d'autres formes de médicaments qui sont fortement liées aux protéines plasmatiques.*

## Le cannabis peut-il causer un infarctus ou un AVC ?

La réponse est simple : oui, le cannabis peut augmenter les risques d'un AVC ou d'une crise cardiaque chez certaines populations [29]. Les dernières recherches indiquent un risque plus élevé d'attaque cérébrale chez les jeunes gens qui consomment du cannabis de manière récréative. Ce risque reste infime mais considéré comme significatif pour les chercheurs. De plus amples recherches montrent un taux d'attaques cardiaques plus élevé chez les patients âgés qui consomment ou qui ont consommé du cannabis [30].

## En cas de surconsommation de cannabis

Une surconsommation accidentelle de cannabis ne peut pas être fatale. Si elle peut être extrêmement déplaisante durant trois à huit heures, elle ne peut pas engager le pronostic vital. Aucun être humain n'est jamais mort d'une overdose de cannabis.

*Si un enfant consomme accidentellement du cannabis médicinal, contactez votre médecin ou les urgences.*

La manière la plus commune d'overdose au cannabis se fait par voie orale. Dans ce cas, le sujet peut subir des hallucinations, des crises de panique, de paranoïa, de tachycardie, et des nausées. La meilleure approche est de rassurer le sujet et de le mettre à l'aise le plus possible. En un mot, le patient devra se reposer jusqu'à disparition totale des symptômes cités. Il est recommandé de boire beaucoup d'eau mais il ne faut en aucun cas l'y contraindre. Si la victime est un enfant, appelez le centre antipoison le plus proche. Si une victime adulte a besoin d'être transportée à l'hôpital, il ou elle sera habituellement renvoyé à la maison pour se reposer après l'administration d'un anxiolytique. Des traitements contre l'overdose sévère au cannabis seront peut-être développés ultérieurement à partir de la prégnénolone : le précurseur de nos hormones stéroïdiennes qui permet d'empêcher l'intoxication. En gros, ce que les futurs consommateurs de cannabis médicinal doivent savoir, c'est que 99 pourcent des effets indésirables peuvent être contrôlés par un dosage adapté et minutieux. À condition, bien sûr, qu'aucune maladie sous-jacente n'empêche la consommation de cannabis par le patient (voir, page 35).

### Le « stone » est-il un effet secondaire ?

Cela peut sembler absurde, mais de plus en plus de patients cherchent à réduire le niveau de psychoactivité du cannabis médicinal. La plupart des cultures de haschisch à travers le monde, dont les plus vieilles cultures de cannabis médicinal, sont tellement fortes en CBD qu'elles produisent des niveaux de psychoactivité réduite comparé aux variétés de cannabis d'aujourd'hui. Certains patients âgés qui consommaient du cannabis dans les années 1960 et 1970 se souviennent du cannabis faible en THC qu'ils fumaient et trouvent souvent que le cannabis d'aujourd'hui est certes plus fort, mais produit un effet moins intéressant. Et s'il existait une variété de cannabis qui soulageait la douleur, l'anxiété, ravivait l'humeur, et même permettait de relaxer les muscles sans pour autant altérer son consommateur ?
Certains éleveurs de cannabis pensent que cela pourrait être le cannabis du futur.
L'interdiction du cannabis a eu pour effet d'augmenter le taux de THC et d'altérer l'équilibre chimique de la plante. Les écrivains de la fin des années 1970 et du début des années 1980 se plaignaient de l'arrivée de l'« *indica* ».
Ils trouvaient dommage que la clarté cérébrale de la *sativa* soit remplacée par le « *stone* » léthargique et lourd de l'*indica*. Peut-être inverserons-nous la tendance dans quelques années, puisque les goûts sont à la revisite du passé.

# PRINCIPES DE BASE DU SYSTÈME ENDOCANNABINOÏDE

Les humains consomment du cannabis depuis des siècles, mais cela fait environ cinquante ans que la science s'attache à savoir comment le cannabis fonctionne dans le corps humain. Alors que le THC fut extrait pour la première fois de la plante de cannabis dans les années 1940, il ne fut caractérisé et synthétisé qu'en 1964.

La découverte du THC, en 1964 (voir, page 17), amena une longue recherche pour découvrir le récepteur avec lequel le THC pouvait interagir. Les premiers récepteurs cannabinoïdes du corps ne furent pas caractérisés avant la fin des années 1980. Ces récepteurs révélèrent se composer d'une nouvelle série de mécanismes régulatoires à l'intérieur du corps appelés le système endocannabinoïde. De nombreux effets physiologiques du cannabis apparaissent par l'interaction des cannabinoïdes avec les molécules des récepteurs endocannabinoïdes.

Le système endocannabinoïde est constitué d'un réseau de récepteurs endocannabinoïdes qui sont distribués partout à travers le corps. Ce système régulatoire est très complexe et existe chez de nombreux animaux, en allant du poisson jusqu'à l'homme. Le système endocannabinoïde supporte diverses fonctions comme la mémoire, la digestion, les fonctions motrices, la réponse immunitaire, l'appétit, la douleur, la pression sanguine, la croissance des os et la protection des tissus nerveux. De nombreux chercheurs croient qu'il existe encore plus de processus physiologiques dans lesquels le système endocannabinoïde est impliqué, et qu'il nous reste encore à les découvrir.

## Les récepteurs cannabinoïdes

Les deux sous-types primaires de récepteur cannabinoïde dans le système endocannabinoïde sont CB1 et CB2. Ces récepteurs sont distribués à travers le système nerveux et les systèmes immunitaires, mais aussi dans bien d'autres tissus dont le cerveau, le système gastro-intestinal, le tractus génital et urinaire, la rate, le système endocrinien, le cœur, et le système circulatoire. En outre, les chercheurs ont mis au jour de nouvelles preuves attestant qu'il existe au moins trois récepteurs cannabinoïdes en plus de CB1 et CB2.

À la suite de la découverte des récepteurs cannabinoïdes, les chercheurs s'empressèrent de trouver les substances produites par le corps qui sont liées aux récepteurs. Cela amena la découverte des premiers endocannabinoïdes, au début des années 1990 : anandamide et 2-AG. Jusqu'à présent, cinq endocannabinoïdes ont été isolés. Ce sont tous des dérivés d'acides gras polyinsaturés (que l'on peut souvent acheter dans les magasins de santé). Puisqu'ils sont gras, les endocannabinoïdes sont solubles dans l'eau et ont du mal à bouger efficacement dans le corps, bien qu'ils soient faits pour fonctionner localement.

L'une de leurs activités, justement, survient lorsque les endocannabinoïdes servent de premiers messagers à travers les synapses (les trous entre les cellules nerveuses) : ils signalent aux neurones de communiquer ensemble par la libération des neurotransmetteurs. Depuis quelques années, il nous apparaît plus clairement que le rôle des endocannabinoïdes dans cette fonction synaptique est à la fois plus important et plus complexe qu'on ne le pensait auparavant. Les endocannabinoïdes modulent le flux des neurotransmetteurs, permettant à notre système nerveux de fonctionner sans encombre.

Les endocannabinoïdes sont produits à la demande, puis libérés dans les synapses et amenés dans les cellules, où ils sont rapidement métabolisés. Ils apparaissent profondément connectés au concept d'homéostasie (qui maintient une stabilité physiologique) et aident à redresser les déséquilibres provoqués par des maladies ou des blessures. Le rôle que jouent les endocannabinoïdes dans le signalement de la douleur a amené l'hypothèse selon laquelle les niveaux d'endocannabinoïde seraient responsables du seuil de douleur à travers le corps. C'est la raison pour laquelle les médicaments à base de cannabinoïde seraient utiles pour traiter des maladies comme la fibromyalgie (maladie caractérisée par des douleurs musculaires et une rigidité). Cela pourrait aussi vouloir dire que la libération des endocannabinoïdes par le corps pourrait avoir un effet « tonique » sur la rigidité des muscles (la spasticité) pour la sclérose en plaques, la douleur neuropathique, les inflammations, et même la régulation de l'appétit.

Un bon « équilibre endocannabinoïde » à travers le corps pourrait être très important au bon fonctionnement corporel.

## Le système endocannabinoïde

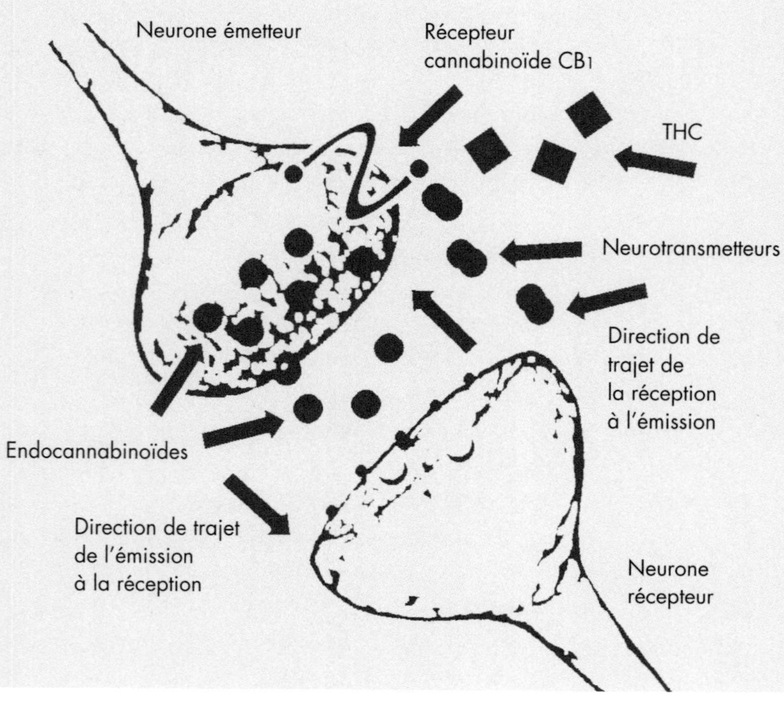


*Cette version très simplifiée du système endocannabinoïde montre comment des cannabinoïdes présents dans le cannabis, comme le THC, peuvent interférer avec les messages chimiques envoyés d'un neurone à un autre. Ici, par exemple, le THC se lie à un récepteur cannabinoïde du cerveau, empêchant le cannabinoïde naturel du cerveau de le faire. Le résultat provoque une rupture de communication entre les neurones.*

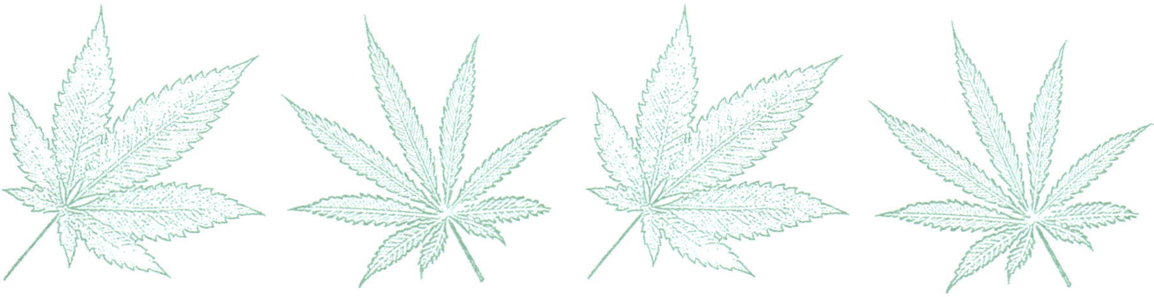

Le récepteur CB1 s'exprime à travers tout le cerveau, où endocannabinoïdes et CB1 se combinent pour former un « brise-circuit » qui permet de moduler la libération des neurotransmetteurs. La liste des fonctions du cerveau affectées par le système endocannabinoïde est gigantesque : la prise de décision, la cognition, les émotions, l'apprentissage, la mémoire, la régulation des mouvements corporels, l'anxiété, le stress, la peur, la douleur, la température du corps, l'appétit, le sens de la récompense, le contrôle moteur, et bien plus encore. L'une des régions du cerveau qui possède le moins de récepteurs CB1 est le tronc cérébral, responsable de la respiration et de la circulation : ce qui explique en partie pourquoi les overdoses de cannabis ne sont pas fatales. C'est l'activation de ce récepteur CB1 qui est responsable des effets psychoactifs du cannabis.

Alors que l'activation de CB1 résulte d'effets psychologiques et physiques communément associés à l'ingestion du cannabis, ce n'est pas le cas du récepteur CB2. On trouve essentiellement les récepteurs CB2 dans les cellules sanguines, les amygdales et la rate. C'est à partir de là que les récepteurs CB2 contrôlent la libération des cytokines (protéines immunorégulatrices), liées aux inflammations et à la fonction immunitaire du corps.

En tant que cible pour la livraison de drogue, le système endocannabinoïde ne fait pas qu'utiliser du cannabis. Les médicaments chargés en cannabinoïdes peuvent améliorer ou interférer avec l'équilibre du système endocannabinoïde. Mais il est difficile de créer des drogues capables d'interagir sans danger avec le système endocannabinoïde. Les drogues qui interfèrent ou entrent en contradiction avec les récepteurs cannabinoïdes ont rencontré un succès en demi-teinte. Le rimonabant, qui oppose une résistance au CB1, fut mis en vente en Europe, en 2006, comme un traitement contre l'obésité. Mais il fut interdit aux États-Unis par la Food and Drug Administration, car il entraînerait des risques de dépression et des envies suicidaires. En raison de la dispersion des récepteurs cannabinoïdes à travers le corps, le fait de les activer ou de les supprimer pour des raisons médicales peut engendrer une série d'activités incontrôlées.

De récentes recherches ont commencé à s'intéresser au développement de drogues qui peuvent interagir avec les récepteurs cannabinoïdes sans franchir la barrière du sang et du cerveau, dans l'espoir d'empêcher des effets secondaires néfastes. Comme nous l'avons dit plus haut, le rimonabant, qui a pour action de bloquer les effets du récepteur CB1 dans l'espoir de réduire l'appétit, fut retiré de la vente à cause de ses effets psychiatriques indésirables. Quoi qu'il en soit, on estime que ces types d'effets secondaires peuvent être réduits si on limite la capacité de ces nouveaux médicaments à bloquer ou à interagir avec les récepteurs. D'autres médicaments aspirent à ralentir la métabolisation de l'anandamide (un des plus importants endocannabinoïdes). Ces médicaments promettent de futurs traitements contre des maladies allant du cancer à la colite.

# PHYTOCANNABINOÏDES ET TERPÉNOÏDES – LES INGRÉDIENTS ACTIFS PRINCIPAUX DU CANNABIS MÉDICINAL

Plus de sept cents composés chimiques sont produits dans la plante de cannabis [31]. Parmi ceux-là, les cannabinoïdes forment un groupe composé de quatre-vingts molécules et dont les structures chimiques, appelées terpénophénoliques, ont attiré le plus grand intérêt des chercheurs en médecine. Les cannabinoïdes sont des molécules qui interagissent avec les récepteurs cannabinoïdes et les molécules des protéines réceptrices sont situées partout à travers le corps des plantes et des animaux.

Le corps produit ses propres cannabinoïdes sous la forme d'endocannabinoïdes. Les phytocannabinoïdes sont des cannabinoïdes produits par la plante de cannabis sous la forme d'acides carboxyliques : THCA, CBDA, etc. Sous l'effet d'une source de chaleur ou de la chaleur ambiante d'une salle pendant quelque temps, ces acides cannabinoïdes deviennent neutres et prennent la forme qu'on leur connaît : THC, CBD, etc. C'est cette forme neutre de THC qui est psychoactive chez les humains. Il faudrait une quantité invraisemblable de cannabinoïdes pour tuer un homme, c'est la raison pour laquelle aucune overdose fatale n'a jamais été directement attribuée aux cannabinoïdes.

Il y a encore peu de temps, on pensait que les phytocannabinoïdes étaient seulement des cannabinoïdes produits par la plante de cannabis. Plus récemment, nous avons découvert que des mélanges produits par d'autres plantes comme le lichen ou le poivre noir pouvaient aussi interagir avec les récepteurs cannabinoïdes. Voilà pourquoi la définition des phytocannabinoïdes s'est agrandie pour inclure tous les composés de plante qui interagissent avec les récepteurs cannabinoïdes.

Ces cent dernières années, on pensait qu'une poignée de cannabinoïdes étaient les seuls ingrédients pharmacologiques actifs du cannabis. Mais au cours de ces dix dernières années, les chercheurs ont essayé de savoir pourquoi différentes variétés de plantes de cannabis semblaient produire des effets médicinaux ou psychoactifs différents. L'une des explications de ces différences vient de la synergie entre les cannabinoïdes et d'autres composés de l'huile essentielle de cannabis, appelés terpénoïdes ou terpènes. On croit maintenant que les cannabinoïdes et les terpènes agissent de concert et sont responsables de la différence qui existe entre les effets psychoactifs et médicinaux dans les variétés de cannabis.

## Cannabinoïdes

Alors que plus de cent cannabinoïdes sont produits dans la plante de cannabis, seuls quelques-uns sont produits en quantité suffisante. On peut les catégoriser selon dix types de structures, dont quatre principales :

- **THC** (tétrahydrocannabinol)
- **CBD** (cannabidiol)
- **CBG** (cannabigérol)
- **CBC** (cannabichromene)

Un cinquième type, CBN (cannabinol), n'est pas produit par la plante mais résulte de l'oxydation du THC quand il se décompose.

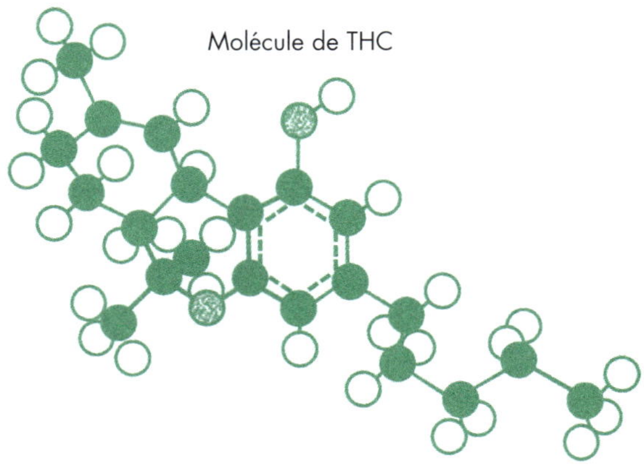


**THC** L'acide delta-9-tétrahydrocannabinol, ou THCA, est le plus commun des phytocannabinoïdes produit par les variétés de cannabis. Certaines variétés de cannabis peuvent produire jusqu'à 25 pourcent du poids de la plante séchée en acide de THC : c'est-à-dire une très grande quantité pour un seul métabolite secondaire chez n'importe quelle espèce de plante. La production de THC dans la plante est contrôlée par un petit groupe de gènes. Ces gènes qui contrôlent la production de THC sont dominants dans la plupart des formes de drogues au cannabis. Le THC est produit par une réaction enzymatique dans la plante en utilisant du CBG comme précurseur (voir, page 44).

Le THC est l'ingrédient psychoactif principal du cannabis, bien qu'il ne le soit pas du tout sous sa forme acide brute. Sous l'action de la chaleur, par la fumette, la vaporisation ou la cuisson, le THCA est converti (décarboxylé) en THC (voir, page 32) et devient hautement psychoactif. En plus de sa psychoactivité, le THC est un puissant anti-inflammatoire et analgésique [32], un neuroprotecteur [33], il réduit la pression intraoculaire, la spasticité et la tension musculaire [34].

Le THC interagit avec les deux récepteurs endocannabinoïdes CB1 et CB2. Alors que le THC est non toxique, certains médecins ont caractérisé les effets néfastes de l'overdose au THC comme « psychotoxiques ». Par exemple, le THC peut provoquer de l'anxiété, de la sédation et de la tachycardie chez les consommateurs inexpérimentés (bien que ces effets puissent décliner au cours du traitement). De hautes doses de THC sur une longue durée peuvent amener une diminution de la tolérance aux effets.

**CBD** L'acide cannabidiolique ou CBDA est le plus commun des phytocannabinoïdes produits par la fibre de cannabis (le chanvre), et le deuxième plus commun pour certaines variétés de drogues de cannabis. Le CBDA peut être converti en CBD sous l'action de la chaleur pendant une période donnée, comme le THC. Par contre, les niveaux de plasma sanguin du CBD sont atteints plus facilement si l'on utilise le CBDA plutôt que du CBD décarboxylé. Cette étude contredit notre compréhension actuelle du fonctionnement des cannabinoïdes, et de plus amples recherches sont nécessaires pour confirmer cet argument [35].

Tout comme le THC, le CBD est produit du CBG, bien qu'il emploie un autre ensemble de gènes et une réaction enzymatique différente. Il y a encore peu de temps, les variétés de cannabis riches en CBD n'étaient pas disponibles dans les points de vente de cannabis médicinal aux États-Unis. Mais grâce à l'action de groupes de défense comme « Project CBD », les variétés de cannabis hautement riches en CBD ont pu faire leur arrivée en magasin. Par exemple, prenons une variété de cannabis originaire d'Espagne appelée Cannatonic et récemment disponible en Californie ; son ratio est de 20 CBDA pour 1 THCA, et son pic de concentration en CBDA une fois séchée approche les 17 pourcent. Les variétés comme la Cannatonic devraient augmenter grandement la disponibilité de cannabis à dominance CBD dans les magasins spécialisés. Bien que le CBD ne soit pas à proprement parler psychoactif, certains patients qui consomment du cannabis à forte teneur en CBD ont ressenti des effets proches de ceux d'une expérience psychoactive, mais très différents du THC.

Pour certaines formules de médicaments au cannabis qui combinent le THC et le CBD, comme Sativex, il est prouvé que le CBD élimine une partie des effets néfastes du THC, en modulant sa psychoactivité et en réduisant l'anxiété, la tachycardie, et la sédation inhérente au THC [36]. Sativex semble démontrer la forte synergie qui existe entre le CBD et le THC. Par exemple, lors d'une étude pour Sativex conduite avec des patients malades du cancer et souffrant d'une douleur irréductible, la combinaison du THC et du CBD a permis de réduire la douleur de manière significative, alors que le THC seul n'y parvenait pas. Le CBD présente des effets analgésiques et anti-inflammatoires pour une grande gamme de symptômes et de maladies. Des études sur les cellules ont montré que le CBD est aussi efficace in vitro sur le cerveau humain, les poumons et d'autres cellules cancéreuses, et qu'il permet de plus de protéger les cellules normales. Le CBD, ainsi que son cousin proche, le CBDV, est un anticonvulsivant efficace [37].

Le CBD interagit avec une grande gamme de récepteurs (plus que le THC), ce qui peut expliquer sa grande palette d'effets. Il interagit avec les récepteurs $CB_1$ et $CB_2$, mais aussi avec les récepteurs cannabinoïdes 18 et 55 et le récepteur vanilloïde TRPV1 [38]. Ces interactions peuvent mener à des traitements reposant sur le CBD, pour soulager des maladies allant de l'AVC à l'acné. Le CBD est même efficace contre le *Staphylococcus aureus*, qui résiste à la méticilline (SARM), en tout cas plus que l'antibiotique vancomycine.

*Ces dix dernières années ont vu une explosion de l'intérêt pour la valeur médicinale du CBD, qui semble pouvoir agir comme un régulateur homéostatique dans le corps.*

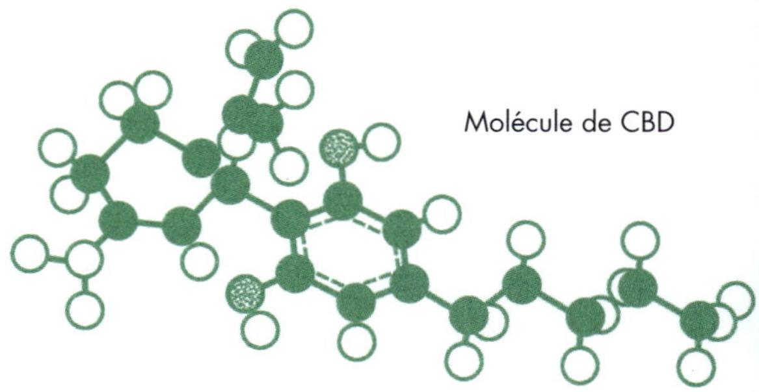


**CBG** Le cannabigérol ou CBG est un cannabinoïde analgésique non psychoactif. Il est le troisième cannabinoïde le plus répandu produit par la plante de cannabis après le tétrahydrocannabinol (THC) et le cannabidiol (CBD). Le cannabigérol est le cannabinoïde précurseur utilisé par la plante de cannabis pour produire le THC et le CBD. Le cannabigerovarine est un dérivé du CBG, et il est le précurseur du THCV et du CBDV. Seules quelques variétés de cannabis gardent des quantités significatives de CBG une fois arrivées à maturité, ce qui est plus souvent le cas du chanvre à fibre que des autres types de cannabis.

Il y a peu de temps, le CBG n'était pas autant étudié que le THC et le CBD. Une récente étude italienne a pourtant montré que le CBG était efficace pour traiter un modèle de souris atteinte d'une maladie inflammatoire chronique de l'intestin (MICI) [39].

Chez les humains, la MICI est une maladie incurable qui affecte des millions de gens. Le CBD est unique parmi les cannabinoïdes principaux, puisqu'il interagit principalement avec un éventail de récepteurs différents de ceux du système endocannabinoïde [40].

Le CBG est aussi potentiellement intéressant comme antiseptique et antibiotique, car il s'agit d'un agent antibactérien extrêmement puissant contre les pathogènes comme le SARM : une forme particulièrement violente de *Staphylococcus aureus* (communément appelé « Staph ») [41].
Pour finir, le CBG peut être utile contre certaines formes de cancer de la prostate ou buccal, grâce à ses propriétés anti-tumorales [42].

Molécule de CBC

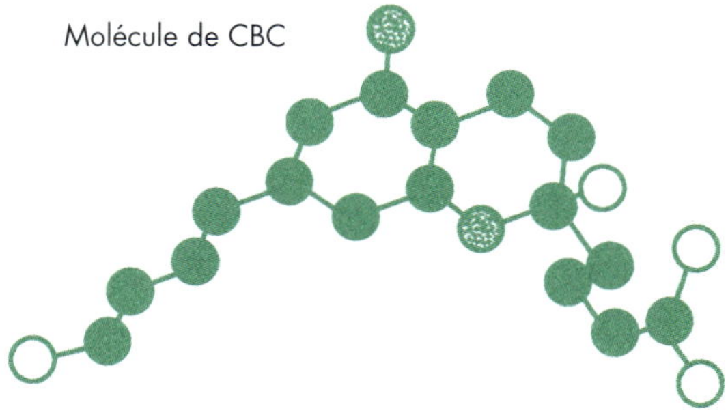

Molécule de CBG

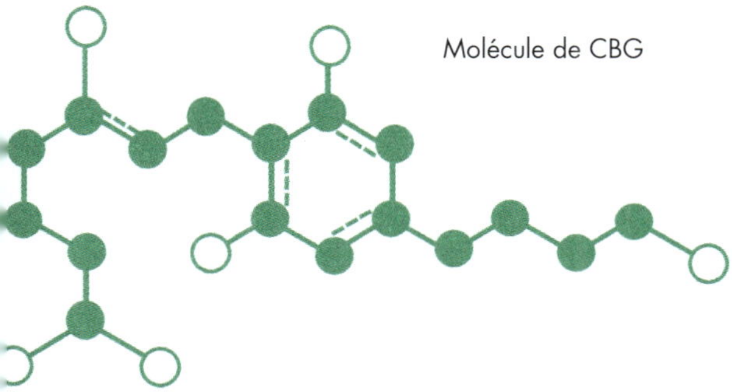

**CBC** Le CBCA ou acide cannabichromenique est un rare phytocannabinoïde produit très tôt dans le cycle floral de la plante de cannabis. Jusqu'à ce jour, le CBC a été isolé sur des cultivars de cannabis d'Asie centrale, mais il en existe peut-être sur d'autres variétés qui n'ont pas été testées pour rechercher du CBC aux premiers stades de la floraison. Faire pousser du cannabis pour ses CBC implique aujourd'hui de collecter les fleurs immatures six semaines avant la maturité florale. Il semble aussi que le CBC soit concentré ailleurs que dans les têtes de trichomes [43].
Le CBC ne semble pas interagir avec les récepteurs cannabinoïdes, et il diffère du THC dans le sens où il ne réduit pas la pression intraoculaire (le fluide de pression dans l'œil) [44].
Pourtant, le CBC produit une variété d'effets, notamment antibiotique et antifongique, qui peuvent aider à défendre la plante de cannabis dans les premiers moments de sa phase de floraison [45].
Comme beaucoup de cannabinoïdes, le CBC est un anti-inflammatoire et un analgésique. Il a aussi montré des effets antidépresseurs lors de tests effectués sur des animaux.

**CBN** Le CBN est un dérivé oxydé du THC. Il n'est pas produit par la plante de cannabis mais il est facilement repérable dans de vieux échantillons de cannabis, de résine de cannabis, ou d'huile. La présence de CBN indique souvent une négligence dans le stockage de produits au cannabis. Le CBN n'est pas psychoactif de lui-même mais devient sédatif par synergie avec le THC. Les patients qui consomment du cannabis végétal chargé en CBN (à plus de 0,5 pourcent par poids sec) décrivent souvent cette expérience comme « lourde » et « sans intérêt ». Tout comme le CBD, le CBN est efficace contre les infections à SARM. De plus, des études récentes ont montré que le CBN pouvait aussi être utile pour traiter les brûlures car il réduit les sensations thermiques [47].

Ces possibles utilisations de CBN démontrent que même les résidus de cannabis abandonnés peuvent conserver une valeur médicinale.

Molécule de CBN

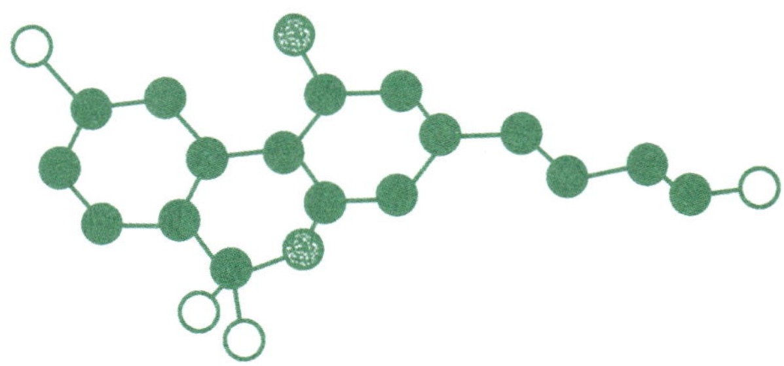

## Cannabinoïdes : le pentyle contre le propyle

Les cannabinoïdes communs comme le THC ont des « queues » formées de cinq atomes de carbone. Cette caractéristique définit les cannabinoïdes selon la classe des « pentyle ». Le précurseur des cannabinoïdes pentyle s'appelle l'acide olivetolique, qui est utilisé par la plante de cannabis pour créer le CBG. Le CBG est ensuite utilisé pour faire le THC, le CBD et/ou le CBC. Mais il existe une autre classe de cannabinoïdes qui possède des queues formées de trois atomes de carbone : les cannabinoïdes propyle. Chez certaines plantes de cannabis d'Afrique du Sud, le cannabis a évolué vers un différent précurseur du CBG appelé acide divarinique. Quand l'acide divarinique est utilisé par la plante pour créer une variation de l'acide CBG appelée acide CBGV, le CBGV peut alors être utilisé par la plante pour créer les cannabinoïdes propyle : THCV, CBDV, ou CBCV.

### Les acides tétrahydrocannabivariniques

Les acides tétrahydrocannabivariniques ou THCVA sont une forme plus rare de propyle produite par des cultivars de cannabis afghan, pakistanais, et sud-africain. Le THCVA, comme tous les acides cannabinoïdes, est converti sous sa forme neutre bioactive : THCV, par l'action de la chaleur ou du temps. Chez ces cultivars, le pourcentage d'acide tétrahydrocannabivarinique (THCVA) excède rarement 2 pourcent par poids sec. Il semblerait que les laboratoires pharmaceutiques GW, au Royaume-Uni, aient élevé des variétés de THCV approchant les 10 pourcent de THCVA, et que plusieurs cultivars californiens ont été testés à 6 pourcent de THCVA.

Il semble y avoir une certaine controverse autour du fait que le THCV soit psychoactif ou module simplement la psychoactivité du THC. Pour ne rien clarifier, les scientifiques n'ont pas étudié les effets psychoactifs du THCV depuis le début des années 1970[48]. Historiquement, on considère que le THCV possède 25 pourcent de la puissance du THC, bien que les rapports récents disent qu'il ne produit pas de psychoactivité à lui seul. Cette contradiction provient sûrement du dosage employé, car le THCV contrarie le

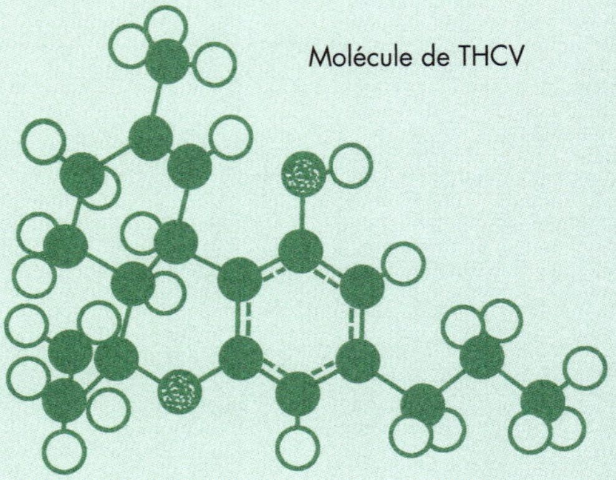


récepteur CB1 à faibles doses mais interagit avec celui-ci à hautes doses [49].

On considère souvent que le THCV produit un large éventail d'effets diamétralement opposés à ceux du THC. Il existe un certain intérêt pour des molécules similaires à celles du THCV, car elles aideraient à la perte de poids et encourageraient la dépense d'énergie, selon plusieurs tests conduits sur des animaux [50]. Tout comme le THC, le THCV est un analgésique et un anti-inflammatoire, et il ressemble au CBD par ses effets anticonvulsivants.

**Le cannabidivarine (CBDVA)** Le CBDVA est la forme propyle du CBD. Il a récemment attiré l'attention des consommateurs de cannabis médicinal pour son potentiel anticonvulsivant à lui seul, et quand il est associé au CBD[51]. Les laboratoires pharmaceutiques GW travaillent sur des cultivars qui produisent du CBDV mais on ne sait pas grand-chose sur ces variétés, hormis le fait qu'elles sont originaires d'Asie centrale.

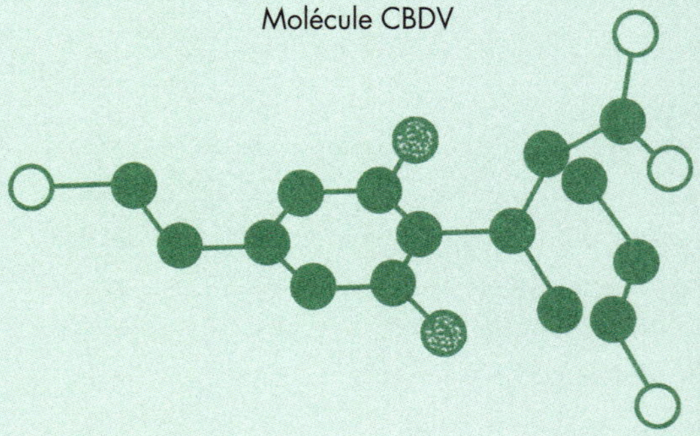

## Les terpénoïdes

Quand on sent du parfum, on sent des terpénoïdes, ou des terpènes, comme on les appelle communément. Et quand on sent du cannabis, on sent également des terpènes car les cannabinoïdes n'ont pas d'arômes. Le cannabis produit plus de deux cents terpènes [52].
Les terpènes sont les substances chimiques des plantes les plus répandues dans la nature : on en dénombre plus de trente mille. Ils sont les composants aromatiques de toutes les huiles essentielles de plantes et on les trouve également dans les épices, les fruits et les légumes. Ils sont considérés comme des additifs alimentaires consommables par la Food and Drug Administration, et ils sont pharmacologiquement actifs et synergétiques avec les cannabinoïdes.

En 2001, le texte intitulé : « Cannabis and Cannabis Extracts : Greater than the Sum of Their Parts ? », écrit par John McPartland et Ethan Russo, a attiré l'attention sur le rôle des terpènes dans la pharmacologie du cannabis [53]. Les consommateurs de cannabis avaient remarqué depuis longtemps certaines variations subtiles des effets psychoactifs produits par les différentes variétés de cannabis. La recherche sur les terpènes et leurs synergies avec les cannabinoïdes est en train d'expliquer comment les différentes variétés de cannabis peuvent produire un des effets distincts, tout en partageant le même profil de cannabinoïdes [54].

On trouve des terpènes dominants dans le cannabis, dont le pinène, le limonène, le myrcène, l'ocimène, le terpinolène, le linalol, et le bêta-caryophyllène. On les trouve essentiellement dans les trichomes des plantes, comme peut en témoigner n'importe qui ayant déjà touché des fleurs de cannabis. Les terpènes sont assez volatils, en particulier les plus odorants, et se perdent rapidement quand la fleur est séchée, à moins de la conserver dans des conditions spéciales. Aux Pays-Bas, où la variété de cannabis Jack Herer a été irradiée aux rayons gamma pour réduire la quantité de microbes, les terpènes ne survivent pas au traitement. De la même manière, les jus d'orange qui sont irradiés aux rayons gamma perdent un certain nombre de terpènes dans l'opération [55].

Les terpènes sont pharmacologiquement actifs, même à des degrés de concentration extrêmement faibles, de l'ordre de 0,05 pourcent en poids. Il est intéressant de noter que les cannabinoïdes peuvent augmenter la capacité des terpènes à franchir la barrière hémato-encéphallique en augmentant la perméabilité de la membrane. Les terpènes sont lipophiliques (qui aime les graisses) et hydrophobiques (qui n'aime pas l'eau), comme les cannabinoïdes, et peuvent interagir avec toute une gamme de récepteurs à travers le corps et le cerveau.

**Les pinènes** – L'alpha-pinène et le bêta-pinène sont des monoterpènes que l'on trouve dans de nombreux conifères. Le pinène est en grande partie responsable de l'arôme dégagé par les arbres de Noël. C'est aussi l'ingrédient principal de la turpentine. La capacité solvante du pinène est une des raisons pour lesquelles il n'est pas conseillé de conserver du cannabis dans des sacs plastique, car les terpènes légers peuvent dissoudre le plastique. Le pinène inhibe l'activité des enzymes du cerveau et aide la mémoire à court terme, ce qui pourrait expliquer pourquoi les variétés de cannabis hautement chargées en pinène ne causent pas de pertes de mémoire, comme peuvent le faire les variétés hautement chargées en THC [56]. On trouve ce terpène dans des variétés de cannabis comme la Kona Gold.

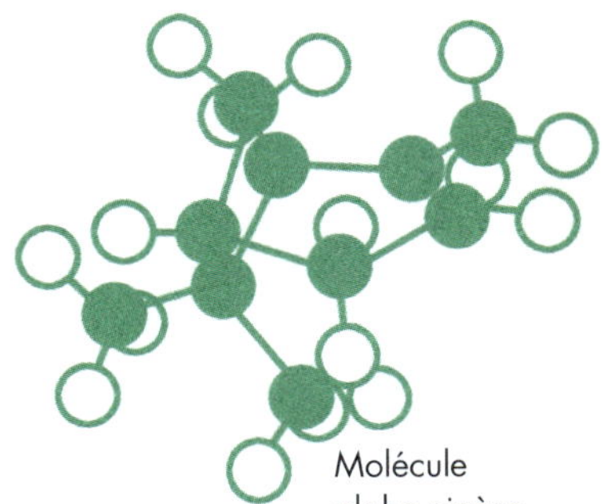
Molécule alpha-pinène

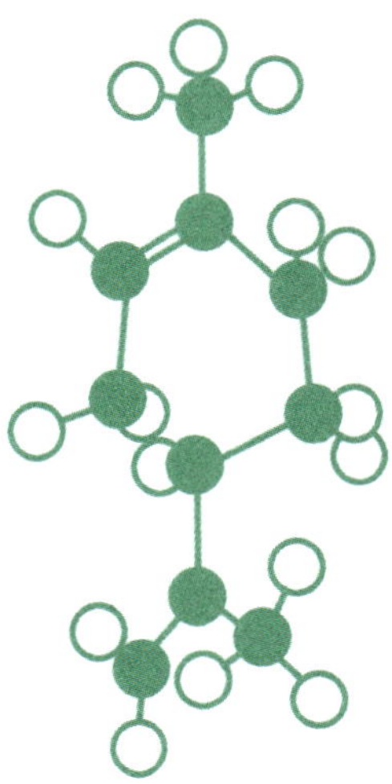
Molécule du limonène

**Le limonène** – Le limonène est courant chez les agrumes, en particulier dans la peau. Le limonène et le terpinolène sont les terpènes responsables du parfum d'agrumes que l'on peut retrouver dans plusieurs variétés de cannabis. Des variétés comme la Tangerine Dream sont fortes en limonène, tandis que la Lemon Jack Herer est forte en terpinolène, mais les deux présentent un arôme d'agrumes prononcé. Dans le cannabis, on associe cet arôme avec des effets stimulants qui améliorent l'humeur et qui apparaissent rapidement. Des études cliniques ont démontré que le limonène et l'huile d'agrumes produisaient un effet antidépresseur significatif [57].

**Le myrcène** – Le myrcène a atteint le plus haut taux de concentration chez tous les terpènes trouvés dans les variétés de cannabis, avec une composition de 30 pourcent totale d'huile essentielle. Le myrcène est le principal terpène produit par le houblon, qui est la plante la plus proche du cannabis dans tout le royaume végétal (voir, page 18). Chez Bedrocan, aux Pays-Bas, ils produisent une variété de cannabis végétal fortement concentrée en myrcène, en vue de produire un effet sédatif. Le myrcène est

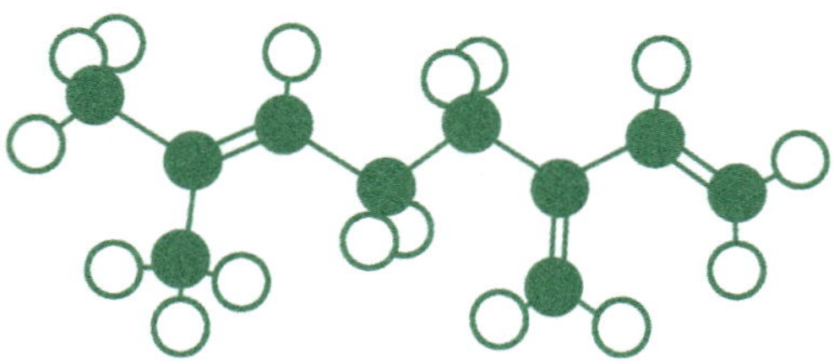

Molécule de myrcène

habituellement associé aux effets de l'*indica* et de « couchlock » (« scotché sur le canapé », *ndt*). Le myrcène détend les muscles des animaux testés en laboratoire et permet d'augmenter les effets des drogues sédatives [58].

**Le bêta-caryophyllène** – Le bêta-caryophyllène est le plus commun des sesquiterpènes les plus lourds trouvés dans le cannabis, et il est responsable des effets les plus stimulants [59].
Le bêta-caryophyllène est aussi le plus commun des terpènes trouvés dans les extraits décarboxylés, car il peut survivre aux températures d'extraction, ce qui est impossible aux monoterpènes [60]. Le bêta-caryophyllène interagit avec le récepteur $CB_2$ et se trouve souvent sur le houblon et le poivre noir. Cette interaction avec le récepteur en fait un « cannabinoïde diététique ». Le poivre noir pourrait même être considéré comme illégal aux États-Unis, où la distribution des cannabinoïdes est fermement interdite.
Le bêta-caryophyllène fut le premier phytocannabinoïde à être isolé en dehors du genre *Cannabis*.
Il s'agit d'un anti-inflammatoire efficace aussi bien en usage interne qu'à usage local qui peut également être efficace pour soulager les effets de gueule de bois engendrés par une surdose de THC [61]. Une fois oxydé, le bêta-caryophyllène se transforme en oxyde de caryophyllène. Les chiens de douaniers sont entraînés à sentir l'oxyde de caryophyllène du cannabis.

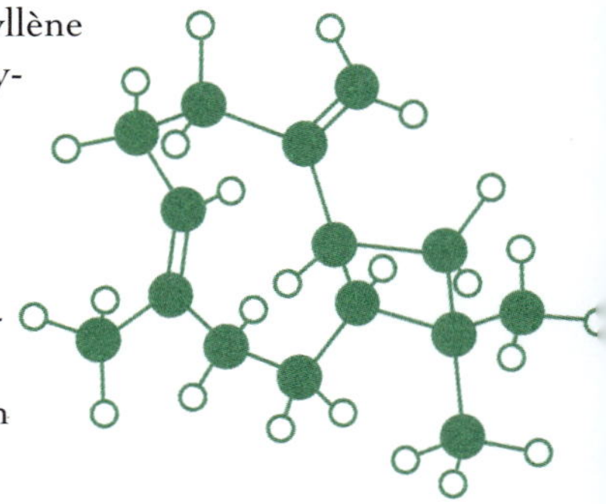

Molécule de bêta-caryophyllène

**Le linalol** – On trouve le linalol dans la lavande, et ce dernier est légèrement psychoactif. Cet agent chimique naturel est associé à des effets anxiolytiques. On en trouve dans plusieurs variétés de cannabis comme la Bubba Kush et la Purple Indica. Le linalol est un sédatif, un analgésique et un anesthésique.

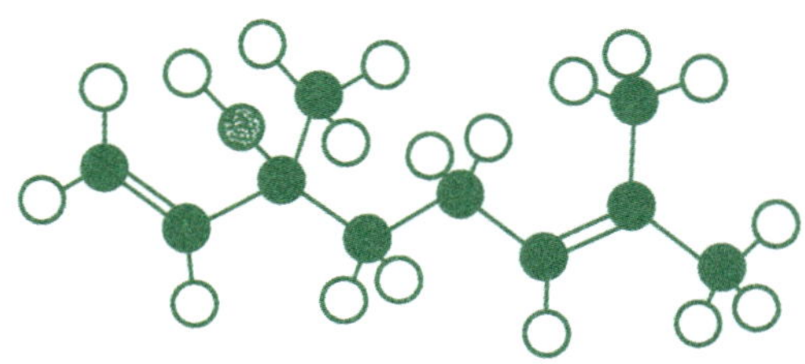

Molécule de linalol

## LES TERPÉNOÏDES ET LEURS ACTIVITÉS PHARMACOLOGIQUES

| TERPÈNE | | PLANTE ASSOCIÉE | ACTIVITÉ |
|---|---|---|---|
| Alpha-pinène | 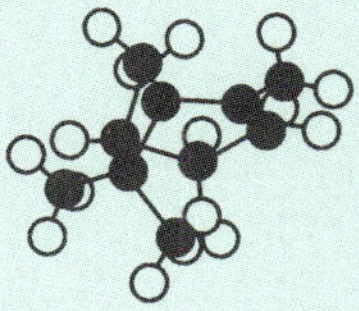 | 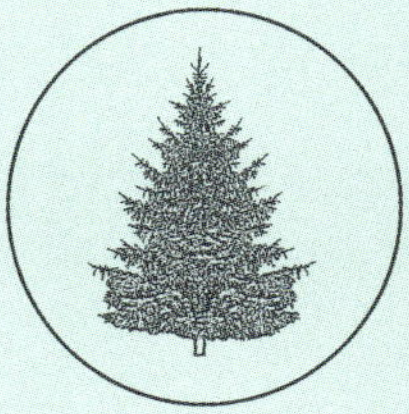 | Ce terpène inhibe l'activité des enzymes du cerveau et aide la mémoire à court terme. On le trouve aussi dans le pin. |
| Limonène | 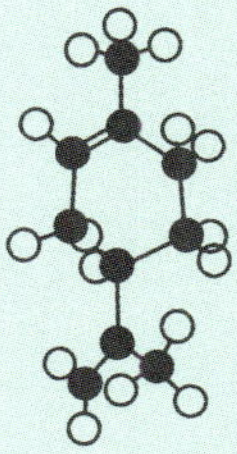 | 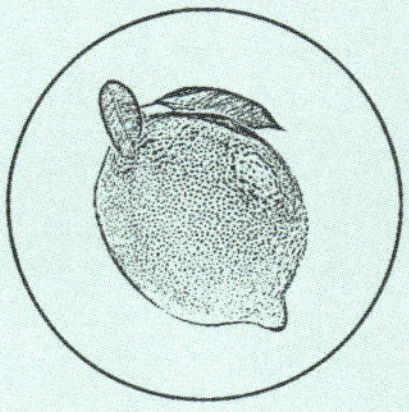 | Il améliore l'humeur et stimule le cerveau. Il a également des qualités antidépressives. On le trouve aussi dans le citron. |
| Myrcène | 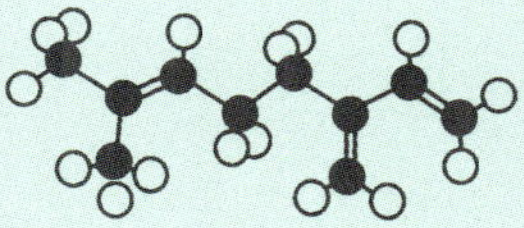 | 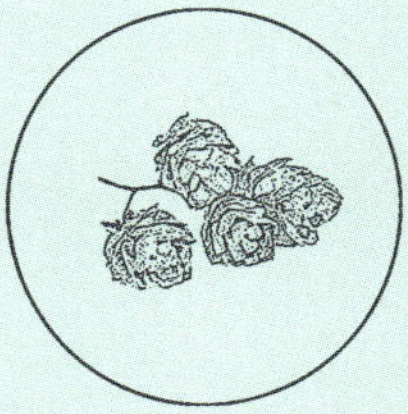 | Ce terpène détend les muscles et augmente les effets des drogues sédatives. On en trouve aussi dans le houblon. |
| Linalol | 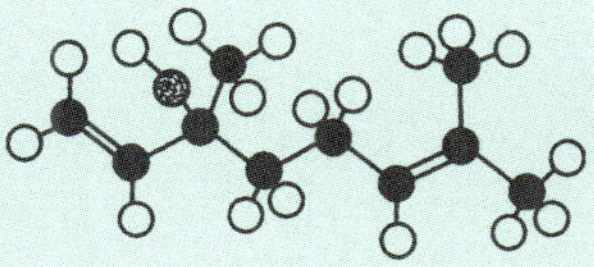 | 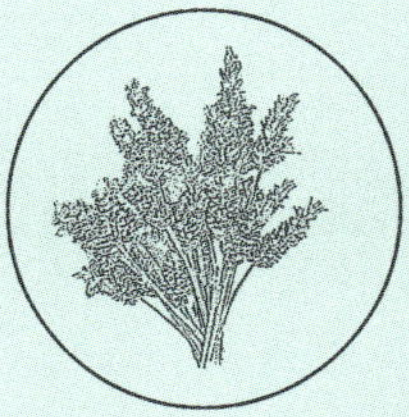 | Ce terpène est un analgésique, un sédatif et possède des effets anesthésiants. On le trouve aussi dans la lavande. |
| Bêta-caryophyllène | 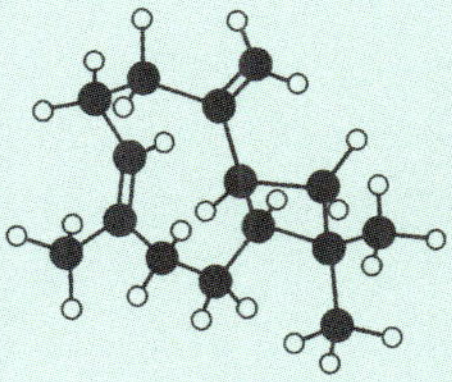 | 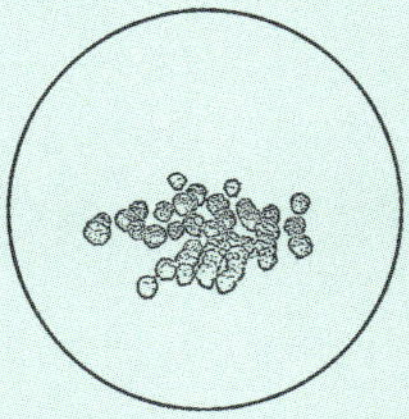 | Ce terpène est un anti-inflammatoire efficace. On en trouve aussi dans le poivre noir. |

*Ce tableau offre un résumé des cinq terpénoïdes principaux produits par le cannabis et montre également les autres plantes auxquelles ils sont associés, et les effets pharmaceutiques qu'ils possèdent. La plante de cannabis produit plus de deux cents terpénoïdes, bien que la plupart soient en quantités minimes.*

# GÉNOTYPES, PHÉNOTYPES ET CHÉMOTYPES DU CANNABIS MÉDICINAL

Quiconque entrerait pour la première fois dans un dispensaire de cannabis médicinal en Californie ou au Colorado serait étonné par le choix offert. Des douzaines de variétés de cannabis végétal sont proposées au menu. Les gens qui n'ont pas accès à ces boutiques ont rarement vu autant de variétés à leur disposition dans toute leur vie. Et maintenant, il semble que des centaines de variétés sont soudainement disponibles via les dispensaires, les entreprises de semences, ou des tuyaux non officiels. Alors, quel est le problème ? Ça n'a simplement aucun sens. Cette apparente diversité ne présente finalement que des variétés hybrides dont les similitudes surpassent largement les différences.

Allez faire un tour dans une grande ferme de cannabis et cherchez les différentes variétés. Elles existent mais sont difficilement visibles. La plupart des petites feuilles sont larges, même sur des variétés prétendument appelées *sativa*, comme la Sour Diesel. Presque rien ne ressemble à la *sativa* des années 1970, sauf peut-être la Trainwreck. En gros, vous avez devant vous une pièce remplie de cousins et peut-être même de frères et sœurs. Alors qu'en est-il des variétés classiques du passé ? La Colombien Gold, la Maui Wowie, l'Acapulco Gold ou la Thai ? On ne les trouve nulle part aux États-Unis, et ce depuis des dizaines d'années. Où sont-elles passées ? Bienvenue dans le hameau isolé de la génétique moderne du cannabis, où des gens font procréer les plantes de manière contre nature afin d'obtenir des progénitures pour le moins curieuses. Ajoutez à cela une préférence pour la culture des plantes à partir de coupes et non de graines, et la diversité génétique prend un sacré coup dans le nez. Rappelez-vous que les variétés de cannabis médicinal que l'on trouve aujourd'hui viennent d'une époque où le gouvernement était en pleine guerre contre les drogues. Elles étaient choisies pour leur quantité de THC, leur facilité à être cultivées en intérieur, leur rendement important, et leur capacité à ne pas prendre beaucoup de place. En d'autres mots, ces variétés ont été créées pour être facilement cachées et cultivées sans beaucoup de soin, et le plus rapidement possible.

Et c'est ce que nous avons aujourd'hui. Ces Santa Cruz Hazes qui ne sont pas prêtes pour la récolte avant Noël ? Cette grande Kona Gold clairsemée ? Toutes les deux mortes avec l'apparition du disco.

*Cette consanguinité a créé des plantes très fortes à haut rendement, et peu intéressantes médicalement.*

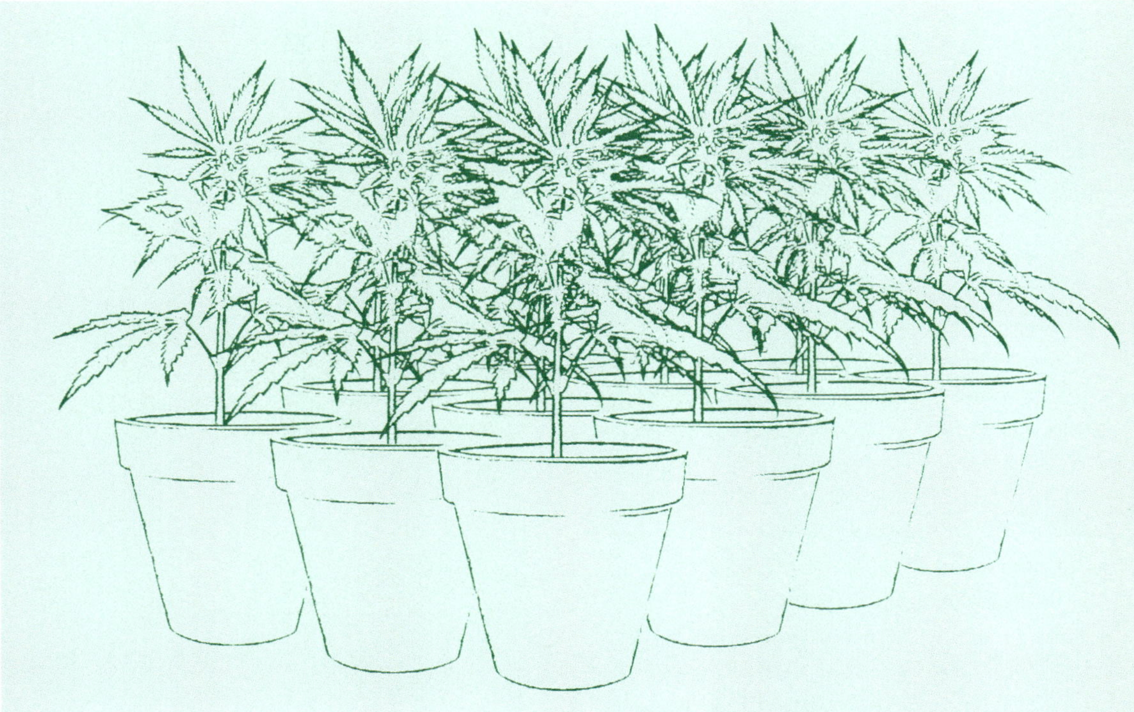

*Le fait de cloner les plantes permet aux cultivateurs de se concentrer sur l'accomplissement d'un certain nombre de critères : le contenu du THC, une croissance rapide, ou la taille des plantes et des feuilles, par exemple.*

Et même si les caractéristiques qui faisaient leurs différences dans les années 1960 et 1970 sont toujours là, elles ne sont plus que l'ombre d'elles-mêmes, à attendre qu'un éleveur iconoclaste les sauve.

Les premiers gènes de haschisch afghan à avoir voyagé jusqu'aux États-Unis à la fin des années 1970 avaient de bonnes chances d'être génétiquement similaires au haschisch « Af-Pak », présent dans la région avant l'invasion des Soviets en Afghanistan. Mais ce ne fut pas le cas. Les plantes qui furent sélectionnées étaient celles qui présentaient les plus hauts taux de THC, et non les propriétés génétiques THC/CBD des plantes régionales d'Afghanistan. Une de ces plantes choisies devint la légendaire Afghan #1 (voir, pages 118-119). Ironiquement, il serait assez dur de trouver une autre plante en Afghanistan ou au Pakistan qui lui ressemble aujourd'hui, ou même en 1975. L'Afghan #1 fut choisie pour sa grande capacité à produire de la résine, ainsi que pour sa forme compacte, sa récolte rapide et son haut taux de THC. Était-elle la plante la plus intéressante médicalement parlant en Afghanistan ? Non. En fait, du point de vue médical, ce n'était même pas la plus intéressante de tout le village.

Mais il y a aussi de bonnes nouvelles. Il existe plein d'endroits dans le monde où des gènes de cannabis uniques ont survécu. Il y en a peut-être moins qu'il y a quarante ans, mais il en reste toujours beaucoup. Quelle nouvelle est encore meilleure ? Notre compréhension moderne de la plante la rend médicalement beaucoup plus utile qu'avant.

## L'*indica* contre la *sativa*

Il est temps maintenant de démolir un mythe : celui de l'*indica* et de la *sativa*. Demandez à n'importe quel patient ou consommateur de décrire les effets des *sativas* et voici ce qu'il vous dira : ils sont stimulants, améliorent l'humeur et se prêtent à une consommation diurne. Demandez-lui de décrire les effets des *indicas*, et il vous répondra qu'ils sont relaxants, sédatifs et plus puissants que chez les *sativas*. Ces descriptions sont correctes, mais les noms ne sont pas à la bonne place. Il y a dix ans de cela, Karl Hillig travaillait pour son diplôme de médecine à l'université d'Indiana. Une partie de son doctorat avait pour objet d'examiner les différences génétiques chez les variétés de cannabis à travers le monde, et il fit une découverte intéressante [62]. Il comprit que toutes les races de cannabis partageaient une petite gamme de gènes, outre que les races de cannabis à fibre, c'est-à-dire le chanvre, partageaient encore un autre ensemble de gènes. Finalement, le chanvre et le cannabis ne partageaient pas tant de similitudes que l'on pourrait croire, c'est pourquoi Hillig décida de changer la dénomination de ces plantes. Il changea le nom de toutes les variétés à fibre en *Cannabis sativa* et classifia toutes les variétés dont on tire la drogue en *Cannabis indica*. Il remarqua cependant des différences importantes au sein de la variété *indica* et la divisa en deux branches : la première correspond aux variétés dont les petites feuilles sont larges (nommées BLD, pour « broad-leafleted drugs »), et la deuxième, à celles dont les petites feuilles sont minces (nommées NLD, pour « narrow-leafleted drugs »). La plupart des variétés de cannabis dont on tire les drogues aujourd'hui sont des hybrides de ces deux biotypes, avec une apparence qui tire plus chez les BLD, mais possédant des caractéristiques appartenant aux deux variétés. La plupart des hybrides à dominance NLD semblent plus stimulantes et cérébrales dans leurs effets que les hybrides de pur BLD, la Bubba Kush, par exemple.

Alors qu'en est-il de la *Cannabis sativa* ? Les *sativas* ont bien plus à offrir que leurs fibres et leurs cordes. Elles portent le gène qui permet de créer l'enzyme qui convertit le CBG en CBD au lieu de THC. Toutes les variétés qui possèdent du CBD montrent qu'elles viennent originellement du chanvre. De plus, les variétés de haschisch CBD et THC provenant du Moyen-Orient sont de véritables croisements entre l'*indica* et la *sativa*. Et les premières variétés classiques comme la Haze contenaient aussi du CBD en plus du THC. Finalement, la distinction entre les effets de l'*indica* et de la *sativa* se fait plus en fonction de la variété du terpène que du cannabinoïde.

## Chémotypes principaux du cannabis

La première information qui nous permet de distinguer les chémotypes d'une plante de cannabis est de savoir si celle-ci est à dominance THC ou CBD. Ensuite, il s'agit de savoir quels terpènes sont dominants. Et, aussi surprenant soit-il, il existe moins de classes de terpènes que l'on imagine, à savoir sept classes prédominantes dans le cannabis médicinal : le bêta-caryophyllène, le myrcène, le limonène, le terpinolène, le pinène, le linalol, ou l'ocimène. À cause de l'héritage de l'*indica*, la plupart des variétés de cannabis tendent à posséder une dominance de myrcènes. Le mélange des terpénoïdes change l'arôme du cannabis, mais les terpènes influent également sur les effets médicinaux et psychoactifs. Quelques variétés produisent de nombreux terpènes en quantité, comme la OG Kush ou la Pincher's Creek, ce qui les rend plus rares et populaires auprès des patients.

## Qu'est-ce que la Kush ?

La Kush tire son nom des montagnes Hindou Kush, en Asie centrale, que l'on situe aujourd'hui au Pakistan et en Afghanistan. Ces hautes terres sont le berceau de la culture traditionnelle du haschisch, dont les habitants tamisent le cannabis pour récolter les glandes de résine, ensuite pressées sous la forme de haschisch (voir, pages 79-80). Les véritables variétés de Kush sont des plantes de petite taille, aux petites feuilles larges, à l'arôme épicé et à la fumée âcre. Il est très difficile aujourd'hui de distinguer les variétés de cannabis, comme c'est le cas de la OG Kush (voir, pages 152-155), qui montre les caractéristiques d'une hybride mais qui possède peu de similitudes avec les véritables variétés de Kush, hormis la puissance.

## Le cannabis, une histoire de voyage

Le cannabis fut importé d'Asie, d'où il est originaire, vers l'Afrique et les Amériques. Sa structure chimique fut changée au gré de ses voyages, car les variétés locales, que l'on appelle aussi « landraces », s'acclimatèrent aux conditions locales (voir, page 114). La Thai, l'Acapulco Gold et la Durban Poison en sont de parfaits exemples. Ces variétés commencèrent ainsi à montrer de nouvelles caractéristiques. Certains terpènes servent à repousser les moisissures, et d'autres permettent de repousser les nuisibles ou les animaux de pâturage. La plante força son adaptation en vue de survivre. Les variétés de cannabis au myrcène florissaient dans les montagnes afghanes, alors que les variétés au pinène, plus stimulantes, furent acheminées en Inde et en Afrique pour aider à faire face à la chaleur tropicale. Le temps que le cannabis atteigne la région montagneuse du centre du Mexique, les effets qu'il produisait étaient d'une intensité presque spirituelle. Beaucoup de gens considèrent que le cannabis de la région montagneuse du Mexique est le meilleur cannabis sur la planète.
Du point de vue médical, des variétés de cannabis très intéressantes sont cultivées au Viêt Nam, au Liban, en Égypte, en Afrique du Sud, en Argentine, Colombie, au Panama et en Russie. Seules une poignée de variétés parmi ces « landraces » ont été caractérisées pour leur potentiel médicinal. Avec l'arrêt progressif de l'interdiction du cannabis, de nombreuses variétés vont réapparaître, et probablement même être découvertes. L'âge d'or du cannabis est peut-être devant nous.

### À la recherche des origines perdues

Quand les anciens cultivateurs se réunissent pour échanger des vieux récits, ils parlent souvent des races de cannabis légendaires comme la Kona Gold, la Panama Red ou la Lemon Thai, pour n'en citer que quelques-unes. Avec la fin de l'interdiction du cannabis aux États-Unis, et peut-être bientôt dans le monde, il se profile l'opportunité de visiter les pays qui ont cultivé les « landraces » qui ont formé les fondations de la génétique moderne du cannabis.
Une autre approche consiste à utiliser les techniques de culture tissulaire. Partout, à travers les États-Unis, il existe des jarres remplies de vieilles graines de cannabis millésimes. Il n'est plus possible de faire germiner ces graines de manière traditionnelle, mais la culture tissulaire peut permettre de les raviver. Il serait donc possible d'avoir accès au cannabis médicinal de nos grands-parents.
Le fait de raviver ces gènes nous permettrait également de retrouver des composés qui ont totalement disparu de nos variétés de cannabis modernes. Ces composés pourraient avoir un apport médicinal non négligeable.

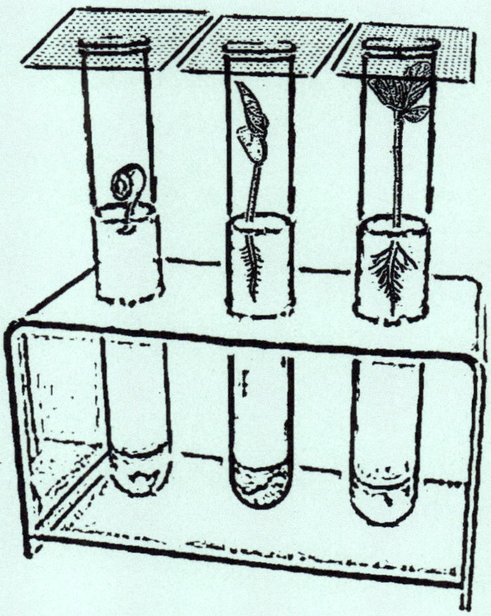

# Utilisation du cannabis médicinal

En tant que plante médicinale, le cannabis peut être mangé, fumé, vaporisé, appliqué localement comme une crème, ou placé sous la langue. La plupart des gens qui envisagent de consommer du cannabis médicinal pensent avant tout à le fumer, mais l'histoire montre que son utilisation médicinale se fait plutôt par voie orale. Aujourd'hui, les technologies de vaporisation proposent une application rapide et un contrôle des dosages similaire à la fumette. Il existe aussi des médicaments riches en cannabinoïdes comme le Sativex qui contiennent du cannabidiol et des terpènes pour équilibrer les effets du THC. On peut considérer que le Sativex est la première prescription moderne de cannabis médicinal, avant d'autres médicaments à venir.

2

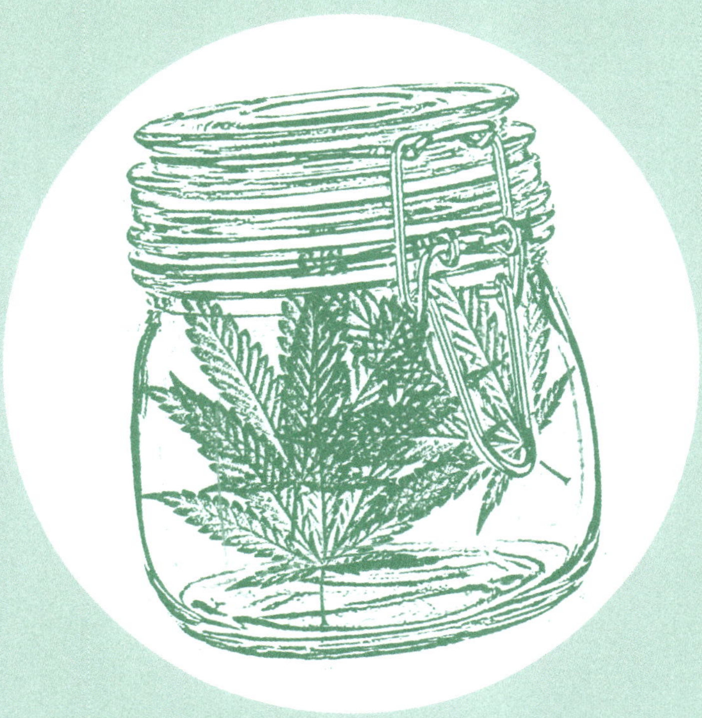

# LA MÉTABOLISATION DU CANNABIS MÉDICINAL

La forme du cannabis et ses modes de consommation affectent profondément son fonctionnement en tant que médicament. Certaines formes de cannabis possèdent des chimies uniques que le corps métabolise de manière différente. Les méthodes de consommation influent sur la vitesse, l'efficacité et la durée des effets du cannabis médicinal. À cause de l'interdiction du cannabis et de la mauvaise image qui en découle des milieux underground, il n'existe pas beaucoup de modèles populaires qui montrent comment consommer du cannabis médicinal. Il n'est pas idéal de le consommer en bong, par exemple.

Sous sa forme naturelle, le cannabis possède une date de péremption. Il est donc capital de savoir comment le conserver pour étendre sa longévité. Il arrive parfois qu'il y ait des agents indésirables dans un échantillon de cannabis médicinal. Il est important de savoir les repérer, et d'envisager de les faire examiner par un laboratoire. Mais par-dessus tout, il est nécessaire pour un patient d'apprendre les diverses formes de consommation et les dosages qui en découlent, pour trouver la meilleure manière de traiter une maladie.

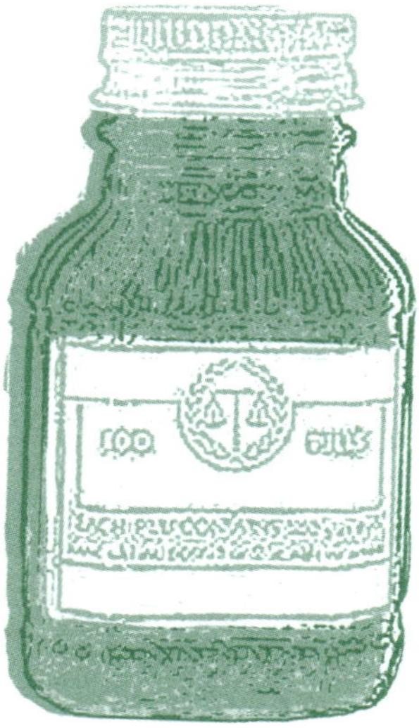

## Une question de solubilité

Un des plus grands problèmes des médicaments au cannabis est le fait que les cannabinoïdes détestent l'eau et adorent le gras. Dans le jargon technique, on dit que les cannabinoïdes sont hydrophobiques et lipophiles. Étant donné que la plupart des médicaments au cannabis sont administrés oralement, cette insolubilité dans l'eau pose de réels problèmes. Les cannabinoïdes ne sont pas très bien absorbés quand ils sont pris oralement.
C'est d'ailleurs pour cette raison que les médicaments au cannabis sont tombés en désuétude dans les années 1940. Mais ces vingt dernières années, les scientifiques ont appris beaucoup de choses sur le cannabis et sur la manière dont les cannabinoïdes sont absorbés efficacement, par exemple les techniques de vaporisation ou l'application par voie sublinguale. La plupart de ces techniques ont pour but de contourner la région intestinale et de délivrer le médicament dans le système sanguin le plus rapidement possible.

# UNE COURTE INTRODUCTION SUR LE DOSAGE

Beaucoup de patients et un certain nombre de médecins ne savent pas très bien comment doser et administrer les médicaments au cannabis végétal. Les seuls modèles qui s'offrent à nous sur la consommation du cannabis sont les films comiques comme *Up In Smoke* ou *Pineapple Express*. Les dosages de cannabis qu'ils montrent dans ces films sont totalement irréels, et cela reviendrait à vouloir apprendre à conduire en regardant *Fast & Furious*.

L'approche la plus rationnelle pour doser correctement le cannabis est d'utiliser la plus petite quantité qui permette de soulager correctement les symptômes. Il s'agit donc d'en mettre « juste un petit peu ».

Le « juste un petit peu » souligne qu'il faut toujours en mettre le moins possible, et qu'il faut toujours garder une approche mesurée quand il s'agit de doser le cannabis végétal. Il peut être difficile pour les patients novices au cannabis d'éviter une surmédication, car bien des outils qui permettent sa consommation (comme les bongs ou les inhalateurs) ne sont pas fournis avec des instructions qui encouragent un contrôle du dosage. Une constante surmédication au cannabis végétal peut aboutir à une tolérance aux effets médicinaux du cannabis. Il en résulte une nécessité d'augmenter les doses pour soulager des symptômes que l'on soulageait avec de plus faibles doses.

Un contrôle du dosage est particulièrement utile avec le cannabis médicinal à dominance THC, qui peut être hautement psychoactif. Mais à quoi correspond une dose ? Le médicament au cannabis le mieux étudié est le Marinol, qui est une forme synthétique du

*L'image du cannabis véhiculée par les médias développe souvent chez les patients une vision tronquée du dosage et de la fréquence à laquelle il est préférable de consommer du cannabis.*

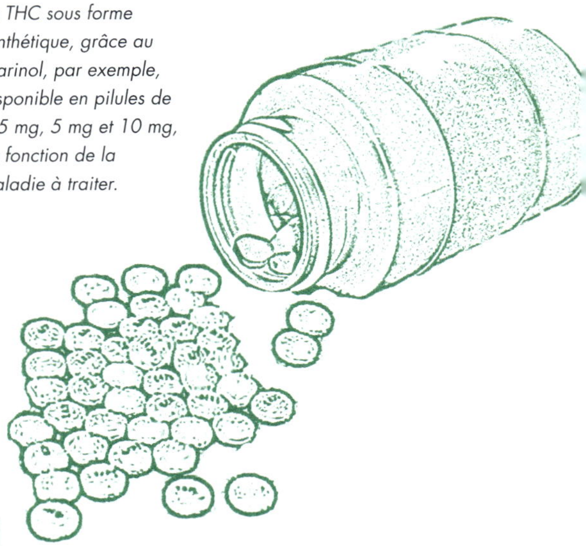

*Il est possible de prendre du THC sous forme synthétique, grâce au Marinol, par exemple, disponible en pilules de 2,5 mg, 5 mg et 10 mg, en fonction de la maladie à traiter.*

THC. Les recommandations de dosage pour le Marinol peuvent fournir une bonne base de départ pour doser le cannabis végétal. Le dosage du Marinol commence à 2,5 milligrammes de THC dans la stimulation de l'appétit. Pour soulager les nausées provoquées par la chimiothérapie, la dose efficace de Marinol peut excéder les 15 milligrammes en fonction du poids et de la taille du patient. Les patients commencent généralement à sentir des effets psychoactifs à partir de 5 milligrammes de THC, donc une dose de 15 milligrammes peut provoquer des niveaux élevés de psychoactivité qui peuvent être ressentis comme très désagréables. Des études récentes ont montré que des doses de cannabis délivrant entre 2,5 et 10 milligrammes de THC peuvent soulager une grande gamme de symptômes en produisant des niveaux tolérables de psychoactivité. De plus en plus de preuves montrent que l'autre cannabinoïde principal que l'on trouve dans certaines variétés de cannabis, à savoir le CBD, peut en fait réduire les niveaux de psychoactivité du THC.

Quand il est dosé correctement, le cannabis peut également être efficace par voie orale ou sublinguale. Par contre, les effets du cannabis sont effectifs entre 45 et 180 minutes par voie orale. Par voie sublinguale, le delta-9-THC est absorbé directement dans le système sanguin, ce qui permet de ressentir les effets après seulement cinq minutes. Une dose orale de cannabis est efficace deux à trois fois plus longtemps que quand elle est fumée ou vaporisée, ce qui permet de réduire les prises.

## La puissance du cannabis

Les médias n'ont de cesse de répéter que la puissance du cannabis s'est largement accrue depuis trente ans. Cela serait censé indiquer que le cannabis d'aujourd'hui est plus dangereux que celui des années 1960. Mais est-ce la vérité ? Les études sur la fumette du cannabis ont démontré que les patients devenaient rapidement habiles dans le dosage, en fonction de la puissance du cannabis qu'ils consomment. L'avantage d'un cannabis puissant est qu'il requiert une moindre quantité pour chaque dose désirée. Le cannabis des années 1960 tournait autour des 2 à 4 pourcent de THC, alors que celui d'aujourd'hui avoisine les 16 pourcent. Cela veut dire qu'un patient qui fume du cannabis a besoin de 87 pourcent de cannabis en moins pour faire sa dose. La puissance de certains concentrés de cannabis rend parfois impossible l'administration de faibles doses. Mais la plupart des fleurs de cannabis très fortes peuvent être simplement et efficacement dosées avec quelques conseils.

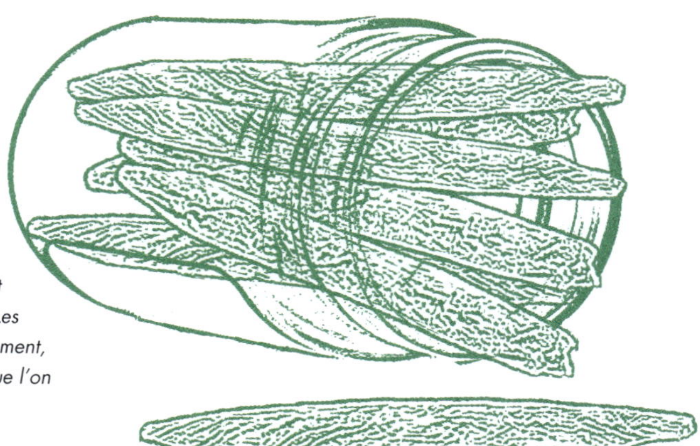

*Un « joint » ne constitue pas une posologie précise. Il peut habituellement contenir entre 0,25 g et 1 g de cannabis. Les niveaux de THC présents dans le cannabis varient énormément, c'est pourquoi la dose parfaite dépend du pourcentage que l'on fume sur le joint.*

# LA CONSERVATION DU CANNABIS

Que cela soit en haschisch, fleurs séchées, huiles, teintures, cires ou crèmes, il existe de nombreuses méthodes de conservation pour le cannabis pour permettre de le protéger et de le préserver le plus longtemps possible. À l'instar de tous les produits naturels, le cannabis est susceptible de s'abîmer au contact de la chaleur, de l'air, de l'humidité et de la lumière, il est donc important de faire les bons choix quand il s'agit de le conserver sur le long terme. Selon la forme sous laquelle il est conservé – en particulier en fleurs – le cannabis peut risquer de s'abîmer et engendrer une contamination croisée.

## Le cannabis est périssable

Pour conserver les fleurs et les extraits de cannabis dans des conditions optimales, il est conseillé de les placer dans un récipient hermétique et rigide que l'on entrepose dans une pièce sombre et fraîche. Pour une conservation de quatre-vingt-dix jours ou moins, une température aux alentours des 10 °C permet de maintenir la qualité du produit. Un taux d'humidité de 55 pourcent permet également d'empêcher la détérioration. Pour un stockage des fleurs à long terme, il est par contre recommandé des températures inférieures à zéro. Plus c'est froid et mieux c'est pour les fleurs, qu'il vaut mieux ne pas décongeler et recongeler. Il ne faut jamais conserver du cannabis sous des températures supérieures à 27 °C, ni le transporter dans un objet chaud et confiné – comme une boîte à gants ou un camion –, sauf quand il est stocké dans un récipient frais et bien isolé. Il arrive souvent que l'on gâche du cannabis en le laissant exposé à de fortes chaleurs dans une voiture.

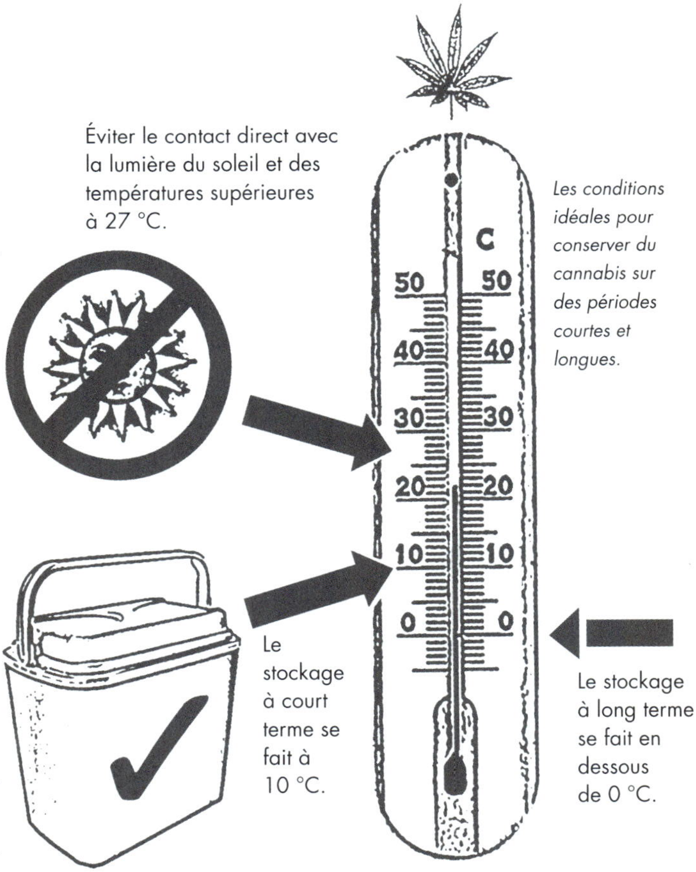

Utiliser des récipients rigides hermétiques qui ne laissent pas passer la lumière.

**Le verre et le plastique résistants aux produits chimiques.** Les vendeurs de drogues utilisent souvent des sachets en plastique pour contenir le cannabis, mais cette méthode de stockage détériore et écrase rapidement le produit. Pour conserver le cannabis médical dans de bonnes conditions, il est nécessaire d'envisager une approche plus solide en ce qui concerne le packaging.

Les plastiques comme le polyéthylène et le propylène sont de bons choix de récipients pour conserver le cannabis. La clé pour choisir un bon matériau pour la conservation du cannabis est la résistance chimique. Toutes les boîtes flanquées du logo NSF et considérées comme étant adaptées à la conservation de la nourriture sont bonnes pour le cannabis.

Il est bien sûr possible de réutiliser les récipients, il suffit de les laver entre chaque utilisation.

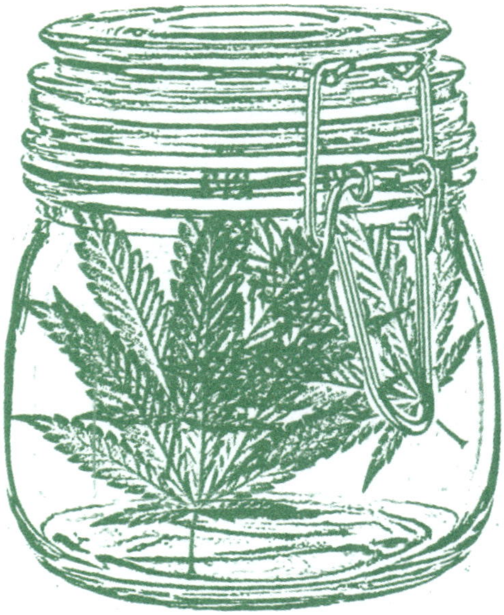

*Les pots en verre offrent un des meilleurs moyens de conservation pour le cannabis séché. Ils doivent être parfaitement propres et hermétiques.*

## Qu'est-ce que l'on protège et conserve ?

La raison qui se cache derrière la conservation du cannabis concerne moins la fleur en elle-même que ses millions de minuscules « coussins ». Des coussins microscopiques cirés d'huile de résine sont exsudés par des petits poils glanduleux qu'on appelle des trichomes. C'est dans ces structures incroyablement fragiles que le cannabis produit et stocke sa substance médicinale. Toute friction contre ces trichomes leur fait perdre leurs têtes de résine. Lorsque ces têtes de résine sont détachées, leurs terpènes s'évaporent et leurs cannabinoïdes se décomposent. En devenant rance, la couche supérieure cirée de la tête du trichome garde les graisses hautement polyinsaturées de l'huile de cannabis. En fait, les fleurs de cannabis déshydratées servent simplement d'échafaudage, ce qui permet de protéger les têtes de résine du cannabis.

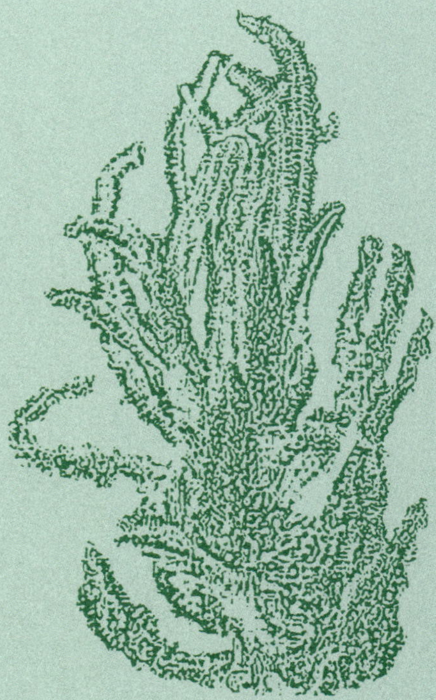

Pour éviter la possibilité d'une contamination croisée, lavez bien vos récipients au savon et à l'eau chaude. Ne stockez jamais votre cannabis dans un récipient sale. Enlevez la couche de résine de cannabis qui s'est accumulée dans les récipients usés avec de l'alcool isopropylique à 91 pourcent, puis rincez à l'eau chaude avant de laisser sécher complètement. Si le récipient usé est encore un tout petit peu collant à cause de la résine, c'est qu'il n'est pas assez propre.

Les pots hermétiques en polypropylène, polycarbonate ou polyéthylène sont des récipients efficaces pour conserver le cannabis médicinal. La solidité de la fermeture du pot est un élément essentiel pour maintenir la fraîcheur. Les pots en verre sont également très efficaces pour la conservation du cannabis. Par contre, ni le plastique ni le verre ne peuvent protéger les trichomes de cannabis si le récipient est violemment secoué. Faites attention à choisir un récipient pas trop large pour la quantité que vous souhaitez stocker, afin de minimiser son exposition à l'air. Les pots en plastique que l'on trouve dans les dispensaires de cannabis en Californie ne ferment pas assez bien, et le cannabis conservé à l'intérieur a tendance à sécher trop rapidement.

**La cellophane.** Certains dispensaires de cannabis médicinal en Californie utilisent de la cellophane pour emballer les fleurs séchées ainsi que certains extraits de cannabis. Le problème avec ce type de plastique, c'est que certaines huiles produites par la plante de cannabis, comme le limonène, peuvent dissoudre le plastique et déposer ses résidus sur le cannabis restant. Il est plus que déconseillé de consommer ce cannabis mélangé au plastique. Les sachets pour cuisson au four sont un bien meilleur choix pour emballer votre cannabis. D'ailleurs les cultivateurs choisissent souvent des sachets de cuisson au four pour les dindes afin de stocker quelques kilos de cannabis séché.

Puisqu'ils sont créés pour supporter de hautes températures, les sachets pour cuisson au four sont le meilleur choix possible pour conserver le cannabis. Leur principal problème, c'est qu'ils ne protègent pas les fleurs ni n'empêchent les trichomes d'être écrasés.

## Le mythe de la réhydratation

La plupart des récipients qui servent à conserver le cannabis ne sont pas hermétiques, ce qui veut dire que le cannabis séché va continuer à se déshydrater. Quand le cannabis séché descend sous la barre des 7 pourcent d'eau, le cannabis perd ses huiles de terpènes volatiles très rapidement, et donc son arôme et ses effets. On pense souvent, à tort, qu'il est possible de réhydrater du cannabis une fois qu'il est séché. C'est totalement faux ; une fois que les terpènes se sont évaporés, ils ne reviennent pas. L'eau ne peut pas ramener les constituants de cannabis qui se sont évaporés. Les gens font souvent des choses stupides en pensant conserver la fraîcheur du cannabis. Ils le vaporisent avec de l'eau ou mettent des épluchures d'orange ou des morceaux de pain dans le récipient. Le fait de vaporiser de l'eau sur du cannabis encourage la profusion de bactéries et de moisissures. Le fait de poser des éléments organiques comme du pain ou un fruit à côté n'arrange rien non plus. Certaines personnes conseillent de poser des feuilles fraîches de cannabis à côté de la fleur séchée pour la réhydrater. Mais ce n'est qu'une chimère, car la feuille fraîche va pourrir doucement et produire tout un tas de microbes.

**Sacs thermoscellables et sachets sous vide.** Les sacs thermoscellables sont parfaits pour conserver la fraîcheur du cannabis, car ils sont totalement hermétiques. Ils peuvent également être scellés de nouveau, ce qui permet de minimiser l'excès d'air dans le sachet. Ils sont donc idéals pour les voyages car ils offrent une discrétion indéniable grâce au fait que l'arôme du cannabis est minimisé ; ce qui n'empêche pas les chiens des douanes de pouvoir les sentir. Quoi qu'il en soit, il est toujours délicat de se balader avec du cannabis médicinal car les juridictions ont souvent des lois différentes en ce qui le concerne. Les sachets sous vide souples à aspirateur ne sont pas une bonne idée car les trichomes se brisent sous l'action de l'aspiration. Les récipients durs à aspirateur, par contre, sont beaucoup plus adaptés pour stocker le cannabis, car ils protègent bien contre les bactéries anaérobies.

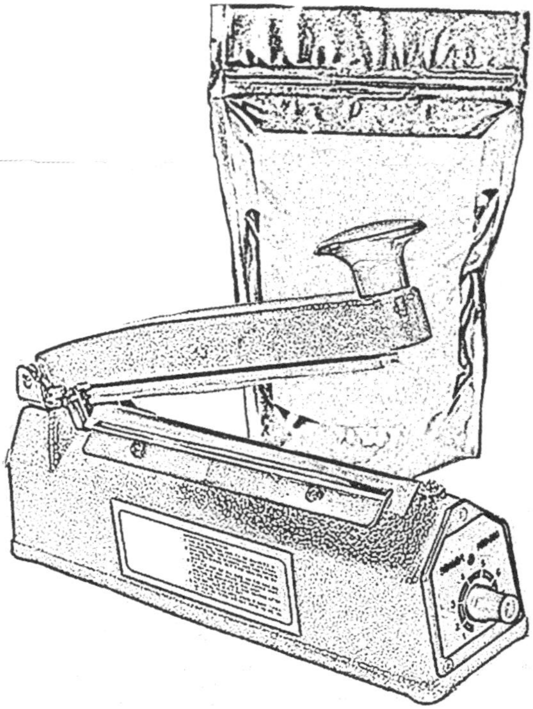

**Emballage sous azote.** Récemment, au Colorado et en Californie, les cultivateurs de cannabis médicinal ont commencé à conserver leurs récoltes dans des emballages sous azote. L'azote est un gaz inerte qui permet d'empêcher l'oxydation des constituants du cannabis, c'est la raison pour laquelle l'emballage sous azote est efficace pour préserver le cannabis médicinal. Alors qu'il est possible d'entreposer les paquets emballés à l'azote sous des températures supérieures à zéro, certains constituants du cannabis peuvent tout de même se décomposer. Ce type d'emballage à atmosphère modifiée ne permet pas de réduire la croissance microbienne sur les plantes fraîches, mais il présente de nombreux avantages pour le cannabis séché et les extraits de cannabis.

*Le cannabis perd plus rapidement sa puissance quand il est conservé dans des sacs en plastique (à gauche) plutôt que dans des sacs thermoscellables ou sous vide (au-dessus). Les têtes de trichomes se brisent facilement et augmentent le taux d'oxydation des cannabinoïdes et des terpénoïdes. Les récipients durs fournissent une meilleure protection quand il s'agit de conserver des fleurs de cannabis séchées.*

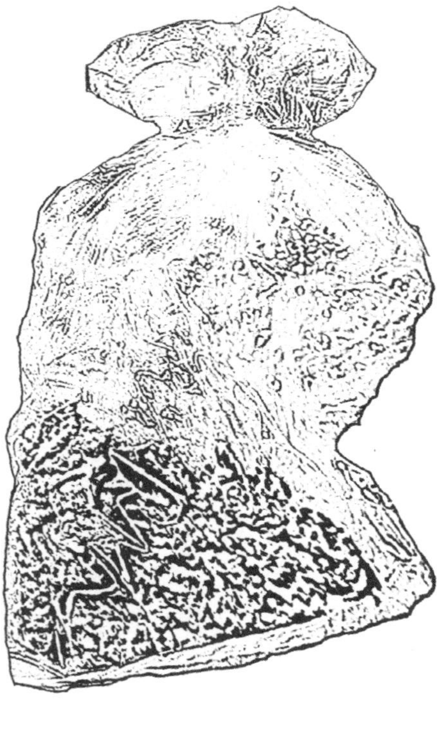

## Boîtes à cigares et sacs humidificateurs.

Puisqu'elles servent à conserver la fraîcheur du tabac, les boîtes à cigares sont fréquemment employées pour maintenir la fraîcheur du cannabis. Ces boîtes n'étant pas hermétiques, il est nécessaire de surveiller constamment le taux d'humidité et de remplir le réservoir. De plus, les cigares et le tabac en général demandent moins d'humidité que le cannabis. L'humidificateur doit être réglé autour des 60 pourcent d'humidité. Le cannabis ne doit pas entrer en contact avec la source humide de l'humidificateur, au risque d'entraîner la croissance de moisissures. Si vous utilisez des sacs humidificateurs de la marque Boveda, par exemple, évitez un contact prolongé entre la surface du sac et le cannabis. N'emballez jamais vos sacs humidificateurs avec une thermoscelleuse, car ils risqueraient de se rompre sous l'action.

## Cannabis sous emballage

Quand on fait l'achat de cannabis médicinal préemballé dans un dispensaire ou une boutique, on se fie à la capacité du commerçant à maintenir sa fraîcheur. Habituellement, les dispensaires fournissent toujours un échantillon au client pour qu'il puisse l'examiner et le sentir. Certains dispensaires sophistiqués emballent le cannabis tous les jours ou toutes les semaines pour assurer sa fraîcheur. Les meilleures boutiques qui vendent du cannabis médicinal savent comment conserver leurs produits pour protéger les constituants volatils. C'est toujours bon signe quand on vous donne un récipient hermétique, et moins bon signe quand on vous donne un sachet en plastique.

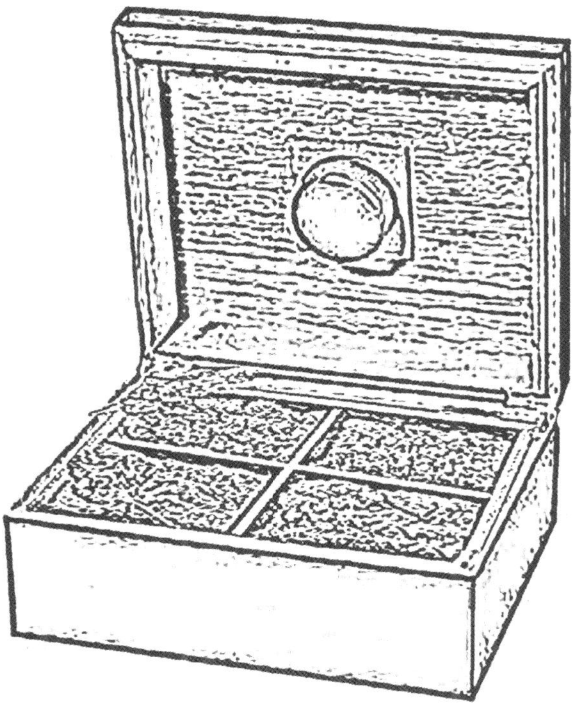

## Conserver le haschisch

Le fait de presser la résine de cannabis en haschisch est une manière de préserver les ingrédients actifs. Du reste, la méthode idéale pour conserver de la résine est de garder les têtes de glandes fragiles intactes, non compressées, et sous très basses températures. On peut aussi conserver du haschisch pressé pendant des années dans n'importe quel congélateur à – 20 °C, emballé dans un sac alimentaire scellé sous l'action d'un aspirateur. Plus la pression sous laquelle le haschisch est comprimé est grande, et plus longtemps celui-ci pourra être conservé. Le haschisch de très bonne qualité est pressé sous une pression de douze tonnes sous l'action d'un vérin hydraulique.

Le haschisch non compressé, extrait à l'eau ou tamisé à sec, est plus délicat, car les glandes de résine extraites ne sont pas protégées, à cause de la rupture et de l'oxydation. Pour conserver ce type de haschisch, il faut commencer par s'assurer qu'il ne reste aucun résidu d'eau, cela encouragerait la croissance de moisissures et

*Un des problèmes récurrents rencontrés quand on conserve du cannabis dans une boîte à cigares est l'apparition de moisissures. On doit impérativement surveiller le degré d'humidité régulièrement pour éviter les mauvaises surprises. Il faut jeter le cannabis quand celui-ci montre des signes de moisissures.*

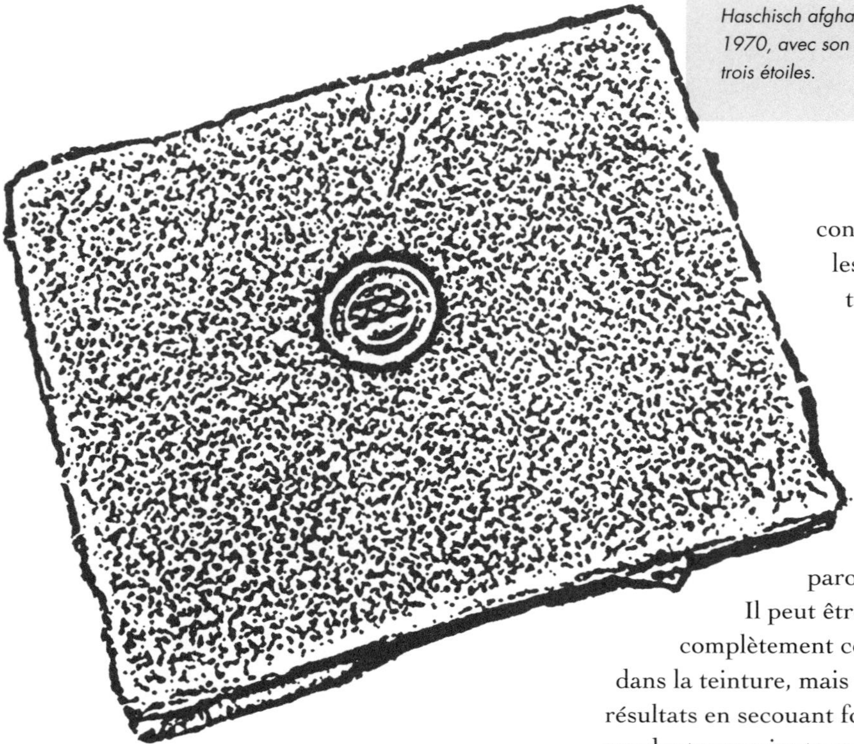

*Haschisch afghan « primo » du début des années 1970, avec son célèbre sceau doré représentant trois étoiles.*

de bactéries. Une fois l'eau totalement partie, le haschisch doit être placé dans un récipient hermétique que l'on entrepose dans une pièce sombre et fraîche, et laissé tel quel avant sa consommation. Vérifiez régulièrement que le haschisch extrait à l'eau ne présente pas de traces visibles de moisissures pendant son séchage car cela arrive fréquemment. Le fait de compresser le haschisch extrait à l'eau ou le haschisch tamisé à sec permet de réduire son oxydation.

## Conserver les teintures de cannabis

Les teintures sont de simples extractions de cannabis que l'on réalise en faisant tremper la plante dans l'éthanol (alcool éthylique) ou la glycérine pendant une durée déterminée, avant de filtrer les matières végétales. Il est conseillé d'entreposer les teintures à l'éthanol et à la glycérine dans un réfrigérateur. Il est par contre plus compliqué de les conserver sur le long terme. Il est difficile de garder les cannabinoïdes dissous dans l'éthanol ou la glycérine car les cannabinoïdes collants vont se précipiter hors de la solution pour se loger sur les parois du récipient.

Il peut être difficile de réincorporer complètement ces cannabinoïdes précipités dans la teinture, mais vous obtiendrez de bons résultats en secouant fortement le récipient pendant une minute avant chaque utilisation. Un homogénéisateur de laboratoire (en gros, un blender à très haute vitesse) peut émulsifier mécaniquement les cannabinoïdes dans la glycérine pour une plus longue période. Le fait d'ajouter un émulsifiant dans la teinture peut également aider à garder les cannabinoïdes dans la solution à l'éthanol ou à la glycérine. Vous pourrez ralentir la décomposition du THC et du CBD en conservant vos teintures au réfrigérateur.

## Conserver les aliments au cannabis

De nombreux patients prennent leur cannabis médicinal en infusion ou en le mélangeant dans des aliments comme des cookies ou des bonbons. Ces aliments au cannabis sont périssables, comme tous les aliments, il n'est donc pas conseillé de les conserver sur une longue période à température ambiante.

Il est possible de congeler les aliments cuits, comme les cookies au cannabis, pour une consommation ultérieure. Il n'est pas conseillé de placer des aliments cuits au cannabis dans le réfrigérateur, car les températures peuvent encourager la propagation de moisissures. Les bonbons durs au cannabis ont une longue durée de vie et sont protégés contre la formation de moisissure. Il est possible de conserver ces bonbons avec des sachets desséchants, comme ceux que l'on trouve parfois dans les sachets de chips.

Quant au chocolat au cannabis, il est préférable de le conserver dans un endroit sombre et frais, à côté du cacao.

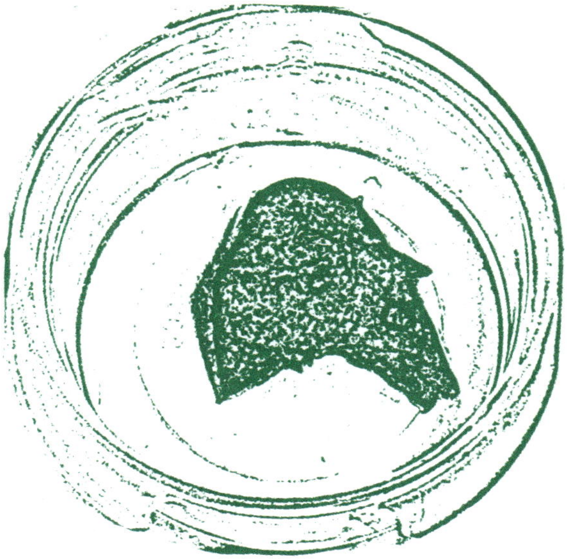

*Il est préférable de conserver les huiles et les cires de cannabis dans le freezer. Évitez de recongeler après dégel, car cela accélérerait la dégradation.*

## Conserver les huiles et les cires de cannabis

Les huiles de cannabis et les « cires » sont les formes concentrées de cannabis médicinal les plus fortes qu'un client puisse avoir, puisque leurs niveaux de THC peuvent atteindre jusqu'à 80 pourcent. Quant au terme « cire de cannabis », il fait référence à la consistance du produit final, qui ressemble à une cire collante. Il existe deux manières de fabriquer de l'huile ou de la cire de cannabis : soit par extraction, avec des solvants comme le butane, soit en utilisant des gaz liquides comprimés, comme le dioxyde de carbone. Ces deux techniques permettent d'extraire les cannabinoïdes à partir du cannabis. Il arrive souvent de récupérer des graisses produites par la plante dans le processus. Les huiles et les cires extraites de cannabis sont extrêmement périssables si ces graisses polyinsaturées n'ont pas été enlevées au préalable, car elles s'oxydent et deviennent rances en l'espace de quelques heures.

Toutes les huiles ou cires de cannabis doivent être entreposées dans un réfrigérateur, pour réduire l'oxydation. Une méthode encore plus efficace consiste à diviser chaque huile ou cire dans de plus petits récipients que vous congèlerez ensuite. Vous pourrez ainsi décongeler une portion dans le réfrigérateur quand vous en aurez besoin, pendant que les autres resteront congelées.

*Les cannabinoïdes actifs et les terpènes présents dans les teintures à l'éthanol et à la glycérine peuvent diminuer sous l'action directe de la chaleur ou de la lumière du jour. Il est préférable de les conserver dans des petites bouteilles sombres à placer au réfrigérateur.*

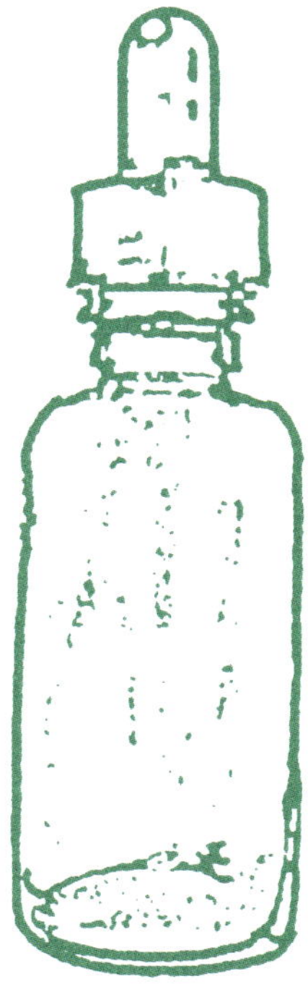

# LES CONTAMINANTS DU CANNABIS, PATHOGÈNES, PESTICIDES ET ALTÉRATEURS

Le cannabis médicinal doit être propre, afin de protéger les patients d'une dangereuse et inutile exposition aux pathogènes, pesticides et altérateurs. Le meilleur moyen pour éviter de consommer du cannabis contaminé est de le faire tester dans un laboratoire qualifié à détecter les contaminations chimiques et microbiologiques.

Ce n'est pas parce qu'un laboratoire peut tester votre cannabis qu'il possède l'équipement et les capacités nécessaires pour détecter toutes les gammes de contaminants. Les patients doivent prendre le réflexe d'interroger leurs fournisseurs sur la manière dont sont testés leurs produits au cannabis. Les tests et les mesures de contrôle de qualité sont cruciaux pour assurer la sécurité des patients.

*Une vaste majorité des cannabis contaminés sont le produit d'une négligence durant la culture ou le traitement, plutôt qu'une volonté réelle de nuire.*

## L'oïdium et la moisissure grise

L'oïdium et la moisissure grise sont les deux maladies fongiques le plus susceptibles d'apparaître sur les plantes de cannabis. Les sites de cultures d'intérieur développent régulièrement des problèmes d'oïdium si des mesures préventives très strictes ne sont pas prises au préalable et suivies rigoureusement. Les plantes cultivées en extérieur sous des climats frais, tempérés et pluvieux pendant la période de floraison sont souvent ravagées par la moisissure grise.

La moisissure grise raffole des gros bourgeons de cannabis et peut dévaster toute une culture en fleur en l'espace de quelques jours. Elle apparaît sous la forme d'un duvet gris à l'intérieur des bourgeons de cannabis et semble avoir comme pourri la fleur de l'intérieur. Ni l'oïdium ni la moisissure grise ne présentent de risque pour le patient, mais seulement pour la plante de cannabis. Quelqu'un pourrait fumer un bol entier de moisissure grise et n'aurait aucun problème de santé, si ce n'est un goût certainement infect dans la bouche.

L'oïdium est causé par deux variétés de champignons : l'un se développe par les pores respiratoires de la plante, et l'autre grandit le long des surfaces de la plante. L'oïdium infeste souvent les cultures d'intérieur, où les plantes ont tendance à manquer de place et se sentent souvent stressées. L'oïdium, que l'on appelle aussi « maladie du blanc », apparaît sous la forme de taches blanches qui se répandent sur les petites feuilles qui entourent les bractées (terme collectif pour désigner les sépales, c'est-à-dire les petites feuilles qui enveloppent les fleurs de cannabis). Bien qu'il ne soit pas toxique, la présence d'oïdium révèle une mauvaise technique de culture, et il est préférable de jeter tout produit contaminé.

## Les pesticides

Un sondage non officiel indique que de 1 à 2 pourcent du cannabis médicinal soumis aux tests de laboratoire se révèlent être positifs aux résidus de pesticides. Pour une industrie non réglementée jeune de quatre ans, on peut considérer que c'est à la fois encourageant et inquiétant. C'est un soulagement de savoir qu'aussi peu de résidus de pesticides empoisonnent le cannabis de Californie, mais les dispensaires qui testent leurs produits à la recherche de ces résidus sont trop peu nombreux. Il se pourrait bien que le pourcentage actuel de produits contaminés par des résidus de pesticides soit plus élevé que cela. À mesure que les lois sur le cannabis médicinal seront affinées, plus de tests sur les pesticides seront mandatés. Les programmes d'éducation et d'accréditation pour les cultivateurs, Clean Green, par exemple, peuvent encourager les cultivateurs de cannabis médicinal à employer des techniques plus naturelles. De plus, les patients devraient exiger des produits propres et analysés. Les résidus de pesticides qui sont détectés sur le cannabis contaminé ne sont pas toxiques chez les mammifères mais sont atrocement toxiques pour les abeilles et les poissons. Il est possible d'utiliser des pesticides organiques comme les pyréthrines sur les plantes de cannabis, mais le cultivateur doit véritablement connaître le temps d'action du pesticide pour pouvoir nettoyer la plante le plus rapidement possible. Il n'est pas rare qu'un test aux pesticides soit positif parce qu'un cultivateur a utilisé une substance sans danger peu de temps avant la récolte.

## Les plantes synthétiques et les régulateurs de croissance

Il arrive que l'on utilise des régulateurs de croissance tels que le daminozide et le paclobutrazole sur les plantes de cannabis pour forcer plus rapidement la floraison et produire de plus grosses têtes. Ces produits chimiques sont interdits aux États-Unis pour toute utilisation sur des plantes vouées à la consommation humaine. Le daminozide, par exemple, est potentiellement considéré comme cancérigène par le gouvernement américain. Quelques producteurs de fertilisants pour cannabis peu scrupuleux ont glissé des régulateurs de croissance dans leurs produits sans le mentionner sur leurs étiquettes. Soyez toujours un peu suspicieux à la vision de grosses têtes fleuries de cannabis qui ont poussé en intérieur, car elles sont souvent le résultat de ces « stéroïdes pour plantes ». Si une tête de cannabis cultivée en intérieur vous semble trop grosse pour être normale, il se pourrait bien que la fleur soit toxique.

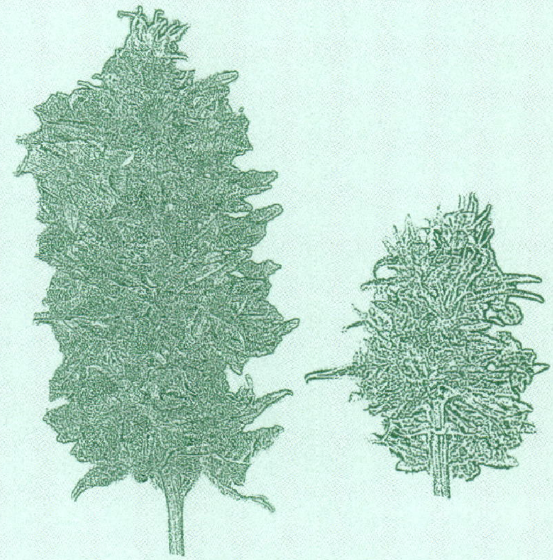

*Régulateurs de croissance pour plante : une tête normale de King Kush cultivée en intérieur mesure dans les 4 cm tandis qu'une tête de King Kush cultivée en intérieur avec régulateur de croissance peut dépasser les 10 cm.*

## Moisissures pathogènes et bactéries

Au contraire de l'oïdium ou de la moisissure grise, les dangereux champignons qui peuvent infester le

cannabis sont difficiles à détecter à l'œil nu. Il faut faire des analyses en laboratoire pour trouver les champignons *Aspergillus, Fusarium,* ou *Penicillium.* Tous ces dangereux champignons apparaissent à cause de mauvaises techniques d'étuvage, et non de culture.
Ces champignons pathogènes attaquent le cannabis mouillé et fraîchement récolté.
On les appelle les champignons opportunistes car ils attaquent les matières végétales en décomposition. Ils infestent en particulier les plantes de cannabis qui restent mouillées trop longtemps pendant l'étuvage et attaquent habituellement les plantes qui possèdent de 15 à 22 pourcent d'eau. La solution pour empêcher une telle infestation est de sécher rapidement les plantes de cannabis après la récolte afin qu'elles passent le moins de temps possible dans la zone humide, et avant qu'elles n'atteignent 15 pourcent d'eau. La plus grande menace que peuvent engendrer ces champignons s'appelle aflatoxine, un poison produit par certaines variétés de champignons *Aspergillus*. En plus d'être toxiques, les aflatoxines sont hautement cancérigènes. On les trouve rarement sur le cannabis, et on les évite facilement en faisant attention lors du séchage et du stockage.

On trouve occasionnellement des bactéries comme le *staphylococcus* et l'*E. coli* sur la plante de cannabis. Elles arrivent sur la plante par le contact humain, il suffit donc simplement de se laver les mains pour éviter que ces dangereuses bactéries n'arrivent jusqu'à nous.

Les bactéries anaérobies sont très rares sur le cannabis, car la plante est rarement exposée à des environnements pauvres en oxygène, nécessaire à la propagation de ces bactéries. Il y a pourtant des exceptions. Quand on infuse des têtes entières de cannabis non traitées dans l'huile d'olive, cela peut créer un environnement anaérobique susceptible d'amener à un empoisonnement au botulisme.

## Agriculture conventionnelle et agriculture biologique du cannabis médicinal

L'agriculture conventionnelle du cannabis utilise des fertilisants chimiques et des insecticides synthétiques. De l'autre côté, l'agriculture biologique emploie du fumier et du compost comme fertilisants, ainsi que des extraits botaniques et des insectes bénéfiques pour contrôler les nuisibles. L'agriculture conventionnelle utilise beaucoup d'herbicides synthétiques pour tuer les mauvaises herbes, alors que les fermes biologiques les contrôlent par rotation des cultures, en labourant, paillant, et en recourant judicieusement à des herbicides dérivés de plantes. Il n'est pas rare d'entendre que l'agriculture biologique est la meilleure option quand il s'agit de cultiver des plantes médicinales comme le cannabis.
Récemment, le choix d'une culture biologique pour le cannabis médicinal a pris de plus en plus de poids. L'agriculture véganique, par exemple, préconise d'utiliser uniquement des nutriments dérivés de plantes et de recourir à des moyens de contrôle contre les nuisibles. La culture « non toxique » n'utilise tout simplement aucune toxine pour cultiver le cannabis, qu'elles soient synthétiques ou originellement organiques.
Finalement, la meilleure méthode pour cultiver le cannabis médicinal sera celle dont le produit fini ne contiendra rien d'autre à part du cannabis… ni résidus, ni additifs.

## Les nuisibles

Des preuves visibles d'infestations sur les fleurs de cannabis séchées indiquent que des mauvaises techniques de culture ont été employées, et que la qualité médicamenteuse du produit est réduite.
Ces insectes affaiblissent et tuent les plantes de cannabis et réduisent en conséquence la puissance du cannabis. Il peut être extrêmement difficile d'éradiquer les tétranyques une fois qu'ils se sont installés sur les plantes d'intérieur.
Dans leur grande majorité, les cultures de

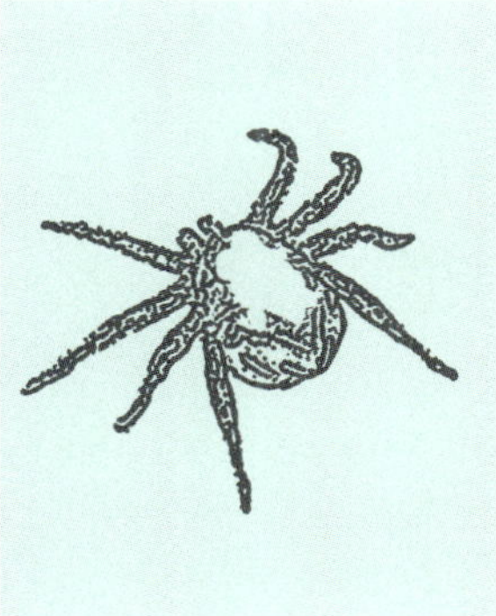
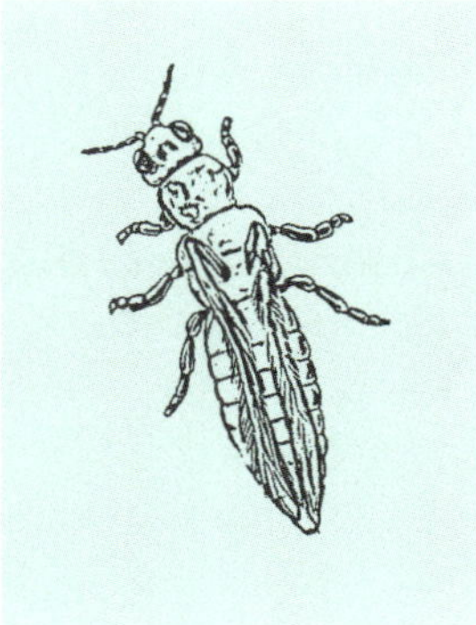
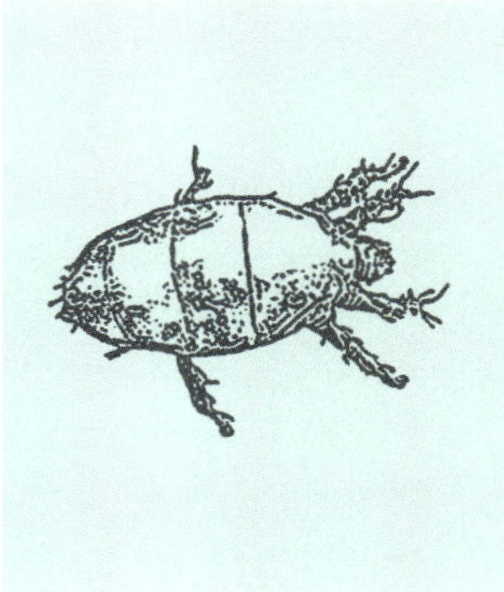
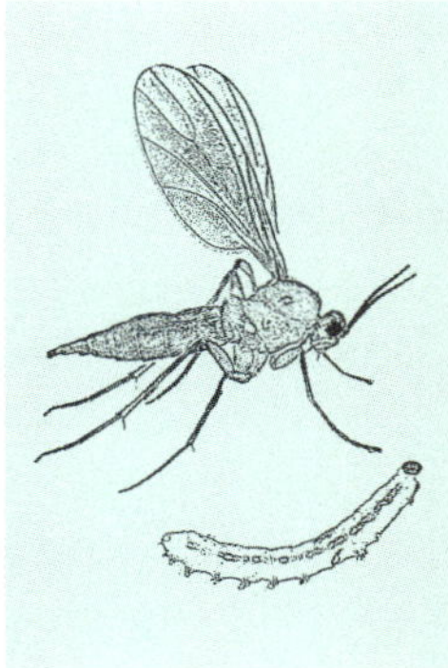

cannabis en intérieur et en serre doivent faire face aux infestations de tétranyques à un moment donné. Ces nuisibles réduisent la qualité des substances médicinales que la plante produit, car ils affaiblissent la plante et interfèrent avec sa capacité à produire de la résine médicinale. Les tétranyques se reproduisent si vite que leur population peut exploser en l'espace de quelques semaines, menaçant ainsi toute la culture. Dans les années 1970, les cultivateurs pensaient que les tétranyques portaient déjà des œufs viables à la naissance. Aujourd'hui on connaît un peu mieux ces insectes, et il existe des techniques d'hygiène pour éviter les infestations.

Les acariens jaunes sont des acariens extrêmement petits mesurant seulement 1/3 mm en taille. Ils infestent soixante espèces de plantes, dont le cannabis. Ils sont tellement petits que les cultivateurs ont du mal à les repérer lorsqu'ils inspectent leurs plantes et pensent à tort que les dégâts sont dus à un virus.

Les insectes, comme les fongicoles, produisent des larves qui attaquent les racines de cannabis et affaiblissent ainsi la plante. Les fongicoles adultes peuvent rester piégés dans la résine de trichome et rester collés dans la fleur. Les thrips sont des insectes sauteurs qui sucent la sève et affaiblissent les plantes de cannabis. Il existe cinq différents types de thrips qui attaquent le cannabis. Quand ces nuisibles se répandent sur toute une culture, il arrive que les cultivateurs emploient des toxines qu'ils ne devraient pas utiliser sur du cannabis médicinal pour s'en débarrasser.

*DE GAUCHE À DROITE Les quatre principaux nuisibles qui causent problème aux cultivateurs de cannabis : un tétranyque, un thrip, un acarien jaune, et un fongicole avec sa larve. Toutes les plantes cultivées en intérieur ou en serre courent le risque d'être infestées par au moins un de ces nuisibles au cours de leur croissance. Les plantes de cannabis ayant été infectées pendant un temps plus ou moins long sont considérablement affaiblies, et leurs fleurs s'en retrouvent moins puissantes. Les plantes cultivées en extérieur peuvent aussi être attaquées par des limaces, des escargots, des pucerons, des chenilles, et des aleurodes.*

Il est préférable de se procurer du cannabis venant d'un cultivateur qui comprend qu'il vaut mieux éliminer les nuisibles avant qu'ils ne deviennent un sérieux problème.

## Les poils

L'altérateur le plus commun que l'on trouve dans le cannabis médicinal sont les poils d'animaux, qui collent aux têtes de cannabis résineuses. Les cheveux et les poils humains arrivent en deuxième position. Il arrive parfois que les cultivateurs promènent leur chien pendant qu'ils récoltent ou coupent leurs plantations. Les patients devraient refuser les produits dans lesquels on trouve des poils d'animaux, car ils délivrent le mauvais message aux personnes qui leur vendent. Quiconque est amené à couper du cannabis devrait porter un filet à cheveux et des manches longues pour éviter une contamination du produit.

## Les étranges altérateurs de cannabis

Les gens trouvent parfois des choses étranges dans leurs sachets de cannabis médicinal, comme une lame de rasoir oubliée par un cultivateur tête en l'air ou un fleuron de brocoli, par exemple. Certains ont même trouvé des araignées vivantes, ou des cartouches de chevrotine. Il semble évident que l'industrie médicale du cannabis manque d'une supervision réglementaire associée à l'agriculture des plantes de cannabis, et avant que cela ne soit le cas, nous continuerons à trouver des surprises dans nos sachets.

## Le dépérissement des aliments au cannabis et les étiquetages inexacts

Les produits mangeables au cannabis, comme les cookies ou le chocolat, se périment à un moment ou à un autre. Regardez les dates de péremption habituelles pour ce type de produit et utilisez votre sens commun – si un cookie fait maison n'est plus apte à la consommation en magasin, pourquoi en serait-il autrement pour votre cookie au cannabis ? Le problème que l'on rencontre souvent avec les aliments au cannabis est l'étiquetage, qui peut engendrer une surdose. Si l'étiquette de l'aliment au cannabis indique « 4x », tout le monde comprend que la lettre « x » désigne la dose. Mais qu'est-ce qu'une dose de cannabis ? Il n'y a en fait aucun standard. Certains fabricants d'aliments au cannabis disent qu'une dose est égale à 50 milligrammes, ou 25 milligrammes, ou 10 milligrammes de THC. Chaque dose varie en fonction du patient. Cinquante milligrammes peuvent correspondre à une seule dose pour un patient et à dix doses pour un autre. Il faut encourager ces fabricants à indiquer clairement sur leurs étiquettes la quantité de cannabinoïdes que leurs produits contiennent. L'approche la plus sûre pour un patient est de calculer, pour chaque produit qu'il consomme, une portion égale à 5 milligrammes et de commencer par ça. Cinq milligrammes correspondent au seuil de la psychoactivité, il s'agit donc d'une bonne base de départ pour le dosage. Une fois que le patient sait à quoi s'en tenir avec une dose de 5 milligrammes, il lui est alors possible de l'ajuster pour répondre aux symptômes visés.

## Contrefaçons, stimulants et équivalences

On ne trouve pas énormément de pures contrefaçons dans les dispensaires de Colorado et de Californie. On trouve fréquemment des variétés de cannabis mal étiquetées, souvent par ignorance, mais parfois pour faire passer des variétés médiocres meilleures qu'elles ne le sont. Les produits au cannabis synthétique se sont de plus en plus généralisés en Europe et aux États-Unis ces dix dernières années, et un certain nombre d'entre eux ont même été légalisés pendant un court moment aux États-Unis. Ces produits mis en vente libre furent dévastateurs chez les jeunes, et le gouvernement se rétracta rapidement. À la base, les cannabinoïdes synthétiques furent développés dans les années 1990 par plusieurs universités dans une volonté commune de développer des molécules aux effets différents de ceux des cannabinoïdes classiques dérivés de la plante de cannabis. Les chercheurs comprirent rapidement les problèmes que pouvait engendrer cette découverte si celle-ci restait non réglementée, et ils alertèrent les autorités de ses potentiels dangereux effets. En 2010, plus de dix mille visites aux urgences américaines étaient liées à la consommation de cannabis synthétique. Au contraire des cannabinoïdes naturels, très peu de ces cannabinoïdes synthétiques ont été vraiment testés sur les hommes pour juger de leur viabilité.

## Assurance de qualité du cannabis médicinal – Test d'analyse

La forme de test analytique la plus courante faite avec du cannabis concerne la puissance des cannabinoïdes, dont le procédé s'appelle chromatographie. Il s'agit d'une méthode physico-chimique de séparation des espèces dans un échantillon en phase homogène liquide ou gazeuse. Chaque composé analysé migre

*Les cannabinoïdes sont identifiés (qualifiés) avec un chromatographe et sont mesurés (quantifiés) avec un spectromètre de masse.*

à différentes vitesses qui permettent de les identifier. Les molécules qui montrent les interactions les plus fortes avec la solution ont tendance à bouger plus lentement que celles qui ont moins d'interaction. De cette manière, il est possible de séparer les différentes molécules présentes dans la solution.
Il est possible d'opérer des séparations chromatographiques en utilisant divers supports dont la silice, des plaques de verre, des gaz volatils, du papier et des liquides.
De nos jours, les formes de chromatographie les plus populaires dans les laboratoires de cannabis sont les chromatographies au gaz et au liquide.

La chromatographie peut permettre d'identifier quels cannabinoïdes et terpénoïdes sont présents dans un échantillon de cannabis, comme le THC ou le CBD. Un spectromètre de masse peut également permettre de dire en quelles quantités sont les substances présentes dans l'échantillon.

Les tests les plus importants que l'on puisse faire avec un échantillon de cannabis médicinal sont ceux qui ont pour objet de détecter les champignons, les bactéries et les résidus de pesticides. Pour ce qui est des champignons et des bactéries, ces tests consistent souvent à inoculer des échantillons de cannabis sur des plaques de culture, alors que les pesticides sont détectés par chromatographie.

*Le test le plus courant pour le cannabis est celui du test de puissance des cannabinoïdes. Le test de puissance est utile pour que les médecins et les patients puissent établir les doses. Presque toutes les analyses de cannabis en laboratoire sont pratiquées avec des instruments chromatographiques. La chromatographie étudie la séparation des molécules, fondée sur leurs différences de structure et de composition. Assurez-vous que votre laboratoire d'analyses utilise des méthodes de tests validées de manière indépendante.*

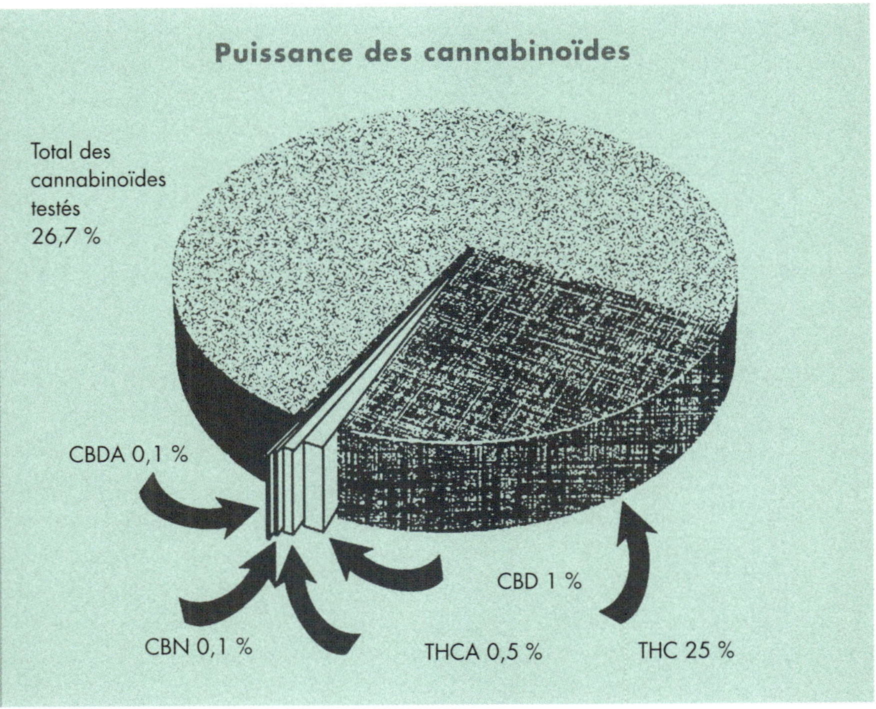

# LES FORMES DE CANNABIS

Dans les climats arides comme en Afghanistan ou dans la plaine de la Bekaa, au Liban, cela fait des siècles que l'on récolte le cannabis pour le faire sécher, le tamiser et recueillir ses têtes glandulaires riches en cannabinoïdes. Cette poudre de résine est ensuite pressée pour prendre la forme du haschisch. En Inde, des champs de fleurs femelles de cannabis non fécondées sont cultivés pour produire la ganja, qui est une puissante préparation de marijuana. Dans les années 1960, les hippies qui rentraient en Californie après un séjour en Inde ramenèrent avec eux les techniques indiennes qui permettent de produire du cannabis sans graines : ils appelèrent cette technique *sinsemilla* (voir, pages 22-23).

En Afghanistan, au début des années 1970, un groupe de trafiquants appelé Brotherhood of Eternal Love, composé de surfeurs californiens, employèrent les techniques d'extraction développées aux États-Unis pour fabriquer de l'huile de haschisch afghan ultraconcentrée. Du fait de sa concentration plus importante, il était plus facile de trafiquer l'huile de hasch plutôt que le haschisch afghan conventionnel. Quarante ans plus tard, cette invention déclenchera la mode du « dabbing » (fait d'inhaler de l'huile de cannabis vaporisée), très populaire auprès des patients au cannabis médicinal de la côte Ouest américaine.

## Les fleurs

En Californie, de nombreuses variétés de cannabis cultivées en extérieur sont récoltées en septembre et octobre, et certaines variétés tropicales ne finissent pas de fleurir avant le solstice d'hiver. Les fleurs sont récoltées, délicatement séchées, puis effeuillées de toute végétation superflue. Il existe justement une certaine controverse quant à la notion de « superflue ». Certains patients préfèrent que toutes les feuilles soient enlevées, alors que d'autres pensent qu'elles permettent au contraire de protéger les précieux trichomes. Il est vrai que le fait de garder les feuilles intactes permet de réduire la probabilité de rupture des trichomes sur les fleurs séchées, ce qui accélère sa détérioration.

**La culture en extérieur.** Le cannabis raffole de la lumière du soleil. Les plantes de cannabis fleurissent en extérieur de l'Alaska au Brésil, du Viêt Nam au Turkestan chinois, jusqu'au comté de Humboldt, en Californie. Un grand nombre de variétés de cannabis indigènes, appelées landraces, se sont acclimatées en extérieur dans différents endroits du monde. Ces cannabis indigènes affichent un éventail de caractéristiques bien plus large que celui des variétés médicinales communes que l'on cultive actuellement aux États-Unis. Certaines variétés indigènes de cannabis comme la Thaï ou les variétés colombiennes ne sont pas prêtes pour la récolte après le solstice d'hiver. Ces variétés tropicales sont souvent extrêmement grandes quand vient la récolte, ce qui rend leur culture en intérieur

## De la ganja à la *sinsemilla* – De l'Inde jusqu'en Californie

Toutes les plantes de cannabis médicinal que l'on trouve aux États-Unis, en Europe et en Israël sont des femelles sans graines. Les fleurs femelles de cannabis non fertilisées produisent beaucoup plus de résine médicinale que les femelles fertilisées. On appelle cette technique *sinsemilla* ou ganja en Asie du Sud, où elle a été développée en Inde au début du XIXe siècle. Elle consiste à empêcher la fécondation des femelles en coupant les plantes mâles avant qu'elles ne libèrent le pollen. Cette technique fut importée aux États-Unis à la fin des années 1960 et se répandit dans le reste du monde occidental à la fin des années 1970. Aujourd'hui cette pratique est utilisée partout, des versants du Manali, en Inde du Nord, jusque dans les serres high-tech sécurisées de GW Pharmaceuticals, situées dans un camp militaire au Royaume-Uni.

Fleur femelle chargée en trichomes

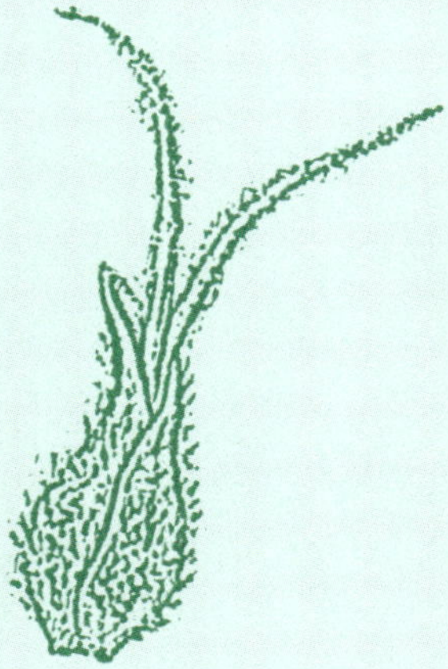

*Tailles relatives de deux espèces de cannabis selon trois méthodes de culture. La taille dépend de beaucoup de facteurs, il s'agit donc de moyennes.*

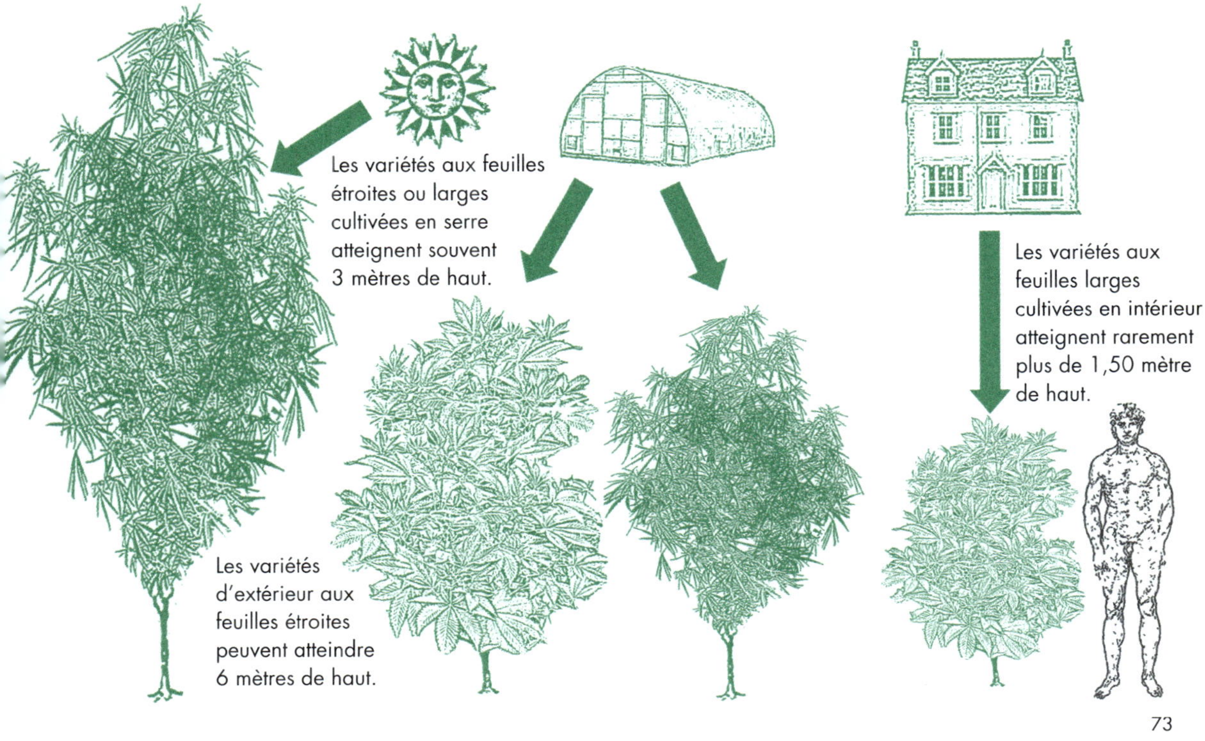

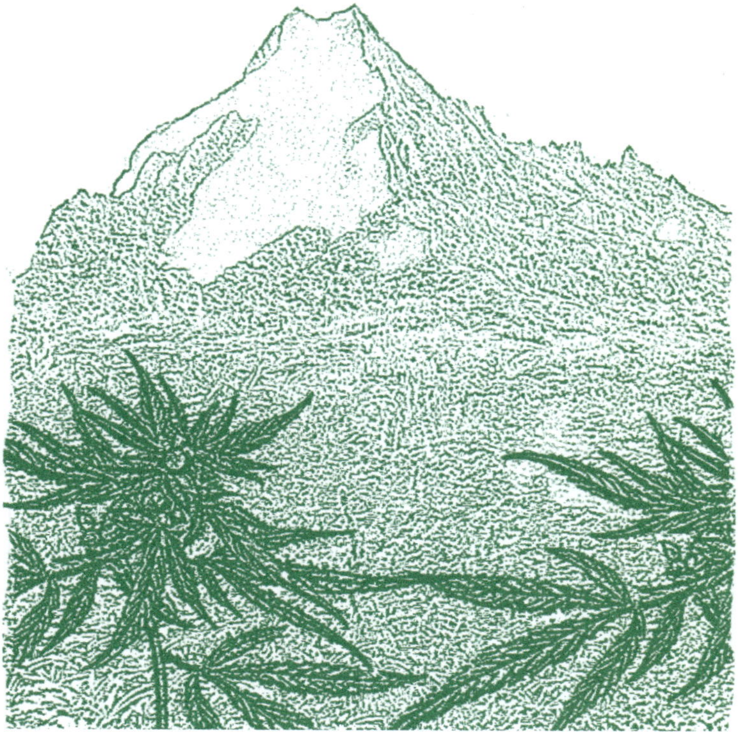

*Il y a, dans l'histoire, des pays qui ont accueilli d'immenses champs de cannabis. Au début des années 1970, par exemple, certaines parcelles des vallées du Népal couvraient des centaines d'acres, où les plantes de cannabis s'étendaient à perte de vue.*

difficile, voire impossible. L'interdiction du cannabis a permis aux petites variétés à floraison rapide de devenir plus populaires car elles étaient plus discrètes à cultiver que les variétés tropicales. De plus, ces variétés à floraison rapide peuvent être cultivées sous des latitudes plus élevées puisqu'elles sont prêtes pour la récolte avant les premières gelées.

Les plantes de cannabis d'extérieur peuvent grandir à plus de 6 mètres et produire plus de 2,300 kg de fleurs chacune en une seule récolte annuelle. Il est dit que l'avantage de la culture de cannabis en extérieur par rapport à celle en intérieur est que les plantes de cannabis ont besoin du spectre complet de la lumière du jour pour produire des terpènes particuliers, et peut-être même certains rares cannabinoïdes. Les plantes de cannabis d'extérieur ont constamment de plus hauts taux de bactéries et de champignons que celles d'intérieur, mais elles sont toujours plus saines et plus fortes. Aux États-Unis, les plus grandes cultures de cannabis en extérieur sont cachées dans les montagnes éloignées ou dans les vallées, où le besoin de discrétion limite la taille des récoltes.

Alors que l'on met souvent le cannabis d'extérieur et le cannabis de qualité inférieure dans le même panier, la réalité c'est que les très bonnes plantes d'extérieur égalent la qualité de nombreuses plantes d'intérieur. Il est important de noter que les plantes de cannabis élevées au soleil en extérieur ont par nature de plus hauts taux de bactéries et de champignons qu'avec d'autres techniques de culture. Les patients atteints de maladies immunitaires peuvent demander à contrôler ces produits avec des tests en laboratoire.

**La culture en serre.** À Wiltshire, au Royaume-Uni, la société GW Pharmaceuticals possède une immense serre située dans le camp militaire de Porton Down, où sont cultivées plus de dix mille plantes de cannabis médicinal. On les cultive et les extrait pour fabriquer le Sativex, un spray sublingual au cannabis sous prescription vendu en Europe et au Canada. La culture en serre dans un environnement contrôlé apporte le parfait équilibre entre culture d'intérieur et culture d'extérieur. Le fait de pouvoir ajouter des lumières dans la serre permet de s'assurer que certaines variétés tropicales peuvent être cultivées durant les courtes journées de l'hiver anglais. On peut produire trois récoltes par serre en un an : une récolte conventionnelle de plantes d'extérieur et deux récoltes de plantes d'intérieur plus petites, en combinant le soleil d'hiver et des éclairages supplémentaires.

Cette méthode fut utilisée avec succès aux Pays-Bas et au Canada.

**La culture en intérieur.** C'est l'interdiction du cannabis qui a rendu si populaire la culture du cannabis en intérieur, car il est bien plus difficile de détecter les cultures d'intérieur, et bien plus facile de détecter celles qui poussent en extérieur ou en serre. La culture du cannabis en intérieur est devenue une gigantesque industrie clandestine. On trouve des boutiques hydroponiques dans toutes les villes d'Europe et d'Amérique du Nord. Des centaines de formules de nutriments pour cannabis sont en vente dans ces boutiques. Le principal avantage de la culture en intérieur est que les fleurs de cannabis et leurs trichomes pleins de résine sont protégés. Grâce à la culture d'intérieur, on peut produire les fleurs les plus intactes, bien qu'elles ne soient pas nécessairement les meilleures. Un éclairage

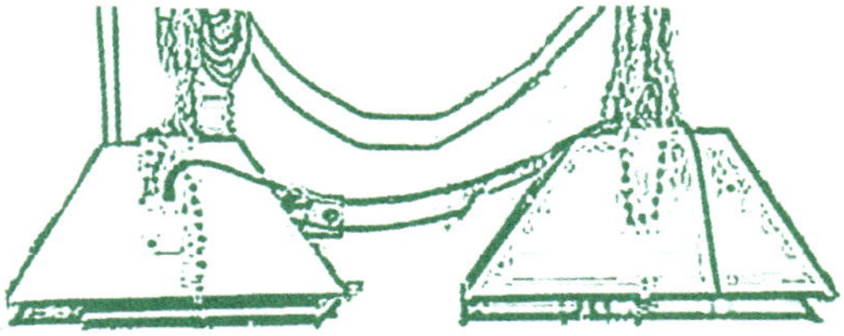

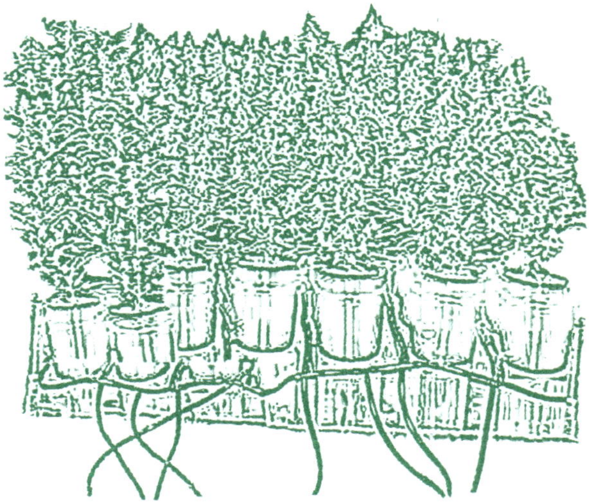

*La culture en intérieur (ci-dessus) : il est difficile d'estimer la quantité de cannabis de haute qualité produite en intérieur aux États-Unis tous les ans, mais ce nombre pourrait dépasser les 1 500 tonnes.*
*La culture en serre (ci-dessous) : on pense que cette méthode représente l'avenir de la culture du cannabis et de bien d'autres plantes.*

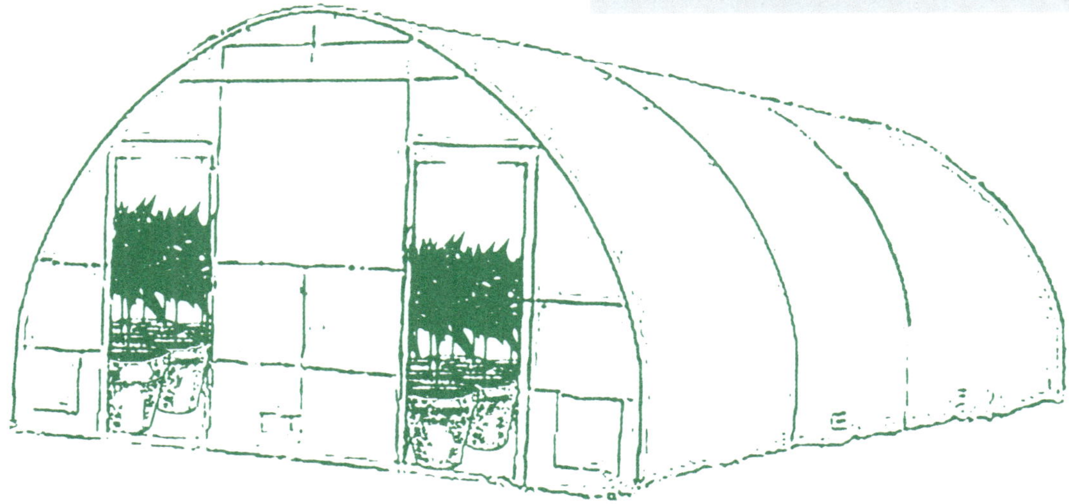

d'horticulture conventionnel pour intérieur produit un spectre lumineux limité qui est incapable de reproduire celui du soleil. On pense que cette déficience spectrale limite le nombre de constituants chimiques produits par la plante dans des conditions artificielles. Il est possible que les LED et les lampes à plasma permettent d'élargir le spectre des éclairages d'horticulture pour intérieur et d'imiter mieux la lumière du soleil. En plus de ça, les LED sont beaucoup plus écologiques.

**Évaluer les fleurs de cannabis.** Il est très simple d'évaluer les fleurs de cannabis. En premier lieu vient l'arôme. Les cannabis de grande qualité ont un arôme âcre : ils sentent rarement l'herbe ou le gazon et, au mieux, sentent un mélange de fruits, ou d'épices. Les meilleurs cannabis révèlent toujours une odeur de moufette, ou de « skunk », comme on dit dans le langage courant. La bière, quand elle est éventée, peut avoir cette odeur, alors qu'elle est très prisée dans le cannabis. L'arôme de skunk est associé aux variétés de cannabis *indica* aux feuilles larges et aux hybrides de ces mêmes variétés. Les variétés à fibres, célèbres pour leur CBD, ont un parfum âcre et herbeux. Les cannabis qui sentent les feuilles fraîchement coupées n'ont pas été assez séchés ; ceux qui ont peu d'odeur sont vieux ou ont été exposés si longtemps à la chaleur que leurs terpènes se sont évaporés. Les cannabis qui n'ont pas d'arômes peuvent être forts, car les cannabinoïdes n'ont pas d'odeur – mais quand les terpènes sont partis, il en est de même pour leurs interactions avec les cannabinoïdes.

Les cannabis qui ont peu d'arôme tendent à avoir peu d'effets médicaux.

Le deuxième élément clé pour évaluer le cannabis est l'inspection visuelle, pour laquelle vous aurez besoin d'une lentille de grossissement 10-20x ou d'une loupe. La meilleure lumière est celle du soleil, car elle expose les éventuelles décolorations. Les matières végétales possèdent une gamme de couleurs allant du vert profond au vert clair, avec quelques pointes de doré, de jaune,

## Le mélange des variétés – ou comment améliorer la nature

Le fait de combiner deux ou plusieurs variétés de cannabis peut créer des mélanges intéressants et nous permettre d'élargir l'éventail des effets médicinaux et psychoactifs.
L'interdiction du cannabis a eu pour effet de réduire la diversité des plantes, en favorisant les variétés de petite taille qui fleurissent rapidement. Certaines de ces plantes d'intérieur tiennent leurs compositions chimiques d'ancêtres tropicaux beaucoup plus grands. Les variétés à feuilles étroites peuvent produire de grandes quantités de terpinolène, qui est un terpène fruité, tandis que les variétés à feuilles larges peuvent produire de l'ocimène. En combinant des variétés fortes en terpinolène et en ocimène, on obtient une plante qui possède les caractéristiques médicales des deux variétés et peut délivrer des effets synergétiques terpènes/cannabinoïdes qu'aucune des deux espèces n'aurait pu produire toute seule. Ce mélange peut produire efficacement un chémotype qui n'existe pas dans la nature.
La préparation d'un mélange requiert deux ou trois fleurs séchées d'espèces différentes. Pour une formule plus précise, les laboratoires d'analyse peuvent fournir des indications en matière de mélange. Avant de commencer le mix, vous pouvez mélanger grossièrement à l'aide d'un grinder, mais prenez garde à ne pas trop les moudre car cela accélère la décomposition du cannabis. Vous pouvez ensuite conserver le mélange dans un récipient hermétique que vous pourrez entreposer dans un endroit sombre et frais.

*Quelques variétés de cannabis produisent des phénotypes qui n'exsudent pas l'huile par les lèvres de leurs trichomes. Ces phénotypes ont un défaut génétique qui leur empêche de produire des cellules sécrétrices fonctionnelles pour exsuder les cannabinoïdes et les terpènes.*

et plus rarement, du rouge. Certaines variétés de cannabis produisent de l'anthocyane, un pigment qui ajoute du violet ou du bleu. Les décolorations étranges ou un brunissement peuvent être le signe d'une décomposition.

C'est par la taille des têtes de trichomes et leur densité que l'on décèle les cannabis de grande qualité. Elles doivent être surmontées de petites têtes de cannabinoïdes et l'huile des terpènes doit sécréter par des cellules tout au bout du trichome. Cherchez des grosses têtes de trichomes intactes – plus il y en a, mieux c'est. Elles doivent majoritairement être transparentes, mais certaines doivent aussi être crémeuses. Si vous voyez des têtes de couleur ambrée, c'est que le cannabis a été récolté après maturité. Si des taches blanches sont visibles sur les feuilles qui entourent la fleur, c'est qu'il s'agit probablement d'oïdium, et si un velours gris apparaît, c'est qu'il s'agit sans conteste de moisissure grise. Si cela vous est possible, cassez une tête de cannabis de manière à inspecter l'intérieur pour repérer d'éventuelles moisissures. Le fait de tapoter la tête de cannabis contre une feuille blanche permet de déloger d'autres spores et de les repérer plus facilement. Avec une loupe, vous pouvez aussi repérer d'éventuelles traces de nuisibles car les pucerons, les mites et les moucherons se piègent facilement dans la résine collante des trichomes.

La troisième caractéristique est le ressenti du cannabis, qui introduit le concept crucial du « curing ». Le curing correspond au fait de sécher convenablement le cannabis récolté pour que la chlorophylle, les caroténoïdes et d'autres constituants chimiques se décomposent.

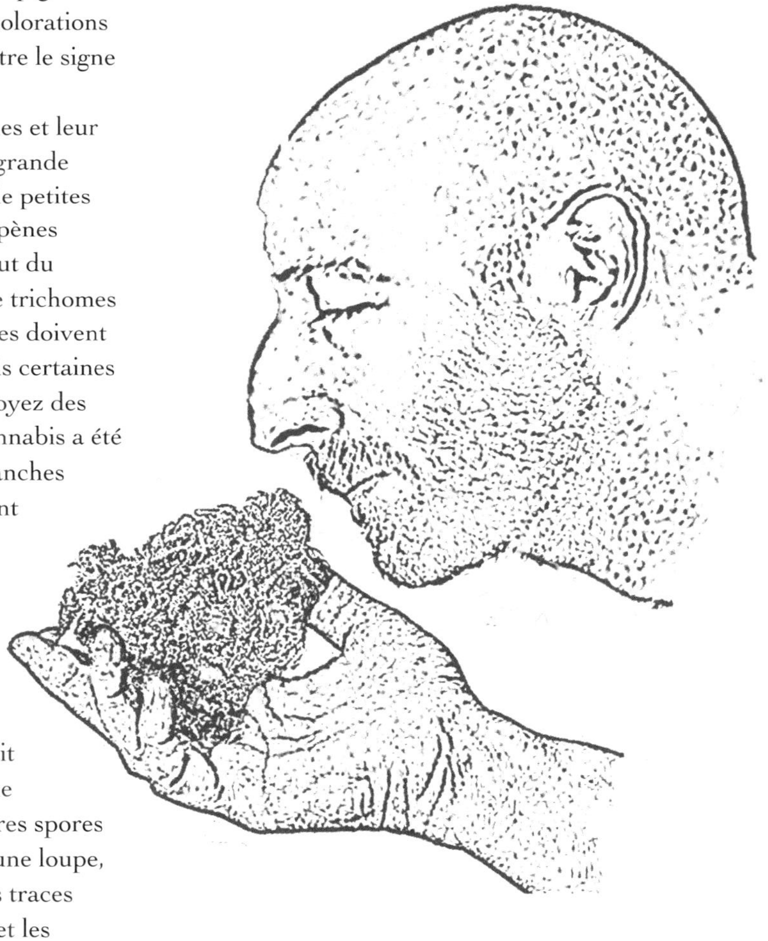

*L'arôme qui se dégage d'un lot de fleurs séchées peut révéler bien des choses sur sa qualité, et en particulier sur la gamme d'effets qu'il produit. Généralement, plus l'arôme est fort et meilleure est la qualité du cannabis, et plus spéciaux sont ses effets. L'arôme se perd avec le temps à cause de l'évaporation des terpènes, et ses effets deviennent plus génériques.*

Cette technique fut développée sur d'autres plantes, comme le tabac. Le curing permet d'augmenter énormément le goût du cannabis quand il est fumé. La clé d'un bon curing tient dans le concept du « *low and slow* » (faible et lent). Quand le cannabis est récolté pour la première fois, la plante contient toujours beaucoup d'eau. La première action du séchage consiste à faire descendre rapidement le pourcentage d'eau de la plante en dessous des 15 pourcent. Une fois que c'est fait, le curing peut commencer, et le but est de faire descendre le pourcentage d'eau entre 8 et 9 pourcent tout en gardant le plus d'huile essentielle possible. Certaines variétés de cannabis comme l'OG Kush bénéficieront grandement d'un curing « *slow* » (lent) d'une durée d'un mois. Un cannabis de grande qualité bien « curé » est huileux mais craque bien quand on l'écrase. Quand on écrase un cannabis de grande qualité,

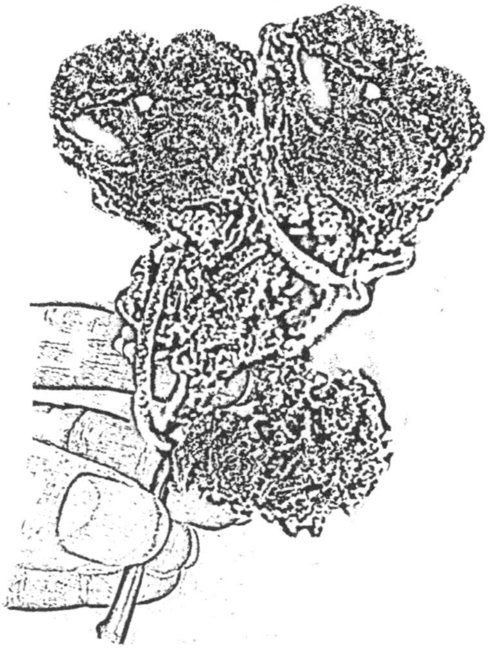

Sur un cannabis correct séché, la plus petite tige de la plante qui pousse sur la tige principale (qu'on appelle aussi l'arête) devrait casser nettement quand on la plie.

*Une inspection visuelle ne remplace pas une analyse en laboratoire, mais elle peut permettre d'identifier les problèmes liés à la culture du cannabis.*

l'arôme qui s'en dégage doit être intense et riche.

La quatrième caractéristique est le goût de la fumée. La première inhalation doit être florale et épicée sans aucun arrière-goût chimique. Quand on a un drôle d'arrière-goût, c'est qu'il y a des nutriments résiduels dedans. Les fleurs de cannabis de grande qualité sont vidées de ces résidus avant la récolte. Voici un petit conseil de pro pour juger la saveur de la fumée de cannabis. Mettez assez de cannabis dans une pipe en verre propre pour faire deux bouffées. Prenez la première bouffée, expirez, et jugez combien de temps la saveur florale reste en bouche. La très bonne fumée de cannabis reste sur le palais pendant plus de quinze minutes. La fumée de cannabis est jugée excellente quand la saveur florale reste aussi longtemps avec la deuxième bouffée. La plupart des cannabis de gamme moyenne sentent le brûlé sur la deuxième bouffée.

On peut aussi utiliser la vaporisation pour jauger la qualité du cannabis. La vapeur des fleurs séchées doit être expansive et extrêmement florale, et sans aucun arrière-goût chimique.

L'analyse des terpènes et des cannabinoïdes en laboratoire est la dernière étape pour jauger la qualité du cannabis. C'est très utile de comparer les résultats du laboratoire au jugement que l'on peut émettre avec l'expérience et l'observation.

## Le haschisch et les extractions d'eau

Le meilleur haschisch que l'on puisse trouver peut atteindre 55 pourcent de THC par poids sec. Beaucoup de pays qui cultivent traditionnellement diverses variétés de cannabis sur une grande échelle, comme au Liban ou au Maroc, produisent des extractions de leurs récoltes de cannabis au lieu d'utiliser les fleurs déshydratées des plantes.

## Bon sens et non-sens dans la culture underground du cannabis

La culture underground de la marijuana possède son lot de légendes sur le cannabis. Dans les années 1970, avant que les cultivateurs n'aient accès aux tests de laboratoire, il était coutume de dire que le cannabis était très fort quand on sentait un arôme poivré. Des variétés légendaires comme la Punta Roja de Colombie et la Panama Red sentaient fortement le poivre. Aujourd'hui, nous savons que ce parfum de poivre est en fait associé à la présence de bêta-caryophyllène, le constituant principal de l'huile de poivre noir.

Pendant la guerre du Viêt Nam, tout le monde pensait que les Thai Stick, fleurs de cannabis d'Asie du Sud-Est accrochées à un bâton de bambou, étaient trempées dans l'opium, ce qui permettait d'expliquer ses puissants effets. Même si certaines marijuanas Thai avaient pu être aspergées avec de l'opium ou de l'héroïne sur le triangle d'or entre la Thaïlande, la Birmanie et le Laos, il est bien plus probable que ce cannabis Thai soit en fait naturellement plus fort que ce qu'ils avaient jamais goûté auparavant. Le cannabis tropical à feuilles larges est extrêmement psychoactif, et parfois de cinq à dix fois plus que le cannabis commercial mexicain, qui était le plus répandu aux États-Unis durant la guerre du Viêt Nam. Un mythe similaire à celui-ci faisait état du haschisch noir, dont les couches blanches qui apparaissaient parfois sur le produit étaient assimilées à de l'opium. En fait, cette substance blanche était une moisissure qui se répand dans les haschisch de mauvaise qualité roulés à la main. L'opium ne brûle pas comme peut brûler le haschisch, et on ne le mélange que rarement avec.

Une des croyances qui a été avérée consiste à décrire les cannabis de bonne qualité.

Les gens décrivaient les densités de trichomes élevées en disant « il y a beaucoup de cristaux », ce qui est une réalité pour les cannabis de très bonne qualité. Les gens décrivaient aussi les très bons cannabis avec des adjectifs comme « il y a un goût de pin », ou « d'agrumes » ou encore de « mangue », en décrivant sans le savoir le pinène, le limonène, le terpinolène et le myrcène (voir, pages 47-49). Ces descriptions prédisaient des dizaines d'années avant ce que les scientifiques ont maintenant confirmé par la présence des terpènes.

On utilise ces extractions pour concentrer les cannabinoïdes et les terpènes peu puissants de certaines plantes pour les transformer en haschisch très puissants. À l'avenir, il est possible que les pays occidentaux privilégient l'extraction plutôt que la fleur séchée. Les extractions au cannabis de bonne facture ont une richesse de goût quand elles sont fumées ou vaporisées. Mais selon Robert Connell Clarke, dans son livre *Hashish* [1], peu de gens ont vraiment goûté à des extractions de cannabis d'excellente qualité car elles sont très difficiles à produire.

Beaucoup de régions traditionnellement productrices de haschisch ont l'habitude de rassembler leurs récoltes provenant de différentes variétés de cannabis et de les extraire ensemble pour fabriquer le haschisch. Avec l'avènement de la culture d'intérieur, la production de haschisch de petite échelle s'est focalisée sur des extractions venant d'une seule variété de cannabis. Ces formes d'extraction concentrent les attributs individuels du chémotype du cannabis utilisé. Il est aussi possible de mélanger les variétés pour produire une plus grande gamme d'effets, similaires aux mélanges réalisés à partir de feuilles séchées de cannabis moulues. Tous les haschisch doivent être produits selon certaines conditions sanitaires et prudemment entreposés, afin que les risques de moisissure soient réduits.

**Le cannabis frotté à la main.** Le cannabis qui grandit sous des climats humides ne sèche jamais assez pour faire du haschisch tamisé à sec. Les régions humides telles que l'Inde et le Népal produisent des extractions de petite taille avec une technique qui consiste à frotter les plantes de cannabis entre les mains pour que la résine colle aux paumes. Le haschisch tamisé à la main est produit en Occident, au contraire du haschisch frotté à la main, surtout parce que moins de gens veulent s'abîmer les mains en raclant la résine qui y reste collée.

Le fait de frotter la pruine, c'est-à-dire le sommet de la floraison des plantes de cannabis, permet de recouvrir rapidement les mains de résine. En Inde, cette technique de frottement a permis de produire le tout premier concentré de cannabis, appelé *charas*. Dans les basses montagnes de l'Himalaya, en Inde et au Népal, le *charas* fait à la main est fabriqué à Manali, là où est aussi fabriqué le haschisch Nepal Temple Ball. En Occident, les agriculteurs qui coupent les fleurs de cannabis à la main récoltent la résine qui s'accumule sur leurs outils pour fabriquer ce qu'on appelle le Scissor Hash.

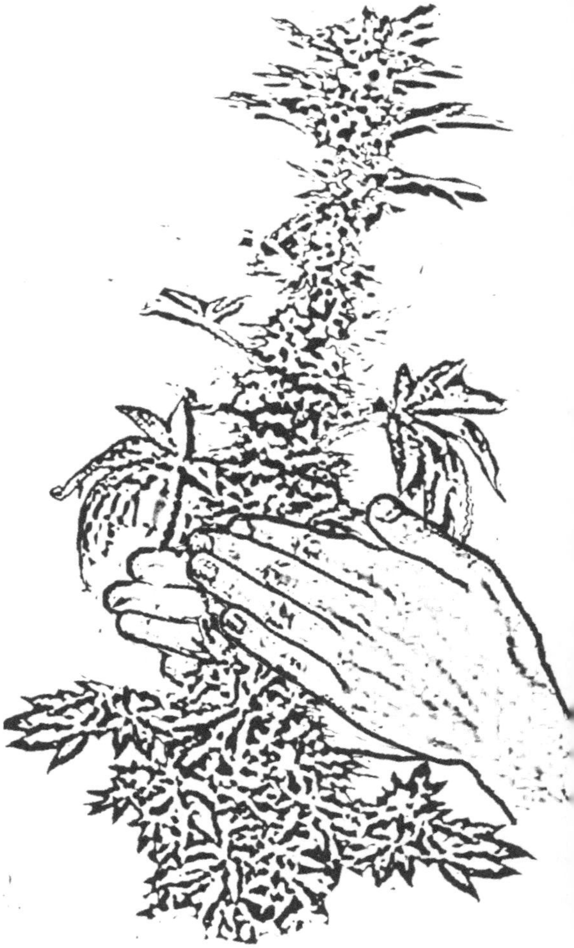

*Au Népal et en Inde, les agriculteurs frottent les sommets de floraison des plantes de cannabis entre les paumes des mains pour récolter leur résine. Ce procédé crée une friction et une légère source de chaleur qui permet à la résine de rester collée aux mains.*
*La résine qui est récoltée est ensuite roulée sous la forme de boules de haschisch.*

**Le haschisch tamisé.** Pour récolter la poudre de résine, les feuilles de cannabis très séchées peuvent être tamisées à travers un maillage très fin. Au Cachemire, on appelle cette poudre *garda* ou *gurda*. On choisit la taille du maillage de manière à laisser passer les têtes de trichomes et à bloquer les

*Selon Clarke, le meilleur haschisch tamisé serait le haschisch Primo, « pressé à la batte » et produit en Afghanistan au début des années 1970 [2]. Ce haschisch fut fabriqué à partir de la meilleure poudre de résine, compressée par des coups de batte de cricket.*

tiges ainsi que les matières végétales. Ces têtes de glandes constituent l'essentiel de la poudre de cannabis de grande qualité. Il est conseillé de tamiser sous des climats frais et secs, c'est la raison pour laquelle on produit le haschisch dans les hautes vallées du Pakistan, d'Afghanistan, du Liban et du Maroc. Le tamisage est la meilleure technique pour fabriquer du haschisch car elle permet de garder les têtes de glandes intactes et empêche les cannabinoïdes et les terpènes de s'oxyder et de s'évaporer. Une fois la poudre de résine récoltée (qu'on appelle *kif*), on la réchauffe très doucement pour la coller rapidement contre des blocs de haschisch. De nombreux connaisseurs de haschisch considèrent que le haschisch tamisé de grande qualité est la meilleure forme de cannabis.

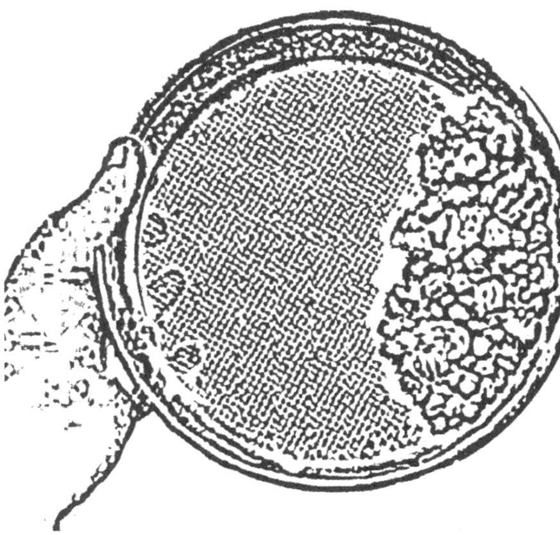

*Pour de meilleurs résultats, les plantes de cannabis doivent être très sèches avant le tamisage. Elles doivent d'abord être écrasées, et les grosses tiges enlevées. Chaque fournée doit être tamisée encore et encore, des douzaines de fois, pour produire une poudre de résine de la meilleure qualité. Idéalement, cette poudre ne doit contenir que des têtes de trichomes et de résine.*

**Le water hash.** Dans les années 1970, on fit la découverte d'une technique qui permet d'extraire les têtes de glandes et la résine de cannabis avec de l'eau et de la glace.

La technique consiste à plonger le cannabis séché dans une eau très froide pour fragiliser les tiges de trichomes et les têtes de résine. En mélangeant la mixture eau/cannabis, les trichomes et les têtes de glandes se séparent et sont prêtes à être tamisées à travers des sacs maillés en nylon. L'extraction qui en résulte s'appelle *water hash*. En général, les sacs à maille utilisés pour faire du *water hash* ont des mailles d'une taille fixe entre 60 et 150 microns. La taille idéale peut changer en fonction de la variété de cannabis utilisée. Après extraction, le *water hash* doit être séché doucement mais minutieusement, ce qui permet d'éviter la formation de moisissure. On peut presser le *water hash* pour le conserver, mais il faut vérifier au préalable qu'il ne reste absolument plus d'eau, sinon toute l'extraction risque d'être gâchée. Le désavantage des extractions de haschisch à l'eau, c'est que les têtes de glandes risquent de se briser durant le mélange et de libérer les monoterpènes légers dans l'eau. Les terpènes forment alors une couche sur l'eau difficile à récupérer. Seules les extractions les plus froides, qui nécessitent moins de mélange, peuvent protéger la perte de ces terpènes.

**Le bubble hash et full melt.** Le haschisch est toujours meilleur quand il est uniquement constitué de glandes pures, sans les tiges de trichomes et les matières végétales. On atteint ce niveau en tamisant obsessionnellement plusieurs fois la poudre de résine, en quantités si petites qu'il est très difficile d'obtenir un résultat parfait. G. W. Guy, le fondateur des laboratoires GW Pharmaceuticals, appelle ce niveau d'extraction le « 100-meter-hash », car ce genre de produit est en général consommé dans les cent mètres qui entourent sa zone de production [3]. Les glandes pures sont si rares que le haschisch d'excellente qualité est catégorisé comme bubble hash ou full melt. Les extractions de full melt se font par une extraction d'huile de cannabis, de cire de plante et de tiges de trichomes filtrées avec de l'eau glacée par un maillage à dimension spécifique. D'un point de vue pratique, il est extrêmement difficile d'extraire un haschisch uniquement constitué de têtes de trichomes et de filtrer les tiges.

Sous l'action de la chaleur, les full melts forment des bulles. Cette transformation est en partie le résultat de la décarboxylation, car les acides cannabinoïdes libèrent des bulles de dioxyde de carbone pour les convertir sous une forme neutre. Le haschisch full melt est périssable et doit être conservé à l'abri de la lumière, idéalement congelé, sinon gardé sous une température de – 4 °C quand il est consommé.

**Le *kif*.** Aux États-Unis, le *kif* fait habituellement référence à la poudre de résine non comprimée, récoltée par du cannabis tamisé à sec. Aux Pays-Bas, on appelle cette poudre de résine *polm*. On collecte souvent le kif en utilisant un écran de soie mécanisé. Cette technique fut inventée aux Pays-Bas et cet appareil fut baptisé « le Pollinator » (le Pollinisateur). On place le cannabis séché dans un tambour de soie d'une taille variant entre 120 et 150 microns, et celui-ci glisse doucement dedans. La poudre de résine passe ensuite à travers un maillage très fin et atterrit sur une feuille de métal qui permet de la récolter. À l'instar des autres produits tamisés à sec, le *kif* peut être riche en terpènes aromatiques, lesquels peuvent s'évaporer ou s'oxyder très vite s'il n'est pas comprimé.

**Classement du haschisch.** Il y a peu de temps encore, les coffee shops des Pays-Bas étaient les seuls endroits où il était possible de choisir entre différentes variétés de haschisch. Là-bas, presque tous les haschisch sont classés selon leur pays d'origine et leurs modes de production. En Californie, le haschisch est classé selon qu'il est cultivé en intérieur, en serre ou en extérieur. En gros, la règle d'or dans les dispensaires de la côte Ouest, c'est : plus la couleur est claire et l'arôme est fort, meilleur est le haschisch. La technique du haschisch par extraction d'eau est devenue très élaborée dans la communauté du cannabis médicinal, et du haschisch de très bonne qualité est désormais disponible à la vente. Le bon haschisch, qu'il soit extrait à sec ou à l'eau, doit avoir la même odeur que la variété de cannabis dont il est extrait, et son arôme doit être moins « herbeux ».

### La consommation de fleurs de cannabis va-t-elle devenir désuète ? Les cultures de fleurs contre les cultures de haschisch

Aujourd'hui, l'échelle des cultures de cannabis en intérieur est encore trop faible pour supporter une production de haschisch d'envergure. Mais avec la globalisation de l'autorisation du cannabis aux États-Unis, la taille des parcelles cultivées va augmenter. Avec cet accroissement, il est raisonnable de penser que les extractions de cannabis comme le haschisch vont aussi augmenter. Des techniques high-tech faciliteront la récolte des têtes de trichomes du cannabis et permettront de créer des formes de haschisch très pures. De plus, les extractions bien faites ont une durée de vie plus longue que les fleurs séchées de cannabis. Ces extractions ont de plus grandes qualités organoleptiques, car elles sentent meilleur et ont un meilleur goût. Les connaisseurs de cannabis ont coutume de dire que le haschisch est le summum des formes de cannabis. Il est très probable que le haschisch de très bonne qualité devienne plus populaire que la fleur séchée, à moins que les cigarettes électroniques à l'huile de haschisch ne les dépassent avant cela.

## Extractions au solvant – huiles, beurres et cires

Il existe une certaine polémique depuis la première fabrication d'huiles de haschisch, au début des années 1970, en Californie du Sud. Cette polémique concerne principalement l'utilisation de solvants comme le naphta pour recourir aux extractions. Plus récemment, le butane est devenu le solvant le plus utilisé pour extraire l'huile de cannabis. Mais le recours à ces solvants inflammables a déjà blessé des gens dans des explosions accidentelles survenues lors de ces extractions. Depuis, l'extraction d'huile de cannabis au solvant fait polémique aux États-Unis. Alors qu'elle permet de produire du cannabis médicinal de la meilleure concentration et de la plus grande puissance, l'emploi de ces solvants implique des méthodes de manufacture qui peuvent blesser et même tuer des gens. Certains solvants comme le butane sont extrêmement inflammables, et d'autres comme le dioxyde de carbone liquide peuvent être asphyxiques ou présenter un danger d'explosion quand ils sont comprimés. Peu de solvants, dont l'hexane, sont toxiques. Le recours à ces extractions comporte donc un risque, c'est pourquoi la Cour de Californie a déclaré illégale l'extraction de cannabis au solvant, même si celle-ci est faite dans un but médical autorisé par la loi californienne.

Les premières extractions d'huile de haschisch effectuées en Afghanistan dans les années 1970 se faisaient aussi avec des solvants. L'huile de haschisch brute était parfois raffinée pour créer une huile encore plus concentrée. Ces huiles restèrent le produit de niche jusqu'en 2010, quand l'apparition d'outils modernes permit de vaporiser ces huiles et d'autres extractions au solvant en lançant le mouvement du « dabbing ».

À certains égards, ces extractions de cannabis ultraconcentrées demeurent brutes, comparées aux méthodes d'extraction traditionnelles. Les tests en laboratoire, qui analysent les concentrés de cannabis extraits au solvant, possèdent un « nez électronique » qui détecte les résidus de solvant dans ces extractions.

**Extraction supercritique au dioxyde de carbone ($CO_2$).** L'extraction supercritique au dioxyde de carbone implique de pomper du liquide $CO_2$ hautement pressurisé à travers du cannabis. Cet extrait est alors séparé du $CO_2$, qui est ensuite récupéré et passé à travers le cannabis plusieurs fois jusqu'à ce que l'extraction soit finie. On peut manipuler la pression et la température du gaz pour changer son comportement en tant que solvant. Le désavantage de l'extraction au $CO_2$ hautement pressurisé est que les températures et les pressions impliquées peuvent briser les liens moléculaires fragiles qui influencent l'efficacité médicinale du cannabis. Le plus gros avantage de l'extraction au $CO_2$ est qu'elle ne laisse pas de résidus nocifs dans le produit fini. Quand elle est pratiquée par des experts, l'extraction au $CO_2$ peut produire des extractions de cannabis d'excellente qualité.

**Les extractions au butane et à l'hydrocarbure.** L'huile de cannabis (BHO) au miel et au butane est devenue très controversée ces dernières années, à cause d'explosions liées à sa fabrication illicite et non réglementée qui ont blessé des ouvriers. Quand elle est pratiquée de manière professionnelle, avec des systèmes d'extraction à circuit fermé, l'extraction au butane est une méthode tout à fait propre et sûre.
Le butane est un gaz relativement non toxique, bien qu'il soit difficile à retirer totalement des extractions de cannabis. En plus des cannabinoïdes et des terpènes, le butane extrait aussi les graisses végétales, qui peuvent rapidement s'oxyder et rendre l'extraction rance. On utilise aussi d'autres hydrocarbures pour les extractions de cannabis. L'hexane est très efficace pour extraire les cannabinoïdes, mais ses résidus sont neurotoxiques. Pour cette raison, on utilise rarement l'hexane pour les extractions de cannabis, hormis dans les laboratoires professionnels équipés de matériel qui permettent d'enlever les résidus. On emploie occasionnellement du propane et du pentane pour extraire l'huile de cannabis car ils sont peu chers, mais extrêmement inflammables. Ils risquent d'exploser quand ils sont mal utilisés.

**L'huile de Rick Simpson ou larmes de Phoenix.** Rick Simpson est un consommateur de cannabis médicinal canadien. Il fait la promotion d'une méthode d'extraction au solvant qui produit une huile qu'il appelle « larmes de Phoenix ». Simpson n'a de cesse de clamer que ses larmes de Phoenix ont permis à plein de gens de guérir du cancer. Cependant ses déclarations ne prouvent pas grand-chose, et il serait imprudent de penser que son huile peut guérir toutes les formes de cancer. S'il est vrai que les cannabinoïdes sont étudiés pour leurs capacités à combattre les tumeurs dans un grand nombre de cancers, il n'existe pourtant aucune preuve qui permet de croire Rick Simpson sur parole. Des rapports anecdotiques ont montré que les larmes de Phoenix auraient pu aider à combattre certaines formes de cancer, mais les mécanismes qui en résultent sont encore mal compris. Simpson utilise essentiellement du naphta léger en guise de solvant, c'est-à-dire celui-là même que l'on emploie pour diluer la peinture. Si le naphta léger est un excellent solvant pour extraire le cannabis, il est difficile à purger de l'extraction finale. Simpson avance que les qualités curatives de son huile permettent de surmonter les risques d'exposition aux résidus de solvant. Il est conseillé aux personnes voulant essayer la méthode de Simpson de purger le solvant le plus possible et de soumettre l'huile aux tests d'un laboratoire réputé.

**Les extractions « sans solvants ».** En 2012, de nouvelles formes d'extractions sans solvants et produites dans des chambres à haute pression ont fait leur apparition. Elles ressemblent à l'huile de cannabis au miel et au butane, mais les tests en laboratoire ont montré qu'elles ne comportaient pas de traces de solvants. Ces extractions restent hautement périssables et doivent être conservées dans un congélateur ou un réfrigérateur.

## Évaluation des extractions au solvant

Il n'est pas conseillé d'évaluer ce type d'extractions sans avoir recours à une analyse de laboratoire.

> *Les extractions de cannabis au solvant ne sont pas particulièrement dangereuses, mais elles doivent être effectuées avec un équipement professionnel.*

Il est primordial de faire analyser ces concentrés pour s'assurer qu'il ne reste aucun résidu de solvant. Une analyse complète en laboratoire est même recommandée, car ces modes d'extractions peuvent aussi concentrer des pesticides et des toxines de moisissures. Mais surtout, n'essayez jamais de faire vous-même des extractions chimiques, ni dans votre garage, ni dans votre jardin.

**Le Marinol synthétique et pharmaceutique.** Marinol est le nom de marque pour le dronabinol, qui est un médicament au THC synthétique approuvé par la Food and Drug Administration, aux États-Unis. Le Marinol est chimiquement identique au THC produit par le cannabis, bien qu'il soit synthétisé en laboratoire et non extrait de la plante. Le THC du Marinol est dissous dans une huile de sésame qui est ensuite placée dans une gélule de gélatine.

On prescrit généralement du Marinol pour soulager les nausées liées à la chimiothérapie et pour traiter la perte de poids chez les patients atteints du VIH et du sida. Le Marinol contient uniquement du THC et peut produire, à hautes doses, une palette d'effets indésirables comme la tachycardie, des troubles de la mémoire, de l'anxiété et des attaques de panique. Les patients qui ont consommé à la fois du cannabis végétal et du Marinol disent que le cannabis végétal produit moins d'effets secondaires. Le Marinol est désormais disponible aux États-Unis sous forme générique par doses de 2,5-, 5-, et 10 milligrammes.

**Le Sativex.** Au contraire du Marinol, le Sativex est un produit pharmaceutique au cannabinoïde extrait intégralement de la plante de cannabis. Ce médicament se présente sous la forme d'un spray oromucosal que l'on applique sous la langue ou à l'intérieur de la joue. Il contient autant de THC et de CBD que le Marinol, mais les patients disent qu'il produit moins d'effets indésirables que ce dernier.

Le Sativex est disponible dans de nombreux pays européens, au Canada, en Nouvelle-Zélande, et il est en cours d'autorisation aux États-Unis. On l'utilise pour traiter la spasticité due à la sclérose en plaques, mais aussi les douleurs neuropathiques et cancéreuses. Ce médicament est fabriqué par les laboratoires GW Pharmaceuticals, une société fondée en 1998 qui, pendant vingt-cinq ans, a fait des recherches en vue de développer un médicament au cannabis. Ils produisent le Sativex en extrayant les propriétés de deux variétés de cannabis avec du $CO_2$ ; l'une est forte en THC, l'autre est forte en CBD. Une pression de Sativex délivre 2,7 milligrammes de THC et 2,5 milligrammes de CBD.

*L'alliance de CBD avec le THC dans le Sativex permet de réduire les effets indésirables potentiels du THC.*

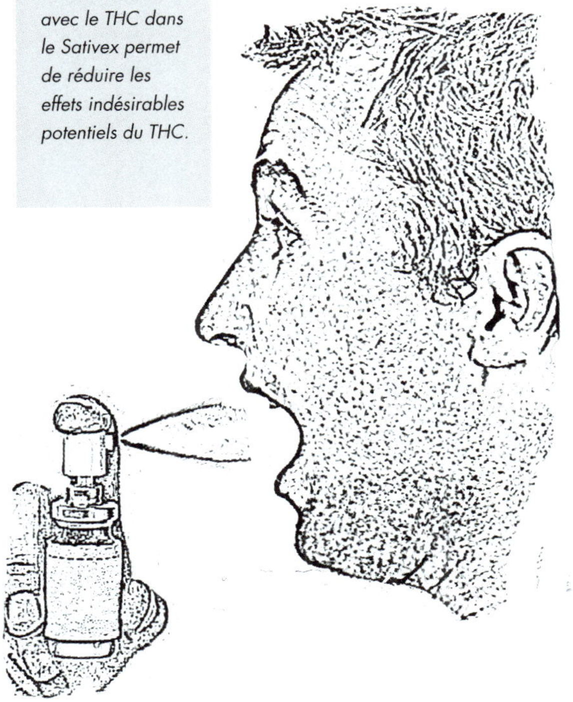

## Pourquoi le Marinol n'est pas du cannabis

Le Marinol est la forme synthétique du THC, qui est un constituant unique du cannabis végétal. Le Marinol correspond en tous points aux critères d'acceptation de la FDA (Food and Drug Administration), avec son approche dite « single drug/single target » (une substance/une cible). Les fabricants de médicaments ont changé de politique depuis les années 1980, quand il était de bon ton de mélanger les substances médicamenteuses pour un même patient. Cette approche médicamenteuse « single drug/single target » contourne le problème de la compréhension des substances complexes et des interactions inhérentes aux médicaments à base de plantes, comme le cannabis. Le cannabis végétal possède de multiples ingrédients actifs qui interagissent avec diverses cibles à travers le corps. Pourtant, récemment, plus de chercheurs ont appelé à étudier des médicaments multicibles pour lutter contre le cancer et les maladies métaboliques, dont le réseau d'action est important.

Les terpènes que l'on trouve dans le cannabis végétal peuvent réduire certains effets secondaires liés au THC (voir, pages 34-38). Dans certains endroits du monde où on utilise le cannabis de façon médicale, en Inde par exemple, on produit des cannabis qui contiennent à la fois du THC et du CBD en grande quantité. En plus d'atténuer les effets négatifs du THC, le CBD minimise le développement de la tolérance au THC. Les études conduites par les médecins qui travaillent avec le Marinol et le cannabis végétal montrent que le cannabis végétal produit moins d'effets indésirables chez les patients.

De plus, il est plus facile de doser le cannabis végétal par vaporisation qu'en appliquant oralement du Marinol.

**Le nabilone.** Vendu aux États-Unis sous la marque Cesamet, le nabilone est un cannabinoïde synthétique utilisé pour empêcher les vomissements et pour atténuer la douleur. En tant que drogue de l'annexe II (de la loi américaine réglementant les drogues et autres substances), sa consommation est sévèrement contrôlée aux États-Unis.

**Le rimonabant.** Le rimonabant était un médicament au cannabinoïde synthétique qui fut développé pour traiter l'obésité. Il s'agissait du premier médicament en vente à permettre de bloquer l'activité d'un récepteur cannabinoïde. À un moment, le rimonabant a été disponible en guise de médicament pour perdre du poids dans plus de cinquante pays différents. Des études permirent par la suite de faire un lien entre l'état dépressif de certains patients et le médicament en question, et celui-ci fut retiré du marché en 2009.

## Les futures formes de médicaments au cannabis

La plupart des variétés de cannabis disponibles sur le marché sont fortes en THC, possèdent quelques terpènes et pas grand-chose de plus. Le cannabis peut produire des douzaines de cannabinoïdes, et l'utilisation médicale du cannabis inspire la recherche à trouver des alternatives au THC. Les variétés de cannabis qui contiennent des cannabinoïdes comme le CBD sont maintenant disponibles, et celles qui possèdent du THCV, du CBDV, du CBC ou du CBG seront de plus en plus accessibles avec le temps.

Les concentrés de cannabis tamisé existent depuis le XIX$^{e}$ siècle, mais les innovations récentes, comme les transducteurs ultrasoniques et les tamis empilés par graduation, vont permettre d'augmenter l'efficacité du procédé. Bientôt, des haschisch de qualité légendaire comme le « 100-meter » devraient devenir accessibles.

Pour le moment, les concentrés de cannabis sont toujours dangereux et difficiles à doser. Avec la fin progressive de l'interdiction du cannabis, des extractions de meilleure qualité sans résidus de solvants seront développées pour égaler la chimie complexe que l'on trouve dans les meilleures variétés de cannabis.

Les méthodes d'application locales et transdermiques formeront le véritable avenir de la médecine au cannabis. Des techniques innovantes qui permettent aux cannabinoïdes et aux terpènes d'être absorbés à travers la peau plus rapidement permettraient de révolutionner les manières dont on utilise le cannabis pour traiter diverses maladies allant des maux de tête au cancer.

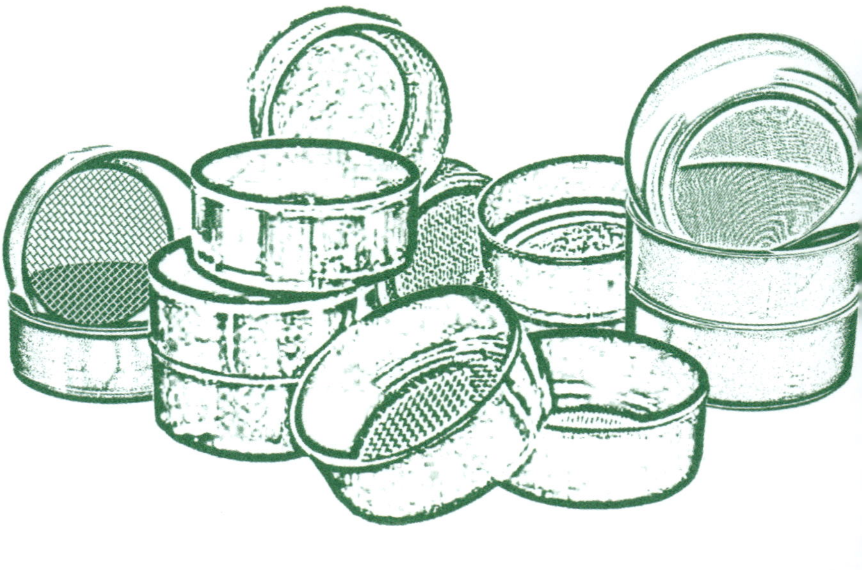

*Les tamis empilés par graduation tiennent dans la paume de la main. Le maillage de chaque tamis rétrécit au fur et à mesure. Ces tamis permettent de collecter des poudres de haschisch d'excellente qualité, essentiellement constituées de glandes de résine.*

# LES MODES DE CONSOMMATION ET LE DOSAGE

Des chillums de Goa aux vaporiseurs miniatures électroniques, il existe des centaines de manières de délivrer le cannabis dans le corps. Les techniques les plus appropriées à une consommation médicale sont celles qui délivrent les doses les plus précises pour une durée désirée et engendrent le moins d'effets secondaires. Et cela est plus difficile à trouver qu'il n'y paraît car chaque technique possède des avantages et des inconvénients. Par exemple, la fumette délivre une grande palette de constituants de cannabis dans le système sanguin en quelques secondes. Les patients parviennent facilement à établir la quantité d'une dose qui leur est nécessaire, mais la combustion produit des toxines qui peuvent blesser les tissus fragiles des poumons.

La vaporisation par vapoteuse électronique est une technique moderne qui permet de délivrer du cannabis médicinal en évitant les problèmes liés à la fumette, car la température du cannabis reste à un niveau inférieur à sa combustion. La vaporisation convertit le produit médicinal en vapeur inhalable. Pourtant, la plupart des patients qui utilisent des vapoteuses ne comprennent pas que les différents ingrédients actifs du cannabis bouillonnent à différents moments du processus. Cette méthode n'est réellement efficace que si le patient comprend comment fonctionne le procédé. L'ingestion du cannabis est plus ancienne que la fumette et la vaporisation sur des milliers d'années. Les produits de cannabis ingérés oralement délivrent des effets deux fois plus longs, en fonction de la variété, mais prennent plus de temps à agir.

## La fumette

La fumette est la méthode d'administration de cannabis végétal la plus courante. Le fait de fumer le cannabis élève rapidement les niveaux de THC dans le système sanguin, mesurables dans les cinq secondes après inhalation. Les pics de niveau sanguin des cannabinoïdes sont atteints après dix minutes. La rapidité d'action des effets permet aux patients d'apprendre rapidement à contrôler le dosage quand ils fument du cannabis, c'est-à-dire contrôler leur dose en mesurant le volume qu'ils inhalent à chaque bouffée et attendre quelques minutes entre chaque inhalation.

La fumette consiste à chauffer le cannabis jusqu'à sa température de combustion et à inhaler les gaz et les particules solides et liquides qui sont créés par la combustion. Alors que le cannabis non chauffé contient plus de sept cents composés différents, ces composés bruts se convertissent en milliers de composés de combustion quand le cannabis est fumé. On pourrait penser que la pratique de la fumette est très ancienne, elle est pourtant relativement récente et remonte au XV$^{e}$ siècle et à l'époque de l'exploration du

*Le fait de fumer le cannabis va devenir de moins en moins populaire, car les technologies portables de vaporisation sont plus efficaces et de moins en moins coûteuses.*

Nouveau Monde. Robert Clarke et Mark Merlin pensent que la fumette fut introduite en Europe après le voyage transatlantique de Christophe Colomb, en 1492.

C'est la tribu Taino de Cuba qui montra à l'équipage de Christophe Colomb comment fumer du tabac. Les populations d'Amérique centrale fument le cigare depuis le IXe siècle de notre ère. Certains membres d'équipage de Christophe Colomb devinrent accros au tabac et rapportèrent leur addiction sur le Vieux Continent. C'est ainsi que le fait de fumer du tabac devint une mode durant la première moitié du XVIe siècle. Au début, les gens n'étaient tellement pas habitués à voir des gens fumer qu'ils décrivaient cette pratique comme le fait de « boire du brouillard ». On pense que la fumette de cannabis devint populaire peu de temps après la découverte du tabac en Europe.

Certains chercheurs soutiennent qu'il existe des traces archéologiques de cannabis fumé en Éthiopie datant du XIIIe siècle (sous la forme de pipes contenant des résidus de cannabis), mais cette théorie reste aujourd'hui contestée. On sait par contre que les populations du Moyen-Orient avaient l'habitude de fumer de la résine de cannabis (sous la forme de haschisch), parfois mélangée avec du tabac.

**Un mode de consommation controversé.** La fumette de cannabis médicinal reste une méthode de consommation controversée car la fumée contient des substances nocives dont certaines sont liées à des maladies pulmonaires et à des cancers. Selon une recherche de l'université du Mississippi, la fumée de cannabis contient 1 500 produits chimiques, dont certains sont cancérigènes. Pourtant, Donald Tashkin, chercheur à la UCLA, a montré que les fumeurs de cannabis longue durée n'ont pas plus de risque de développer un cancer de la tête, du cou ou des poumons. Dans cette étude (qui n'a aucun lien avec le tabac), les fumeurs de cannabis courent même un risque plus faible de contracter ces cancers que les non-fumeurs. Une étude plus récente sur les fumeurs chroniques de cannabis montre que les consommateurs qui inhalent profondément et retiennent la fumée de cannabis dans leurs poumons risquent davantage de développer un certain type de cancer des poumons. Et quand bien même le fait de fumer du cannabis apparaît avoir un lien avec l'emphysème, il ne semble pas être l'élément déclencheur du développement de la maladie.

**La préparation du cannabis pour le fumer.** Il est conseillé de couper délicatement le cannabis avant de le fumer. Le fait de briser le cannabis avec les doigts enlève trop de résine présente sur les fleurs de bonne qualité, il est donc recommandé d'utiliser des ciseaux. Les meilleurs ciseaux (et les plus chers) pour couper le cannabis sont les petits ciseaux japonais en acier de Type C de chez Masakuni pour couper les bonsaïs. Il est nécessaire de nettoyer régulièrement les ciseaux avec de l'alcool isopropylique à 91 % et de les sécher après.

Si vous souhaitez gagner du temps, les grinders Space Case en titane sont une solution rapide de bonne qualité pour couper le cannabis. Évitez cependant d'utiliser les grinders, qui séparent

*Il existe une grande gamme d'outils à disposition pour consommer du cannabis médicinal. L'essentiel pour une consommation correcte est de se servir de ces outils pour délivrer une dose précise de cannabis.*

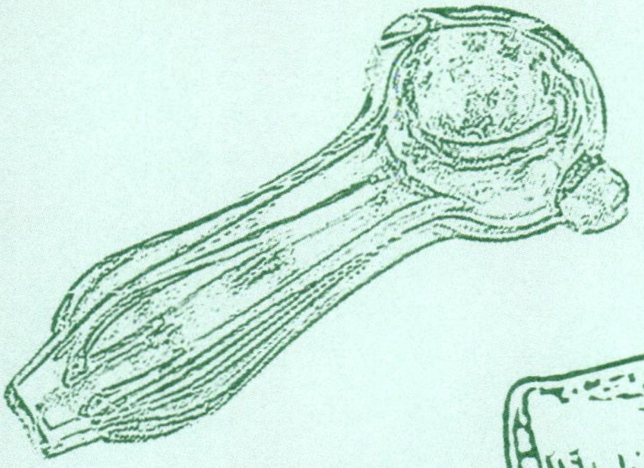

Pipe cuillère

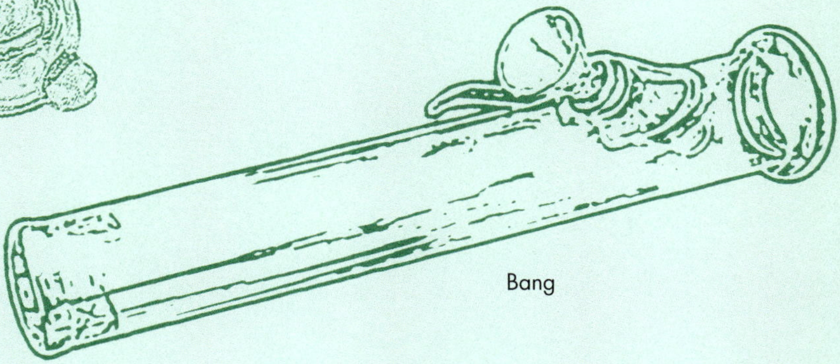

Bang

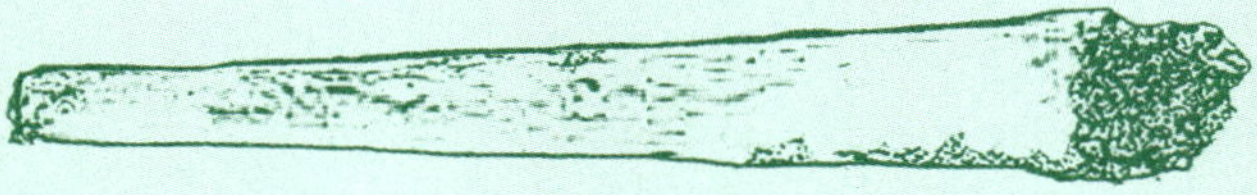

Joint

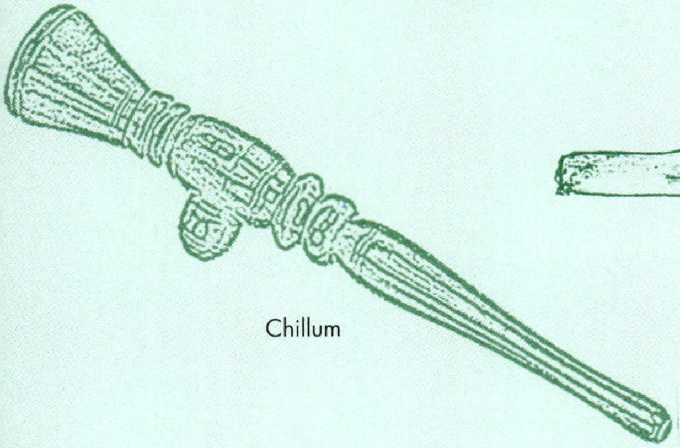

Chillum

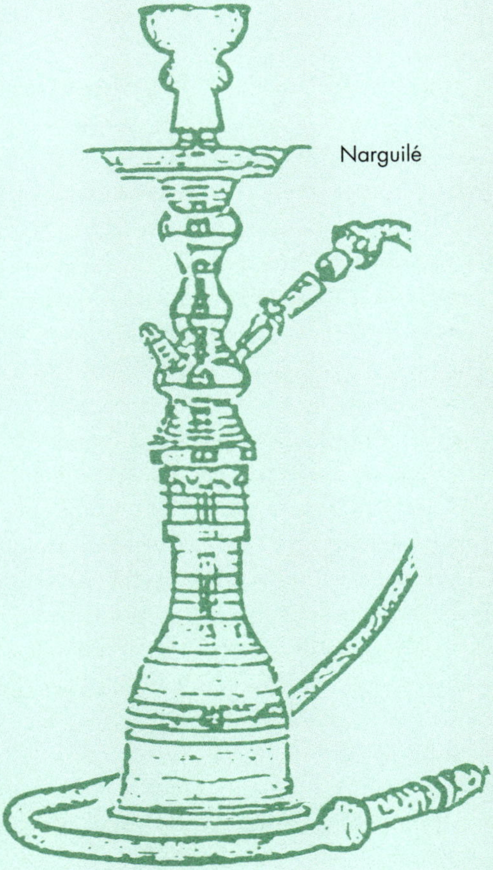

Narguilé

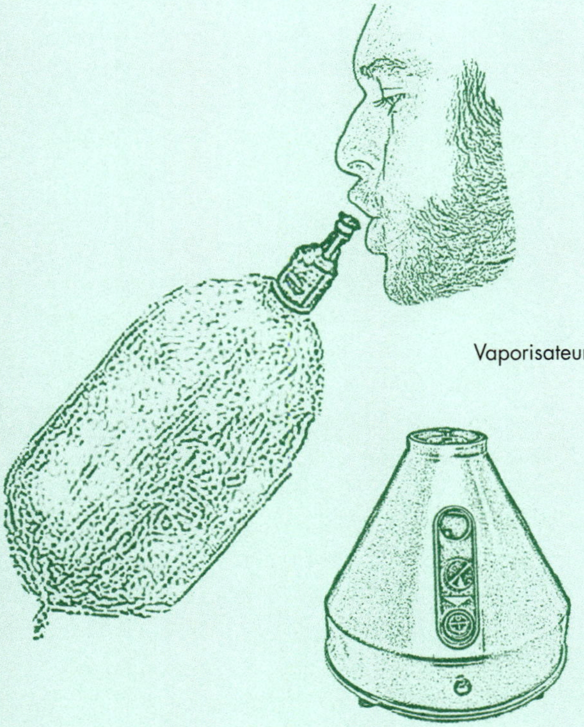

Vaporisateur

*La puissance du cannabis présent dans un joint augmente au fur et à mesure qu'il est fumé, car les goudrons de cannabinoïdes se condensent dans la partie restante du joint. Cela rend le dosage difficile car chaque bouffée est plus forte que la précédente.*

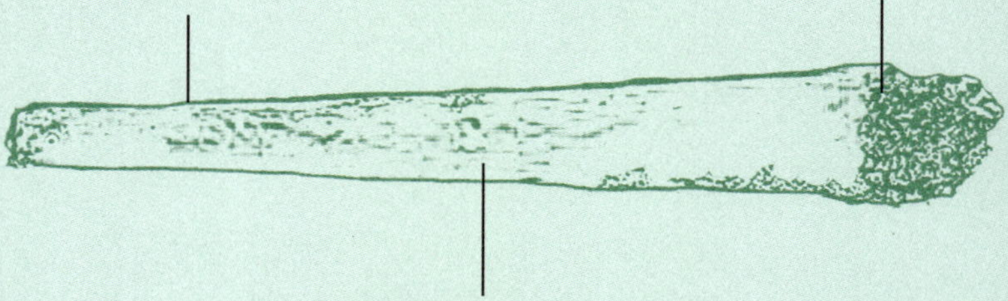


et collectent le *kif*, car il est toujours préférable de laisser le *kif* dans le grinder. De toute façon, le *kif* qui est collecté par un grinder séchera certainement bien avant qu'il y en ait assez pour le consommer.

**Les joints et les spliffs – les cigarettes de cannabis.** Les cigarettes de cannabis – que l'on appelle couramment « joints » ou « spliffs » – ont quelque peu décliné en popularité depuis que la puissance du cannabis a augmenté. Peu de patients au cannabis médicinal peuvent ou ont besoin de fumer un joint entier de cannabis très fort. Puisque les cigarettes de cannabis ne demandent pas d'outils particuliers hormis l'utilisation d'une flamme, elles sont très utiles pour délivrer plusieurs doses. Aux États-Unis, les cigarettes de cannabis contiennent rarement du tabac, alors que c'est tout à fait le contraire en Europe, ce qui rend cette pratique malsaine. Quand on fume une cigarette de cannabis, les ingrédients actifs se condensent continuellement dans la portion non fumée. Cela veut dire que le quart restant d'un joint contient au moins la moitié des cannabinoïdes présents dans la cigarette de cannabis.

**Pipes pour cannabis – du shabong au mégabong.** On trouve des pipes pour cannabis de toutes les tailles et de toutes les formes, des petites pour dose unique, et des énormes à multiples filtrations et niveaux de refroidissement. En fonction du design, les pipes offrent souvent une meilleure technique de distribution des cannabinoïdes que les cigarettes de cannabis. Les pipes pour cannabis en verre borosilicaté sont très à la mode, mais on en trouve également en céramique, en métal et en bois. Certains modèles de pipe sont si élaborés qu'ils possèdent un système d'eau pour refroidir et filtrer la fumée.

Les pipes à eau sont originaires de la province de Gansu, dans le nord-ouest de la Chine, où elles ont été créées il y a quatre cents ans, juste après que le tabac est arrivé pour la première fois en Asie de l'Est par la route de la soie. Les paysans d'Asie du Sud-Est simplifièrent ces pipes chinoises et les creusèrent dans des branches de bambou pour leur consommation. Alfred Dunhill déclara quant à lui que les pipes à eau furent inventées par les Bochimans, les premiers habitants d'Afrique du Sud, avant que le tabac n'atteigne la Chine.

La pointe de la mode en matière de pipes en verre, ce sont les pipes qui changent de couleur. Ce mouvement artistique est représenté dans le film *Degenerate Art : The Art and Culture of Glass Pipes*, qui raconte comment un hippie souffleur de verre, du nom de Bob Snodgrass, a inventé les

## Comment rouler une cigarette de cannabis

Roulez votre cigarette de cannabis médicinal en quatre étapes simplifiées

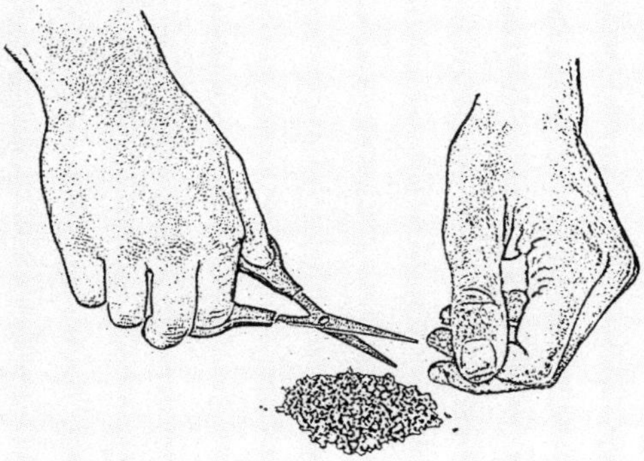

**1** Coupez finement un demi-gramme de fleurs de cannabis pour une cigarette. Prenez un rouleau de feuille à rouler et coupez une portion longue comme votre index. Éparpillez le cannabis coupé le long de la feuille de manière régulière.

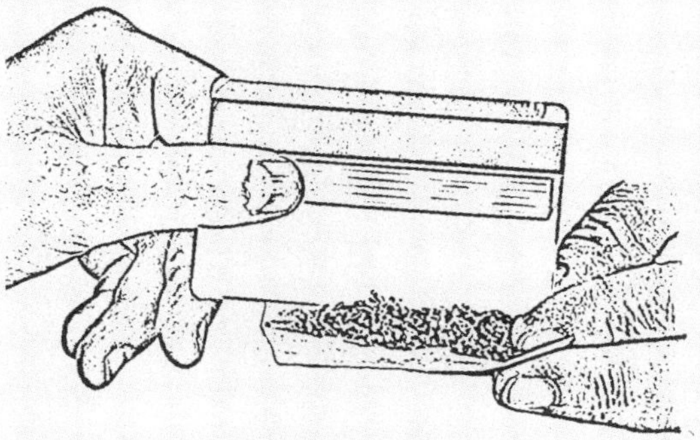

**2** Glissez une carte de crédit entre le cannabis et la feuille à rouler sur le côté de votre doigt. Pressez le cannabis contre la carte le long de la cigarette avec votre pouce. Cela permet de répartir le cannabis dans la cigarette.

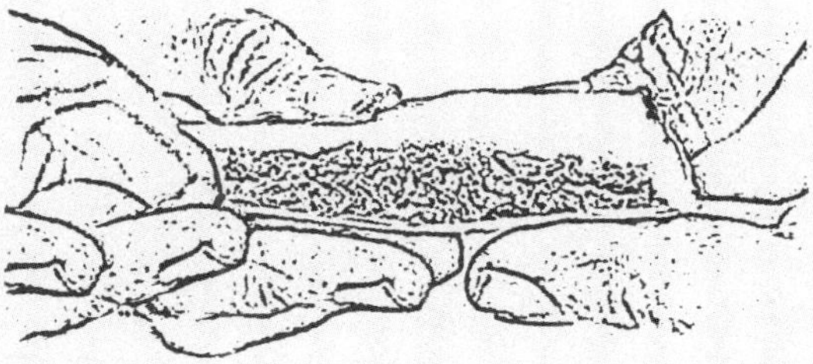

**3** Retirez la carte de crédit, léchez la partie collante de la feuille et roulez la cigarette de manière à la sceller sur la longueur. Pincez les deux extrémités du joint. Allumez une extrémité, et inhalez doucement par l'autre bout.

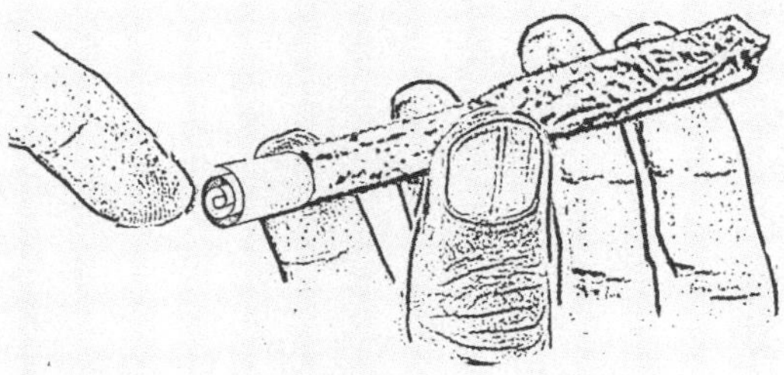

**4** Certains consommateurs aiment placer un bout de carton roulé au bout de la cigarette pour le mettre en bouche.
Les rouleurs experts préfèrent souvent le papier sans collant.

pipes à verre qui changent de couleur quand on fume du cannabis dedans. Snodgrass commença à vendre ses pipes en verre aux concerts des Grateful Dead, et toute une sous-culture artistique vit le jour.

Aujourd'hui, les pipes en verre sont répertoriées en deux catégories : les pipes artistiques et les pipes scientifiques. Les pipes en verre artistiques s'agrémentent de couleurs, de sculptures et sont formées par de fantastiques techniques de soufflage. Quant aux pipes scientifiques, elles présentent des fonctionnalités et des formes sophistiquées comme des attrapeurs de cendre ou des design de percolation. De nombreux patients consommateurs de cannabis médicinal prennent du plaisir à fumer dans une pipe artistiquement soignée. D'autres patients préfèrent les innovations et les performances nouvelles que peuvent apporter les pipes scientifiques. Certaines entreprises de verre, comme Illadelph, combinent le côté artistique et scientifique pour produire des pipes à eau extraordinairement complexes avec des bobines condensatrices de fraîcheur, des percolateurs sophistiqués qui créent des centaines de milliers de petites bulles et refroidissent la fumée quand elle passe dans le réservoir d'eau, le tout allié à de magnifiques ornements exotiques. D'autres entreprises comme Roor, Mobius, Salt et Dave Goldstein préfèrent tabler sur le design du verre.

Les pipes à verre les plus simples sont les cuillères et les pipes à prise unique. Les pipes à prise unique (« one hitters ») sont conçues pour délivrer une seule et unique dose de cannabis. Elles sont parfaites pour contrôler les doses, et chaudement recommandées aux patients novices qui souhaitent fumer du cannabis pour traiter leur maladie. Ces pipes valent souvent quelques euros, elles sont donc adaptées à toutes les bourses. Les pipes cuillères sont les pipes pour cannabis les plus communes. Elles sont plus grosses que les pipes à prise unique et refroidissent plus efficacement la fumée.

*Une petite « pipe cuillère ». Les modes actuelles ont vu l'émergence de nouveaux designs de verre incluant parfois des sculptures et des tourbillons de couleurs. Certaines pipes sont de véritables œuvres d'art.*

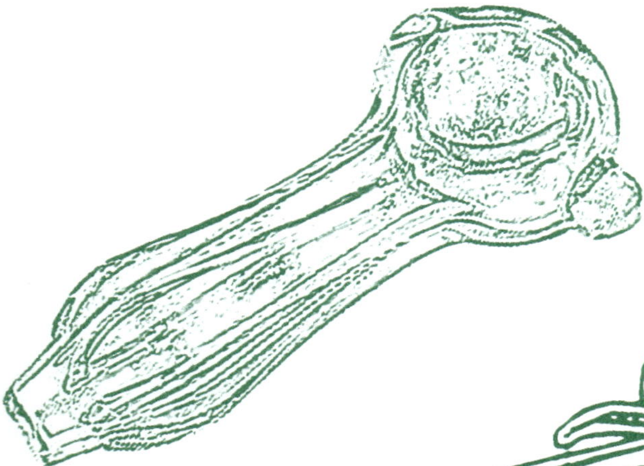

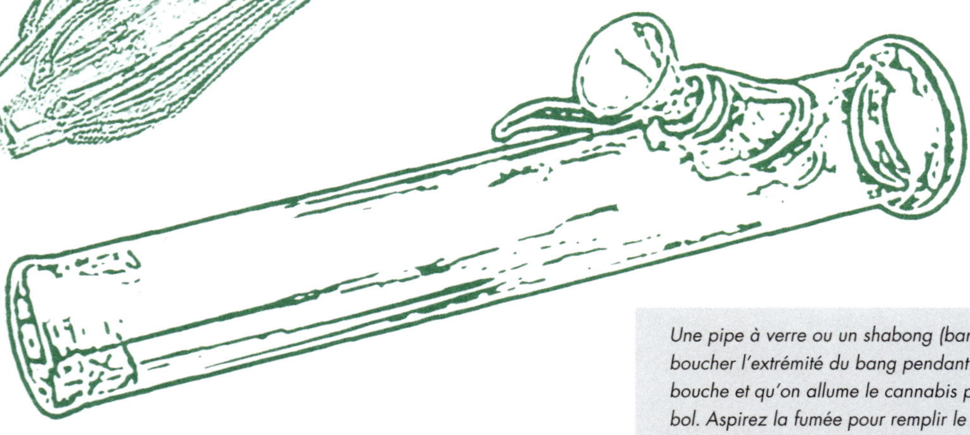

*Une pipe à verre ou un shabong (bang). Il faut boucher l'extrémité du bang pendant qu'on le met en bouche et qu'on allume le cannabis placé dans le petit bol. Aspirez la fumée pour remplir le bang, puis laissez passer l'air pour inhaler la fumée.*

**Comment allumer le fourneau d'une pipe.** Pour commencer, utilisez une flamme pour chauffer graduellement le cannabis dans la pipe, préférablement à partir du bord du fourneau, jusqu'à ce que les légères molécules de terpènes du cannabis commencent à vaporiser. Cette technique permet d'obtenir le meilleur goût et de moins irriter la gorge. Prenez garde à ne pas allumer le cannabis, car s'il flambe, cela veut dire que les terpènes et les cannabinoïdes s'en vont en fumée. Les fleurs de cannabis huileuses prennent rapidement feu, c'est pourquoi il est important de tasser les flammes à l'instant où elles apparaissent. Allez-y doucement. Rappelez-vous qu'en incinérant rapidement le fourneau avec une flamme, vous détruisez beaucoup trop d'ingrédients actifs. Les briquets au butane ont tendance à donner un mauvais goût à la fumée de cannabis. Tournez-vous plutôt vers les briquets à torche fabriqués pour les cigares, mais prenez garde, car la flamme est si intense qu'elle incinère rapidement le cannabis. Il faut un peu d'entraînement avant de réussir à éveiller légèrement le foyer d'une pipe avec un briquet torche. À la place d'une flamme, vous pouvez également utiliser un fer à souder, comme ceux que l'on emploie pour l'électronique. Le fer à souder Hakko 15 watts N452 permet de chauffer le cannabis à un peu moins de 371 °C, ce qui est assez pour vaporiser le cannabis sans le brûler. Quoi qu'il en soit, les outils tels que le Hakko

## Nettoyer les pipes

Les pipes en verre doivent toujours être propres. Il existe une multitude de produits en vente dans les coffee shops pour nettoyer les pipes, mais vous pouvez aussi utiliser du sel kasher avec de l'alcool isopropylique à 91 pourcent. Ce sel ne se dissout pas dans l'alcool et sert à gommer les impuretés accumulées dans la pipe. L'alcool est hautement inflammable, donc manipulez-le avec soin. Pour une petite pipe, mettez assez d'alcool et de sel dans un sac à congélation pour immerger intégralement la pipe, et trempez-la plusieurs fois jusqu'à ce qu'elle soit propre. Utilisez un nettoyant à pipe pour atteindre certaines zones. Une fois celle-ci propre comme un sou neuf, rincez-la à l'eau chaude et laissez-la sécher complètement avant de l'utiliser à nouveau.

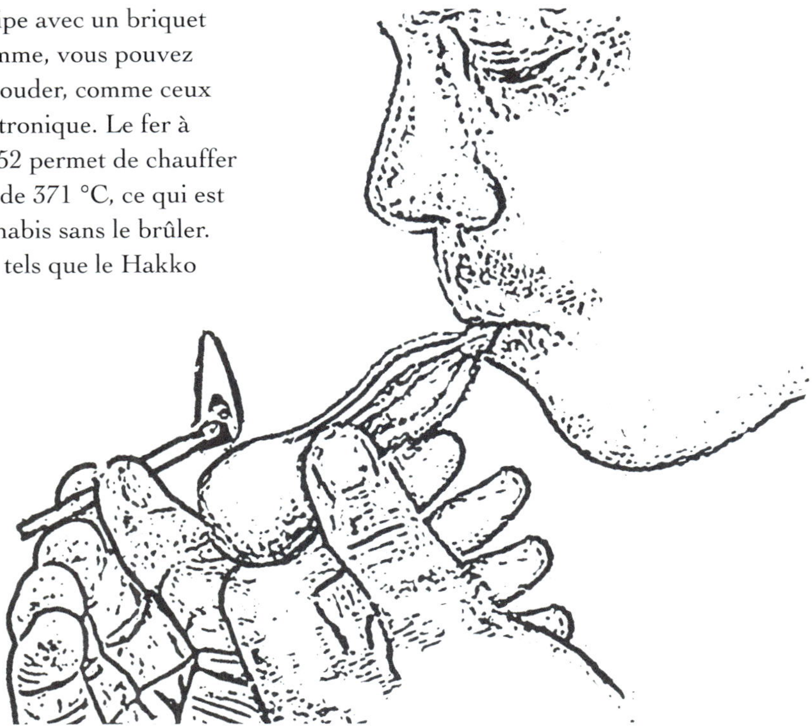

*En train d'allumer une pipe cuillère. Il faut chauffer le cannabis sans l'allumer pour autant.*

peuvent présenter des risques de feu, c'est pourquoi vous devez rester prudents en le manipulant.

**Calcul d'une dose de cannabis à fumer.** Toutes les techniques qui permettent de fumer le cannabis ont des dosages différents. Une étude conduite par Dale Gieringer et l'association à but non lucratif California NORML indique qu'une cigarette de cannabis ne délivre approximativement que 27 pourcent de son THC disponible. Les pipes en verre sont plus efficaces. En allumant une pipe sans pour autant incinérer le cannabis, on peut consommer plus de 50 pourcent du THC. Commencez d'abord avec une dose grosse comme une tête d'allumette, c'est-à-dire assez pour une seule inhalation. Si un laboratoire fiable a testé la puissance de votre cannabis, vous pouvez grossièrement calculer une dose par son poids et par l'efficacité de la technique par laquelle vous fumez la dose. Un trentième de gramme de cannabis contenant 15 pourcent de THC contient 5 milligrammes de THC. Dans une pipe en verre efficace à 50 pourcent, cette dose délivrerait 2,5 milligrammes de THC au patient, ce qui est le seuil à partir duquel la plupart des patients ressentent la dose. Ne pas oublier que le fait de garder la fumée dans les poumons après l'inhalation peut être nocif à long terme. Inhalez, puis expirez rapidement la fumée de cannabis.

**Fumer des extractions de cannabis.** Le fait de fumer des extractions de cannabis, comme le haschisch, peut réduire l'exposition aux combustions de corollaires en brûlant les matières végétales du cannabis. Le défaut des extractions, c'est que le dosage est plus difficile. Les nouveaux patients risquent facilement le surdosage. Il est particulièrement utile de connaître la puissance précise d'une extraction pour calculer la bonne dose. Pour préparer du haschisch pressé, sec ou tamisé, commencez d'abord par chauffer doucement le bord du haschisch avec un briquet. Cette douce chaleur permet d'attendrir la résine et de l'émietter sous sa première forme non compressée. Prenez une petite quantité de cette poudre de résine et placez-la dans un petit bol. Allumez doucement le bord de la poudre en faisant attention de ne pas lui faire prendre feu. Éteignez toute flamme naissante. Idéalement, la poudre de résine fume comme de l'encens et ne brûle pas comme une bûche. Étant donné que le haschisch est considérablement plus fort que les fleurs de cannabis, il est important de prendre une toute petite inhalation pour jauger ses effets avant d'en fumer davantage.

**Les chillums, les narguilés, et les sebsis.** Les chillums sont des appareils à fumer conçus pour le *charas*, qui est un haschisch roulé populaire en Inde et dans l'Himalaya. On associe généralement les chillums et le *charas* avec les sâdhus, des hommes saints qui suivent le dieu Shiva. Les chillums sont souvent construits en argile et parfois en métal. Traditionnellement, un chillum se fume à deux : le premier le tient et fume pendant que l'autre l'allume. Les chillums sont censés ne jamais toucher la bouche du fumeur, c'est pourquoi on place un tissu mouillé sur l'embout. Le tissu humide rafraîchit la fumée et empêche au fumeur d'inhaler des braises.

Les narguilés sont les pipes à eau traditionnelles afghanes que l'on utilise pour fumer le haschisch. Ils produisent une importante quantité de fumée et peuvent surprendre le fumeur novice par une quinte de toux incontrôlable. Les narguilés et la shisha sont rarement utilisés pour consommer du cannabis médicinal car le dosage est difficile à établir. La marque de voiture Porsche a récemment créé une shisha high-tech qui a été mise en vente dans la célèbre boutique londonienne Harrods, pour la modique somme de trois mille dollars…

Les pipes sebsi sont les pipes à haschisch les plus populaires au Maroc. Elles se composent d'un tout petit bol en métal ou en céramique qui permet de faciliter le dosage, et d'un long tuyau à pipe. L'allonge du tuyau et le bol en métal permettent de rafraîchir la fumée.

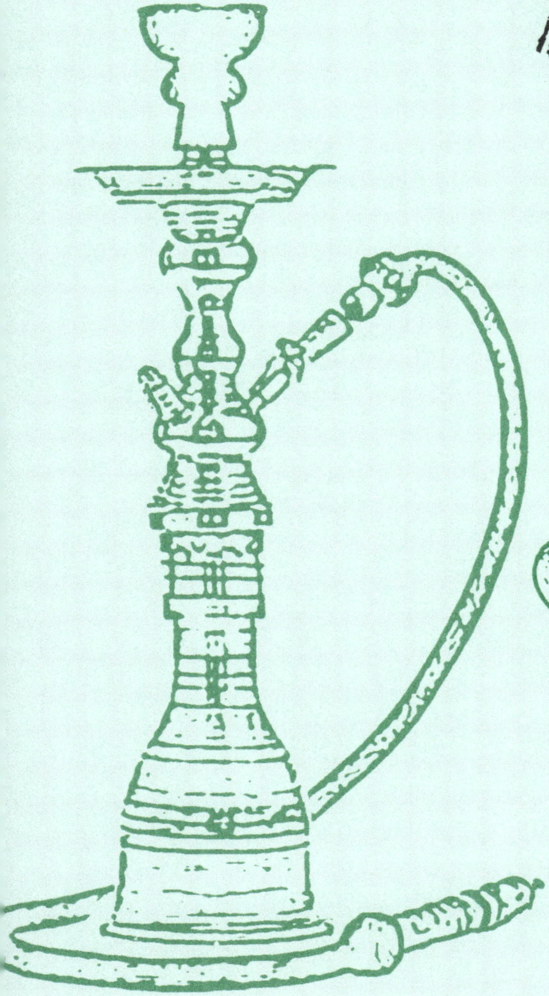

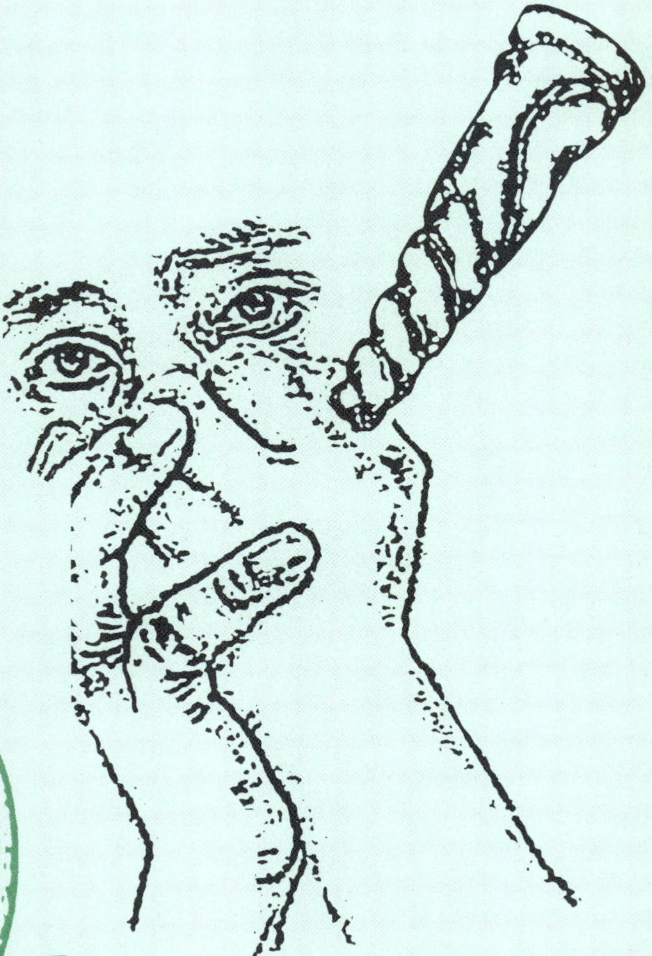

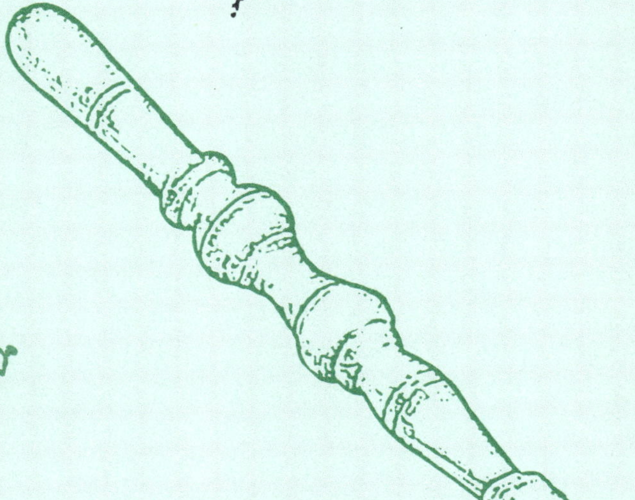

*Le narguilé (à gauche), le chillum (à droite) et le sebsi (en bas). Ces appareils sont respectivement originaires du Moyen-Orient, d'Inde et d'Afrique du Nord, où on continue de les utiliser pour fumer du cannabis et du tabac aromatisé que l'on appelle aujourd'hui shisha.*

## Les vapoteuses et la révolution e-cannabis

Eagle Bill, un Amérindien vivant aux Pays-Bas, a inventé la vaporisation du cannabis au début des années 1990. Un de ses amis avait suggéré d'utiliser un pistolet à air chaud pour décaper la peinture et de s'en servir pour chauffer le cannabis à une température à laquelle les ingrédients actifs se mettraient à bouillir sans brûler pour autant. Eagle Bill enfermait ensuite la vapeur résultante dans un bocal. Il montra son petit tour de passe-passe à tous ses amis, qui étaient émerveillés. La vapeur de cannabis n'avait pas un goût de fumée, elle avait un goût de fleurs. Les effets étaient semblables à d'habitude mais avaient quelque chose de différent aussi.

La technologie de vaporisation évolue très rapidement. Aujourd'hui, des douzaines de modèles de vapoteuses sont en vente, qu'il s'agisse des pistolets à air chaud similaires, de l'invention de Eagle Bill, des petites e-cigarettes alimentées avec des batteries en lithium utilisées pour vaporiser des huiles de haschisch ultraconcentrées. Dans quelques années, il est probable que les vapoteuses deviennent la technique d'ingestion de cannabis la plus populaire.

**Ce que la vaporisation fait et ne fait pas.** Les vaporisateurs fonctionnent en chauffant le cannabis végétal ou les extractions à une température à laquelle les ingrédients actifs entrent en ébullition et forment une vapeur inhalable, sans qu'ils rentrent en combustion. En général, un vaporisateur n'excède pas les 220 °C, puisque c'est la température à laquelle vaporisent (CBC et THCV) les deux cannabinoïdes qui ont les points d'ébullition les plus élevés. Quand le cannabis entre en combustion, des centaines de composés se forment, dont le benzène, les hydrocarbures polycycliques aromatiques et le monoxyde de carbone. La vaporisation délivre les terpènes et les cannabinoïdes aussi vite dans le système sanguin qu'avec la fumée. Avec un peu d'entraînement, il est assez simple d'établir le dosage pour une prise de cannabis médicinal vaporisé. La vaporisation fonctionne par étapes. Les monoterpènes, plus légers, commencent à entrer en ébullition, ensuite les sesquiterpènes, puis les alpha-pinènes, le THC, suivi du limonène, du myrcène, puis le CBD, le CBN, et pour finir le THCV et le CBC. Le monoxyde de carbone se forme à une température de précombustion de 231 °C. Le problème de la vaporisation, c'est que le point d'ébullition du THCV et du CBC est de 220 °C et que le naphtalène, qui est une toxine, se libère à 217 °C.

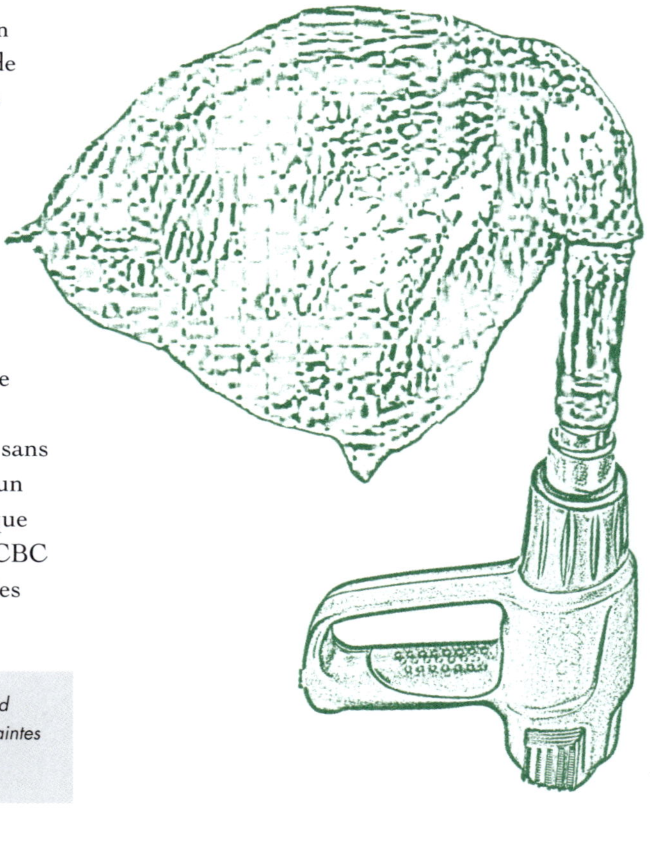

*L'invention de Eagle Bill, à savoir le pistolet à air chaud transformé en vaporisateur, a été copiée maintes et maintes fois et a permis d'influencer les vapoteuses modernes.*

Les variations de point de bouillonnement des constituants de cannabis démontrent à quel point la précision de la température est importante. Arno Hazekamp, de l'université de Leiden, aux Pays-Bas, a conduit une étude pour les fabricants du célèbre vaporisateur Volcano. Le but de cette étude était de connaître les températures optimales pour vaporiser la variété de cannabis Jack Herer. Hazekamp démontra que l'extraction optimale se passait à 201 °C, ce qui est assez pour faire bouillir les terpénoïdes et les cannabinoïdes, sauf le CBC et le THCV. Ces cannabinoïdes n'étaient pas disponibles dans la plupart des variétés de cannabis quand Hazekamp fit son étude.

**Optimiser la vapeur.** La technique de vaporisation est assez simple : inhalez pendant trois secondes puis expirez. Si le patient tousse, c'est souvent parce que la température du vaporisateur est trop élevée ou parce que la vapeur est trop riche. La vaporisation est progressive, il est donc possible qu'il faille trois ou quatre inhalations pour épuiser les cannabinoïdes et les terpènes d'une seule dose de cannabis moulu. Les cannabinoïdes n'ont pas de goût lorsqu'ils sont vaporisés, mais les terpènes floraux dont on sent le goût sont pharmacologiquement actifs.

**Calculer une dose pour vaporisateur.** Les études conduites pour le vaporisateur Volcano indiquent que la chambre de remplissage doit être chargée avec un quart de gramme de cannabis. Pour du cannabis fort de 15 pourcent en THC, cela correspond donc à 37,5 milligrammes de THC. Les quatre premiers ballons du Volcano remplis avec cette charge contiennent un peu moins de 6 milligrammes de THC en vapeur, à l'exception du ballon numéro 3, qui avoisine les 7 milligrammes. Pour un patient novice, cela veut dire que les trois quarts du premier ballon sont une dose suffisante. Un patient qui inhalerait les quatre ballons recevrait une dose approchant les 22 milligrammes de THC qui provoquerait une très forte psychoactivité.

**Les différents types de vaporisateurs.** Les tout premiers vaporisateurs, celui de Eagle Bill, par exemple, étaient construits à partir de pistolets à chaleur que l'on utilise pour enlever

*Utiliser un vaporisateur L'air chaud passe à travers les fleurs séchées de cannabis placées dans la chambre de remplissage. En ce faisant, le ballon attaché à la chambre se remplit de vapeur, prête à être inhalée.*

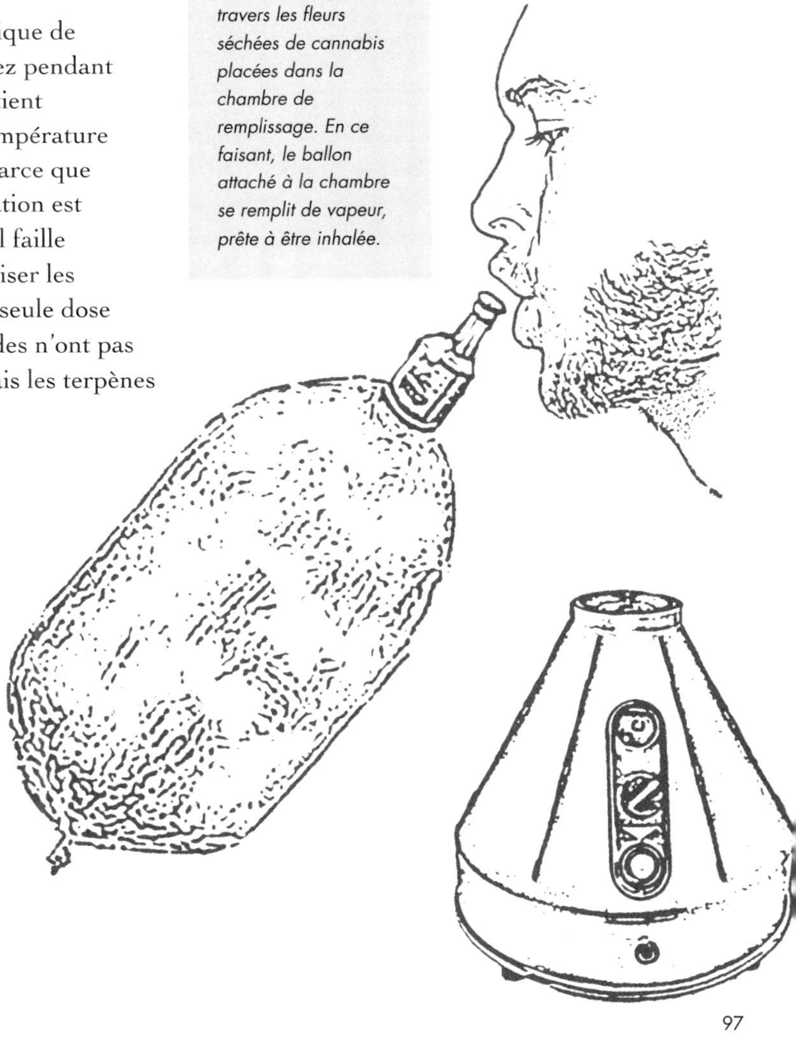

la peinture, comme ceux de la marque Steiner, qui disposent d'un réglage LCD de température. On attachait ensuite un bang en verre assez large pour que l'air chaud se glisse dedans et vienne chauffer le cannabis jusqu'à atteindre le point de bouillonnement des ingrédients actifs. Bien que ces pistolets vaporisateurs soient précis, ils nécessitent souvent des équipements supplémentaires pour leur conception, ce qui les rend encombrants.

Les fabricants ont cherché à construire des vaporisateurs autonomes avec des éléments de chauffage intégrés. L'autre vaporisateur à devenir populaire chez les patients de cannabis médicinal est le vaporisateur « whip-style ». Un whip est un tube flexible au bout duquel est attaché un bol en verre pour contenir le cannabis. On remplit le petit bol avec du cannabis puis on le place au-dessus d'un élément qui émet de la chaleur. Le patient aspire l'air dans le tube placé au-dessus de la source de chaleur, qui passe à travers le cannabis et se transforme en vapeur prête à être inhalée. On peut obtenir un vaporisateur whip-style pour environ cent euros. Ces types de vaporisateurs ont des contrôles de température analogiques, il est donc nécessaire de pratiquer un peu avant de réussir à les maîtriser. L'avantage de ces appareils est qu'ils sont mécaniquement simples et peuvent durer très longtemps.

**Le Volcano.** En l'an 2000, un équipementier allemand basé à Tuttlingen du nom de Storz & Bickel a développé un vaporisateur du nom de Volcano. Le Volcano est conçu pour remplir un

*Tous les cannabinoïdes et terpènes présents dans le cannabis ont un point de bouillonnement différent, comme le CBC et le THCV, qui entrent en ébullition à 220 °C.*

**Les points de bouillonnement des cannabinoïdes et des terpènes**

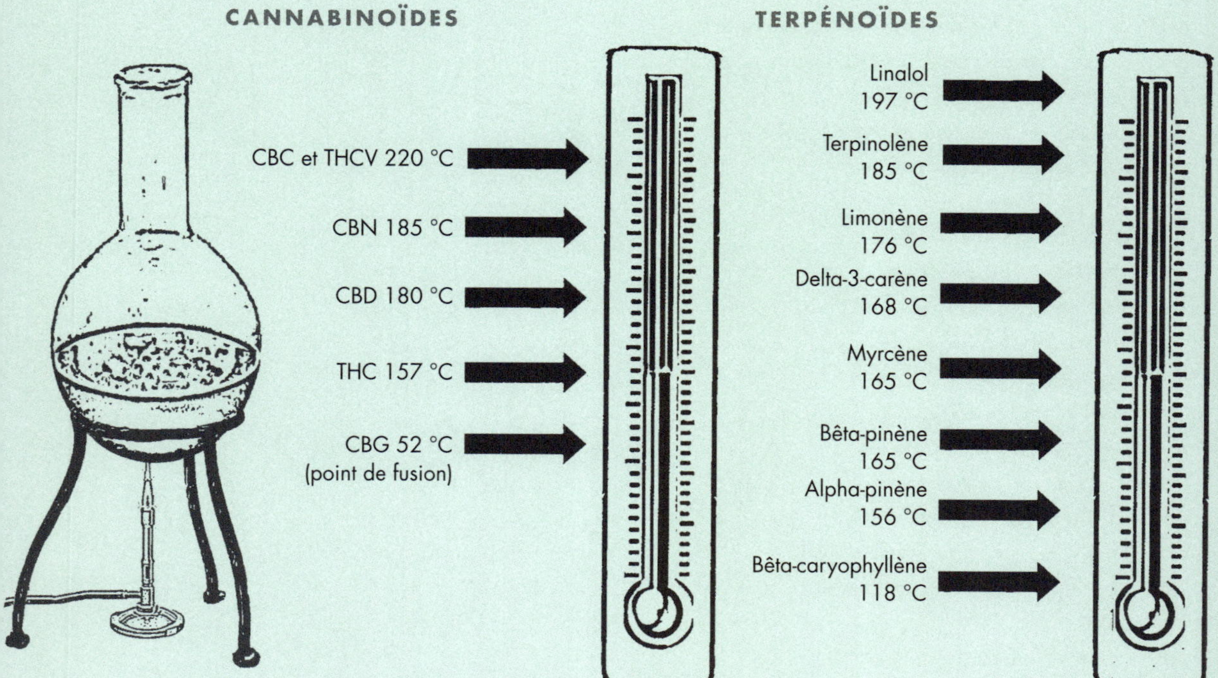

ballon avec de la vapeur de cannabis, qui est ensuite détachable de sa base, pour que le patient puisse l'inhaler.

Il s'agit du meilleur vaporisateur disponible dans le commerce. On l'utilise pour conduire des études cliniques sur le cannabis médicinal en Europe et aux États-Unis. Ce vaporisateur confère un avantage certain car il est plus précis dans son dosage que ses homologues.
Le premier modèle Volcano avait une molette analogique pour ajuster la production de chaleur. Le modèle d'après, le Volcano Digit, présentait un affichage LED qui permettait de sélectionner la température produite désirée. Plus récemment, la compagnie Storz & Bickel a sorti un nouveau modèle : le Volcano Medic. Celui-ci peut vaporiser le cannabis végétal ainsi que les solutions au cannabinoïde. Mais une telle technologie a un coût, et le meilleur modèle Volcano Digit avoisine les six cents euros.

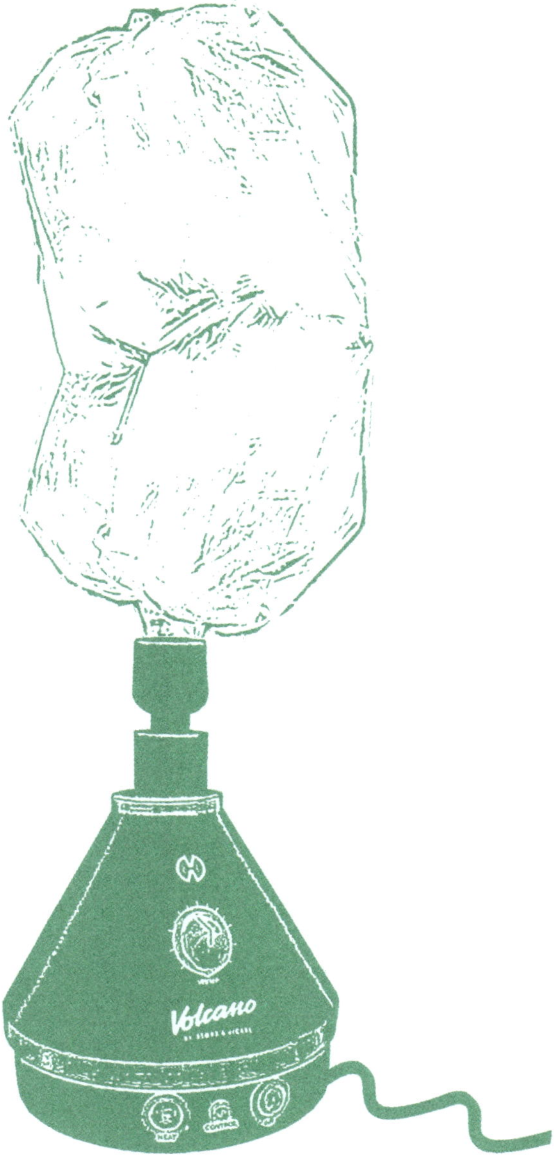


*En utilisant un vaporisateur analogique Volcano, la vaporisation la plus fiable pour le THC et le CBD s'active quand l'appareil est réglé à une température entre 6 et 8,5.*

### Vaporisateurs portables et e-cannabis.

Le fait de chauffer des éléments requiert une quantité de courant électrique considérable, raison pour laquelle les premiers modèles de vaporisateurs devaient être branchés sur secteur. Ces cinq dernières années, les batteries au lithium ont permis de lancer une nouvelle gamme de vaporisateurs portables. Une entreprise irlandaise du nom de I-olite a choisi pour sa part de produire des vaporisateurs portables chauffés au butane. Ces vaporisateurs figuraient parmi les premiers à pouvoir vaporiser des fleurs séchées de cannabis. La dernière mode de vaporisateurs portables pour cannabis médicinal vient du marché des cigarettes électroniques.

Le concept de la cigarette électronique date du milieu des années 1960, mais celui-ci fut commercialisé trente-cinq ans plus tard. En 2003, un pharmacien chinois breveta un appareil utilisant les ultrasons qui permettait de créer une brume de nicotine dissoute dans un propulseur que l'on pouvait inhaler. L'utilisation d'un propulseur (habituellement du propylène glycol) dans les e-cigarettes est controversée, car certaines études ont été conduites pour savoir s'il n'est pas dangereux d'en inhaler. Les premières e-cigarettes et vapoteuses permettaient de délivrer de l'huile de haschisch grâce à du propylène glycol. Les fabricants de e-cigarettes affirment que leurs produits sont aujourd'hui capables de vaporiser uniquement l'huile de haschisch. Il existe un vaporisateur portable efficace et disponible dans le commerce depuis 2013 : la vapoteuse Pax de chez Ploom. La Pax est conçue pour vaporiser les herbes moulues. Elle contient quatre paramètres de température qui lui permettent de fonctionner sur une large gamme de cannabinoïdes et de terpènes, pour un coût de deux cent cinquante euros. Les derniers modèles de e-cigarettes prennent une part de marché de plus en plus grosse car ils sont très discrets et simples à utiliser. Il existe une certaine inquiétude quant aux agents chimiques qui permettent de dissoudre les cannabinoïdes dans les e-cigarettes. Sont-ils vraiment sans danger ? De plus amples études doivent être menées pour fournir la réponse, et il est certain que ces résultats auront des répercussions considérables sur toute cette gamme de produits.

Il existe un vaporisateur bon marché pour les fleurs de cannabis (plutôt que pour les huiles de cannabis) du nom de Magic Flight Launch Box. Il ressemble à une petite pipe en bois taillée sous la forme d'une boîte et fonctionne avec une simple pile AA que l'on insère dans une fente prévue à cet effet sur le côté de l'appareil. Le marché des vaporisateurs évolue très rapidement, et de nouveaux modèles continueront d'émerger.

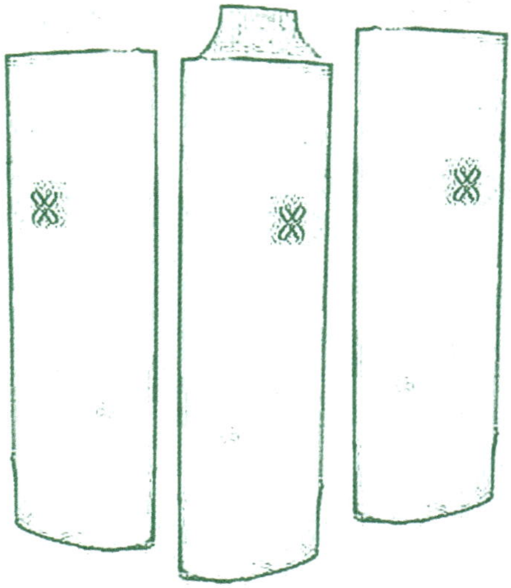

*Tandis que les vaporisateurs portables comme la Pax (voir, ci-dessus) et la Launch Box (voir, ci-dessous) ont gagné en popularité. Ce sont les petites vapoteuses bon marché qui prennent la plus grosse part de marché.*

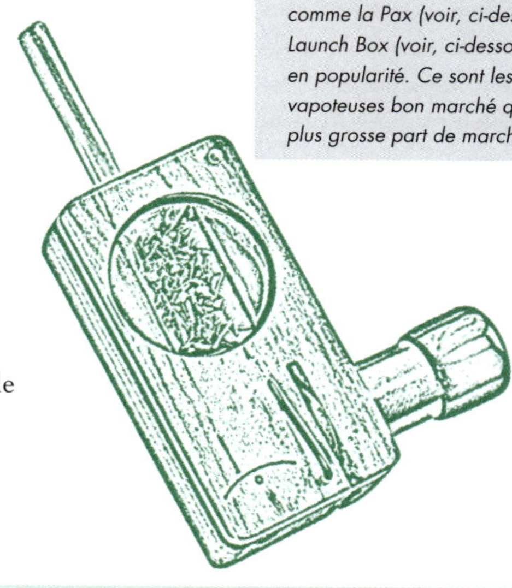

## L'inconvénient du dosage à vapeur

Le risque principal quand on vaporise du cannabis médicinal est la surmédication. La vapeur de cannabis est florale et plus facilement tolérée par de nombreux patients, comparée à la fumée de cannabis. Puisque la vapeur n'est pas âcre comme la fumée, les patients ont tendance à en inhaler davantage et à la retenir plus longtemps dans leurs poumons, risquant de délivrer une plus grande dose de cannabinoïdes. Une petite étude britannique a montré que le « cannabis de rue » pourrait produire des niveaux d'ammoniac significatifs (200 parties par million) quand il est vaporisé. Il se pourrait que les hauts niveaux de résidus de nitrogène engendrés par les méthodes d'horticulture en soient l'origine. Lors de la même étude, du cannabis végétal cultivé par le gouvernement pour un programme de l'université du Mississippi fut vaporisé et montra un niveau d'ammoniac bien en dessous du niveau dangereux (10 parties par million).

**Le dabbing.** Les produits ultraconcentrés en cannabis, comme les huiles de haschisch et les cires, s'enflamment facilement et perdent leurs agents médicinaux avant qu'ils ne soient inhalés. Des techniques ont été développées depuis 2008 pour vaporiser ces concentrés avec des pipes à eau modifiées. L'élément clé de ces modifications est une plaque en métal appelée « nail » que l'on peut chauffer avec un briquet torche. Le nail se situe à l'endroit même où est habituellement placé le fourneau sur une pipe à eau normale. Une fois le nail chauffé, il s'agit d'aspirer l'huile ou la cire au moyen d'une aiguille pour ensuite répandre son contenu sur le nail. Quand l'huile entre en contact avec cette plaque chaude, elle s'évapore instantanément et peut être inhalée à travers la pipe à eau. Cette huile vaporisée est absorbée incroyablement rapidement à travers les poumons. Les effets du dab sont très intenses et se font sentir en quelques secondes. Cet effet très rapide peut être très déroutant et accablant pour certains patients. Avec le dabbing, la surmédication est courante et peut développer une tolérance aux effets du cannabis chez le patient. De plus, les effets négatifs du THC semblent s'amplifier avec le dabbing, il est donc primordial de doser correctement ses prises.

## Les teintures sublinguales – la consommation du cannabis par la bouche

Depuis très longtemps, le mot teinture se réfère plutôt au concept de colorer, de teindre quelque chose sous la forme d'une substance. Aujourd'hui, une teinture peut également se référer à un extrait alcoolique de plante médicinale.
Les teintures utilisent des solvants comme l'éthanol pour dissoudre les ingrédients actifs des herbes médicinales comme le cannabis. On forme la base des teintures en trempant ces herbes dans de l'alcool à haut pourcentage, l'Everclear, par exemple. On trempe souvent le cannabis dans l'alcool pendant un mois, après quoi on essore les matières végétales pour récupérer la teinture. Les bonnes teintures de cannabis peuvent parfois atteindre 80 milligrammes de cannabinoïdes par millilitre. Elles sont donc extrêmement puissantes et on doit les manipuler avec grand soin, afin d'éviter une surmédication.

La phytothérapie conventionnelle apporte la preuve que certains terpènes présents dans le cannabis sont plus efficaces quand ils sont consommés par la bouche que par la fumée ou la vaporisation. En effet, la chaleur engendrée par la vaporisation ou la fumée casse les terpènes et les rend moins efficaces. Beaucoup de terpènes sont plus efficaces quand ils sont administrés sous la forme de teinture.

**Le dosage des teintures.** Le fait d'appliquer une dose de teinture au cannabis sous la langue, ou contre la paroi des joues, permet aux cannabinoïdes d'atteindre plus rapidement le système sanguin qu'en avalant la dose. Les absorptions sublinguales délivrent une expérience plus proche de la fumette ou de la vaporisation, contrairement à l'administration orale. Une fois qu'elle est placée sous la langue, les cannabinoïdes et les terpènes présents dans la teinture passent à travers l'épithélium. Sous la langue, il existe un grand nombre de petits vaisseaux sanguins qui permettent aux cannabinoïdes de se diffuser rapidement dans le système sanguin. L'administration sublinguale est plus intéressante que l'administration orale aussi parce que les cannabinoïdes n'ont pas à passer par le système digestif, où ils risquent de se faire briser par les acides gastriques, la bile ou les enzymes digestives. De même, l'absorption sublinguale évite la transformation du THC absorbé oralement en métabolite 11-hydroxy-THC.

Après avoir fait tester votre teinture par un laboratoire pour mesurer sa puissance, il est conseillé, dans un premier temps, de commencer avec une dose de 2,5 milligrammes de THC. Les laboratoires GW Pharmaceuticals recommandent à leurs patients qui commencent à prendre du Sativex (spray au cannabis) de prendre une dose le soir pour les deux premiers jours, puis deux doses le soir des deux jours suivants, et enfin d'ajouter une dose le matin au cinquième jour. Ensuite, une dose peut être ajoutée par jour au programme de dosage. Cette méthode permet au patient de s'adapter au médicament et de minimiser les effets négatifs.

Certaines teintures sont faites à partir de glycérine, bien que les cannabinoïdes ne restent guère bien longtemps dans la solution, à moins d'utiliser un homogénéisateur de laboratoire pour les faire fusionner. Le fait d'utiliser un petit homogénéisateur de labo vous permettra

## Fabriquer une teinture à l'éthanol

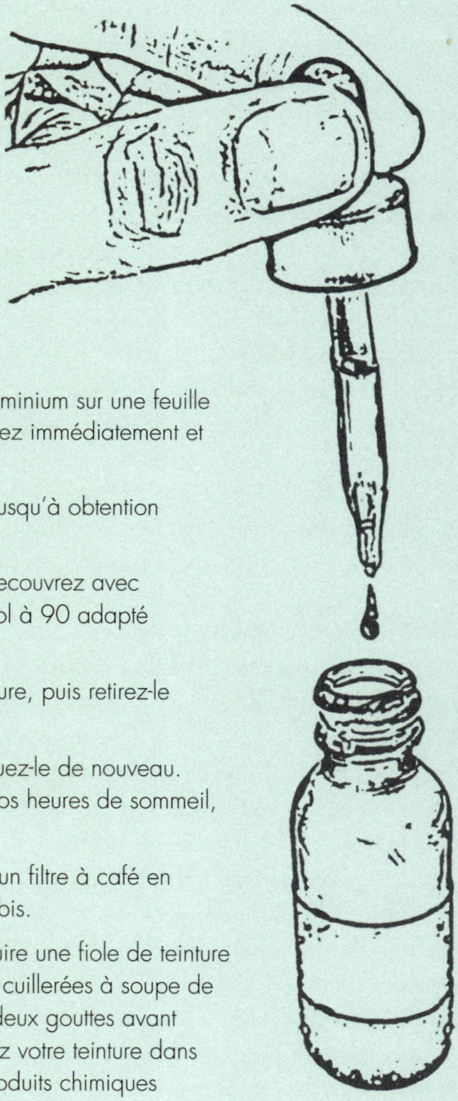

Commencez avec une once (environ 28 grammes) de fleurs de cannabis de très bonne qualité dont la puissance a été testée en laboratoire.

**1** Placez le cannabis dans un bol, que vous placerez dans un congélateur sans gel pendant 24 heures, de manière à sécher durement le cannabis.

**2** Le lendemain, retirez le cannabis du congélateur. Il doit pouvoir s'effriter sous vos doigts. Emballez fermement le cannabis dans du papier aluminium pour qu'il forme un sachet d'environ 1,9 cm d'épaisseur.

**3** Préchauffez votre four à 160 °C. Placez votre sachet d'aluminium sur une feuille support et chauffez-le dans le four pendant sept minutes. Retirez immédiatement et laissez refroidir.

**4** Placez le cannabis dans un grinder à épices et moulez-le jusqu'à obtention de fines miettes.

**5** Versez le cannabis en miettes dans un petit pot Mason et recouvrez avec 473 millilitres d'éthanol, comme l'Everclear, ou un autre alcool à 90 adapté à la consommation humaine.

**6** Placez le pot au congélateur. Laissez ainsi pendant une heure, puis retirez-le et secouez-le pendant cinq minutes.

**7** Remettez-le au congélateur pendant trois heures, puis secouez-le de nouveau. Répétez cette méthode pendant des jours, sauf au cours de vos heures de sommeil, bien sûr.

**8** Une fois qu'elle est prête, faites passer la mixture à travers un filtre à café en pressant le plus possible pour extraire tout l'éthanol du cannabis.

Avec du cannabis à 15 pourcent de THC, cela devrait produire une fiole de teinture très forte. Si l'éthanol vous brûle la bouche, ajoutez quelques cuillerées à soupe de miel (30 grammes) à la teinture. Commencez d'abord avec deux gouttes avant d'établir une dose raisonnable qui vous convienne. Conservez votre teinture dans une bouteille en verre car l'éthanol peut dissoudre certains produits chimiques présents dans le plastique.

de fabriquer un produit plus stable et moins périssable.

L'éthanol présent dans les teintures peut irriter les tissus sensibles de la bouche, il est donc nécessaire de prendre garde aux irritations et aux ulcères. Une technique permettant de minimiser les irritations consiste à placer la teinture sous la langue, à attendre que l'éthanol s'évapore quelque peu, avant de laisser le liquide couler sous la langue, où il peut être absorbé.

Les teintures de cannabis doivent être conservées dans une bouteille en verre opaque bien fermée, placée au réfrigérateur.

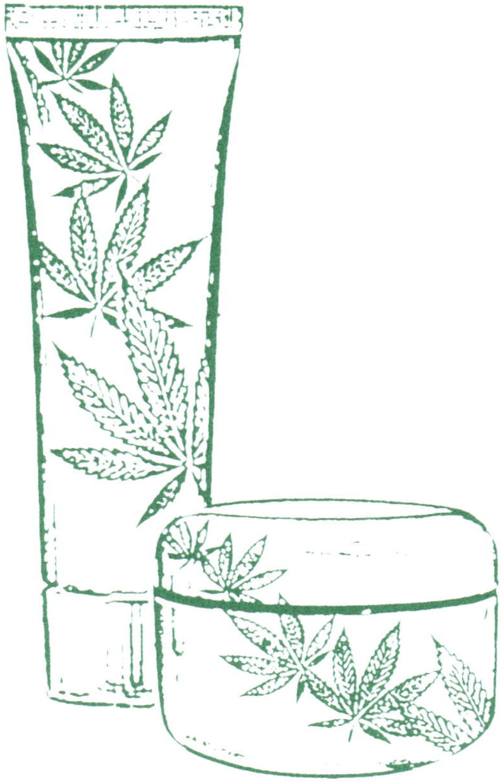

*Il existe une grande variété de produits qui utilisent l'huile de chanvre, comme les crèmes pour les mains, les lotions pour le corps, les huiles pour le bain, et plus encore. Commencez toujours par tester le produit sur une petite région du corps avant d'en utiliser plus fréquemment.*

## Application locale du cannabis et des cannabinoïdes

Les cannabinoïdes peuvent être absorbés à travers la peau et ont montré qu'ils possèdent des propriétés anti-inflammatoires sur les animaux [4]. De plus, il existe un grand nombre de récepteurs cannabinoïdes dans la peau, c'est pourquoi une application locale peut permettre de traiter des maladies de peau comme l'eczéma ou le psoriasis. Des crèmes d'huile de chanvre infusée avec des cannabinoïdes et des terpènes peuvent permettre un soulagement thérapeutique significatif.
Il est tout de même nécessaire d'être prudent en utilisant des traitements pour la peau au cannabis, car certains patients y sont allergiques. Il est donc conseillé d'appliquer, en premier lieu, une toute petite quantité de crème de cannabis, et d'attendre un jour pour voir si une rougeur ou une éruption cutanée apparaît. La plupart des patients tolèrent très bien les préparations au cannabis à application locale. Elles sont rarement psychoactives, mais elles peuvent le devenir quand on applique des doses très importantes.
La nature anti-inflammatoire de nombreux cannabinoïdes rend son application locale très apaisante pour la peau. Donald Abrams, célèbre oncologue, a déclaré avoir personnellement utilisé de l'huile de concentré de cannabis pour traiter une lésion précancéreuse sur sa propre peau [5]. Beaucoup de gens qui utilisent l'huile de cannabis la trouvent efficace pour guérir diverses lésions ou imperfections sur la peau.

Les endocannabinoïdes sont liés à la régulation de la production d'huile dans la peau. Ethan Russo suggéra que le cannabinoïde CBD, combiné avec les terpènes de cannabis comme le limonène, le linalol, et le pinène, pourrait former la base d'un nouveau traitement contre l'acné [6]. Le CBD est absorbé à travers la peau et réduit la surproduction de sébum – une matière grasse lubrifiante sécrétée par les glandes sébacées de la peau – liée à la maladie. Les trois terpènes que cite Russo sont également de puissants antibiotiques contre la bactérie principale associée à l'acné.

## Administration orale de cannabis

Le cannabis consommé par voie orale possède plusieurs avantages, comparé au cannabis fumé ou vaporisé. Le plus important est certainement sa capacité à produire des effets médicinaux qui durent plus longtemps. Les patients répondent très différemment au cannabis administré par voie orale et métabolisent à un degré d'efficacité très variable, en fonction du patient [7].

**Les risques du cannabis administré oralement.** Il faut toujours garder en tête que le cannabis consommé par voie orale délivre un effet qui dure deux fois plus longtemps que le cannabis fumé. L'absorption orale de cannabis est lente et irrégulière. Le début des effets est très variable selon les patients et varie entre 15 et 180 minutes après absorption. Chez la majorité des patients, les effets commencent à se faire sentir entre 30 et 90 minutes. Les pics plasmatiques varient entre 75 minutes et sept heures. Comparé à l'inhalation, le cannabis administré oralement produit des effets plus longs qui disparaissent plus lentement sur une période de cinq à sept heures. Le plus gros risque du cannabis végétal par voie orale est la surmédication, qui peut produire de très hauts niveaux de psychoactivité et d'anxiété. Et malgré le fait que ces symptômes disparaissent en quelques heures, ils peuvent être particulièrement durs à vivre pour le patient.

**La première forme de cannabis médicinal.** Le fait de manger du cannabis pour ses propriétés médicinales remonte à la Chine antique, il y a deux mille cinq cents ans, et peut-être même avant. Le *Ma-Fên*, ou « chanvre moulu » des fleurs de cannabis femelles était recommandé dans la médecine traditionnelle chinoise pour traiter la malaria, les rhumatismes et les règles douloureuses. Il était dit également que celui qui en mangeait les graines voyait les démons.

Le cannabis est au centre de la médecine traditionnelle indienne. Sharma l'appelle la « pénicilline de la médecine ayurvédique » [8]. Le *bhang*, la boisson indienne traditionnelle à base de cannabis, est généralement bue comme un tonifiant partout à travers l'Inde (voir, page ci-contre).

**Les variations du cannabis administré oralement.** De plus en plus de variétés de cannabis qui contiennent d'autres cannabinoïdes que le THC sont aujourd'hui disponibles (comme le CBD). De fait, les préparations orales de cannabis peuvent être confectionnées de manière à délivrer moins, peu, ou pas du tout de psychoactivité, en fonction du ratio de CBD par rapport à celui du THC. Un ratio de huit CBD pour un de THC permet d'éliminer complètement la psychoactivité. Un ratio de trois CBD pour deux de THC délivrera de la psychoactivité, mais qui permet de garder les idées claires.

Ces ratios plaisent aux patients car ils leur permettent de réduire leur anxiété. D'autres cannabinoïdes comme le CBD et le THCV sont également intéressants pour les patients qui ont du mal à gérer les effets psychoactifs du THC. De nombreux experts pensent que ces cannabinoïdes alternatifs sont l'avenir du cannabis médicinal.

## Suppositoires et méthodes peu communes d'administration

Aussi étrange que cela puisse paraître, les suppositoires au cannabis possèdent de nombreux avantages médicinaux. Une dose sous la forme d'un suppositoire peut être efficacement absorbée, sans aucune perte des cannabinoïdes, dans les sucs gastriques ou dans les enzymes. La forme suppositoire permet de contourner la métabolisation des cannabinoïdes dans le foie et délivre une expérience identique au fait d'inhaler le cannabis. On peut également fabriquer un suppositoire qui soit conçu pour délivrer des effets sur une longue période, comme par administration orale. Le brevet des suppositoires au cannabis est détenu par une petite entreprise affilée au gouvernement des États-Unis et à l'université du

## La confection d'un *bhang*

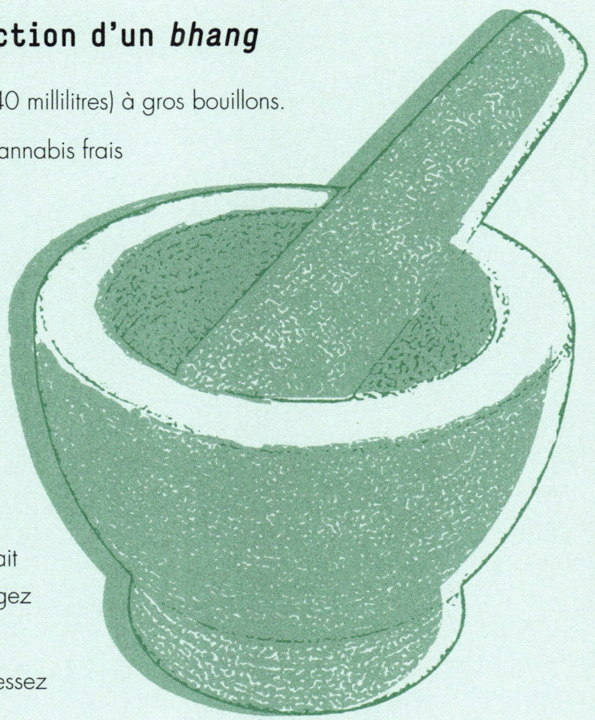

Commencez par faire bouillir 2 verres d'eau (240 millilitres) à gros bouillons.

**1** Placez une once (30 grammes) de fleurs de cannabis frais non déshydraté dans une théière et recouvrez avec l'eau bouillante.

**2** Enveloppez la théière dans une serviette et laissez le cannabis macérer pendant huit minutes.

**3** Filtrez le thé avec une passoire fine. Essorez le cannabis pour en faire sortir tout le thé. Réservez le cannabis et mettez le thé de côté.

**4** Placez le cannabis dans un mortier et ajoutez 3 cuillerées à soupe (45 grammes) de lait chaud (entier, ou sinon du lait de soja) et mélangez le cannabis dans le lait.

**5** Placez le mélange dans une mousseline et pressez le lait.

**6** Placez une nouvelle fois le cannabis dans le mortier et répétez ce processus plusieurs fois avec plus de lait chaud (pour un total de 4 tasses ou 950 millilitres) jusqu'à obtention d'une demi-tasse (118 millilitres) de lait de cannabis. Retirez puis versez dans un autre récipient.

**7** Jetez le cannabis.

**8** Ajoutez 2 cuillerées à soupe (30 grammes) d'amandes blanchies et découpées dans le mortier et recouvrez avec du lait.

**9** Broyez avec le pilon, puis pressez le lait d'amande à travers une nouvelle mousseline ; répétez plusieurs fois l'opération avec plus de lait.

**10** Mélangez tous les liquides : le thé, le lait de cannabis, le lait d'amande, et le reste de lait.

**11** Ajoutez 0,6 gramme de garam masala, 1,25 gramme de poudre de gingembre, et 2,5 grammes d'eau de rose. Ajoutez du sucre et du miel à votre convenance.

Cette recette permet de faire 12 doses. Conservez le *bhang* au réfrigérateur, et secouez bien avant de servir. Les cannabinoïdes du *bhang* sont à peine décarboxylés, donc cette recette n'est presque pas psychoactive. Le fait de chauffer le cannabis à 160 °C pendant sept minutes permettra de le décarboxyler et rendra votre *bhang* extrêmement puissant lorsque vous le boirez.

## Fabriquer de l'huile de cannabis infusée pour cuisiner

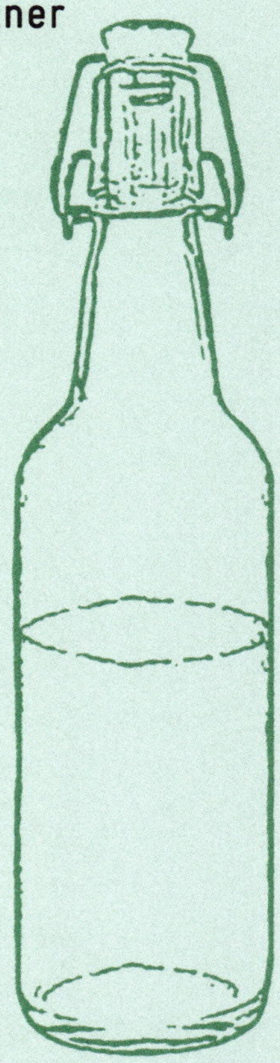

Cette huile très versatile peut être incorporée dans de nombreuses recettes. S'il est possible d'utiliser des fleurs de cannabis pour élaborer de l'huile infusée, les extractions de cannabis sont vraiment un meilleur choix.

**1** Pour la préparation, placez 2 onces (30 grammes) de fleurs séchées de cannabis testées en laboratoire ou une once de haschisch (28 grammes) ; 4 tasses (946 millilitres) d'eau ; et 1 tasse (237 millilitres) d'huile de colza, de sésame, ou d'huile d'olive dans une mijoteuse.

**2** Avec un filtre à café, pressez l'huile et l'eau du cannabis cuit. Versez le liquide dans un bol et placez-le au congélateur durant toute la nuit. L'huile infusée flottera au-dessus.

**3** Avec des gants, grattez l'huile présente dans le bol. Jetez l'eau congelée brunie.

**4** Conservez l'huile au congélateur car elle deviendrait rance à l'air libre.

L'huile sera assez forte, il est donc conseillé de faire attention de ne pas en ingérer par accident. Si celle-ci est confectionnée avec du cannabis à 15 pourcent de THC, l'huile peut contenir (à ajuster selon la perte durant l'extraction) environ 6 grammes de THC. Une cuillerée à café (5 grammes) de cette huile infusée peut fournir entre 10 et 12 milligrammes de THC.

Mississippi. Il n'existe pas encore de suppositoires au cannabis disponibles dans le commerce.

**Le Patchtek – un patch transdermique.** Lawrence Brook, le fondateur de General Hydroponics, a développé et breveté un patch transdermique, du nom de Patchtek, qui permet de délivrer des cannabinoïdes à travers la peau. Patchtek est actuellement en étude pour une utilisation dans le traitement de la douleur neuropathique, la nausée, le vomissement, l'anorexie, la spasticité et la sclérose en plaques. En tant que médicament au cannabinoïde, il est probable que cette forme d'administration soit mieux acceptée par la communauté pharmaceutique conventionnelle.

**La Namisol et la solubilité du cannabinoïde.** Le problème des cannabinoïdes et de leur administration par voie orale est qu'ils n'aiment pas l'eau et adorent le gras. Ils deviennent donc très difficiles à absorber (voir, page 56). Les laboratoires Echo Pharmaceuticals, aux Pays-Bas, ont développé une technologie du nom d'Alitra qui permet d'augmenter l'absorbabilité des cannabinoïdes. Echo utilise Alitra pour produire une pilule de THC appelée Namisol que le corps absorbe beaucoup mieux. Des chercheurs finnois ont pris de la cyclodextrine (un cercle formé par des molécules de sucre) et ont inséré une molécule de cannabinoïde dans le cercle, ce qui a pour effet d'augmenter considérablement sa solubilité.

## Quelle heure pour le cannabis médicinal ?

On sait déjà que le cannabis interfère avec la perception du temps, mais est-ce que l'heure de la journée influe sur la manière dont le cannabis agit ? C'est bien possible, en surtout la nuit. Le THC interfère avec les rêves et les cycles du sommeil. Pour éviter cet effet, il est recommandé de ne pas prendre de produits médicinaux au cannabis dans les sept heures qui précèdent l'heure du coucher. Réciproquement, on peut encourager ces effets – dans le cas de cauchemars persistants ou de symptômes de stress post-traumatiques – en prenant des cannabinoïdes peu de temps avant de se coucher pour briser ce cycle. L'anxiété chronique peut être extrêmement fatigante, et la consommation de CBD au matin peut aider à réduire l'anxiété qui amène d'habitude à un état d'épuisement en milieu de journée. La question du temps est encore à l'étude actuellement, mais étant donné que les cannabinoïdes imitent les régulateurs homéostatiques du corps, il semble évident que le timing des doses de cannabinoïdes pourrait aider à stabiliser un organisme déséquilibré.

Une formule cyclodextrine-cannabinoïde pourrait un jour permettre de prendre une cuillerée à soupe de cannabis médicinal et de la mélanger dans un verre de limonade.

**La nanotechnologie et la médecine au cannabis.** Des chercheurs à l'université Complutense de Madrid ont intégré du THC et du CBD dans des microparticules afin que celles-ci se déploient dans des cellules cancéreuses du cerveau. Cette technique innovante permet de délivrer des cannabinoïdes d'un haut degré de concentration, directement sur la tumeur, pendant un certain temps. Les cannabinoïdes permettront certainement d'aider à traiter le glioblastome multiforme, qui est une forme fatale de cancer du cerveau. La problématique fondamentale de ce type d'opération est de délivrer les cannabinoïdes directement sur la tumeur avec succès. D'ailleurs, les études conduites sur les animaux avec cette technologie sont très prometteuses [9].

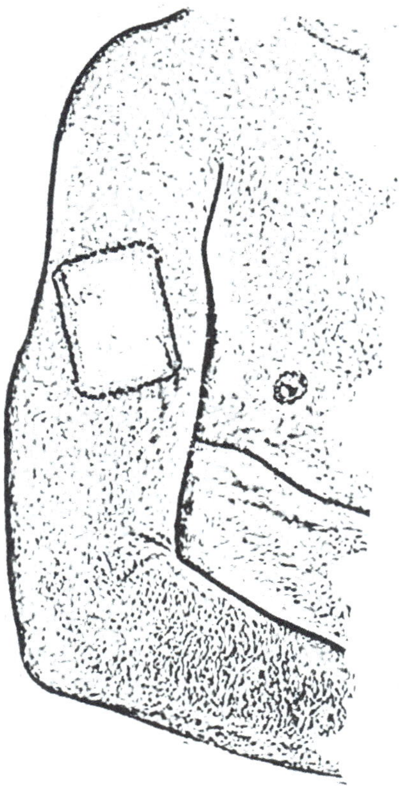

*L'utilisation de patchs transdermiques pour délivrer du cannabis médicinal en est encore à ses balbutiements.*

# LA CONSOMMATION DE CANNABIS MÉDICINAL SUR LE LIEU DE TRAVAIL

Non seulement les patients consommateurs de cannabis médicinal ne peuvent prendre leurs doses au travail ou s'y rendre sous l'influence du cannabis, mais de nombreuses entreprises prônent une politique anti-drogue à tolérance zéro et refusent de faire des ajustements pour ces patients. Les lieux de travail à tolérance zéro interdisent formellement la moindre trace de drogue illégale dans le système sanguin d'un employé ou d'un candidat, et cette loi vaut également pour le cannabis. Beaucoup de gens se plaignent que les lois sur le cannabis médical ne donnent aucune solution à ce problème. De plus, comme les métabolites du THC peuvent être détectés longtemps après qu'un patient en a pris, il risque de perdre son travail lors d'un dépistage.

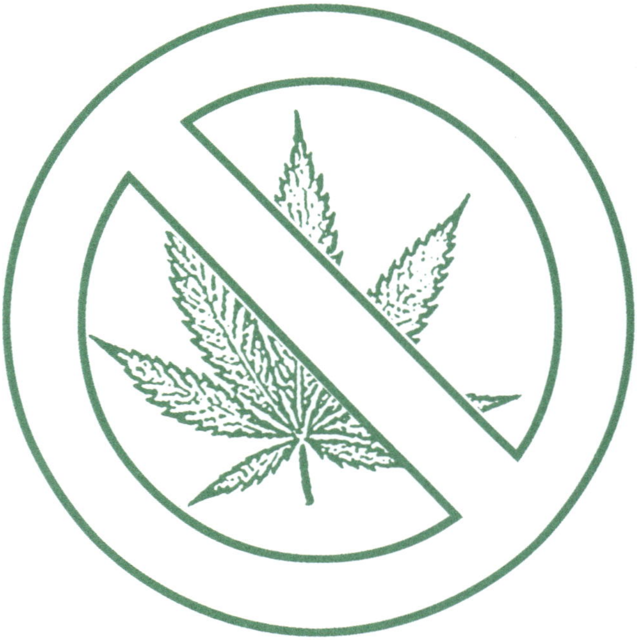

Il peut être très difficile de consommer du cannabis sur le lieu de travail si l'employeur décide de ne pas le permettre. Les employeurs ont le droit de bannir la consommation de cannabis sur le lieu de travail, et jusqu'à maintenant les tribunaux leur ont toujours donné raison. En septembre 2012, la cour d'appel du sixième circuit des États-Unis a donné raison à Walmart pour la cessation d'activité d'un employé atteint d'un cancer du cerveau qui consommait du cannabis et violait la loi intérieure de l'entreprise [10]. La cour déclara que la loi du Michigan sur le cannabis médicinal ne changeait pas la législation du travail de l'État et ne permettait pas non plus de constituer la base d'une plainte pour licenciement abusif. Les lois sur le cannabis médicinal en Arizona, au Connecticut, au Delaware, dans le Maine et à Rhode Island protègent spécifiquement les patients du cannabis médicinal des discriminations à l'embauche. L'Arizona et le Delaware interdisent aux entreprises de refuser d'engager des candidats ou de virer des employés sur la base d'un test anti-drogue qui montrerait des traces de cannabis ou des métabolites. Il n'existe pourtant dans ces États aucune protection si le patient est « diminué » par sa consommation de cannabis médicinal. Il n'existe aucune directive fiable qui définisse la diminution d'un patient à partir des niveaux sanguins de THC ou d'autres constituants de cannabis. Il existe des exceptions à ces règles, par exemple quand les employés sont « diminués » par le cannabis tandis qu'ils se situent sur la propriété d'un employeur pendant leurs heures de travail. Mais il est difficile de prouver cette diminution au-delà des rapports anecdotiques faisant état d'un comportement de « drogué ».

Les agences gouvernementales des États-Unis comme le Département de la Santé et des Services aux personnes et le Département des Transports exigent que les entreprises qui ont des contrats fédéraux attestent par écrit l'interdiction de consommation de cannabis médicinal par leurs employés.

Évidemment, les employés doivent être honnêtes par rapport aux répercussions possibles de la consommation de cannabis médicinal sur la qualité de leur travail. De plus, les lois sur l'emploi doivent être révisées pour refléter le changement de statut du cannabis dans la société et son utilisation en tant que médicament.

## Conduire ou fumer : faut-il choisir ?

Vingt-cinq pourcent des accidents mortels impliquent des conducteurs en état d'ivresse, et beaucoup d'accidents de voiture impliquent des conducteurs révélés positifs au cannabis. On sait avec certitude que l'alliance de l'alcool et du cannabis nuit encore plus gravement à la conduite. La diminution de la capacité à conduire semble dépendante de la dose. Lors de tests cognitifs liés à la capacité de conduite d'un véhicule, le cannabis a montré qu'il diminuait la performance du conducteur, et son niveau de diminution était dépendant de la dose employée. Mais d'autres tests sur l'intoxication au cannabis ont montré qu'il ne provoquait qu'une légère diminution des capacités de conduite. En 2009, un article sur la conduite sous cannabis citait plusieurs études disant que le cannabis diminuait une ou plusieurs facultés de conduite : « 120 études ont trouvé que, en général, plus la concentration de THC était élevée dans le sang, plus importante était la diminution de la capacité de conduite. Mais les consommateurs fréquents de cannabis montraient moins de diminution des capacités de conduite que les consommateurs occasionnels, avec la même dose administrée. Cela est dû soit à cause de la tolérance physiologique, soit par comportement compensatoire. La diminution maximale des capacités surviennent entre 20 et 40 minutes après avoir fumé, mais cet état ne disparaît que deux heures et demie plus tard, du moins pour ceux qui fument 18 mg de THC ou moins... [11] »

Les effets du cannabis sur la conduite varient individuellement à cause des différences d'absorption du THC, de la tolérance, et des modes de consommation. Il est intéressant de noter que le cannabis semble influer négativement sur certaines tâches de la conduite plus que d'autres. Il paraît plus difficile de rester dans une file droite que d'accomplir des tâches plus complexes, comme le fait de s'insérer dans la circulation.

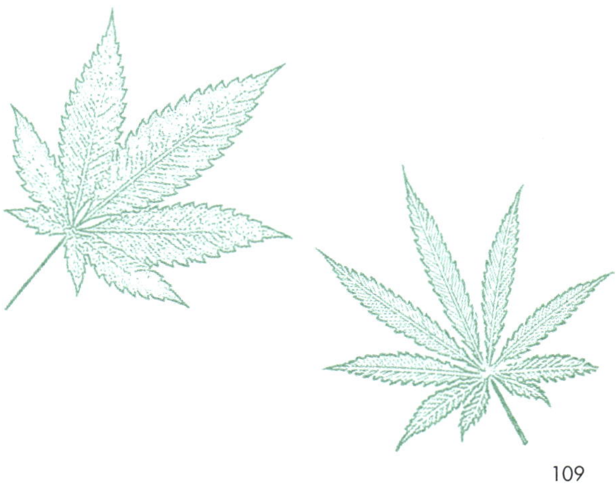

# Les variétés de cannabis médicinal

L'Acapulco Gold, la Skunk, la Thai Stick et l'OG Kush sont quelques noms de célèbres variétés de cannabis à avoir émergé du mouvement underground depuis les années 1960. Certaines de ces variétés étaient des « landraces » originaires de régions spécifiques du monde, comme la Durban Poison d'Afrique du Sud ou la Guerrero Green du Mexique. D'autres, comme la Haze, la Blueberry, furent élevées sur la côte Ouest des États-Unis. Chaque variété produit des effets médicinaux, qui peuvent varier d'une lignée à l'autre.

Une compréhension des principales variétés de cannabis peut être utile dans le choix du cannabis médicinal à employer pour traiter une maladie particulière.

3

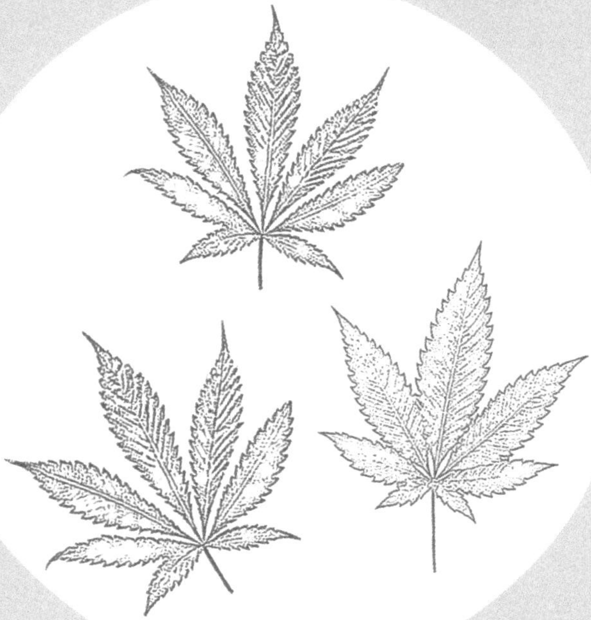

# LES DIFFÉRENCES DES VARIÉTÉS DE CANNABIS

Diverses variétés de cannabis produisent des effets médicinaux différents, grâce aux variations chimiques uniques causées par chaque variété. Parmi les variétés de cannabis, les effets médicinaux varient tellement que chacun d'eux peut devenir un médicament à part entière. Certaines variétés de cannabis produisent du THC, d'autres du CBD ; et certaines produisent une quantité égale des deux cannabinoïdes. La variation de la teneur en terpènes modifie également de manière significative les effets médicinaux des variétés de cannabis.

Les variétés de cannabis aux feuilles étroites fortes en THC furent introduites dans l'hémisphère Ouest par des travailleurs indiens, quand les Britanniques les transportèrent jusqu'en Jamaïque, dans les années 1830. L'expansion majeure du cannabis en Occident ne commença pourtant pas avant les années 1960, quand l'élevage de la marijuana se répandit soudainement. En 2009, aux États-Unis, on identifia des variétés riches en CBD dont l'utilisation pourrait déclencher une nouvelle révolution dans l'élevage du cannabis.

## Le jeu des noms et l'identification des variétés

Il est curieux de voir, en ramassant n'importe quel journal à San Francisco, Denver ou Los Angeles, des publicités qui vendent de la G13 Kush, de la Blue Lightning, de la Charlie Sheen Kush, ou de l'Obama Cookies. Il existe des centaines de variétés de cannabis médicinal commercialisées dans les dispensaires de marijuana aux États-Unis. N'importe qui en voyant ça se demanderait : « Mais d'où sortent-ils des noms pareils ? » C'est bien simple, ils ont été inventés. Mais en même temps, quelqu'un a bien inventé le nom « Google » un jour, non ?

La question qu'il faut réellement se poser sur ces variétés de cannabis est celle-ci : si les noms sont inventés, quelle est la chimie exacte de la variété que l'on essaye de me vendre ? Le problème c'est que personne ne le sait vraiment, et ceux qui la vendent non plus. Ce n'est pas malintentionné de leur part, et les cultivateurs essayent vraiment d'identifier plus ou moins bien les variétés de cannabis qu'ils fournissent. Mais il n'existe pas de standards ou de procédures de reconnaissance en Californie ou dans le Colorado – bien que cela soit en train de changer.

En 2013, une loi a été promulguée dans le Connecticut pour réguler le cannabis médicinal et exige que chaque produit possède un nom de marque. À la suite de quoi, chaque fournée de cannabis récoltée doit maintenant correspondre aux exigences chimiques associées à sa marque, au risque de perdre son nom.

Il est possible de prendre les empreintes chimiques et génétiques des variétés de cannabis

## Les pionniers d'Hortapharm

Vers la fin des années 1980, une entreprise néerlandaise du nom d'Hortapharm, fondée par David Watson et Robert Connell Clarke, commença à étudier la chimie du cannabis, en cherchant des variétés qui possèdent un intérêt médicinal. Les fondateurs d'Hortapharm avaient rassemblé des variétés « landrace » au gré de leurs voyages autour du globe, dont des cultivars qui produisaient des cannabinoïdes rares comme le THCV. Plus tard, sous la direction d'Étienne De Meijer, les laboratoires GW Phamarceuticals acquirent les données génétiques des plantes d'Hortapharm et développèrent une nouvelle génération de cultivars de cannabis médicinal.

pour les identifier avec précision. Les empreintes chimiques déterminent la plage normale des terpénoïdes et des cannabinoïdes produits par un phénotype spécifique d'une seule variété de cannabis. Par exemple, un phénotype d'OG Kush (voir, pages 152-155) cultivé dans de bonnes conditions produira 24 pourcent de THCA, 0,8 pourcent de CBD, 1,6 pourcent de myrcène, 0,9 pourcent d'alpha-pinène, 0,7 pourcent de limonène, et 0,8 pourcent de bêta-caryophyllène. Ces chiffres constituent l'empreinte chimique active de cette OG Kush. L'empreinte génétique du phénotype de cette même OG Kush pourrait être les gènes qui contrôlent la fabrication par la plante de ces substances actives.

Chaque variété de cannabis contient des gènes qui déterminent sa composition chimique spécifique. Chaque huile essentielle et chaque cannabinoïde que produit la plante sont contrôlés par l'expression des gènes.

L'optimisation de l'aptitude d'une variété de cannabis à produire des substances pharmacologiquement intéressantes requiert ce genre d'empreinte pour comprendre ce qu'est capable de produire chaque variété de cannabis. On utilise cette connaissance avec toutes sortes d'herbes, d'épices et autres produits que l'on trouve sur le marché. On l'utilisera bientôt aussi pour le cannabis médicinal. Avec des noms uniformes, le cannabis végétal médicinal sera vendu sous une composition chimique et génétique constante. Donc, la prochaine Charlie Sheen Kush sera exactement la même que la dernière Charlie Sheen Kush… et ils risquent d'ailleurs de devoir payer des royalties au vrai Charlie Sheen si ses droits sont reconnus. Bientôt sera fini le temps où l'on devine à quelle variété appartient un cannabis médicinal.

Le plus grand mystère du cannabis médicinal demeure pourquoi les variétés de cannabis produisent différents effets médicinaux et psychoactifs. Quand bien même il est évident que ces effets sont profondément influencés par le ratio des cannabinoïdes et des terpènes unique à chaque variété, les résultats de leurs interactions sont très complexes et pas très bien compris. De nouvelles techniques d'approche, comme l'analyse en composantes principales du cannabis (une technique d'analyse exploratrice des données qui aide les scientifiques à comprendre les interactions complexes des multiples constituants des plantes), permettront de prédire plus précisément les effets d'une variété de cannabis, en modélisant précisément sa chimie, et en permettant de comprendre les interactions qui découlent de cette chimie.

### L'adaptation des variétés landrace, jusqu'à l'élevage moderne

Il existe des milliers de variétés de cannabis originaires de Corée, du Mexique, d'Uruguay et du Malawi. On en trouve partout à travers la Russie, le Kazakhstan, le Népal… et chaque fois la variété de cannabis est différente et s'adapte légèrement au climat local. Chaque variété individuelle s'appelle une « landrace ». Il s'agit d'un terme utilisé pour définir les variations locales

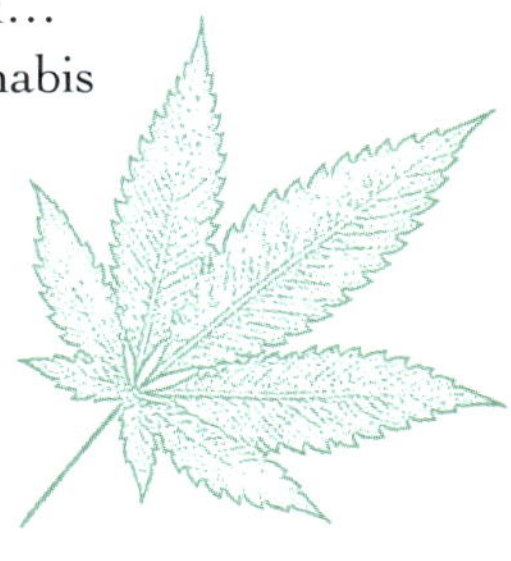

de la plante de cannabis. C'est à partir de ces landraces que les variétés de cannabis médicinal moderne ont été élevées. Pour certains cas, comme la Malawi Gold, la landrace n'a pas été élevée avec une autre variété. En effet, cette variété particulière de cannabis est encore exactement la même que celle que l'on a trouvée près des villages longeant les bords du lac Malawi, en Afrique.

Dans les années 1960, à mesure que la consommation illégale de cannabis augmentait dans les pays d'Occident, les voyageurs hippies visitaient les régions du monde où on pouvait trouver des variétés de cannabis indigènes. Le Mexique, la Jamaïque, la Colombie, le Maroc, l'Afrique du Sud, le Liban, la Turquie, l'Afghanistan, le Pakistan, le Népal, l'Inde et la Thaïlande produisaient des variétés landrace, que les hippies ont ramenées avec eux pour former la base génétique à partir de laquelle le cannabis moderne a été élevé. Cette « chasse » aux espèces de plantes locales est en fait interdite dans de nombreux pays aujourd'hui, car les plantes indigènes sont maintenant considérées comme des biens stratégiques nationaux.

De nombreuses variétés de cannabis médicinal consommées aujourd'hui ont subi des croisements destinés à créer de nouvelles variétés. Elles descendent de variétés landrace, mais dans leur grande majorité, elles n'ont guère de ressemblance avec leurs ancêtres. Ces nouvelles variétés ont été choisies et élevées pour une seule chose : leur capacité à produire du THC. Bien que cela ait permis de créer des variétés hautement psychoactives, celles-ci ont été obtenues par des croisements consanguins. Les marijuanas présentes dans le monde entier affichent une diversité naturelle impressionnante, que l'on ne retrouve presque pas dans le cannabis médicinal moderne. En d'autres termes, ces variétés sont toutes taillées dans la même étoffe.

L'interdiction du cannabis nous a empêchés de connaître la composition et la généalogie des variétés datant d'avant 1965. Ce que l'on sait aujourd'hui est donc impossible à vérifier. Il y a beaucoup d'ego en jeu, et un certain degré d'arrogance. Prenons l'exemple de la variété légendaire originaire de Santa Cruz : la Haze (voir, pages 138-139). Il s'agit d'une variété fondatrice de l'élevage moderne du cannabis, utilisée pour élever des douzaines si ce n'est des centaines de variétés de cannabis. David Paul Watson aka Sam the Skunk-man aka Jingles, pour les intimes, affirme avoir introduit la Haze aux Pays-Bas dans les années 1980, et bon nombre de gens le croient. Un éleveur de cannabis australien du nom de Neville Schoenmaker, aka Nevil, affirme avoir lui-même visité Santa Cruz, où il rencontra les légendaires Haze Brothers, qui lui donnèrent la célèbre variété. Il semble donc que la véritable histoire de cette légendaire variété de cannabis soit pour le moins brumeuse. Les connaisseurs disent que Haze était plus gâté par la chance que par le talent. L'unique relique restante du projet Haze est une affiche imprimée en 1976 à Santa Cruz signée « R. L. », traitant des méthodes de sa production. Les légendes sont ainsi faites, elles gardent leurs secrets à jamais.

Quand on s'intéresse à la génétique d'une variété particulière, il arrive qu'on ne sache pas quelles landraces ont été utilisées pour l'élever, ou si cette variété n'est rien d'autre que le résultat d'un croisement consanguin avec un haut taux de THC. Les tests scientifiques modernes ont commencé à éclaircir la manière dont le cannabis crée ses constituants et dont la nature des gènes contrôle ce processus. Nous devrions bientôt être en mesure de cultiver parfaitement du cannabis qui nous plaise

*Il arrive parfois que l'on cultive la plante de cannabis pour son parfum ou le fait qu'elle soit jolie – mais au bout du compte, tout ce qui intéresse les gens, ce sont les cannabinoïdes, les terpènes et la propreté de la culture.*

en matière de goûts et de besoins médicinaux. Les mauvais jours seront bientôt derrière nous. Et avec les landraces restantes et les variétés de très grande qualité, nous pourrons créer une prochaine génération de cannabis médicinal. Les éleveurs ont galéré pendant des dizaines d'années à essayer d'améliorer les capacités de la plante à produire des substances médicinales. Tous ces efforts seront bientôt récompensés.

## Choisir une variété de cannabis médicinal

Les descripteurs généralement utilisés dans les dispensaires se limitent souvent à *indica* et *sativa* et ne décrivent rien de plus que les effets médicinaux basiques produits par la variété de cannabis. Généralement, le terme *indica* est utilisé pour décrire des variétés à feuilles larges qui produisent des terpènes, comme le myrcène et le linalol. Elles ont une tendance sédative et produisent un « stone » plus léthargique. Le terme *sativa* caractérise les variétés à feuilles étroites qui produisent des terpènes, comme les caryophyllènes et les pinènes, qui ont un effet stimulant et tendent à produire un « high » plus cérébral. Pour pouvoir choisir avec précision une variété de cannabis médicinal appropriée, cela nécessite une compréhension basique de la génétique et de la chimie propre à la variété de cannabis. La désignation *indica* et *sativa* n'est donc pas suffisante.

Les bases de la chimie du cannabis se manifestent d'elles-mêmes par l'arôme que la plante dégage. Certains arômes produits par une variété de cannabis permettent d'indiquer avec une certaine précision les effets qu'elle produit. Un arôme de pin indique des effets stimulants. Un arôme de raisin ou de lavande est généralement associé à des variétés sédatives. Apprenez à associer l'arôme des cannabis avec leurs effets, et vous pourrez vous informer très rapidement sur les effets potentiels d'une variété de cannabis.

Mais c'est toujours un pari de juger le cannabis simplement par le nom de sa variété. Il y a

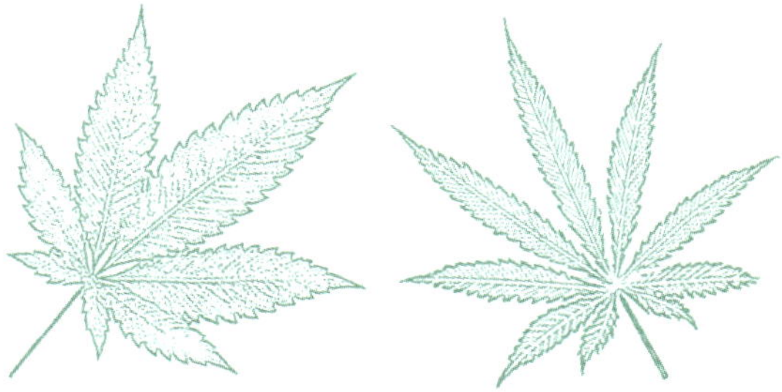

beaucoup d'escrocs et encore plus d'ignorants innocents. Par exemple, personne ne sait vraiment à partir de quelle variété a été élevée l'OG Kush. Alors, à quoi ressemble la véritable OG Kush ? Et plus important, quelle est la chimie et la génétique qui permettent à l'OG Kush d'être un produit médicinal efficace ? Il existe de nombreuses histoires sur les origines de l'OG Kush – toutes difficiles à vérifier, et la plupart moyennement crédibles. Certains disent que l'OG Kush apparut pour la première fois sous la forme d'une graine dans un sachet de Chemdawg (variété de cannabis), lors d'un concert des Grateful Dead. Ok, pourquoi pas, mais alors quelle variété a permis d'élever la graine dans le sachet ? Aucune réponse. Serait-ce de la Chem '91, une variété du Colorado ? Un croisement de Nepalese Thai ? Ou une landrace d'Afghanistan ? Personne ne sait. Mais ce qui est une certitude, c'est que l'OG Kush est une grande hybride aux feuilles larges produisant habituellement plus de 20 pourcent de THC, et qui possède un intense arôme de pin, d'agrume et d'essence.

Après avoir instauré une cohérence dans les variétés qui sont à votre disposition, il vous sera plus facile de choisir entre elles. Plutôt simple, n'est-ce pas ? Vous devez juste trouver quelqu'un d'attentif sachant repérer les motifs qui se répètent dans la structure chimique du cannabis. Ces motifs sont bel et bien présents, et avec l'aide de quelques outils de laboratoire, la singularité de votre variété médicinale préférée ne sera plus un secret.

Les modèles et les observations suivantes vous aideront à déterminer la variété de cannabis médicinal qui vous est la plus appropriée pour le traitement recommandé par votre médecin.

## Les variétés modernes de cannabis

Les pages suivantes sont consacrées à l'étude de vingt-sept variétés modernes de cannabis et de leurs propriétés médicinales. Vous trouverez sur cette carte les lieux où elles ont poussé, ainsi que l'indication de leur type de variété : *indica*, *sativa*, ou hybride.

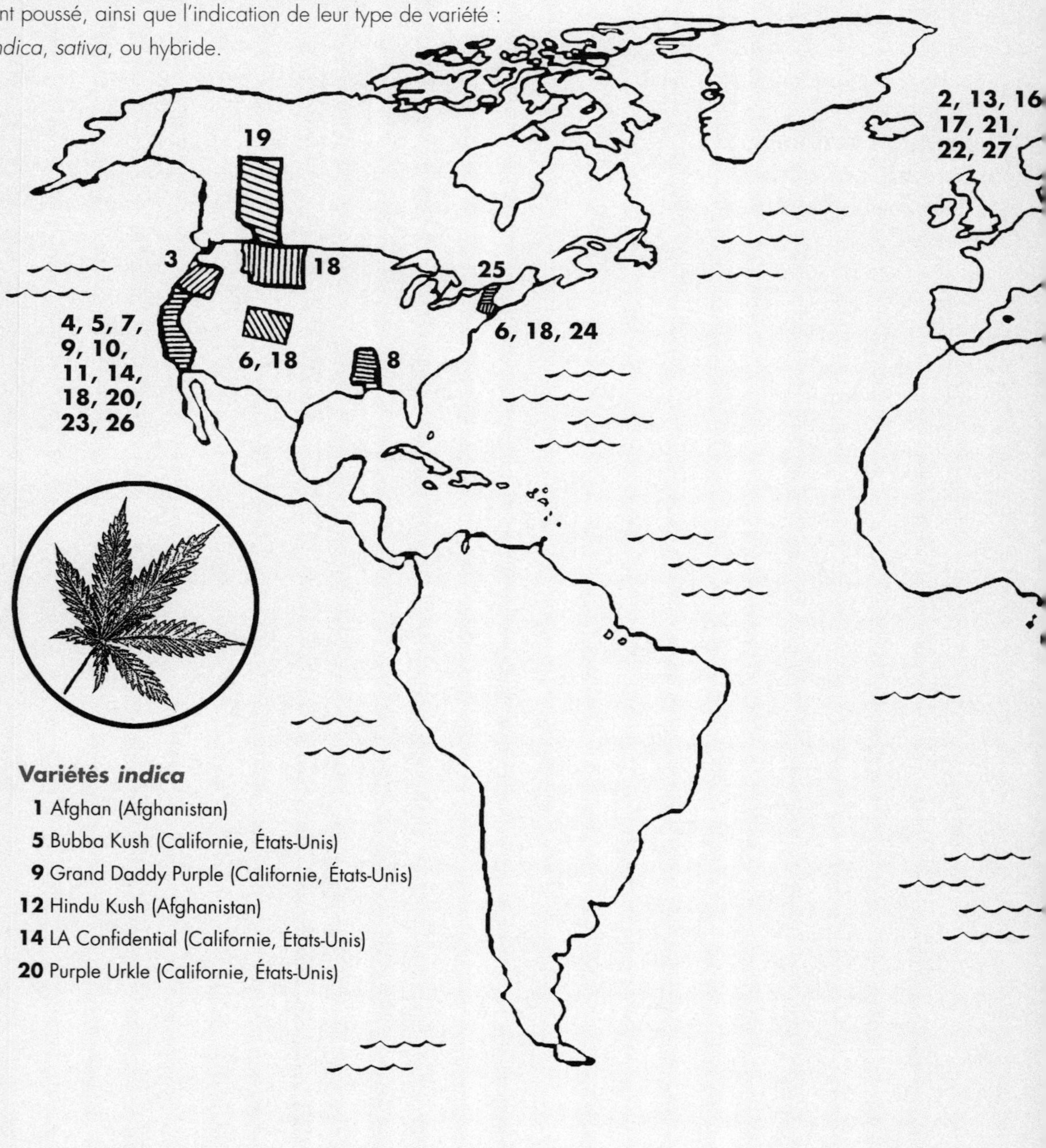


**Variétés *indica***

**1** Afghan (Afghanistan)
**5** Bubba Kush (Californie, États-Unis)
**9** Grand Daddy Purple (Californie, États-Unis)
**12** Hindu Kush (Afghanistan)
**14** LA Confidential (Californie, États-Unis)
**20** Purple Urkle (Californie, États-Unis)

**Variétés *sativa***

**11** Haze (Californie, États-Unis)

**15** Malawi Gold (Malawi)

**16** Neville's Haze (Pays-Bas)

**26** Trainwreck (Californie, États-Unis)

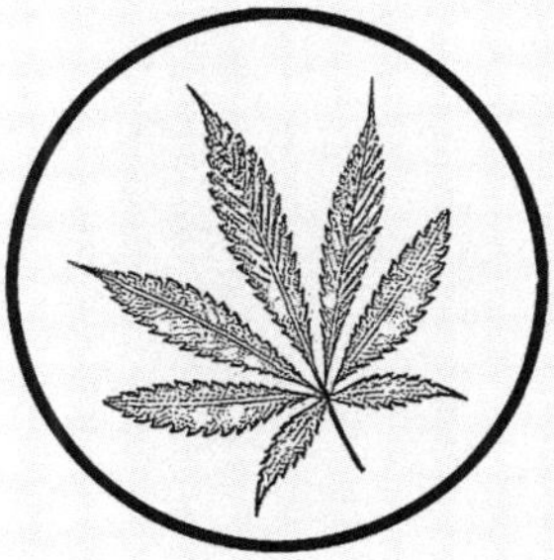

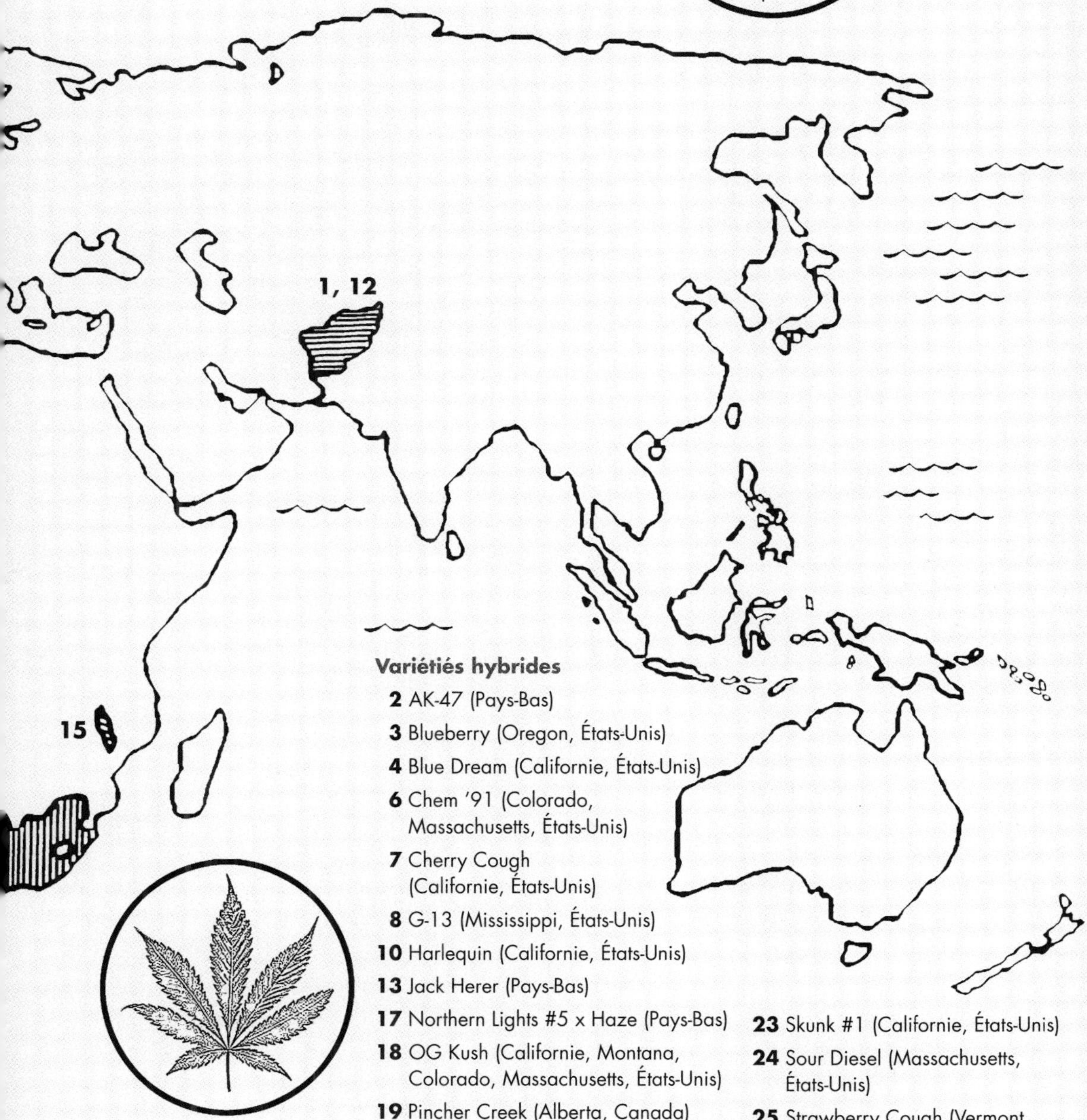


**Variétiés hybrides**

**2** AK-47 (Pays-Bas)

**3** Blueberry (Oregon, États-Unis)

**4** Blue Dream (Californie, États-Unis)

**6** Chem '91 (Colorado, Massachusetts, États-Unis)

**7** Cherry Cough (Californie, États-Unis)

**8** G-13 (Mississippi, États-Unis)

**10** Harlequin (Californie, États-Unis)

**13** Jack Herer (Pays-Bas)

**17** Northern Lights #5 x Haze (Pays-Bas)

**18** OG Kush (Californie, Montana, Colorado, Massachusetts, États-Unis)

**19** Pincher Creek (Alberta, Canada)

**21** S.A.G.E. (Pays-Bas)

**22** Sensi Star (Pays-Bas)

**23** Skunk #1 (Californie, États-Unis)

**24** Sour Diesel (Massachusetts, États-Unis)

**25** Strawberry Cough (Vermont, États-Unis)

**27** White Widow (Pays-Bas)

# L'AFGHAN, aussi connue sous le nom de AFGHANI #1 ou AFFIE

L'Afghan est une landrace *indica* aux feuilles larges amenée du nord-ouest d'Afghanistan jusqu'en Californie et aux Pays-Bas pendant les années 1970. Ces variétés sont cultivées pour extraire le haschisch. En emmenant l'Affie d'Asie jusqu'en Californie, les hippies lancèrent ce que l'on appela « l'invasion *indica* » d'Amérique du Nord. Elle devint l'une des variétés fondatrices du cannabis contemporain, et aujourd'hui, presque toutes les indicas ont de l'Affie dans leurs gènes.

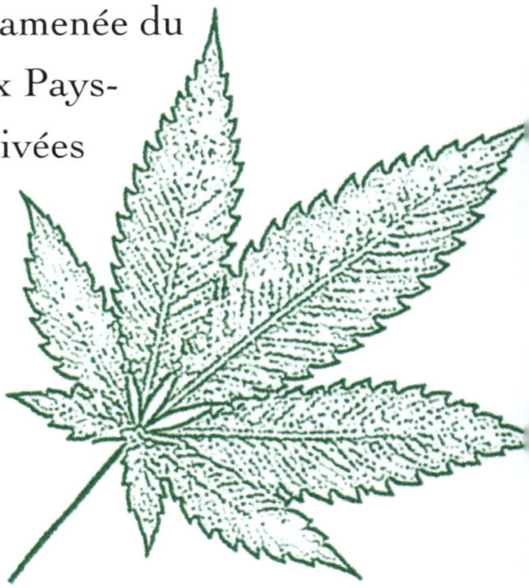

Prisée pour sa capacité à être récoltée à la mi-octobre en extérieur, l'Affie est une petite plante hirsute mesurant jusqu'à 2,50 mètres qui peut produire une profusion de têtes résineuses.
Il existe en Californie du Sud un phénotype clone appelé « The Affie » qui fut ensuite utilisé par une entreprise de semences, DNA Genetics, pour élever la « LA Confidential » (voir, pages 144-145). The Affie figure parmi les meilleurs cultivars de cannabis au monde. Elles font partie des quelques véritables variétés Kush du cannabis.

### Utilisation médicale

Les Affies sont parfaites contre la douleur et pour la relaxation. Elles sont très populaires parmi les patients atteints de troubles gastro-intestinaux, de troubles de l'appétit et qui ont des problèmes de nausées.

### Observations

En tant que véritable plante de haschisch, la principale qualité de l'Afghan réside dans sa capacité à produire une grosse quantité de résine psychoactive. Une véritable Afghan produit une grappe lourde, puante, graisseuse quand sa fleur est séchée. L'Affie doit montrer une couverture de trichomes très dense sur ses plus petites feuilles. À cause de cette densité, l'Affie n'est habituellement pas autant soignée que les autres variétés de cannabis, ce qui permet de préserver les trichomes. En Afghanistan, il est courant de fumer le cannabis au narguilé ou avec des grandes pipes à eau. La méthode indigène du narguilé est de prendre une grande inhalation de haschisch pour nettoyer les poumons et dilater les bronches, ce qui occasionne quelques quintes de toux chez les novices. Cette technique augmente la zone de surface du poumon disponible pour absorber la drogue. La deuxième inhalation complète la dose. L'huile de hash fut commercialisée et développée, en Afghanistan, à partir de ces cultivars, au milieu des années 1970.

**TYPE :** Pure *indica* aux petites feuilles larges.

**ESPÈCE :** *Cannabis indica ssp. afghanica.*

**DATE D'ÉLEVAGE :** Landrace – Les cultivars de haschisch Afghan furent développés au cours du XIX^e siècle. Les Afghanis #1, #2 (et une variante de couleur violette) et #3 apparurent pour la première fois, en février 1981, dans une publicité du *High Times* pour la banque de semences Sacred Seeds, une des premières entreprises de commerce de cannabis.

**GÉNÉTIQUE :** Landrace, mais considérablement croisée depuis son arrivée en Occident à Vacaville, Californie, à la fin des années 1970.

**DISPONIBILITÉ :** L'Afghani #1 est disponible chez la banque de semences Sensi Seeds, mais Sensi a raffiné leur version en l'élevant avec un autre cannabis Afghan depuis quelques dizaines d'années. « Affie », un phénotype Afghan très spécial, existe toujours en Californie du Sud mais n'est pas distribué largement.

**FACILITÉ DE CULTURE :** Relativement simple. Malgré un peu de moisissure sur les cultivars Afghans, le contrôle du climat et un faible taux d'humidité sont importants pour cultiver convenablement les Afghans, qui sont acclimatées aux régions semi-arides d'Asie du Centre. L'Afghani #1 finit en extérieur la troisième semaine d'octobre. Elle nécessite 55 jours de floraison en intérieur.

**ARÔME :** Les fleurs de cannabis d'Afghan possèdent une odeur très distincte de mouffette et d'épice, avec des phénotypes qui délivrent un riche parfum de café frais torréfié. Les Affies sont généralement fortes en linalol et en alpha-humulène, qui sont tous deux des terpènes assez rares dans le cannabis.

**GOÛT :** L'Afghani #1 possède une fumée âcre et hachée, épicée, florale et légèrement aigre quand elle est vaporisée. Elle n'est jamais subtile !

**PUISSANCE :** Autour de 17 pourcent de THC, avec certains phénotypes aux alentours des 20 pourcent. Possède un très faible taux de CBD, et les phénotypes produisent parfois du THCV en plus du THC.

**DURÉE DES EFFETS :** Les effets durent longtemps, excepté pour les phénotypes qui produisent du THCV.

**PSYCHOACTIVITÉ :** Narcotique qui produit un fort effet sur le corps, ce type de cannabis est responsable de l'introduction de l'effet « stone ». Ironiquement, l'Affie produit beaucoup moins de myrcènes sédatifs que beaucoup de prétendues *indicas* d'aujourd'hui. Avant que ces cultivars Afghans ne soit apportés en Occident, on pensait que le cannabis délivrait plus un effet « high » cérébral associé aux cultivars Mexicains, Thai, Jamaïcains, et Colombiens.

**ANALGÉSIE :** Excellente, avec un effet abrutissant sous doses modérées.

**RELAXATION DES MUSCLES :** Excellente.

**DISSOCIATION :** Forte.

**STIMULATION :** Petite stimulation, excepté sous microdoses.

**SÉDATION :** Forte.

# L'AK-47

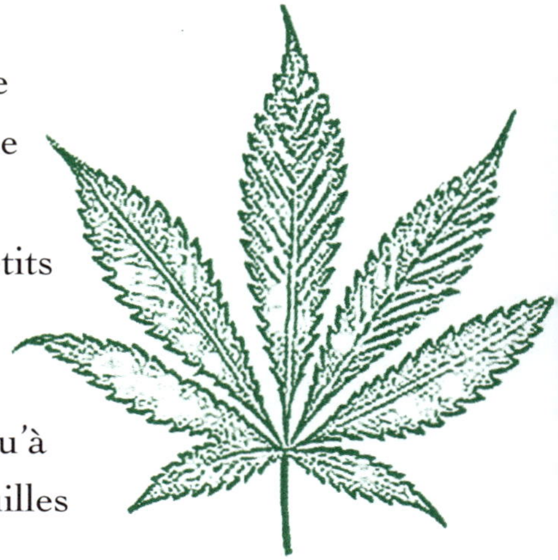

L'AK-47 ne tire pas son nom de l'arme, mais du déclenchement rapide des effets psychoactifs que provoque cette variété. AK est aussi un acronyme de « Afghan Kush ». Ironiquement, les fusils mitrailleurs AK-47 s'échangeaient comme des petits pains en Afghanistan dans les années 1970, à l'époque même où l'Afghan, variété parente de l'AK-47, fut emmenée de son pays d'origine jusqu'à Amsterdam. Il est probable que l'Afghan aux feuilles larges fut élevée et transformée génétiquement, par les Néerlandais, pour donner l'AK-47 aux feuilles étroites et capable de produire différents phénotypes à partir de sa graine.

## Observations

Simon, l'éleveur en chef de l'AK-47 et fondateur de Amsterdam's Serious Seeds, était professeur de biologie avant de rejoindre Alan Dronkers, opérateur chez Amsterdam's Hash, Marihuana & Hemp Museum, et copropriétaire de Sensi Seeds. Simon n'avait jamais fumé de cannabis avant ses vingt-cinq ans, car il détestait la coutume néerlandaise qui consiste à mixer le cannabis avec du tabac. Ce n'est qu'en Afrique, où il étudiait, qu'on lui offrit pour la première fois de goûter au cannabis pur, après quoi il tomba amoureux de la plante.

On suppose qu'il existe parmi les cultivateurs de l'AK-47 un phénotype rare et précieux du nom de Cherry AK. Il semblerait que l'on trouve cette Cherry AK une seule fois pour cent graines germées. On suppose que ce phénotype possède un arôme qui rappelle les cerises noires très mûres. Simon n'a de cesse de combattre cette rumeur, affirmant que parmi tous les phénotypes AK au goût fruité, aucun d'eux ne possède un parfum de cerise. Quoi qu'il en soit, la Cherry AK est une des variétés les plus recherchées dans les dispensaires de Californie. La Cherry AK possède en effet

### Utilisation médicale

L'AK-47 est une variété classique, très forte en THC et très intéressante sur le plan médical, à faibles doses. À hautes doses, elle a tendance à accabler les patients avec une trop forte psychoactivité. Elle est parfaite pour stimuler l'appétit et régler les maux d'estomac.

un parfum fruité, mais qui ne ressemble pas spécialement à celui de la cerise. Peut-être est-ce un exemple « d'amorçage », quand l'expérience d'une personne est portée par l'attente qu'elle a de cette expérience. Dans le cas de la Cherry AK, cela pourrait être dû au fait que l'arôme de cerise se confirme par la présence objective et vague d'un parfum fruité. Ou peut-être existe-t-il vraiment une Cherry AK quelque part.

**TYPE :** Les graines d'AK-47 produisent des phénotypes qui ont aussi bien des petites feuilles étroites que larges. En raison de cette variation et de sa grande puissance, elle est la seule variété de cannabis à avoir gagné à la fois la Cannabis Cup de la meilleure *sativa* et de la meilleure *indica*.

**ESPÈCE :** *Cannabus indica ssp. indica x cannabis indica ssp. Afghanica.*

**DATE D'ÉLEVAGE :** vers 1994.

**GÉNÉTIQUE :** (Thai x Brésilien) x Afghan.

**DISPONIBILITÉ :** Disponible chez Serious Seeds Amsterdam et bien d'autres commerçants d'Europe et du Canada.

**VARIÉTÉS SIMILAIRES :** Ole-47, White Russian, AK-47 x White Widow (voir, pages 172-173).

**FACILITÉ DE CULTURE :** Facile, populaire chez les cultivateurs novices. L'AK-47 peut produire des feuilles très larges et beaucoup de têtes.

**ARÔME :** L'AK-47 est considérée comme une des variétés qui sent le moins bon. Elle pue la mouffette et le fruit pourri.

**GOÛT :** Pas au goût de tous, mais l'AK-47 possède un parfum piquant avec une note de fruit. Certaines personnes se plaignent de son goût âcre, mais c'est un trait de caractère que l'on retrouve chez d'autres variétés Afghanes.

**PUISSANCE :** Très forte, constamment autour de 20 pourcent de THC quand elle est cultivée en intérieur. C'est aussi pour cela qu'elle est célèbre.

**PSYCHOACTIVITÉ :** Intensément psychoactive, elle produit des moments « high » de clarté par épisodes, parsemés dans un « stone » profond et troublant provoqué par le myrcène et le bêta-caryophyllène.

**ANALGÉSIE :** Excellente, écarte durablement la douleur.

**RELAXATION DES MUSCLES :** L'AK-47 peut rendre étourdi et perdu dans ses pensées. C'est par exemple à cause d'elle que de nombreux visiteurs ont oublié leurs affaires lors de la Cannabis Cup qui se tenait à Amsterdam.

**STIMULATION :** Plus désorientante que stimulante.

**SÉDATION :** L'AK-47 n'est pas particulièrement sédative, mais elle est si forte qu'elle peut facilement laisser un patient scotché sur une chaise pendant des heures.

# La BLUEBERRY

La Blueberry est apparue à la fin des années 1990 comme l'une des variétés hybrides classiques d'*indica*. Elle lança une gamme entière de cannabis génétique bleu rendue populaire par la banque de semences Dutch Passion, à Amsterdam, avec notamment des variétés comme l'extraordinaire Blue Moonshine, la Flo, la Blue Velvet et bien d'autres encore. La Blueberry remporta la 2000 *High Times* Cannabis Cup.

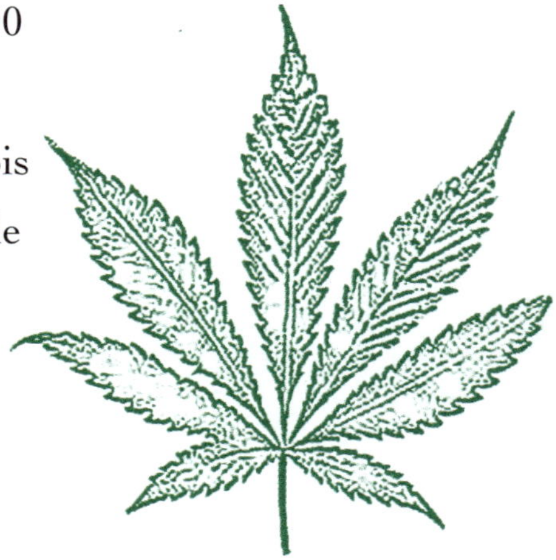

La famille Bleue des variétés de cannabis fut développée et raffinée par DJ Short, un éleveur de cannabis originaire de l'Oregon qui commença par travailler sur des landraces Mexicaines et thai, dans les années 1970. Avec son arôme très doux et fruité, une petite note de skunk, la Blueberry fit taire les critiques selon lesquelles les variétés Afghanes ne produisent que des cannabis à l'odeur âcre et grossière.

### Utilisation médicale

La Blueberry est puissante sans être accablante, c'est pourquoi les patients novices la tolèrent facilement. Elle est réputée pour redonner le moral aux gens malades. Les patients l'apprécient pour sa capacité à réduire l'anxiété, particulièrement dans un cadre social.

### Observations

Aujourd'hui, il est devenu difficile de trouver de la Blueberry, mais elle est facilement reconnaissable à son odeur de myrtille. Une des raisons qui rend cette variété si dure à trouver est exactement le problème dont souffre l'élevage du cannabis moderne : maintenir la stabilité des lignées génétiques à partir des graines. Il faut beaucoup de temps et de travail pour créer des variétés pures. Ce n'est pas une maigre tâche de faire pousser des milliers de plants pour établir une sélection, et cela met l'éleveur considérablement en danger. Quand l'interdiction du cannabis fut abolie dans l'Oregon, DJ Short fit équipe avec son fils pour recréer les conditions d'élevage d'origine de la véritable Blueberry. Ils avaient espoir de ressusciter la magie d'antan qu'avait connue DJ Short dans sa jeunesse. Il en résulta une variété du nom de Whitaker Blue, que beaucoup considèrent comme étant l'égale de la Blueberry originale.

**TYPE :** 75 pourcent *indica*.

**ESPÈCE :** *Cannabis indica ssp. afghanica x cannabis indica ssp. indica.*

**DATE D'ÉLEVAGE :** Années 1980.

**GÉNÉTIQUE :** « Juicy Fruit » Thai (landrace) x « Purple Thai » (Highland Oaxacan x Chocolate Thai) x Afghan. Les gènes de la Blueberry doivent beaucoup aux variétés Thai Stick datant de la guerre du Viêt Nam. Les Thai génétiquement modifiées du milieu des années 1960 avaient un arôme d'agrume et fruité, tandis que celles d'après avaient un goût de cacao. Ces variétés étaient de pures sativas tropicales cultivées dans le Triangle d'or – une zone d'Asie du Sud-Est réputée pour sa production d'opium. La Birmanie, le Cambodge, le Laos et le Viêt Nam produisaient tous du cannabis d'excellente qualité dans les années 1970. La région d'Oaxaca, au Mexique, produisait l'Acapulco Gold et du cannabis à feuilles étroites qui fut importé aux États-Unis et figurait parmi les premières variétés bleues.

**VARIÉTÉS SIMILAIRES :** La Blue Dream (voir, pages 124-125), la Blueberry Sativa, la Flo, la Blue Velvet, la Blue Moonshine, la Whitaker Blues.

**DISPONIBILITÉ :** La Blueberry est disponible directement auprès de DJ Short, à sa culture de cannabis médicinal aux États-Unis. Dutch Passion vendent aussi toujours leur version de la Blueberry.

**FACILITÉ DE CULTURE :** Modérée. De sept à huit semaines de floraison.

**ARÔME :** Myrtille et un peu d'épice.

**GOÛT :** Fruit épicé.

**PUISSANCE :** De 14 à 16 pourcent de THC.

**DURÉE DES EFFETS :** Longtemps.

**PSYCHOACTIVITÉ :** Toutes les variétés de DJ Shorty sont réputées pour la qualité de leur psychoactivité. La Blueberry offre la quintessence du « high », et ses effets durent longtemps. Quand bien même la morphologie de la plante est à dominance Afghane, elle conserve les effets du limonène que l'on associe aux ancêtres de la Blueberry comme la Thai ou l'Oaxacan, avec un léger effet relaxant d'*indica* dû au myrcène.

**ANALGÉSIE :** Moyenne.

**RELAXATION DES MUSCLES :** Significative.

**DISSOCIATION :** Aucune.

**STIMULATION :** La plupart des patients trouvent cette variété stimulante sans être « speed ». Elle est parfaite pour stimuler l'appétit à doses réduites.

**SÉDATION :** Légère quand elle est consommée le soir ou avant la sieste.

# La **BLUE DREAM**, aussi connue sous le nom de **BLUEBERRY HAZE**

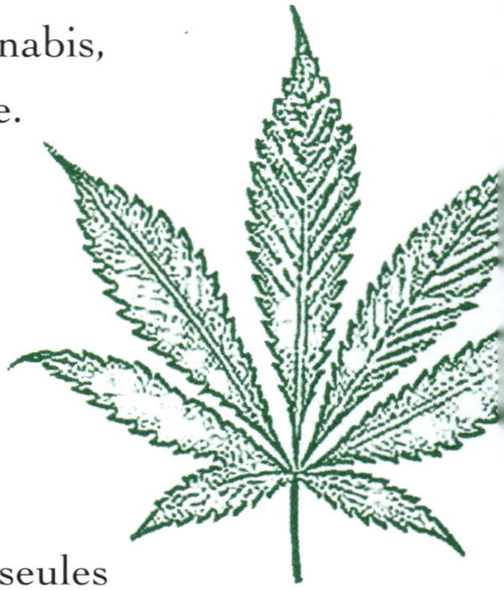

La Blueberry et la Haze, deux grandes variétés de cannabis, furent croisées afin de produire une hybride incroyable. Très populaire chez les patients du cannabis médicinal pour sa puissance et son large éventail d'effets, et chez les cultivateurs pour ses grosses fleurs et son rendement important, on trouve la Blue Dream dans presque tous les dispensaires de la côte Ouest des États-Unis. La Blue Dream produit beaucoup de trichomes et de résine. Il s'agit d'une des seules variétés à contenter à la fois les patients novices et les patients qui subissent des traitements lourds.

## Utilisation médicale

Elle est un excellent choix pour les petites et les microdoses. Sous des doses plus élevées, elle peut scotcher à peu près n'importe quel patient. Elle est efficace pour relever l'humeur et permet de pallier plusieurs maux à la fois, comme la douleur et la nausée, ou la douleur et l'insomnie. La Blue Dream est une incroyable variété médicinale qui rivalise même avec la Jack Herer (voir, pages 142-143) dans son large éventail d'applications médicinales. Les patients atteints de troubles gastriques n'ont de cesse de louer son efficacité. Il est rare de trouver un produit pharmaceutique très puissant que les patients peuvent consommer à faibles doses sans pour autant se sentir accablés sous ses effets.
Sa capacité à détendre le patient sans l'endormir est donc très utile pour un dosage diurne.

## Observations

En général, les patients qui préfèrent les variétés de Kush aiment tout de même la Blue Dream, même si elle n'est pas une Kush. Pourquoi cela ? Simplement parce que la Blue Dream produit de nombreux terpènes et crée un « effet entourage » similaire à celui de l'OG Kush (voir, pages 152-155). Bien que cela ne soit pas encore confirmé, il se pourrait que ces terpènes d'entourage réduisent la tolérance au THC et permettent aux consommateurs réguliers de consommer cette variété pour un traitement de longue durée.
On note également que la Blue Dream n'est jamais tombée en désuétude chez les patients qui n'ont de cesse de la commander dans les dispensaires ces huit dernières années.
De temps en temps, un phénotype fait son apparition sur les étagères des dispensaires et présente généralement un haut taux de THC, avec un bonus de 2 pourcent de CBD en plus. Ne ratez pas l'occasion de la consommer.

**TYPE :** Croisement de feuilles étroites et larges. Véritable hybride.

**ESPÈCE :** *Cannabis indica ssp. indica x ssp. afghanica.*

**GÉNÉTIQUE :** Un mélange entre ses deux parents qui sont la Blueberry et la Haze. Cette variété possède des gènes de Thai, de Colombienne, d'Indienne et de Mexicaine et produit des effets impressionnants.

**VARIÉTÉS SIMILAIRES :** Blueberry Sativa, Blue Dragon.

**DISPONIBILITÉ :** Largement disponible en bouture.

**FACILITÉ DE CULTURE :** La culture de cette variété est envisageable pour les patients novices passionnés, et son rendement est important.

**ARÔME :** Possède parfois plus un goût de myrtille que la Blueberry, avec une légère note épicée de poivre et de pin.

**GOÛT :** La Blue Dream est une combinaison classique de fruits et d'épices, avec un arôme de Haze quand elle est fumée. Elle possède un parfum de fruit quand elle est vaporisée. Il s'agit d'une des variétés qui possède le meilleur goût quand la récolte est bien nettoyée de tous ses résidus, et que la plante est soignée.

**PUISSANCE :** La Blue Dream approche parfois les 25 pourcent de THC, elle fait donc partie des plus fortes.

**DURÉE DES EFFETS :** Effets longue durée sur le corps et la tête pendant plus de deux heures.

**PSYCHOACTIVITÉ :** À doses modérées, la Blue Dream délivre une forte combinaison de « high » cérébral et d'effets relaxants « stone » grâce aux myrcènes et aux bêta-caryophyllènes.

**ANALGÉSIE :** Elle est excellente pour soulager la douleur. Son lien de parenté avec la Haze permet, par ses effets, d'accroître l'éveil et l'attention.

**RELAXATION DES MUSCLES :** Très relaxante. Les patients atteints de sclérose en plaques disent que la Blue Dream est efficace pour rendre plus tolérable la spasticité et la rigidité.

**DISSOCIATION :** À hautes doses, la lignée *indica* de la Blue Dream prend le pas et ses effets peuvent être très « stone ».

**STIMULATION :** La Blue Dream est un stimulant par son lien de parenté avec la Haze. Elle provoque rarement de l'anxiété, sauf peut-être à hautes doses.

**SÉDATION :** En tant que puissant sédatif relaxant, les patients insomniaques la choisissent souvent. La Blue Dream est adaptée à un usage aussi bien diurne que nocturne.

# La BUBBA KUSH

La Bubba Kush est une petite *indica* classique aux feuilles larges, devenue une des variétés de cannabis médicinal les plus populaires en Californie au début des années 2000. La Bubba Kush est connue pour sa puissance modérée mais aux effets narcotiques. Elle partage de nombreuses caractéristiques en commun avec les variétés Afghanes. De bien des manières, la Bubba Kush semblerait être la Kush exemplaire parmi toutes les variétés disponibles aujourd'hui. Elle est plus raffinée que les premières Afghanes et produit une psychoactivité plus intéressante.

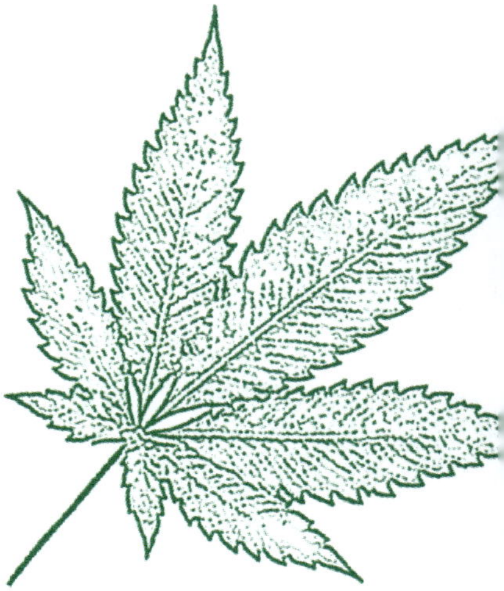

## Utilisation médicale

La Bubba Kush est un excellent choix pour soulager la douleur et la nausée, c'est la raison pour laquelle elle est devenue si populaire chez les patients qui subissent une chimiothérapie. Il est peut-être assez difficile de doser correctement cette variété durant la journée en évitant la sédation, mais cela vaut le coup d'essayer. Sa variété d'effets est souvent bien tolérée par de nombreux patients qui ont de l'expérience avec le cannabis, mais les novices la trouvent souvent trop forte.

## Observations

La Bubba Kush est souvent éclipsée par l'OG Kush (voir, pages 152-155), mais ce sont pourtant des variétés très différentes. L'OG Kush n'est pas une vraie Kush, tandis que la Bubba est la quintessence de la Kush, puisqu'elle partage des ressemblances avec les landraces (variétés indigènes, *ndt*) authentiques de Kush. La Bubba est l'exemple parfait d'une variété qui possède ce que l'on appelle un « bag appeal », c'est-à-dire l'alliance du style et de l'arôme selon le goût du consommateur. La Bubba Kush d'excellente qualité est tellement recouverte de trichomes qu'il peut être véritablement difficile d'apercevoir les tissus végétaux en dessous, comme si la tête de cannabis était recouverte d'un tapis de diamants. Il est très simple d'identifier la Bubba de grande qualité : elle est belle et sent très bon. Prenez garde à la Bubba qui n'a pas été correctement rincée de ses résidus de nutriments avant la récolte. Vous pouvez vous en assurer en la fumant : un arrière-goût de produit chimique est signe de mauvais traitement.

**TYPE :** 100 pourcent *indica.*

**ESPÈCE :** *Cannabis indica ssp. afghanica.*

**DATE D'ÉLEVAGE :** Vers 1996.

**GÉNÉTIQUE :** Inconnue, mais probablement de lignée Afghane ou Pakistanaise.

**VARIÉTÉ SIMILAIRE :** Il existe des douzaines de boutures de Bubba de bonne qualité qui circulent dans la communauté du cannabis médicinal : la Bomb Threat, la Pre-98, la Platinum, la Presidential, etc.

**DISPONIBILITÉ :** En bouture uniquement, disponible dans l'ouest des États-Unis.

**FACILITÉ DE CULTURE :** Difficile ! La Bubba est souvent cultivée en intérieur, avec des techniques pour bonsaïs faisant fleurir la plante après une période de croissance végétative très faible qui empêche la plante de grandir. La durée de floraison est de 60 jours.

**ARÔME :** Bois de santal, poivre, baume, agrumes, café, épices, aigre, mais jamais d'arôme de moisi.

**GOÛT :** La Bubba possède un goût très épicé et aigre quand on la fume. On lui trouve un arrière-goût floral de haschisch avec une note de vitamine B.

**PUISSANCE :** Malgré ses nombreux trichomes, la taille des têtes de glandes varie en fonction des boutures. Sa puissance est variable selon les mains expertes qui la cultivent, donc entre 14 et 20 pourcent de THC.

**DURÉE DES EFFETS :** Les effets de la Bubba Kush durent longtemps et possèdent un faible plafond, ce qui veut dire que chaque dose supplémentaire augmente les effets au lieu de rester sur un certain niveau. C'est un bon choix de variété pour une administration médicale prolongée, et cela est dû à son faible développement de tolérance au THC.

**PSYCHOACTIVITÉ :** On considère que la Bubba Kush produit certains des plus forts effets psychoactifs que la plante de cannabis puisse produire. Ses effets tendent à être mentalement stimulants, bien qu'ils paralysent presque le corps. La distorsion temporelle est commune : certaines phases d'hyperconcentration alternent avec des phases totalement planantes. La Bubba Kush présente un éventail de réactions extrêmement complexes et engendre des expériences narcotiques « flottantes » par la présence de bêta-caryophyllène, limonène, et myrcène. On lui prête la réputation d'une variété « creeper », dont les effets qu'elle engendre augmentent en intensité au fur et à mesure. On pensait, à tort, que cela était dû à la présence de CBD. Mais il semblerait finalement que la Bubba Kush ne possède pas de CBD. Ses effets « creeper » sont certainement dus à ses terpénoïdes et flavinoïdes (antioxydants), mais il faudrait approfondir les recherches pour confirmer cette hypothèse.

**ANALGÉSIE :** Très forte.

**RELAXATION DES MUSCLES :** Très relaxante, presque au point de léthargie.

**DISSOCIATION :** Rare.

**STIMULATION :** Mentalement stimulante, mais beaucoup moins physiquement. Provoque de l'anxiété à hautes doses.

**SÉDATION :** Forte.

# La CHEM '91, aussi connue sous le nom de CHEMDAWG

Pourquoi s'intéresser aux origines de la Chem '91 ? Simplement parce qu'elle est le plus proche ancêtre de l'OG Kush et de la Sour Diesel, qui sont deux des variétés de cannabis les plus populaires à être apparues ces vingt dernières années. La légende de l'origine de la Chem '91 est complexe et prend racine dans le Montana, où la variété fit sa première apparition dans les années 1980, sous le nom supposé de Chemdawg.

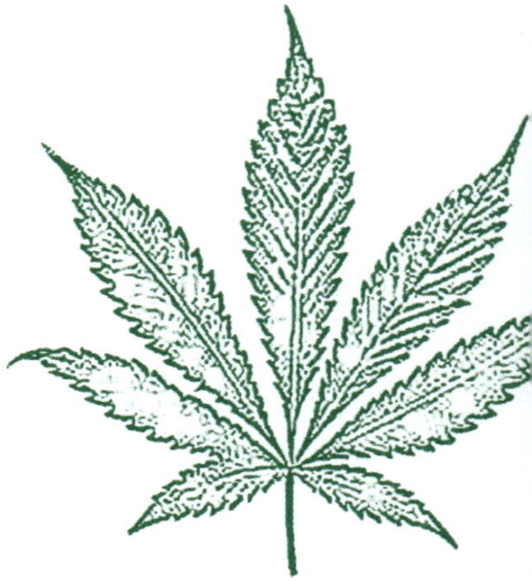

La Chemdawg était populaire dans le Montana grâce à son arôme unique et à sa profusion de trichomes. Un éleveur importa la Chemdawg dans le Colorado, où elle devint populaire dans les mêmes cercles de gens auprès desquels une autre variété légendaire devint populaire : la Paonia Purple Paralyzer, plus connue sous le nom de P-Bud. Il semblerait que la Chemdawg fut saisie dans une descente de police et que la variété put survivre grâce à un petit groupe d'éleveurs du Colorado. En 1988, deux membres de ce cercle de cultivateurs allèrent au concert des Grateful Dead à Noblesville, dans l'Indiana. C'est là qu'ils rencontrèrent un aficionado de cannabis originaire du Massachusetts, si impressionné par cette Chemdawg qu'il leur en commanda une once (environ 28 grammes) pour le prix démentiel de 500 dollars. Il l'apprécia tellement, d'ailleurs, qu'il s'arrangea plus tard pour s'en faire livrer encore plus à son domicile. Il découvrit alors la présence de treize graines dans son colis. Trois ans plus tard, quatre de ces graines avaient germé. Il trouva trois plantes femelles parmi ces quatre graines : la Chemdawg '91, la Sister, ainsi qu'une troisième variété qui ne fut pas gardée. Il utilisa plus tard la Chem '91 et la Sister comme stock de géniteurs pour produire une douzaine de variétés. On pensait au début que l'OG Kush (voir, pages 152-155) avait été élevée à partir de graines de Chem '91 trouvées dans un sac rempli de têtes de Chemdawg au lac Tahoe, en Californie, pendant l'année 1996. On suppose que la Sour Diesel (voir, pages 166-167) tire son origine d'un croisement entre la Northern Lights (pages 150-151) et la Hawaiienne par une pollinisation accidentelle entre la Chem '91 et la Super Skunk du Massachusetts. Cette histoire est pour le moins complexe quand on considère

### Utilisation médicale

La Chem '91 est peu abondante, donc rares sont les patients qui ont pu mettre la main dessus, et peu nombreux sont les patients qui la consomment.

qu'elle implique une variété de marijuana si forte qu'elle dégrade la mémoire.

**TYPE :** La Chem '91 est une plante assez fragile qui possède des petites feuilles plutôt larges qui soulignent son appartenance à une lignée hybride.

**ESPÈCE :** *Cannabis indica ssp. afghanica x cannabis indica ssp. indica.*

**DATE D'ÉLEVAGE :** Introduite dans le Montana dans les années 1980.

**GÉNÉTIQUE :** Inconnue. Les variétés landrace utilisées pour élever cette variété demeurent inconnues. On cite régulièrement parmi ses potentiels ancêtres la Skunk (pages 164-165), l'Afghan (voir, pages 118-119), la Thai, et la Northern Light. Au Népal, on trouve des variétés qui possèdent un arôme de carburant, comme pour la Chemdawg.

**VARIÉTÉS SIMILAIRES :** OG Kush, Sour Diesel, Chem D, Double Dawg, Chem 4, Snowdawg.

**FACILITÉ DE CULTURE :** Difficile. La Chem '91 n'est pas une plante facile à faire pousser, qui ne résiste pas bien à la moisissure et aux insectes.

**ARÔME :** La Chem '91 possède un arôme unique et pas particulièrement plaisant. On le décrit comme un mélange entre du carburant et la mauvaise haleine. Il y a définitivement une note de quelque chose de pourri dans l'arôme de la Chemdawg, qui vient certainement d'un sesquiterpène inhabituel. Son arôme de carburant provient du bêta-caryophyllène et du limonène, en plus de son contenu en myrcène.

**GOÛT :** Magnifique mélange de haschisch floral et d'agrume acide.

**PUISSANCE :** Puissante, mais pas autant que sa lignée, comme l'OG Kush et la Sour Diesel. Mais on ne fait pas les malins pour autant que ses myrcènes font effet.

**DURÉE DES EFFETS :** Déclenchement rapide des effets, qui durent ensuite plusieurs heures.

**PSYCHOACTIVITÉ :** Les effets psychoactifs de la Chem '91 sont très complexes, et plus importants que son apport en THC, car elle produit une grande gamme de terpènes.

**ANALGÉSIE :** Abrutissante, comme un anesthésiant.

**RELAXATION DES MUSCLES :** Modérément relaxante.

**DISSOCIATION :** À fortes doses, la Chem '91 peut envoyer quelqu'un sur la planète Mars ou sur un autre astre similaire.

**STIMULATION :** Stimulante à un degré pouvant provoquer de l'anxiété chez certains patients.

**SÉDATION :** Les effets de la Chem '91 ont tendance à « crasher », ce qui veut dire que ses effets « high » euphoriques du début peuvent se transformer en « stone » planant 90 minutes plus tard.

# La CHERRY COUGH

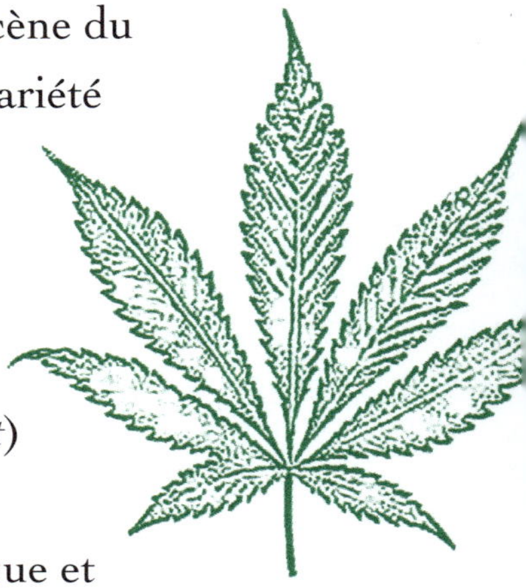

La Cherry Cough a récemment fait son entrée sur la scène du cannabis médicinal. Elle est un croisement entre une variété Afghane aux feuilles larges et une Strawberry Cough aux feuilles étroites. De tels croisements ont tendance à favoriser l'un des parents. En ce qui concerne la Cherry Cough, son parent de baie (strawberry voulant dire « fraise » et cherry voulant dire « cerise », *ndt*) lui a transmis des effets heureux qui élèvent l'humeur, mais son parent Afghan lui a conféré un côté analgésique et relaxant. Il y a fort à parier que de plus en plus de variétés de cannabis seront développées pour répondre à des besoins médicinaux spécifiques. En ces termes, la Cherry Cough permet d'améliorer l'humeur des patients et de les aider à dormir. Les patients la commandent souvent, car les variétés de cannabis à faire coexister ces deux caractéristiques sont rares.

## Utilisation médicale

Que cela soit pour un syndrome du stress post-traumatique ou une douleur neuropathique aiguë, la Cherry Cough est bonne pour forcer la relaxation. Elle est aussi fréquemment commandée par des patients âgés qui ont des migraines ou des douleurs chroniques, car elle éloigne de l'inconfort pendant une grande période. Les patients insomniaques l'adorent, ainsi que les patients qui viennent de subir une opération et qui ont du mal à dormir.

## Observations

Il est intéressant de comparer cette variété avec la Strawberry Cough (voir, pages 168-169). La Strawberry possède plus de THC, mais la Cherry Cough a de meilleures capacités sédatives qui permettent de « scotcher » le patient. La Strawberry Cough n'interfère pas avec la mémoire, alors que la Cherry Cough vous garantit d'égarer le moindre objet. On a découvert les arômes de cerise dans les variétés de cannabis en 2010. Elles semblent être une combinaison de myrcène, terpinolène et linalol. On trouve souvent cette combinaison de terpènes de façon plus épicée et moins fruitée chez la Bubba Kush (voir, pages 126-127), mais ici les proportions pour chaque terpène sont différentes. De nombreux patients disent qu'il est presque impossible de regarder la télévision avec la Cherry Cough, car elle endort très facilement.

**TYPE :** Hybride aux petites feuilles larges.

**ESPÈCE :** *Cannabis indica ssp. indica x ssp. afghanica.*

**DATE D'ÉLEVAGE :** 2010.

**GÉNÉTIQUE :** Afghane *indica* aux petites feuilles larges, et Strawberry Cough aux petites feuilles étroites.

**VARIÉTÉS SIMILAIRES :** Strawberry Cough, Cherry Pie, Grape Ape.

**DISPONIBILITÉ :** Uniquement disponible dans certains dispensaires de Californie.

**FACILITÉ DE CULTURE :** Ce n'est pas une plante pour débutant, mais la Cherry Cough est une éventualité au long terme pour un connaisseur expérimenté. Son rendement est important, et elle est simple à nourrir.

**ARÔME :** Parfum très plaisant de cerise épicée avec un léger goût de savon.

**GOÛT :** Cerise épicée avec une expiration au goût de haschisch.

**PUISSANCE :** Modérée. La Cherry Cough est parfaite en journée car elle n'est pas trop forte. Elle tourne régulièrement autour des 16 pourcent de THC.

**DURÉE DES EFFETS :** Ses effets durent très longtemps et semblent persister à tout jamais. Cela peut être utile pour les patients qui n'ont pas d'autres moyens médicamenteux. Cette longue durée d'effets est certainement due au linalol, qui est un puissant relaxant musculaire.

**PSYCHOACTIVITÉ :** La Cherry Cough délivre une psychoactivité flottante et rêveuse et s'accompagne souvent d'un sourire. Elle ne provoque pas de stone profond comme une variété purple, et les patients qui souffrent de légère dépression disent qu'elle permet de relever doucement l'humeur.

**ANALGÉSIE :** Éloigne de la douleur. Très bonne pour les patients sous traitement douloureux.

**RELAXATION DES MUSCLES :** La Cherry Cough est une excellente variété pour détendre les muscles tendus ou pour récupérer après un effort sportif ou soulager le mal de dos.

**DISSOCIATION :** La Cherry Cough n'est pas propice à la concentration. Préparez-vous à partir loin.

**STIMULATION :** Pas vraiment stimulante, elle vous promet de longues heures passées avachi sur votre canapé.

**SÉDATION :** Excellente pour une petite sieste ou pour piquer un somme.

# La G13

La G13 est une variété de cannabis aux origines dignes de celles d'un James Bond. Il paraîtrait qu'elle trouve ses origines dans les années 1970, entre les murs d'un complexe de recherche américain top secret. Cette variété spéciale excéderait les 29 pourcent de THC. Il est vrai que le gouvernement américain possède une plantation sécurisée de marijuana située au National Center for Natural Products Research (NCNPR), à l'université du Mississippi. On suppose que la G13 fut développée au NCNPR et libérée sous forme de bouture par des moyens inconnus. Un jour, quelqu'un donna cette G13 à un éleveur néerlandais du nom de Neville, et c'est ainsi que la légende commença. Aujourd'hui, on utilise surtout la G13 comme plante d'élevage, mais on la trouve également dans les dispensaires.

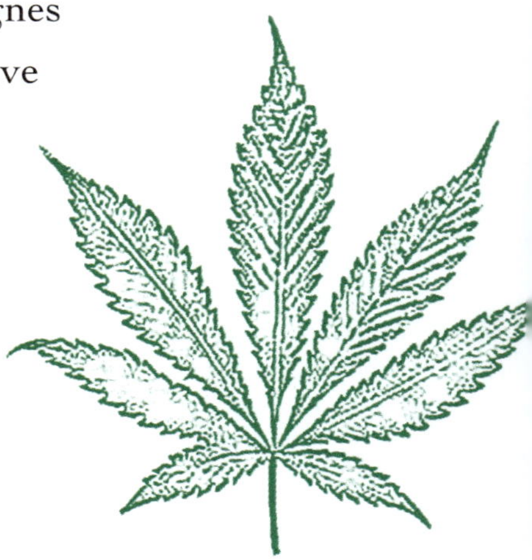

## Utilisation médicale

La G13 est tout à fait appropriée si vous cherchez une *indica* sédative à dominance myrcène. Elle est aussi très populaire parmi les patients atteints de migraine, en prophylaxie ou en soin actif. Le surdosage peut toutefois amener un regain de maux de tête.

## Observations

Dans le film *American Beauty* de 1999, l'acteur Wes Bentley incarne un jeune dealer de marijuana qui se spécialise dans la vente de G13 pour deux mille dollars les trente grammes, c'est-à-dire un prix exorbitant. Le rôle de Bentley dans ce film oscarisé n'a fait qu'accentuer la légende qui se cache derrière cette variété de cannabis.

Depuis 1968, le gouvernement américain exerce un monopole sur la production du cannabis pour la recherche scientifique, grâce à un contrat passé avec l'université du Mississippi. Tous les ans, la DEA (brigade des stupéfiants) octroie des permis à quelques chercheurs pour qu'ils reçoivent un peu de ce cannabis, mais souvent dans l'unique but de justifier la dangerosité de la marijuana. Au fil des ans, le NCNPR a fini par rassembler une importante collection de graines provenant des diverses saisies effectuées par les descentes de la DEA. Le NCNPR fait pousser ces graines et analyse les résultats, tout en conduisant des recherches fondamentales sur la plante, ainsi que sur son métabolisme et sa chimie. Le Projet Marijuana du NCNPR produit aussi des cigarettes de cannabis préroulées dans le cadre du Compassionate Investigational New Drug Program (IND), un projet conçu pour étudier le cannabis dans une utilisation médicale. Même si l'IND fut fermé par l'Administration du Président H. W. Bush, quatre patients du cannabis médical toujours vivants reçoivent encore chaque mois une boîte remplie avec trois cents cigarettes de cannabis, et ce à perpétuité, selon les termes du programme.

Alors, se pourrait-il vraiment que la G13 trouve ses origines dans les tréfonds du gouvernement américain ? Oui. Mais en revanche, elle n'avait pas un taux de THC de 29 pourcent. Vers le milieu des années 1970, les variétés Afghanes étaient extrêmement rares, et il n'est pas absurde de penser qu'un étudiant diplômé ait pu être tenté de voler une bouture. Nous ne saurons probablement jamais la vérité, mais l'histoire est fabuleuse, et cette variété est un produit médicinal formidable.

**TYPE :** *Indica* aux petites feuilles larges.

**ESPÈCE :** *Cannabis indica ssp. afghanica.*

**DATE D'ÉLEVAGE :** Dans les années 1970.

**GÉNÉTIQUE :** Inconnue, mais certainement d'Afghanistan.

**VARIÉTÉS SIMILAIRES :** G13 Haze, Amnesia G13.

**DISPONIBILITÉ :** En bouture, la G13 est disponible dans certains dispensaires. En graines, on la trouve rarement sous sa forme originale, mais plutôt en hybride.

**FACILITÉ DE CULTURE :** Facile.

**ARÔME :** Arôme de skunk (mouffette), lourd et rempli de myrcènes balsamiques.

**GOÛT :** Moyen, selon de nombreux patients.

**PUISSANCE :** Importante, mais pas à hauteur de sa légende. Elle excède pourtant fréquemment les 21 pourcent.

**DURÉE DES EFFETS :** Longtemps, jusqu'à trois heures.

**PSYCHOACTIVITÉ :** Essentiellement corporelle, avec un effet « stone ».

**ANALGÉSIE :** Très bonne, surtout pour soulager la nausée.

**RELAXATION DES MUSCLES :** Reconnue pour ses effets relaxants.

**DISSOCIATION :** Planante et provoque des pertes de mémoire.

**STIMULATION :** Très peu.

**SÉDATION :** Conseillée aux insomniaques.

# La GRAND DADDY PURPLE, ou GDP pour les intimes

Il s'agit d'une des meilleures variétés purple (violette) de cannabis médicinal disponible sur la côte Ouest des États-Unis, en particulier dans la région de la baie de San Francisco, où elle est apparue au début des années 2000. Beaucoup considèrent la « Ken's GDP » comme la meilleure bouture de cette variété. Aujourd'hui, d'autres variétés purple de cannabis médicinal comme la Purple Urkle ou la Girl Scout Cookies bataillent avec la GDP pour la couronne de la meilleure variété purple.

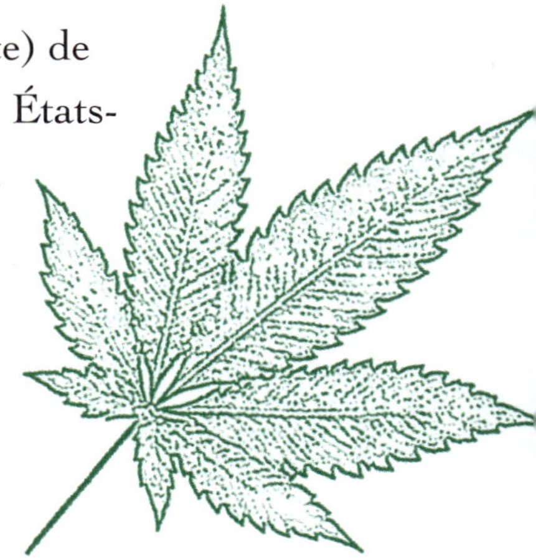

Beaucoup de patients qui entrent dans un dispensaire ressortent fréquemment avec de la Grand Daddy Purple, dont l'apparence violacée est bien souvent irrésistible. La GDP est de couleur violet foncé, avec des poils orange recouverts de trichomes tantôt laiteux, tantôt transparents.

## Utilisation médicale

Les purples sont excellentes pour se reposer au lit et retrouver des forces. Elles sont trop fortes pour faire autre chose que d'amorcer l'inertie d'une guérison. Les variétés purple ont tendance à provoquer des trous de mémoire chez les patients, c'est pourquoi la GDP est conseillée aux patients qui souffrent de troubles de stress post-traumatique. Les purples sont aussi efficaces contre les nausées et l'inconfort provoqués par la chimiothérapie. Ces variétés sont en outre efficaces pour toute maladie grave dont l'attente fait partie du processus de guérison.

### Observations

Certaines variétés de cannabis prennent une couleur violacée en réponse à un stimulus. Ce stimulus peut être le froid, le stress, ou l'action d'une infestation. Habituellement, le facteur de stress est lié à un changement de température. La coloration violette provient du même pigment produit par les myrtilles, les pommes et le raisin, appelée anthocyane. Les variétés purple ne prennent pas de couleur violette si elles ne sont pas soumises au stress, ce qui ne veut pas dire pour autant qu'elles ne peuvent pas atteindre ni même excéder leur puissance potentielle.

La première variété violette de cannabis fut importée en Californie au milieu des années 1960, en provenance des montagnes de Zacatecas, au Mexique. L'histoire dit qu'un contrebandier américain emmena un chargement de cannabis purple du Mexique jusqu'à San Francisco. Sa voiture tomba en panne sur Market Street en plein milieu de l'après-midi, avec dans son coffre plus de 50 kilogrammes de cannabis. Il poussa sa voiture jusqu'au prochain parcmètre et vendit sur place tout son stock directement dans la rue en passant quelques coups de fil à partir d'une cabine téléphonique, et en gardant un œil averti sur la police. Personne n'avait jamais vu de cannabis purple à cette époque dans la région de San Francisco, et la demande n'a jamais cessé depuis lors.

**TYPE :** *Indica* (à 80 %) aux petites feuilles larges.

**ESPÈCE :** *Cannabis indica ssp. indica var. afghanica x var. mexicana.*

**DATE D'ÉLEVAGE :** Vers les années 2000.

**GÉNÉTIQUE :** Purple Urkle x Salmon Creek Big Bud.

**VARIÉTÉS SIMILAIRES :** Purple Urkle, Girl Scout Cookies, Kryptonite.

**DISPONIBILITÉ :** Boutures uniquement disponibles dans les dispensaires de Californie, du Colorado et de Washington.

**FACILITÉ DE CULTURE :** Projet de culture viable pour un novice.

**ARÔME :** Raisin, poivre, et skunk (mouffette) dû à la combinaison myrcène/bêta-caryophyllène avec des pointes d'ocimène et de linalol.

**GOÛT :** Épicé, avec un goût de haschisch et une note de vin.

**PUISSANCE :** La GDP excède toujours les 20 pourcent de THC.

**DURÉE DES EFFETS :** Longue durée.

**PSYCHOACTIVITÉ :** Les indicas purple délivrent une psychoactivité d'une rare intensité. Il est conseillé d'être prudent en essayant la première fois car ses effets sont rarement considérés comme « fonctionnels ». Sous son influence, il est fortement déconseillé de conduire, de se servir de machines, ou de tenter une action plus compliquée que le fait de manger une banane et de contempler le mur.

**ANALGÉSIE :** Excellente à dose modérée, abrutissante à faibles doses.

**RELAXATION DES MUSCLES :** Excellente. La Grand Daddy Purple est très synergétique avec les antidouleurs.

**DISSOCIATION :** Il existe des termes spécifiques pour décrire les effets de la GDP : « scotché » et « phasant » expriment assez bien le genre d'état dans lequel cette herbe vous laissera.

**STIMULATION :** Uniquement durant la montée.

**SÉDATION :** Parfaite pour le sommeil et la relaxation.

# La HARLEQUIN, la CANNATONIC & le CANNABIS hautement chargé en CBD

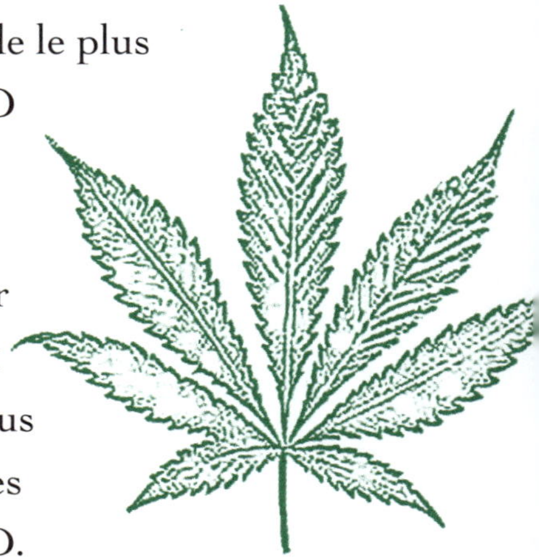

Le cannabidiol (CBD) est le deuxième cannabinoïde le plus commun produit par la plante de cannabis. Le CBD est non psychoactif mais produit un large éventail d'effets médicinaux. Encore récemment, on pensait que le CBD était virtuellement impossible à trouver chez les variétés de cannabis médical présentes aux États-Unis. En Europe, l'équipe Hortapharm et, plus tard, les laboratoires GW Pharmaceuticals furent les premiers à reconnaître la valeur incroyable du CBD. Aux États-Unis, Martin Lee, Fred Gardner et Sarah Russo ont aidé à mener les recherches sur des cultivars hautement chargés en CBD et à promouvoir leur usage avec leur projet appelé Project CBD. Ce projet à but non lucratif fut créé par Lee et Gardner pour encourager et élargir la dissémination de cultivars forts en CBD.

## Utilisation médicale

Les applications médicales sont très vastes, mais on ne comprend pas bien encore quels sont les dosages efficaces en fonction des différentes maladies. Les premiers rapports de patients souffrant d'anxiété indiquèrent que le CBD est efficace à plus faible dose que le THC, c'est-à-dire aux alentours des 2,5 milligrammes [1]. Il est difficile d'extrapoler au-delà de cette dose. Le CBD est non toxique, donc en absence de THC, les hautes doses sont plutôt bien tolérées. En présence de THC, il est important de rester prudent dans le dosage avec les patients qui en prennent pour la première fois.

En l'espace d'un an, plus d'une douzaine de variétés ont été identifiées. Deux ans plus tard, la Harlequin, la Sour Tsunami, l'Omrita Rx, la Cannatonic et d'autres encore étaient disponibles dans les dispensaires de Californie et du Colorado. Des boutures de Harlequin et de Cannatonic sont également disponibles. Vers la fin de l'année 2012, les premiers cultivars presque purs de CBD commencèrent à émerger, dont la Cannatonic C6, qui possède un ratio de 35 CBD pour 1 de THC, que l'on appelle également l'ACDC.

### Observations

Demandez toujours à voir les résultats des tests en laboratoire quand vous achetez du cannabis fort en CBD.

**TYPE :** Chanvre aux feuilles étroites hybridé avec d'autres variétés aux feuilles étroites et larges.

**ESPÈCE :** *Cannabis sativa x cannabis indica.*

**DATE D'ÉLEVAGE :** Les variétés fortes en CBD commencèrent à être identifiées par les laboratoires à partir de 2009.

**GÉNÉTIQUE :** Toutes les variétés fortes en CBD manipulées génétiquement sont partiellement dérivées de variétés de cannabis à fibre de chanvre, car ces plantes produisent l'enzyme qui transforme le CBGA en CBDA, le précurseur acide du CBD.

**VARIÉTÉS SIMILAIRES :** Sour Tsunami, Harlequin, Omrita Rx3, Jamaican Lion, Cannatonic, Sugaree x Blue Diesel, Poison OG, Granny Durkel.

**DISPONIBILITÉ :** Uniquement en bouture, même si la Cannatonic est aussi disponible en graines chez Resin Seeds, en Espagne.

**FACILITÉ DE CULTURE :** Facile à cultiver, mais plutôt difficile à optimiser pour la production de CBD.

**ARÔME :** Ne sont pas des variétés à l'arôme très plaisant, car elles ont été choisies pour produire de la corde, et non des substances médicinales. Mais c'est en train de changer… La Harlequin, qui est la variété de CBD la plus répandue, possède tout de même un agréable parfum de menthe par l'expression de ses pinènes et de ses myrcènes.

**GOÛT :** Il existe une grande variation de goûts parmi les variétés de CBD. Tout le monde s'accorde cependant à dire qu'elles ne sont pas aussi goûteuses que les variétés fortes en THC.

**PUISSANCE :** Le plus haut pourcentage en CBD que l'on ait pu voir sur l'année 2013 était pour une Cannatonic, avec un taux de 22 pourcent. La Harlequin peut atteindre 15 pourcent de CBD avec 5 pourcent de THC. La Sour Tsunami possède un ratio identique de 1 THC pour 3 CBD.
La puissance n'est probablement pas aussi importante que le ratio entre le CBD et le THC. Un phénotype de Cannatonic fut testé et relevé à 18,5 pourcent de CBD pour 0,6 pourcent de THC, c'est-à-dire un rapport de 1 sur 30.

**DURÉE DES EFFETS :** La plupart des variétés de CBD qui possèdent seulement une petite quantité de THC peuvent délivrer des effets de CBD durant plusieurs heures.

**PSYCHOACTIVITÉ :** Quand bientôt nous arriverons à retirer entièrement le THC, il n'y aura plus de psychoactivité. Le ratio entre le CBD et le THC semble émousser les effets du THC.
Les variétés de CBD produisent quelque chose qui ressemble à de la psychoactivité, tout en étant différent. Il est possible qu'il s'agisse uniquement de l'effet thérapeutique de l'action du CBD.

**ANALGÉSIE :** Efficace, mais il est encore trop tôt pour dire si elle est meilleure que le THC.

**RELAXATION DES MUSCLES :** Très relaxante.

**DISSOCIATION :** Les patients qui consomment du CBD ont l'habitude de dire que cela fait l'effet d'être emmitouflé dans une couette chaude.
Il existe une légère dissociation.

**STIMULATION :** N'endort pas, mais n'excite pas non plus.

**SÉDATION :** Certaines recherches scientifiques affirment que le CBD peut produire une « sédation mentale » à hautes doses. Les patients disent que cela assourdit l'esprit. À doses raisonnables (sous les 20 milligrammes), le CBD ne semble pas interférer avec la cognition, même si de plus amples recherches doivent le vérifier.

# LA HAZE

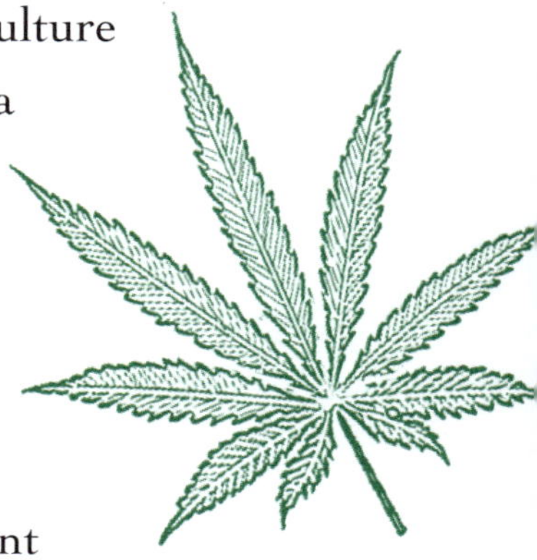

À la fin des années 1960 et au début des années 1970, deux amis originaires de Santa Cruz entreprirent une culture de marijuana expérimentale en extérieur qui influencera profondément l'élevage du cannabis au cours des quarante années à venir. Leur variété de cannabis s'appelait la Haze et mélangeait les meilleures *sativas* aux feuilles étroites que l'on pouvait trouver au Mexique, en Thaïlande, en Inde, en Colombie… le tout dans une seule variété. La Haze gagna rapidement la réputation de meilleur cannabis au monde. Chaque sachet de trente grammes de cette herbe était livré dans une boîte en séquoia étiquetée avec un blason personnalisé. À chaque saison, on introduisait une nouvelle version de Haze : la Magenta, la Gold, la Silver, la Purple, et la Blue.

## Usage médical

Parmi les variétés de cannabis médicinal, la Haze est un bon choix pour une consommation diurne (à faibles doses) car elle ne provoque aucune déficience cognitive. Elle est également excellente pour traiter les troubles de l'attention, l'hyperactivité, et encourage l'hyperconcentration à faibles doses. Sa réputation de médicament pour « ranger la maison » est tout à fait fondée. La Haze est un médicament à microdose presque parfait, car elle aiguise les sens au lieu de les ternir sous faible dose. À hautes doses, les Hazes peuvent provoquer des expériences profondes, et parfois même inconfortables.

Étant originaires des climats tropicaux et habituées aux fortes pluies, en serre, les Hazes ne florissaient pas avant la mi-décembre. Une variété florissait jusqu'à la mi-janvier. Cette longue période de floraison garantissait une psychoactivité phénoménale mais plaçait souvent le cultivateur dans une situation à risque. Vers la fin des années 1970, le programme gouvernemental et fédéral des États-Unis pour l'éradication de la marijuana rendit presque impossible la culture de ces variétés tropicales à floraison lente. Les gens se disputent encore maintenant pour savoir laquelle, de la Haze ou de la Kona Gold, est la meilleure variété de cannabis de tous les temps.

### Observations

Par le passé, la Haze a permis de créer les

fondations de la culture du cannabis, et il semblerait qu'elle nous permette de créer également les bases du cannabis futur. Avec l'effondrement de l'interdiction du cannabis, les variétés tropicales impossibles à produire furtivement commenceront à émerger sur le marché. Aux États-Unis, on prévoit la production commerciale de la Haze en serre dans les cinq prochaines années.

**TYPE :** Pure *sativa* tropicale à petites feuilles étroites.

**ESPÈCE :** *Cannabis indica ssp. indica.*

**DATE D'ÉLEVAGE :** 1971-1976.

**GÉNÉTIQUE :** Lignées Colombiennes, Thais, Indiennes, et Mexicaines.

**VARIÉTÉS SIMILAIRES :** Les Hazes ont eu un immense impact sur la scène néerlandaise naissante du cannabis, dans les années 1980. Neville, un célèbre cultivateur, utilisa une Haze originale pour élever sa Neville's Haze (voir, pages 148-149). La Super Silver Haze remporta trois *High Times* Cannabis Cups consécutives. Plus récemment, la Lemon Haze est devenue populaire sur la côte Ouest des États-Unis.

**DISPONIBILITÉ :** Plusieurs banques de semences néerlandaises déclarent conserver des stocks des germoplasmes de la Haze originale amenés aux Pays-Bas par David Watson, bien que cette affirmation soit contestée. Watson a précisé que la Haze qu'il avait livrée est meilleure à garder comme stock de géniteurs, plutôt qu'à cultiver. Récemment, des anciennes graines de Haze ont refait surface à Santa Cruz et à Oakland, en Californie. On utilisera la culture tissulaire pour tenter de sauver quelques embryons de plante viables à partir de ces très vieilles graines. Mais les experts de cannabis médicinal sont extrêmement intéressés par cette variété et souhaitent l'incorporer dans la prochaine génération de cannabis médicinal.

**FACILITÉ DE PLANTATION :** À cause de sa tendance à pousser énormément et d'avoir un temps de floraison très long, la Haze ne peut être élevée que par des mains expertes. Plus elle est cultivée proche de l'équateur, meilleur sera le résultat. La meilleure Haze produite ces dernières années fut cultivée sur les îles isolées d'Hawaii.

**ARÔME :** Quand elle est brûlée, la Haze possède un caractère épicé unique qui la rend immédiatement reconnaissable. (*It doesn't smell like marijuana ; it smells like Haze.*)

**GOÛT :** Le goût de la Haze est complexe, avec des notes de réglisse, de poivre, de savon, d'agrume, et de cacao. Pas de douceur, mais très sophistiqué.

**PUISSANCE :** Sans précédent pour son époque. La Haze avoisine les 20 pourcent de THC, et prétendument jusqu'à 2 pourcent de CBD.

**DURÉE DES EFFETS :** Extrêmement longs, bien que les effets de la Haze diminuent presque de manière imperceptible, permettant d'éviter le « crash » associé aux variétés de cannabis stimulantes.

**PSYCHOACTIVITÉ :** Psychédélique à hautes doses. Elle peut être intéressante comme drogue introspective pour les patients en fin de vie.

**ANALGÉSIE :** Moyenne.

**RELAXATION DES MUSCLES :** Modérée.

**DISSOCIATION :** Forte à doses modérées et fortes.

**STIMULATION :** Très stimulante et peut provoquer de l'anxiété.

**SÉDATION :** Faible.

# L'HINDU KUSH

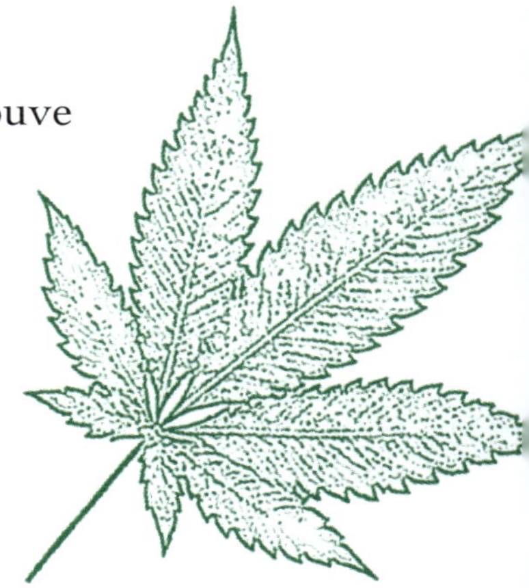

L'Hindu Kush est une véritable Kush, mais qui diffère considérablement de la « Kush » populaire que l'on trouve facilement dans les dispensaires américains. De bien des manières, elle se rapproche plus de la vieille landrace Afghan que de l'Afghani #1 (voir, pages 118-119). Les véritables variétés de Kush n'étaient pas élevées pour que l'on fume les fleurs ; il s'agit de plantes de haschisch censées être séchées et tamisées pour permettre de récupérer les têtes de trichomes. Alors, quand bien même l'Hindu Kush est très représentative du cannabis que l'on fume en Asie centrale, on ne la fume pas de la même manière qu'eux.

## Usage médical

On utilise l'Hindu Kush pour pallier les maux de base comme le mal de dos, les problèmes de sommeil et l'appétit. Certaines choses n'ont pas changé depuis des siècles. Il arrive parfois que les variétés d'Hindu Kush produisent des cannabinoïdes rares, comme du CBDV et du THCV. Ces lignées sont tellement rares aux États-Unis et en Europe que les laboratoires d'analyses ne peuvent vérifier leur présence. Si par hasard vous trouviez la présence de cannabinoïdes rares dans une variété d'Hindu Kush, son efficacité médicinale augmenterait considérablement.

Pour la plupart des Occidentaux, l'Hindu Kush semble un peu rêche et grossière. C'est uniquement parce qu'elle est normalement raffinée par extraction. Fumer des fleurs d'Hindu Kush, c'est un peu comme manger de l'ail cru et se plaindre que c'est trop fort. Presque toutes les variétés de cannabis d'Asie centrale sont élevées uniquement pour l'extraction.

## Observations

Cela peut être marrant d'avoir accès à une petite culture de cette variété, qui est habituellement vouée à la création de haschisch. En Asie centrale, le haschisch est tamisé à sec à travers un maillage en tissu. On commence par sécher le cannabis avec attention pour faciliter la séparation des trichomes à partir de la plante. Une fois la séparation faite, la poudre de résine qui en résulte est une nouvelle fois raffinée jusqu'à ce qu'on enlève un maximum de matières végétales.

Idéalement, il ne devrait rester que des têtes de glandes pures. Si vous désirez recourir à cette extraction, vous vous rendrez compte de l'immense travail que nécessite une telle opération.

Il n'existe pas qu'une seule variété d'Hindu Kush : il semblerait qu'une douzaine de landraces kush acclimatées furent éparpillées à travers le Pakistan et l'Afghanistan dans les années 1970. Il est possible que des extrémistes aient lancé une fatwa sur la résine de cannabis et aient détruit de nombreuses variétés. Fort heureusement, certaines véritables variétés de Kush ont été épargnées.

**TYPE :** Landrace aux petites feuilles larges.

**ESPÈCE :** *Cannabis indica ssp. afghanica.*

**DATE D'ÉLEVAGE :** Probablement cultivée au XIIIe siècle pour la première fois.

**GÉNÉTIQUE :** Plante de haschisch Afghane ou Pakistanaise.

**VARIÉTÉS SIMILAIRES :** Afghan, AfPak, Hindu Skunk.

**DISPONIBILITÉ :** Généralement disponible en graines et en boutures.

**FACILITÉ DE PLANTATION :** Simple, il faut bien contrôler l'humidité pour éviter la moisissure.

**ARÔME :** Subtile senteur d'encens et d'épice, qui sent avant tout le haschisch frais. Ses terpènes incluent le myrcène, le bêta-caryophyllène, avec une pointe de limonène. Ces variétés n'étaient jamais choisies pour leur arôme fruité, mais certaines vraies Kush indigènes ont un goût de carburant prononcé.

**GOÛT :** Goût de haschisch, plutôt terreux et rude.

**PUISSANCE :** Quelques phénotypes de ces Kushs peuvent dépasser les 20 pourcent de THC, mais les spécimens authentiques oscillent habituellement entre les 12 et 16 pourcent de THC.

**DURÉE DES EFFETS :** Effets très longs.

**PSYCHOACTIVITÉ :** Pas très subtile, et provoque un fort stone d'*indica*. L'Hindu Kush n'a pas vocation à faire autre chose que vous scotcher sur le canapé le plus proche. On la consomme de manière journalière en Asie, où la vie n'est pas facile. Elle permet d'atténuer la dureté de la vie sans provoquer de grosse psychoactivité.

**ANALGÉSIE :** Parfaite pour détendre les muscles après une journée de trek sur la passe de Khyber. Le constat semble dur, mais cette plante sert précisément à supporter plus facilement l'effort physique.

**RELAXATION DES MUSCLES :** Bonne.

**DISSOCIATION :** Peu importante, mais épaissit généralement les pensées.

**STIMULATION :** Négligeable.

**SÉDATION :** Fonctionne très bien la nuit.

# La JACK HERER

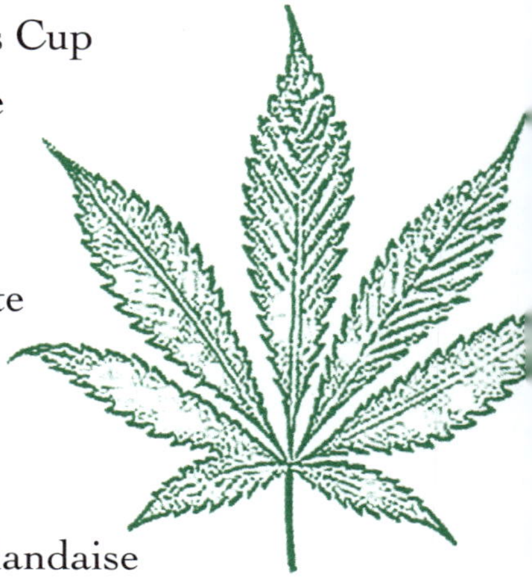

La Jack Herer, vainqueur de la *High Times* Cannabis Cup de 1994, était vendue comme une variété de semence et développée par la banque de semences Sensi Seeds, à Amsterdam. Elle tire son nom par hommage à Jack Herer (1939-2010), célèbre activiste qui luttait en faveur du cannabis, et auteur d'un livre très connu sur l'histoire du chanvre, appelé *The Emperor Wears No Clothes* (éditions Ah Ha, 1985). La variété Jack Herer fut choisie par la société néerlandaise Bedrocan comme produit médicinal végétal, et elle est disponible dans toutes les pharmacies néerlandaises sous ordonnance d'un médecin.

Une graine de Jack Herer produit habituellement un phénotype sur quatre possibles : trois aux petites feuilles étroites, et une seule aux petites feuilles larges. La Jack Herer de Bedrocan est le phénotype « Lemon ». Quand elle est cultivée en intérieur, la Jack peut produire des grappes de fleurs importantes, qui excèdent parfois les sept grammes. Par bien des aspects, la Jack Herer est l'antithèse de la variété de marijuana qui fait planer, car ses effets engendrent une humeur enthousiaste et n'embrouillent pas l'esprit.

### Usage médical

Parfaite pour les régimes médicaux diurnes, qu'elle soit fumée ou vaporisée. Soulage la douleur et la nausée.

### Observations

Il s'agit d'une des variétés préférées des patients et des consommateurs du monde entier.
La Jack Herer est l'élite du cannabis génétiquement modifié, et elle est certainement la plus populaire pour une consommation diurne. Il faut faire attention à l'éloigner le plus possible des sources de chaleur, pour éviter d'altérer ses composés d'agrume. Elle permet également de faire d'excellentes extractions. Comme autre solution à la fumette, le gouvernement néerlandais a encouragé le développement d'un thé que l'on prépare avec de la Bedrocan Jack, dont voici la recette :

- Un gramme de Jack Herer
- Environ un litre d'eau
- Une casserole avec son couvercle
- Une passoire
- Crème à café ou lait entier

La crème à café est un ingrédient essentiel, car elle agit comme un émulsifiant et aide à garder les cannabinoïdes suspendus dans l'eau et empêche de les précipiter hors de la solution. Pour faire le thé, on commence par faire bouillir l'eau dans la casserole. Ajoutez le cannabis, baissez le feu et laissez mijoter pendant quinze minutes. Ne laissez pas bouillir. Filtrez ensuite l'eau dans un récipient. Ajoutez immédiatement la crème à café et mélangez bien. Vous pouvez également ajouter de la menthe, du citron ou du miel pour améliorer le goût à votre convenance. Aux Pays-Bas, la dose standard est d'une tasse, et on peut conserver le reste du thé au réfrigérateur pendant trois à cinq jours. Le thé au cannabis est moins psychoactif car il ne chauffe pas le cannabis à des températures auxquelles les acides du THC se convertissent en THC libres. Bien que la psychoactivité soit atténuée, un thé au cannabis peut tout de même mettre un bon coup sur la tête. Ne le buvez pas comme un thé normal, mais comme un médicament.

**TYPE :** *Indica* hybride aux petites feuilles étroites.

**ESPÈCE :** *Cannabis indica var. indica x var. afghanica*

**DATE D'ÉLEVAGE :** 1994 et sortie en 1995.

**GÉNÉTIQUE :** Cette variété fut élevée à partir des meilleurs cannabis de chez Sensi Seeds, c'est-à-dire la Northern Lights #5, la Haze, et la Skunk #1, bien que cela n'ait jamais été officiellement confirmé par Sensi Seeds. Le phénotype ressemble plus à de la Shiva Skunk (NL#5 x Skunk), à savoir le parent de la Jack Herer.

**VARIÉTÉS SIMILAIRES :** Jack Flash, Shiva Skunk.

**DISPONIBILITÉ :** La Jack Herer est disponible un peu partout, en graines ou en boutures. Elle est très répandue et cultivée dans tous les États des États-Unis qui autorisent le cannabis.

**FACILITÉ DE PLANTATION :** La Jack Herer n'est pas la variété la plus simple à faire pousser pour un novice, bien que certains y parviennent. La culture de phénotypes en intérieur n'est pas aisée non plus et demande de la réflexion.

**ARÔME :** Les phénotypes ont un arôme qui varie entre l'agrume et la Skunk douce. Le parfum d'agrume provient d'une forte expression en terpinolène.

**GOÛT :** Le phénotype d'agrume est très populaire pour son acidité et son goût de fruit.

**PUISSANCE :** Forte, généralement autour des 20 pourcent de THC.

**DURÉE DES EFFETS :** Moyenne.

**PSYCHOACTIVITÉ :** La Jack Herer enivre et confère des idées positives. Elle provoque des effets cérébraux non brumeux grâce à son haut taux de terpinolène et à son faible taux de myrcène.

**ANALGÉSIE :** Bonne pour un traitement contre la douleur en journée, avec des doses modérées.

**RELAXATION DES MUSCLES :** Cette variété est trop énergétique pour être considérée comme relaxante, mais elle ne rend pas nerveux non plus.

**DISSOCIATION :** À hautes doses, les phénotypes de Jack Herer vous emmèneront sur Mars avec un large sourire.

**STIMULATION :** L'effet principal de cette variété est l'euphorie. Une surmédication de phénotypes *sativa* de Jack Herer peut provoquer de l'anxiété.

**SÉDATION :** Sans être sédative, la Jack Herer n'interfère pas avec la relaxation.

# La LA CONFIDENTIAL

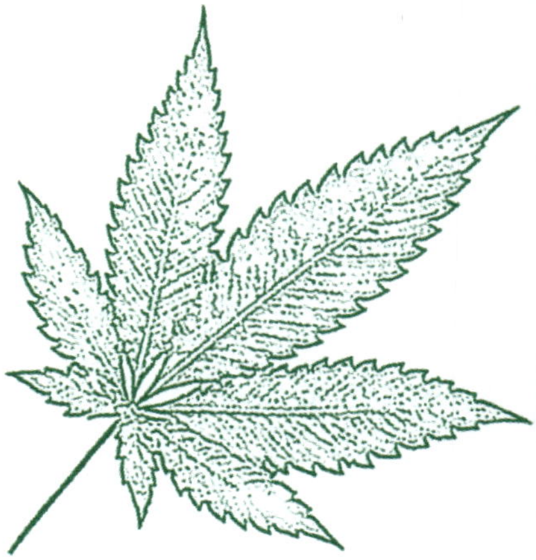

Au début des années 2000, deux amis originaires de Los Angeles, du nom de Don et Aaron, déménagèrent à Amsterdam pour lancer une banque de semences et développer des variétés médicinales à partir des meilleurs clones de Kush de Californie du Sud. Dans leurs bagages, Don et Aaron embarquèrent le meilleur cannabis de Los Angeles, dont l'Affie, l'OG Kush, la Master Kush, la Bubba Kush, etc. C'était une idée brillante mise en œuvre précisément pile au bon moment. Le milieu du cannabis médicinal était en train de gagner en popularité grâce à ses formidables variétés génétiquement modifiées. Les dispensaires de West Hollywood prenaient 125 dollars pour 3,5 grammes de leur meilleure Pure Kush à cette époque. C'était une bulle, à la durée de vie bien courte.

Le battage médiatique autour du cannabis perdura après l'éclatement de cette bulle. Les variétés qui avaient été rendues célèbres restèrent célèbres, notamment grâce aux hymnes de hip hop qui louaient les louanges de l'OG (voir, pages 152-155) et de la Sour Diesel (voir, pages 166-167).
Le premier gros projet de Don et Aaron fut de tenter de recréer l'Affie pour le marché de la graine, à une époque où il s'agissait de la variété clonée la plus difficile à acquérir à Los Angeles.
Il en résulta un croisement entre l'Affie et l'Afghani qu'ils appelèrent la LA Confidential. En 2004, ils atteignirent la troisième place du podium pour la division *indica* lors de la *High Times* Cannabis Cup. Une nouvelle compagnie n'avait pas reçu d'aussi haute récompense depuis des années. L'année suivante, ils atteignirent la deuxième place lors de l'Indica Cup grâce à la LA Confidential.

## Usage médical

La LA Confidential est un très bon antidouleur, et certainement l'un des meilleurs parmi toutes les variétés de cannabis. Les patients disent qu'elle est aussi efficace pour calmer les poussées aiguës de la maladie de Crohn et le syndrome de l'intestin irritable. À petites doses, on peut utiliser la LA Confidential pour traiter l'anxiété, et l'agoraphobie à doses un peu plus fortes. On l'utilise également pour les troubles compulsifs et les migraines, grâce à son haut taux de myrcène et de linalol.

## Observations

L'usage médicinal des *indicas* d'excellente qualité comme la LA Confidential dépasse leur fortes psychoactivité. Nombreuses sont les variétés génétiquement modifiées qui produisent un niveau significatif de terpènes et étendent du même coup leur efficacité. Les patients qui consomment ces variétés de cannabis ont aussi l'habitude de dire qu'elles provoquent moins de tolérance au THC.

Pendant de nombreuses années, le cannabis génétiquement modifié produit par les Néerlandais a été à la pointe de la puissance. Mais depuis le début des années 2000, les Américains et les Canadiens développent des variétés médicinales ultrapuissantes. Quand elle est bien cultivée, la LA Confidential est quasi inextinguible de l'Affie, même jusque dans les tonalités violacées qui entourent les bourgeons de la plante. Quand Don et Aaron emmenèrent l'Affie jusqu'à Amsterdam, en 2004, elle se vendait à Los Angeles en commerce de gros pour six mille quatre cents dollars le demi-kilo.

Aujourd'hui, depuis l'année où Don et Aaron ont présenté la LA Confidential, les variétés génétiques ont gagné un prix à chaque *High Times* Cannabis Cup. Ils ont aussi gagné plusieurs prix pour du haschisch, ce qui est assez rare pour des étrangers. Dix ans après avoir quitté Los Angeles, ils introduisirent des graines de la véritable LA Affie.

**TYPE :** Pur croisement d'*indica* aux petites feuilles larges.

**ESPÈCE :** *Cannabis indica ssp. afghanica.*

**DATE D'ÉLEVAGE :** 2003.

**GÉNÉTIQUE :** Affie x Afghani.

**VARIÉTÉS SIMILAIRES :** Afghan (voir, pages 118-119), Afghani, Bubba Kush (voir, pages 126-127), Hindu Kush (voir, pages 140-141), Master Kush, Purple Master.

**DISPONIBILITÉ :** Graines disponibles chez DNA Genetics, et coupes disponibles en Californie et au Colorado.

**FACILITÉ DE PLANTATION :** Selon les éleveurs de DNA Genetics, il existe deux phénotypes de LA Confidential quand la plante est élevée à partir de la graine. En général, on préfère le phénotype qui possède l'arôme le plus fort et qui est un peu plus grand. La LA Confidential bénéficie de la technique d'élevage dite de « l'écran vert », ou « ScroG » (Screen of Green), qui consiste à employer des filets pour contrôler la hauteur et la forme des plantes en fleur.

**ARÔME :** Arôme de café et d'épice par la présence de linalol et peut-être d'humulène.

**GOÛT :** Encens de santal avec une pointe d'agrume acide.

**PUISSANCE :** Plus de 22 pourcent de THC.

**DURÉE DES EFFETS :** De trois à quatre heures.

**PSYCHOACTIVITÉ :** La LA Confidential est intense et fournit un profond effet introspectif. Pour son degré de puissance, les effets psychoactifs restent relativement lucides.

**ANALGÉSIE :** Excellente.

**RELAXATION DES MUSCLES :** Très bonne.

**DISSOCIATION :** Faible, excepté à hautes doses.

**STIMULATION :** Une légère stimulation.

**SÉDATION :** Forte.

# La MALAWI GOLD

Le Malawi est un petit pays enclavé d'Afrique du Sud que l'on surnomme « le cœur chaud de l'Afrique ». Pour ceux qui sont familiers avec la Malawi Gold, qui est une variété cultivée depuis des siècles, il est facile d'imaginer à quel point la qualité de cette variété indigène a inspiré ce sobriquet.

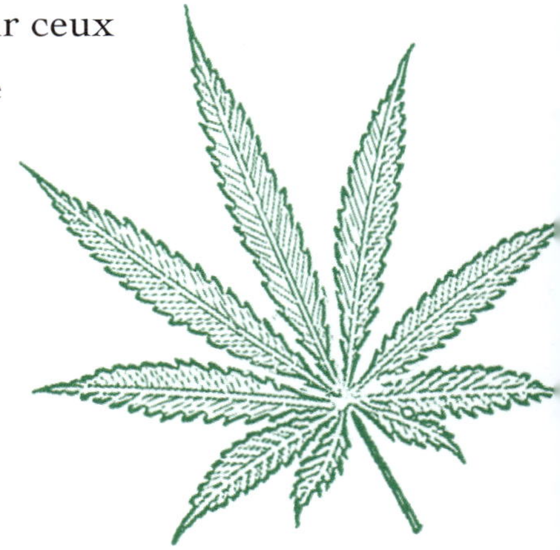

La Malawi Gold possède un intérêt médicinal car elle produit une partie de son THC en THCV, ce qui est plutôt rare. On étudie actuellement le THCV pour un potentiel traitement des maladies du foie, ainsi que pour traiter les inflammations liées à l'obésité. Cette variété est élevée partout à travers le Malawi et elle est le produit le plus exporté de tout le pays.

## Observations

Les amateurs et les professionnels du cannabis font le commerce des variétés landrace (indigènes) avec discrétion partout à travers le monde. Ces variétés jouent un rôle crucial dans la recherche sur le cannabis médicinal, en plus d'apporter une diversité à notre patrimoine génétique naturel du cannabis. Le Népal, le Cachemire, le Brésil, la Chine et la Corée produisent des variétés indigènes qui possèdent le potentiel de pourvoir à la création d'une nouvelle génération de cannabis. Le THCV que l'on trouve dans la Malawi Gold est si rare que l'on n'en trouve aucune trace dans les cannabis vendus dans les dispensaires de Californie (selon une étude datant de 2013). Il existe une coopérative du nom de WAAM, à Santa Cruz, qui cultive un croisement de la Malawi Gold pour une communauté privée de patients extrêmement malades. La rareté des variétés fortes en THCV n'est pas étrangère aux progrès des laboratoires

### Usage médical

Les variétés de THCV vont probablement devenir de bons traitements contre les migraines, l'obésité et les troubles métaboliques. Elles agissent souvent plus rapidement et leurs effets se dissipent plus vite que chez les variétés de THC et CBD.

de cannabis en Californie. Ces variétés sont là, sans être forcément découvertes par les laboratoires, qui ne les passent pas toujours au test de reconnaissance au THCV. Mais il existe une envie de plus en plus grande de mettre le THCV et d'autres rares cannabinoïdes à la disposition des patients, c'est pourquoi il y a bon espoir que, dans les prochaines années, les laboratoires fassent en sorte que les variétés fortes en THCV se trouvent aussi facilement que les variétés fortes en CBD.

**TYPE :** Variété Africaine aux petites feuilles étroites.

**ESPÈCE :** *Cannabis indica var : africana.*

**DATE D'ÉLEVAGE :** Cultivée au Malawi depuis le XVe siècle, probablement exportée d'Inde par des marchands d'esclaves.

**GÉNÉTIQUE :** Pure landrace Africaine.

**VARIÉTÉS SIMILAIRES :** La Durban Poison (Afrique du Sud), la Piggs Peak Swazi, la Malagasy Black, la Nigerian – il semblerait que chaque pays d'Afrique possède sa propre variété de cannabis.

**DISPONIBILITÉ :** Rare.

**FACILITÉ DE PLANTATION :** La plantation de cette variété est difficile car la plante est acclimatée aux régions tropicales et grandit beaucoup, et trop vite pour une culture en intérieur.

**ARÔME :** Fruité et senteur d'amande par le pinène, le bêta-caryophyllène et l'humulène.

**GOÛT :** Sucré, avec un léger arrière-goût d'ananas.

**PUISSANCE :** Comme beaucoup de variétés landrace, la Malawi Gold excède rarement les 12 pourcent de contenu en cannabinoïde. Mais les chiffres qui indiquent la puissance sont toujours trompeurs, car ils peuvent parfois transmettre une infime part de la qualité réelle de l'effet médicinal. N'importe quel patient à avoir essayé la Malawi Gold peut attester que sa puissance réelle excède largement les chiffres qui indiquent sa puissance.

**DURÉE DES EFFETS :** Assez courte, certainement à cause de son contenu en THCV. La Malawi Gold est excellente en usage intermittent pour soulager des symptômes.

**PSYCHOACTIVITÉ :** La Malawi Gold est électrique et énergétique, avec une montée rapide. À hautes doses, elle produit de légères hallucinations visuelles. Le « high » de la Malawi Gold est souvent comparé à un « éclat » ou à une « lueur ».

**ANALGÉSIE :** Engourdissement des extrémités, du visage et de la bouche.

**RELAXATION DES MUSCLES :** De faible à modérée.

**DISSOCIATION :** Très forte. Les patients qui souffrent du syndrome de stress post-traumatique disent que les cannabis forts en THCV sont efficaces.

**STIMULATION :** La Malawi Gold est très stimulante mais peut provoquer de l'anxiété chez certains patients. Cependant, la Malawi ne stimule pas l'appétit. Les variétés fortes en THCV sont « coupe-faim », ce qui va à l'encontre de la plupart des autres variétés de cannabis, qui transforment le moindre consommateur en véritable vorace.

**SÉDATION :** Très faible.

# La **NEVILLE'S HAZE**, aussi connue sous le nom de **NEVIL'S HAZE**

Au début des années 1980, David Watson déménagea aux Pays-Bas avec quelques graines de Haze originales dans sa poche, ainsi que d'autres variétés de Californie, espérant trouver un foyer plus tolérant pour son domaine d'activité. C'est ici qu'il lança sa marque de graines « Cultivator's Choice ». Il vendit alors quelques-unes de ses graines Californiennes (dont de la Skunk #1 et de la Haze) à un autre expatrié des Pays-Bas du nom de Neville Schoenmaker : un éleveur d'oiseaux australien qui avait fondé la Seed Bank, qui fut l'une des premières banque de semences d'Amsterdam.

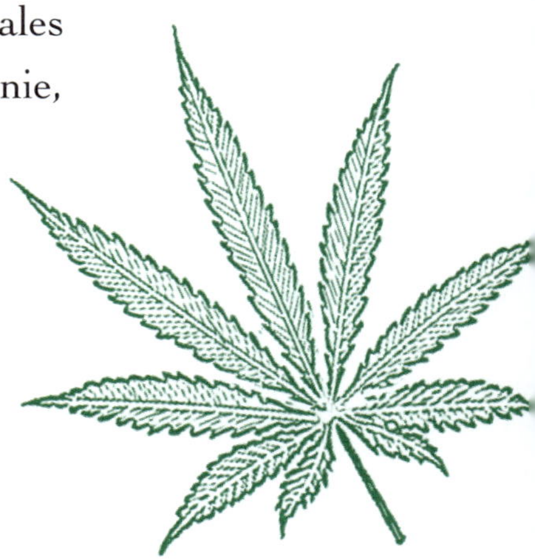

## Usage médical

La Neville's Haze est peut-être encore préférable à la Jack Herer pour une consommation diurne, mais elle est très difficile à trouver, et encore plus rare quand elle est bien cultivée. À faibles doses, la Neville's aiguise la concentration et ne provoque pas beaucoup de psychoactivité. À doses modérées, nécessaire pour soulager la douleur, la psychoactivité qu'elle engendre risque de distraire un patient qui n'y est pas accoutumé. Les patients disent que des petites doses de Neville's peuvent être efficaces pour traiter l'anxiété et la dépression, par ses effets qui élèvent l'humeur. Certains phénotypes de Neville's peuvent contenir jusqu'à 1 pourcent de CBD, ce qui permet d'adoucir les effets du THC.

Neville commença à élever les Hazes originales de Watson de manière à diminuer leur taille immense et leurs cycles de floraison trop longs. On pense que Neville a croisé la Haze avec de la Northern Lights Afghan pour l'apprivoiser. Il en est résulté la Neville's Haze, qui fut la première d'une longue lignée de variétés de Hazes Néerlandaises. Bien qu'elle soit rare aujourd'hui, la Neville's Haze est aussi bien un aperçu de notre passé que la promesse de l'avenir. Les variétés comme la Neville's Haze représentent de grandes chances pour la nouvelle génération et la thérapie au cannabis par microdoses.

### Observations

Une petite dose de Neville's Haze peut massacrer la plupart des patients, comme peuvent le faire toutes les rares variétés dérivées génétiquement des cannabis tropicaux à petites feuilles étroites.

**TYPE :** *Sativa* tropicale aux petites feuilles étroites presque pure.

**ESPÈCE :** *Cannabis indica ssp. indica x Afghanica* (90 :10).

**DATE D'ÉLEVAGE :** Milieu des années 1980.

**VARIÉTÉS SIMILAIRES :** Haze (voir, pages 138-139), Thai Haze, Thai Haze x Skunk, et beaucoup de Hazes Néerlandaises contemporaines. Mention spéciale à la Super Silver Haze (SSH), élevée par Scott Blakey au milieu des années 1990 pour Green House Seeds. La SSH a remporté deux *High Times* Cannabis Cups consécutives. Il s'agit d'un croisement très robuste entre la Haze, la Northern Lights et la Skunk. La SSH conserve la végétation hirsute de la Northern Lights, tout en délivrant les effets d'une *sativa* aux petites feuilles étroites. La Super Silver Haze est tout simplement un des croisements de Hazes disponibles les mieux cultivés parmi les cannabis médicinaux d'excellente qualité.

**DISPONIBILITÉ :** Disponible en graines chez les banques de semences Mr Nice et Green House, et quelques boutures disponibles en Californie.

**FACILITÉ DE PLANTATION :** Il est très difficile et très long de cultiver la Neville's Haze, car celle-ci nécessite jusqu'à 16 semaines de floraison en intérieur. Certains cultivateurs avancent même qu'elle nécessite 22 semaines de floraison, ce qui semble soit sadique soit masochiste, selon le point de vue adopté. Les coûts énergétiques que requiert la culture de cette plante en intérieur sont faramineux. Il est donc bien plus raisonnable de la planter en serre, si possible.

**ARÔME :** Anisé aux senteurs de fromage. Quand elle est fumée, la Neville's Haze est facilement reconnaissable, et elle n'est pas âcre.

**GOÛT :** Épicé, au goût de réglisse et chocolaté.

**PUISSANCE :** Peut facilement excéder les 21 pourcent de THC, avec souvent plus de 1 pourcent de CBD.

**DURÉE DES EFFETS :** Montée rapide en douce escalade, qui décélère doucement sur les deux prochaines heures.

**PSYCHOACTIVITÉ :** À faibles doses, la Neville's Haze est comme du café mais moins nerveuse. Elle permet d'élever le niveau de concentration, couche après couche. À doses modérées vient véritablement la défonce. En augmentant la dose, la psychoactivité approche le psychédélique, en particulier lorsque ses fleurs sont au maximum de leur maturité.

**ANALGÉSIE :** Excellente à doses modérées et plus.

**RELAXATION DES MUSCLES :** Plus abrutissante que relaxante.

**DISSOCIATION :** Douce à doses modérées. Mais apprêtez-vous à partir vers la stratosphère en augmentant les doses.

**STIMULATION :** Effets très stimulants et psychédéliques à fortes doses.

**SÉDATION :** Rare.

# La NORTHERN LIGHTS #5 X HAZE

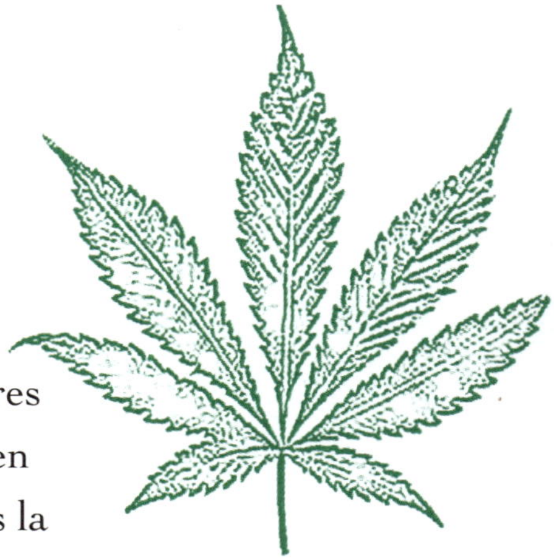

Il y a quelques années, un sondage informel avait été mené parmi les membres de Sensi Seeds, à Amsterdam : quelle est la variété de cannabis la plus puissante que Sensi ait jamais développée ? Le réponse fut quasi unanime : la Northern Lights #5 x Haze. Les deux légendaires variétés de Haze et Skunk #1 sont toutes deux bien représentées dans ce petit guide de cannabis, mais la Northern Lights (NL) a également apporté un important héritage dans le cannabis moderne.

La Northern Lights trouve son origine aux États-Unis. On suppose qu'il en existe onze phénotypes différents. La NL #1 est une plante de cannabis aux petites feuilles larges qui s'adapte parfaitement à la culture en intérieur, car elle produit beaucoup de résine de cannabis. Même quand elle est cultivée par un novice, elle permet de produire une grosse récolte de cannabis de très bonne qualité. Pourtant, de tous les phénotypes, la Northern Lights #5 est celle qui est le plus admirée pour sa puissance. La NL #5 possède un arôme distinct de cacao et de myrtille qui est unique à la famille Northern Lights. Quand la Haze et la NL #5 furent croisées, la vigueur qui se dégagea de leurs patrimoines génétiques fut extraordinaire. Il en résulta l'alliance NL #5 x Haze qui, rapidement, forgea sa terrifiante réputation de plante « trop forte pour la plupart des fumeurs de cannabis ». Elle reste aujourd'hui hautement respectée pour sa formidable puissance.

## Usage médical

Pendant des années, la NL #5 x Haze fut plus considérée comme un supplice que comme une plante médicinale. Mais à faible et microdose, les patients la trouvent finalement assez à leur goût. Avec une dose de la taille d'une tête d'allumette, cette variété reste très forte, mais pas au point de provoquer de l'anxiété. Sa capacité à faire oublier la douleur semble s'accroître à mesure que l'on augmente sensiblement ces petites doses. Trop anxiogène pour permettre aux patients de dormir, mais utile pendant la journée pour calmer la douleur, sans entraîner de somnolence pour autant.

### Observations

De nombreux cannabis puissants firent leur apparition à la suite de la sortie de la Northern

Lights #5 x Haze. Aujourd'hui, elle n'a plus le statut de « cannabis le plus dangereux du monde ». Un chercheur a remarqué que cette variété produit une grande quantité de terpènes bêta-caryophyllène, susceptibles de provoquer de l'anxiété et de la panique chez certains individus. Elle semble ainsi être la variété parfaite pour être croisée avec une variété riche en CBD, dans l'espoir de calmer quelque peu ses effets. Par certains aspects, la NL #5 x Haze est similaire à un cheval sauvage qui n'a jamais été monté, qui ne sait rien faire d'autre que se débattre avec force et vigueur.

Une majorité de personnes qui ne fument pas de cannabis sont persuadées que « le cannabis est dangereux aujourd'hui » à cause de variétés comme celles-ci, quand bien même leur réputation est exagérée.

Il est crucial de comprendre les mécanismes sous-jacents qui permettent de définir quelle variété est adaptée à tel patient, et c'est en creusant cette question que l'on arrivera à développer de meilleures variétés de cannabis à l'avenir.

**TYPE :** Hybride.

**ESPÈCE :** Variété à petites feuilles étroites x variété à petites feuilles larges.

**DATE D'ÉLEVAGE :** Dans les années 1980.

**GÉNÉTIQUE :** La Northern Lights #5 x Haze est une hybride à petites feuilles étroites (70 pourcent).

**VARIÉTÉS SIMILAIRES :** Haze Skunk, Thai Haze x Skunk #1 (voir, pages 164-165), NL#5 x Skunk #1.

**DISPONIBILITÉ :** En boutures et en graines chez Sensi Seeds.

**FACILITÉ DE PLANTATION :** Difficile pour les novices.

**ARÔME :** Cacao et épices, avec une note de Skunk. Forte en expression de myrcène, pinène, et bêta-caryophyllène.

**GOÛT :** Comme un doux encens avec une note funky propre à la Northern Lights.

**PUISSANCE :** Autour des 20 pourcent de THC, mais il y a quelque chose dans cette variété qui rend ces chiffres trompeurs quant à sa réelle puissance.

**DURÉE DES EFFETS :** Longs et intenses.

**PSYCHOACTIVITÉ :** Très rapides et psychédéliques, ses attributs deviennent beaucoup moins intimidants à faibles doses.
La Northern Lights #5 x Haze n'est pas du tout la bonne variété à présenter à un patient novice.

**ANALGÉSIE :** Abrutissante et distrayante.

**RELAXATION DES MUSCLES :** Peu efficace.

**DISSOCIATION :** Forte, avec des flashs occasionnels de désorientation et de panique.

**STIMULATION :** Très stimulante. Ne jamais la partager avec un patient innocent.

**SÉDATION :** Beaucoup disent qu'il est impossible de dormir sous les effets de cette variété.

# L'OG KUSH

L'OG Kush est la variété de cannabis la plus populaire parmi les patients du cannabis médicinal en Californie du Sud. Les laboratoires considèrent également qu'elle est la variété de cannabis la plus forte disponible sur la côte Ouest américaine, et que les patients novices doivent la consommer avec prudence. Cette variété est célèbre pour l'arôme incroyablement riche qui s'en dégage quand on la fume ou la vaporise. L'OG Kush est la variété de cannabis la plus chère disponible sur le marché américain, pouvant atteindre, comme en 2011, le prix de trente-cinq dollars par gramme.

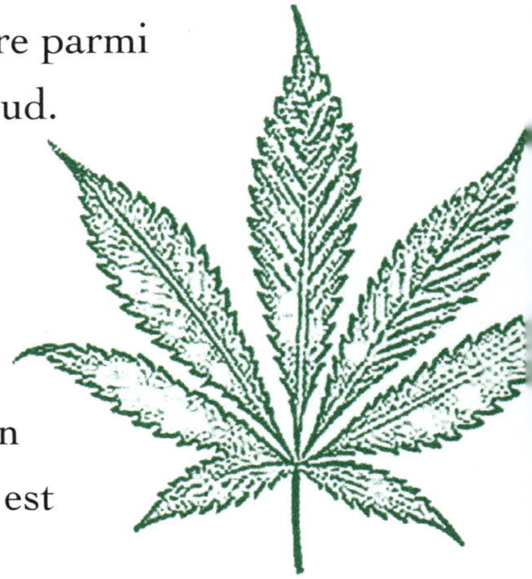

## Usage médical

L'OG Kush est le choix numéro 1 des patients qui recherchent les plus forts effets. Elle est également très populaire chez les patients qui souffrent de douleurs chroniques ou neuropathiques. L'OG Kush est difficile à doser en raison de sa puissance. À cause de son large éventail de terpènes et de la synergie de ceux-là avec un haut taux de THC, l'OG Kush est une variété médicinale très puissante. De nombreux patients sentent qu'il est plus difficile de créer une tolérance à l'OG Kush qu'avec n'importe quelle autre variété de cannabis, bien que cette affirmation ne soit pas véritablement prouvée.

## Observations

L'OG Kush est si populaire qu'elle est inévitablement entourée de mythes. Il est de rigueur, pour tous les experts de cannabis de Californie, de raconter une version différente de l'histoire de l'OG Kush. Alors que certains disent qu'il existe diverses formes de « boutures » d'OG Kush, on ne sait vraiment pas grand-chose sur leurs différences génétiques.

En Californie, l'OG Kush règne en patron sur la scène du cannabis médicinal. On comprend aisément cette popularité, car cette variété a tout pour elle : la puissance, une bonne apparence, une formidable odeur et un arôme incroyable. Son parfum unique permet de déceler avec précision la qualité du séchage et du traitement de l'OG Kush. Son arôme permet de la distinguer des autres variétés de Kush génétiquement modifiées, car l'OG n'affiche aucun arôme de vanille, comme la Pure Kush, ou d'encens de santal, comme chez la Bubba Kush (voir, pages 126-127). La couleur verte de la fleur est aussi très caractéristique de l'apparence de l'OG, dont les bractées affichent une structure en forme de rose le long de laquelle des pistils orange viennent faire leur apparition par intermittence. Quand la plante est élevée avec soin, les fleurs doivent être recouvertes de trichomes avec des têtes glandulaires bien visibles, donnant au bourgeon un éclat scintillant aux allures de bonbon. Les bourgeons ne contiennent pas de grosses tiges. L'OG Kush est incroyablement puissante, stimulante, euphorique, exaltante, et si psychoactive qu'elle vous en fera tomber la mâchoire. Il en résulte un des cannabis les plus forts et les plus enivrants disponibles aujourd'hui. Sa popularité et sa valeur sont telles qu'on trouve souvent des ersatz de mauvaise qualité d'OG Kush.

**TYPE :** Hybride.

**ESPÈCE :** *Cannabis indica ssp. kafiristanica/ssp. indica hybrid*. Les landraces Afghan, Nepali et Thai ont largement contribué aux caractéristiques génétiques de ce parfait hybride.

**DATE D'ÉLEVAGE :** Incertaine. Selon l'histoire racontée, l'OG Kush est apparue soit en 1978 à Los Angeles, soit en 1985 dans le Colorado, ou encore en 1991 sur la côte Est.

**GÉNÉTIQUE :** Les premiers éleveurs d'OG Kush à Los Angeles affirment que cette variété puise ses origines dans un croisement entre la Northern Lights (voir, pages 150-151) et un sachet de graines de marijuana commerciales Mexicaines. Une autre légende populaire raconte que l'OG Kush descend de la Chemdawg (pages 128-129), qui est une variété originaire du Montana et du Colorado. L'histoire dit qu'en 1993 un cultivateur mit la main sur une bouture de Chemdawg dans les collines de Sierra Mountains, dans le nord de la Californie. Un des cultivateurs avec qui il partagea cette bouture de Chemdawg vivait près de l'océan, à Sunset Beach, en Californie.
Ce dernier croisa la Chemdawg avec son « ingrédient secret » masculin : une Lemon Thai x Old World Paki Kush. Il en résulta une variété légendaire parmi les aficionados de marijuana de Los Angeles au milieu des années 1990. Quelqu'un dit à l'éleveur que si sa variété était si bonne, c'est qu'elle avait été élevée dans les montagnes. Sur quoi l'éleveur répliqua : « Nan mon pote, je l'ai élevée près de l'océan. » C'est ainsi que l'expression « Ocean Grown » (« élevé près de l'océan ») devint l'acronyme qui donna le nom à l'OG Kush.
Selon certains témoignages, l'éleveur d'OG déménagea ensuite en Nouvelle-Zélande au début de l'année 1996. Mais avant de déménager, il donna des boutures d'OG Kush à quelques-uns de ses amis. Il vendit aussi quelques graines, dont l'une d'entre elles produisit la fameuse variété San Fernando Valley, aux caractéristiques plus *sativa*. Ailleurs, une autre bouture de l'OG Kush devint la Larry OG, populaire à Orange County aujourd'hui. La liste suivante décrit quelques-unes des boutures populaires d'OG, actuellement disponibles dans l'ouest des États-Unis.

**La Ghost OG** est associée à un membre connu de la communauté Internet du site Overgrown. La Ghost ressemble aux premières boutures d'OG Kush par son intense arôme d'agrume et de pin, et par son exceptionnelle puissance.

**L'Abusive OG** est une bouture remarquée par sa puissance, dont les effets tiennent plus de l'*indica* que chez la classique OG.

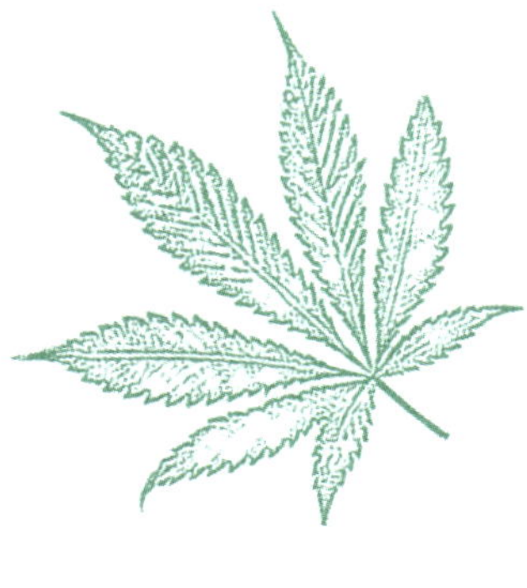

**La Diablo OG** provoque une montée d'effets très rapide qui engourdit le visage par son effet analgésique. On la trouve au dispensaire Reseda Discount Center de San Fernando Valley, à Los Angeles.

**L'HA OG Kush** est une bouture dont on suppose qu'elle est originaire de la région de Tahoe et qui est associée avec le gang de motards Hells Angels Motorcycle Club. Elle est l'une des premières boutures à être apparue à Orange County, au sud de Los Angeles, et elle est produite par les mêmes cultivateurs qui élèvent la Larry OG. Elle affiche une extraordinaire production de trichomes qui s'étend des fleurs jusqu'aux extrémités des feuilles d'eau qui les entourent.

**La Skywalker OG** est devenue très populaire entre les années 2008 et 2010. Il s'agit d'une bouture à dominance *sativa* qui provoque une intense psychoactivité psychédélique.

**La Purple OG Kush** est appelée ainsi en raison de la couleur violacée de ses tiges. Cette OG Kush était très populaire dans la région de Santa Barbara. Elle est prisée par les connaisseurs des meilleures boutures d'OG Kush.

**La Soul Assassin OG** est une bouture qui a longtemps été associée au groupe de musique Cypress Hill. Elle est appréciée pour son goût autant que pour sa forte psychoactivité.

**La Tahoe OG** est une bouture qui trouve son origine à la banque de semences Swerve of The Cali Connection.

**La Blood OG** est une autre version de l'OG Kush, dont on suppose qu'elle fut élevée en Floride. Il n'est pas impossible qu'un croisement entre plusieurs variétés comme l'Afghan, la Nepali ou la Thai puisse produire une variété qui ressemble à la classique OG Kush.

**VARIÉTÉS SIMILAIRES :** Pure Kush, Orange Master Kush, Kosher Kush (ADN végétale).

**DISPONIBILITÉ :** L'OG Kush est habituellement disponible uniquement en boutures, bien que des versions de graines génétiquement modifiées soient disponibles aux Pays-Bas et chez Cali Connection, aux États-Unis.

## La question de la vérité sur le cannabis

David Watson et Robert Connell Clarke sont deux naturalistes qui s'inscrivent dans la pure tradition du XIXe siècle, et qui se sont lancé comme défi de comprendre une facette du monde que personne n'a encore réussi à éclaircir d'un point de vue scientifique : le monde du cannabis. Ils sont animés par cette même passion qu'ont pu avoir des personnalités comme Ethan Russo, Mel Frank, Jorge Cervantes, Jack Herer, Arno Hazekamp, Martin Lee, Fred Gardner et tant d'autres. Tous ces mythes qui entourent le cannabis ont piqué la curiosité de ces scientifiques, qui, rongés par la volonté d'en percer les mystères, ont dû ignorer les risques pour s'approcher de la vérité. Ils sont nombreux à chercher encore la lumière.
L'interdiction du cannabis repose sur un mensonge, entouré par d'autres mensonges. Ces mensonges forment la structure qui constitue aujourd'hui la vérité officielle sur le cannabis. Personne ne sait d'où vient l'OG Kush. Est-ce qu'elle vient de Thaïlande ? De Hawaii ? Du Népal ? D'Afghanistan ? C'est un mystère. L'interdiction s'est assurée de sceller à jamais les secrets du cannabis. Du moins pour l'instant. Un jour ou l'autre, nous examinerons l'ADN de certaines variétés de cannabis comme l'OG Kush, et ses structures permettront de révéler la vérité au grand jour, à savoir son origine, et les raisons pour lesquelles elle est si spéciale.

**FACILITÉ DE PLANTATION :** Difficile. Cette plante a tendance à grandir beaucoup et vite. Sa résistance aux nuisibles est faible, et elle nécessite des engrais spécifiques.

**ARÔME :** Intense, avec des notes distinctes d'agrume, de carburant, ainsi que des touches de naphta, d'orange, de balsamique, de pin et de terre. L'OG Kush affiche un large éventail d'arômes en fonction des méthodes avec lesquelles elle a été cultivée et soignée. Les OG Kush mal soignées sentent la rose et l'herbe coupée. Un mois de contrôle d'humidité et de température peut parfois être nécessaire pour qu'une culture d'OG Kush trouve son plus bel arôme. Ses terpènes très riches incluent le limonène, le bêta-caryophyllène, le myrcène, le linalol, et l'alpha-humulène.

**GOÛT :** Quant elle est fumée, l'OG Kush offre une expiration douce de haschisch floral avec une sous-note d'agrume. Quand elle est vaporisée, elle affiche le goût d'une floraison d'oranger avec un puissant arrière-goût d'huile de haschisch. Une OG Kush de bonne facture provoque toujours une forte sensation mentholée lors de l'expiration.

**PUISSANCE :** Une bonne OG Kush est testée aux alentours des 20 pourcent de THC, avec un peu moins de 1 pourcent de CBD, mais certaines parviennent à un taux de 25 pourcent de THC. Il est fortement conseillé de doser l'OG Kush avec prudence. Elle peut provoquer une désorientation, de l'anxiété, et de l'hypotension posturale chez les patients novices.

**DURÉE DES EFFETS :** De une à deux heures quand elle est fumée.

**PSYCHOACTIVITÉ :** Quand elle est fumée, la forte contenance en THC de l'OG Kush fait que la montée s'accompagne d'une grosse dissociation, d'une pression de l'irrigation cérébrale, et d'une incapacité à se concentrer. L'OG Kush délivre une large gamme d'effets par ses terpènes, notamment par sa forte contenance en limonène et myrcène. Ce pic subsiste après dix à vingt secondes, transitant alors sous une forme d'intense psychoactivité. Les patients ont l'habitude de dire qu'elle provoque des sensations planantes très puissantes, avec des moments d'euphorie et d'élévation de l'humeur. Bien qu'elle soit plutôt stimulante, il est aussi vrai que les variétés qui possèdent un fort pourcentage de THC tendent à faire entrer le patient dans un état léthargique, à faire s'effondrer n'importe quel sujet sur le canapé le plus proche. Enfin, elle ne provoque pas une perte considérable de la perception du champ de vision périphérique.

**ANALGÉSIE :** Forte analgésie, offrant à la fois une formidable distraction, un effet abrutissant, et un apaisement corporel.

**RELAXATION DES MUSCLES :** Moyenne.

**DISSOCIATION :** Forte.

**STIMULATION :** Modérée, bien que la montée à faible dose soit stimulante.

**SÉDATION :** Faible à la montée, mais efficace contre l'insomnie à mesure que les métabolites de THC s'accumulent.

**CULTURE POPULAIRE :** Très populaire chez les patients, l'OG Kush l'est aussi dans la communauté musicale, en particulier dans le hip hop, où cette herbe est élevée au rang de culte par des artistes comme Snoop Dog, Dr. Dre, Cypress Hill ou encore Madlib. Il y a dix ans, on achetait le demi-kilo d'OG Kush à huit mille dollars sur le marché noir. Encore aujourd'hui, elle reste la variété de cannabis cultivée en intérieur la plus chère du marché, avant qu'elle ne fasse bientôt l'objet d'une culture intensive qui aura pour effet de faire baisser son prix de vente.

# La PINCHER CREEK, aussi connue sous le nom de CUSH

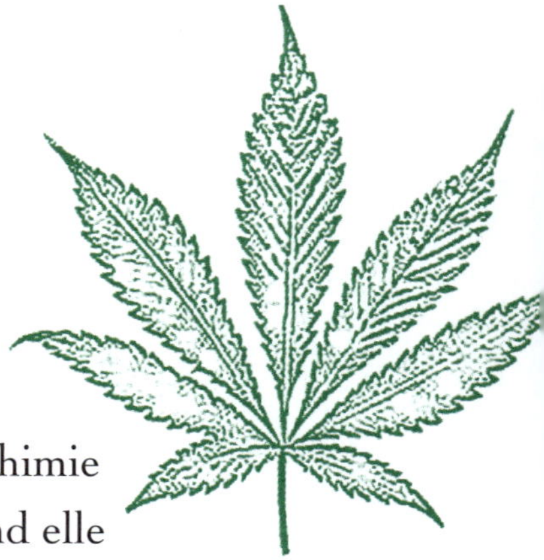

La Pincher Creek est une variété de cannabis médicinal très intéressante qui fut élevée pour la première fois à Pincher Creek, dans l'Alberta, au Canada, à la fin des années 1980. Bien qu'elle soit élevée à partir de variétés communes – la Skunk et l'Aghani –, le résultat fut plutôt unique, avec une floraison très rapide et une chimie particulière délivrant un large éventail d'effets. Quand elle fut amenée en Californie du Sud, à la fin des années 1990, elle devint extrêmement populaire au sein de la communauté créative pour ses prétendues capacités à encourager la pensée créative comme la composition ou l'improvisation.

## Usage médical

La Pincher Creek est un peu comme le couteau suisse du cannabis médicinal ; on peut l'utiliser pour aider à combattre ou supporter de nombreuses maladies. Que cela soit pour la migraine, la nausée, la douleur ou la spasticité, il existe un dosage adapté de cette variété qui permet d'être efficace. Pour utiliser efficacement la Pincher Creek, il est nécessaire de choisir une dose normale, de la diviser par deux, et ensuite de la consommer. En effet, on a remarqué que cette variété est plus efficace à petite dose chez de nombreux patients.

La Pincher Creek est l'une des variétés de cannabis médicinal les plus populaires, car elle est très efficace pour distraire de la douleur tout en relaxant le patient, sans pour autant l'abrutir. Des patients utilisent cette variété avec succès pour réussir à penser « différemment », pour élargir leurs perspectives vers un bien-être quand ils font l'expérience d'une maladie chronique.

### Observations

Pour des patients qui ont eu de mauvaises expériences avec le cannabis par le passé, la Pincher Creek est une bonne variété pour recommencer du bon pied. Bien sûr, il est primordial d'évaluer à quel point un patient peut bénéficier d'un traitement au cannabis médicinal – mais si tel est le cas, cette variété est un point de départ confortable. Cette variété a inspiré le concept du microdosage au cannabis, qui est d'administrer une dose à la limite du seuil de psychoactivité, c'est-à-dire à peu près équivalant à 2 ou 4 milligrammes de THC. Cette méthode nécessite de commencer avec une dose de la taille d'une tête d'allumette et d'augmenter les doses lentement, uniquement dans le cas où le patient bénéficie de ces effets. Mais le cannabis étant non toxique, les patients ont tendance à en consommer trop et trop fréquemment. Cette méthode de dosage reste encore peu précise. Mais l'idée est de placer le patient en contrôle total de sa dose, au lieu du contraire.

**TYPE :** Hybride moitié feuilles larges, moitié feuilles étroites.

**ESPÈCE :** *Cannabis indica var. afghanica x var. indica.*

**DATE D'ÉLEVAGE :** Vers 1989.

**GÉNÉTIQUE :** Sweet Afghani x Skunk #1.

**VARIÉTÉS SIMILAIRES :** Green Skunk, Green Ribbon, Green Crack.

**DISPONIBILITÉ :** La Pincher Creek est disponible en boutures sur la côte Ouest des États-Unis.

**FACILITÉ DE PLANTATION :** Il s'agit d'une des variétés de cannabis qui pousse le plus vite, finissant habituellement après six à sept semaines de floraison. La Pincher Creek produit beaucoup mais a besoin d'une main experte pour fleurir abondamment.

**ARÔME :** Complexe, avec des notes de fruit, de basilique, de caramel et de Skunk, grâce à son large éventail de terpènes – avec pour prédominance un terpène rare du nom d'ocimène, en plus des myrcène, pinène et limonène présents. Ces terpènes sont responsables d'un important effet synergétique avec le THC, où ils interagissent entre eux et avec les cannabinoïdes de manière pharmacologique. La Pincher Creek partage cette capacité particulière avec l'OG Kush, mais peu de variétés en sont capables.

**GOÛT :** Banane, miel et agrumes.

**PUISSANCE :** Très forte, mais très efficace en microdose. La Pincher Creek produit habituellement 1 pourcent de CBD, ce qui en fait un puissant analgésique.

**DURÉE DES EFFETS :** Court, environ 90 minutes.

**PSYCHOACTIVITÉ :** Remarquable. La psychoactivité de cette variété varie énormément en fonction de la dose. À haute dose, de nombreux patients la trouvent introspective et transcendante. À dose minimale, elle est relaxante comme peut l'être un verre de vin. À dose intermédiaire, la Pincher Creek peut être utilisée pour augmenter la concentration et distraire de la douleur.

**ANALGÉSIE :** Très bonne, en particulier à doses faible et moyenne.

**RELAXATION DES MUSCLES :** Bonne avec une légère sédation.

**DISSOCIATION :** Seulement à haute dose.

**STIMULATION :** Modérée.

**SÉDATION :** Minimale, excepté après des doses modérées prolongées.

# La PURPLE URKLE

La Purple Urkle est une variété purple de cannabis aux feuilles larges et à faible rendement. Elle est prisée pour son haut taux de THC, son arôme et son parfum agréable, mais aussi pour ses effets calmants. Elle est considérée comme l'ultime sédatif des plantes à feuilles larges *indica*, et elle est chérie de tous les insomniaques. Les *indicas* purple comme la Purple Urkle et la Grand Daddy Purple sont parfaites pour se reposer au lit et se rétablir d'une maladie.

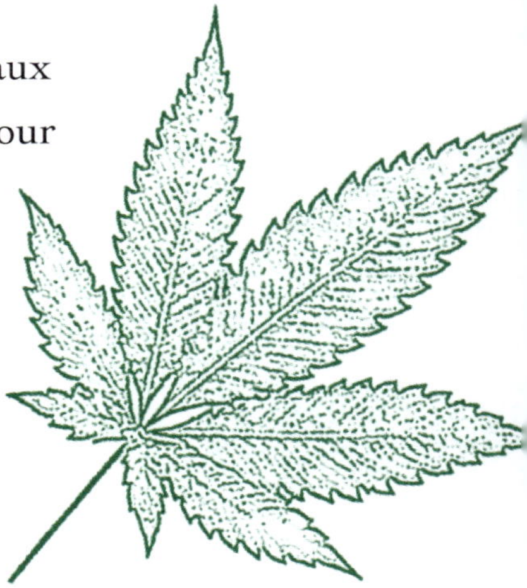

## Observations

Il semblerait que la Purple Urkle emprunte son nom au personnage de fiction Steve Urkel, présent dans la série américaine *La Vie de famille*. Le nom de ce personnage est tiré de celui d'un véritable scénariste et réalisateur nommé Steve Erkel. Elle fut ainsi l'une des premières variétés de cannabis à être appelée d'après le nom d'une célébrité. Le Cannabis Buyer's Club de West Hollywood (CBCWH), d'où on pense que la Purple Urkle est originaire, fut l'un des premiers dispensaires de cannabis médicinal de Californie. En 1996, il fut également l'un des premiers clubs de cannabis de Californie à subir une descente de police et à être fermé par les autorités locales. Le gouvernement fédéral n'eut aucun scrupule à saisir l'immeuble de CBCWH, même si celui-ci était la propriété de la ville de West Hollywood. Il en résulta une coopération très intime entre la municipalité et les dispensaires de cannabis en Californie au cours des quinze années suivantes.

## Usage médical

Les *indicas* Purple comme la Purple Urkle et la Grand Daddy Purple sont parfaites pour se remettre d'une maladie, quand on est cloué au lit. Ces variétés sont trop fortes pour être fonctionnelles. Par sa forte concentration en THC, la Purple Urkle est conseillée aux patients souffrant d'un syndrome de stress post-traumatique. Les Purples sont également utiles pour traiter les nausées liées à la chimiothérapie et l'inconfort induit par la neuropathie. On avait de plus coutume de considérer que la Purple Urkle était un remède efficace pour traiter la douleur liée au VIH quand elle fit sa première apparition à West Hollywood. Pour traiter l'insomnie, il est recommandé de fumer ou de vaporiser la Purple Urkle au moins une heure avant d'aller se mettre au lit, pour laisser aux métabolites du THC le temps de libérer leur pouvoir sédatif.

**TYPE :** *Indica* aux petites feuilles larges (100 pourcent).

**ESPÈCE :** *Cannabis indica var. afghanica.*

**DATE D'ÉLEVAGE :** La Purple Urkle fut élevée pour la première fois à West Hollywood, en 1996, et ses ancêtres furent élevés à Mendocino à partir des années 1980. Bien qu'elle ait été développée en Californie du Sud, la Purple Urkle trouva une bonne partie de sa communauté de fans à Berkeley et à Oakland, où les variétés Purple sont très populaires.

**GÉNÉTIQUE :** Inconnue, mais descend sûrement d'une Purple Afghane. Certainement un cousin de la Grape Ape et de la Grand Daddy Purple. On pense que la Purple Urkle fut élevée au Cannabis Buyer's Club de West Hollywood.

**VARIÉTÉS SIMILAIRES :** Grand Daddy Purple (voir, pages 134-135), Girl Scout Cookies, Mendo Purps, Grape Ape.

**DISPONIBILITÉ :** Clones uniquement disponibles dans les dispensaires de Californie, du Colorado et de Washington.

**FACILITÉ DE PLANTATION :** Plante à faible rendement, mais dont les fleurs sont très puissantes.

**ARÔME :** Raisin, poivre, et épices, avec une note de Skunk. Les variétés Purple ont l'habitude de produire de plus petites quantités de terpènes aromatiques que les autres variétés de cannabis, il est donc important de les protéger de la chaleur et de l'oxydation.

**GOÛT :** Goût de haschisch, épicé, avec une note de vin. C'est cette combinaison d'épices et de fruits qui a rendu cette variété si populaire auprès des patients.

**PUISSANCE :** Une Purple Urkle produite avec soin peut approcher les 24 pourcent de THC. Elle ne contient virtuellement aucun CBD ou autres cannabinoïdes. Ses qualités sédatives proviennent certainement de ses myrcènes, caryophyllènes, avec une pointe d'ocimène.

**DURÉE DES EFFETS :** 90 minutes, suivies de plusieurs heures de descente douce.

**PSYCHOACTIVITÉ :** La Purple Urkle fait graviter quiconque vers le canapé le plus proche. On dit d'elle qu'elle « vous laisse là où vous la trouvez ». Elle produit un « stone » purement *indica* plutôt qu'un « high », et induit rarement de l'anxiété à doses raisonnables. Il est conseillé de faire attention en essayant la Purple Urkle, car elle est beaucoup trop sédative pour que vous fassiez quoi que ce soit sous son emprise. Elle est un choix tout adapté pour les patients qui doivent se remettre d'une lourde opération médicale.

**ANALGÉSIE :** Fournit une excellente distraction de la douleur à bonne dose.

**RELAXATION DES MUSCLES :** Importante. Certains patients associent les effets de la Purple Urkle à la sensation d'être « désossé ».

**DISSOCIATION :** Moyenne. Mais sous son emprise, les patients ont tendance à se perdre dans des pensées qui dérivent doucement, accompagnées d'oublis par intermittence.

**STIMULATION :** La Purple Urkle produit une très légère stimulation durant les premières minutes de la montée.

**SÉDATION :** Elle est la variété médicinale numéro 1 pour traiter l'insomnie et pour se reposer.

# La S.A.G.E.

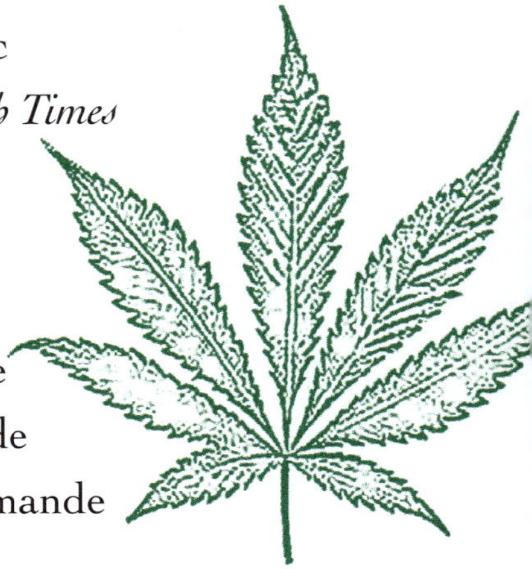

S.A.G.E. est l'acronyme pour Sativa Afghani Genetic Equilibrium. Elle arriva en deuxième place de la *High Times* Cannabis Cup en 2001. Le haschisch S.A.G.E. remporta la coupe en 2000. La S.A.G.E. est aussi le parent de plusieurs excellents croisements comme la S.A.G.E. 'n' Sour et la Zeta. Elle est un formidable exemple contemporain de cannabis élevé. Elle possède certaines des meilleures qualités de la Haze, mais demande également un cycle de floraison de douze semaines. Tout comme la Haze, la S.A.G.E. fournit un excellent stock de géniteurs pour de nouvelles variétés.

## Observations

Le fondateur de TH Seeds, un New-Yorkais du nom d'Adam Dunn, déménagea à Amsterdam à la fin des années 1980 et commença à travailler au musée de la Marijuana. À l'époque, le musée était une sorte d'aimant qui attirait toute la deuxième génération d'éleveurs du mouvement cannabis néerlandais, et cela lui inspira la création de sa première entreprise de semences, du nom de CIA (Cannabis in Amsterdam). Adam, par le biais de la CIA, aida à organiser de nombreuses *High Times* Cannabis Cups à compter de la cinquième coupe, en 1992. En moins de dix ans, il parvint à remporter le trophée grâce à la variété de sa propre création : la S.A.G.E.

Alors que la plupart des cultivateurs s'accordent à reconnaître un croisement entre la Haze et l'Afghan chez la S.A.G.E., certains d'entre eux lui trouvent des caractéristiques de la Big Sur Holy Weed, qui a été une variété très rare et appréciée sur la côte californienne, à la fin des années 1970. La légende qui entoure les origines de la Holy Weed est des plus élaborée. Elle serait le résultat d'un élevage conduit par des moines bouddhistes qui vivaient au-dessus de Big Sur, une zone côtière de Californie. On disait de la Holy

### Usage médical

La S.A.G.E. est une variété efficace pour une consommation diurne, dont la combinaison entre la stimulation et l'analgésie se révèle efficace pour de nombreux patients. Sa forte psychoactivité peut rendre les patients anxieux, c'est pourquoi il est nécessaire de faire attention au dosage.

Weed qu'elle était très résistante à la formation de champignons en raison de la rosée matinale fréquente le long de la côte. D'autres affirment que la Holy Weed fut élevée à partir d'un stock de graines Afghanes, et d'autres encore pensent qu'elle trouve ses origines dans les montagnes du Mexique.

**TYPE :** Hybride à petites feuilles larges.

**ESPÈCE :** *Cannabis indica ssp. indica x cannabis indica ssp. afghanica.*

**DATE D'ÉLEVAGE :** 1999.

**GÉNÉTIQUE :** Haze x Afghan, mais certains prétendent qu'elle descendrait de la Big Sur Holy Weed.

**VARIÉTÉS SIMILAIRES :** Sage 'n' Sour, Zeta, Super Silver Haze.

**DISPONIBILITÉ :** Élevée et distribuée par TH Seeds, à Amsterdam.

**FACILITÉ DE PLANTATION :** La S.A.G.E. a tendance à grandir beaucoup, ce qui peut être un problème pour un premier projet de plantation en intérieur. À l'instar de nombreuses variétés, il est préférable de faire pousser la S.A.G.E. avec de la terre, plutôt qu'en hydroponique. Contrairement aux variétés de Haze, la S.A.G.E. produit en grande quantité et peut fournir de bonnes récoltes et de grosses fleurs.

**ARÔME :** Santal et cacao, avec une pointe de menthe.

**GOÛT :** Épicé, avec une note de poivre et de menthol. Bien plus mentholé que les variétés de Haze.

**PUISSANCE :** Puissance modérée entre 15 et 18 pourcent de THC. La S.A.G.E. est souvent utilisée pour fabriquer du haschisch et a d'ailleurs remporté plusieurs trophées dans la catégorie haschisch.

**DURÉE DES EFFETS :** Effets de longue durée.

**PSYCHOACTIVITÉ :** La S.A.G.E. est une variété classique à dominance THC et possède une psychoactivité stimulante et cérébrale. Comme de nombreuses variétés fortes en THC, elle a tendance à rougir les yeux et à assécher la bouche à doses élevées.

**ANALGÉSIE :** Analgésie efficace à faibles doses.

**RELAXATION DES MUSCLES :** Moyenne.

**DISSOCIATION :** À hautes doses, la S.A.G.E. peut rendre le consommateur tête en l'air.

**STIMULATION :** Modérément stimulante.

**SÉDATION :** Très faible.

# La SENSI STAR

Développée aux Pays-Bas par Luc Krol, de Paradise Seeds, au début des années 1990, la Sensi Star a excellé dans de nombreuses compétitions de cannabis et a notamment remporté la coupe de la meilleure *indica* lors de la *High Times* Cannabis Cup de 1999. La Sensi Star est devenue une variété culte en Californie et au Colorado, et certains consommateurs fans écument les dispensaires pour acheter tout leur stock disponible.

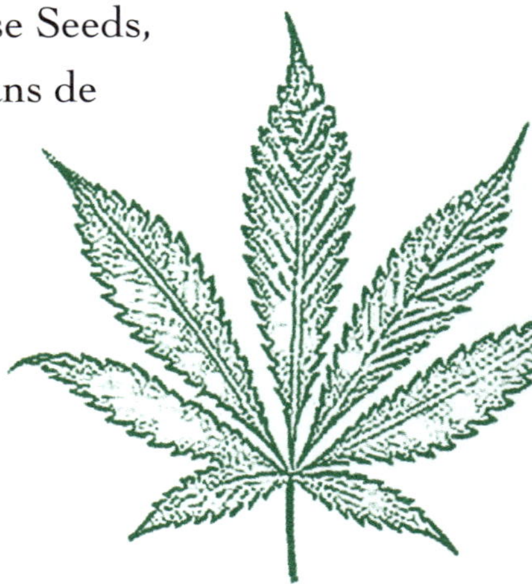

## Observations

La Sensi Star est devenue une variété classique de cannabis, dont la psychoactivité véritablement unique peut impressionner le plus aguerri des consommateurs de cannabis. Ces dernières années, Paradise Seeds a remplacé la Sensi Star par une nouvelle version « féminisée ». On crée les graines féminisées en forçant une plante de cannabis femelle à produire des fleurs mâles, en l'occurrence en l'exposant au stress. Quand une plante femelle se féconde d'elle-même avec cette technique, elle produit une graine qui, une fois germée, crée un ratio de femelles plus important que de mâles. Malheureusement, ces graines féminisées produites ont tendance à développer des fleurs mâles et risquent par conséquent de féconder la prochaine culture, ce que les cultivateurs cherchent à éviter.

### Usage médical

Les patients considèrent que la Sensi Star est l'une des variétés médicinales les plus efficaces. Ils disent en effet que le phénotype *indica* de la Sensi Star soulage les symptômes des troubles gastro-intestinaux comme la maladie de Crohn. Le phénotype *indica* permet aussi de soulager les insomnies occasionnelles.

**TYPE :** La Sensi Star possède à la fois un phénotype à dominance *sativa* aux petites feuilles étroites, et un phénotype *indica* aux petites feuilles larges. Ces deux types affichent des effets différents, mais la variété *sativa* est habituellement plus disponible dans les dispensaires.

**ESPÈCE :** *Cannabis indica ssp. afghanica x cannabis indica ssp. indica.*

**DATE D'ÉLEVAGE :** Élevée en 1994.

**GÉNÉTIQUE :** Inconnue. Une rumeur prétend que la Sensi Star descendrait de la Big Sur Holy Weed, qui est une variété Californienne légendaire. Une autre version de l'histoire avance que Luc Krol reçut une bouture de la Sensi Star de la part de Neville Schoenmaker.

**VARIÉTÉS SIMILAIRES :** S.A.G.E. (voir, pages 160-161), White Widow (voir, pages 172-173).

**DISPONIBILITÉ :** Disponible chez Paradise Seeds, aux Pays-Bas.

**FACILITÉ DE PLANTATION :** Il est facile de cultiver la Sensi Star et elle produit en bonne quantité. Son point faible est sa forte odeur, qui rend sa culture délicate quand il s'agit de rester discret.

**ARÔME :** La Sensi Star *sativa* possède un arôme distinct d'agrume et de Skunk. Le phénotype de la Sensi Star *indica* possède une odeur métallique de menthe et de Skunk plutôt unique et extrêmement désagréable.

**GOÛT :** Le phénotype *sativa* possède un goût léger avec des notes d'agrumes. Le phénotype *indica* possède un goût piquant citronné/mentholé avec un léger arrière-goût métallique étonnamment savoureux. Quand on la fume, la Sensi Star dilate les bronches, causant l'effet d'une expansion des poumons favorisant la toux.

**PUISSANCE :** Forte. Une bouffée suffit pour la majorité des patients. Le phénotype *indica* approche les 20 pourcent de THC.

**DURÉE DES EFFETS :** Le phénotype *indica* produit un profond et long effet pendant des heures, qui aboutit souvent sur une sieste. La version *sativa* produit une psychoactivité plus cérébrale, appropriée à une consommation diurne, et possède la même durée d'effet.

**PSYCHOACTIVITÉ :** La version *indica* est très planante et tend vers la léthargie. Le phénotype *sativa* est bien plus énergétique, vigoureux et provoque des visions psychédéliques. Le phénotype *sativa* peut provoquer de l'anxiété et même une légère paranoïa chez les patients sensibles. Aucun des deux phénotypes ne produit une psychoactivité particulièrement fonctionnelle, il est donc conseillé de n'avoir rien de compliqué à faire sous l'emprise de la Sensi Star. Dans l'ensemble, la psychoactivité de la Sensi Star surpasse ce que l'on est en mesure d'attendre d'une variété forte en THC. Et c'est en partie grâce à ses terpènes.

**ANALGÉSIE :** Considérable chez les deux phénotypes, mais particulièrement abrutissante chez l'*indica*.

**RELAXATION DES MUSCLES :** La version *indica* peut transformer n'importe quel patient en Slinky. Très relaxante.

**DISSOCIATION :** Les deux phénotypes peuvent percher les patients dans un cocon d'errance où les pensées virevoltent. Sous l'influence de la Sensi Star, il est fortement conseillé d'écouter de la musique pour un voyage aux sommets.

**STIMULATION :** Modérée pendant la montée, puis se transforme en une relaxation flottante.

**SÉDATION :** Le phénotype *indica* est célèbre pour scotcher confortablement le patient entre les coussins de son canapé.

# La SKUNK #1, aussi connue sous le nom de THE PURE

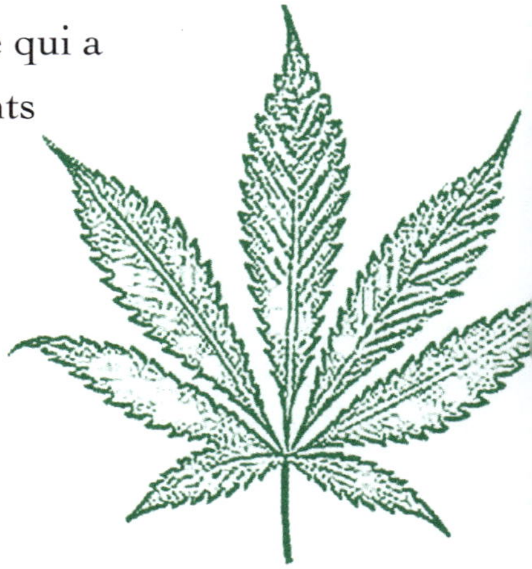

La Skunk #1 est une variété de cannabis très célèbre qui a contribué à la création d'un des premiers médicaments au cannabis. Sans la Skunk #1 et son créateur, il n'y aurait peut-être pas eu cette révolution médicinale moderne du cannabis. David Watson développa la Skunk #1 en Californie dans les années 1970. Dans les années 1980, il ramena la Skunk #1 aux Pays-Bas, où elle eut un rôle majeur dans le milieu du cannabis néerlandais.

Cette variété permit d'optimiser les premières Afghanes génétiquement modifiées en une plante qui garde les meilleures caractéristiques des sativas tropicales sans les défauts, comme la floraison d'après-Noël. Aujourd'hui, au Royaume-Uni et ailleurs, le nom de Skunk est synonyme de cannabis très puissant. Quand GW Pharmaceuticals fit un partenariat avec la compagnie de David Watson appelée Hortapharm, à la fin des années 1990, GW acquit le droit d'utiliser la Skunk pour faire ses nouvelles extractions de cannabis médicinal. GW a également présenté sa nouvelle acquisition de Skunk lors de plusieurs conférences en Grande-Bretagne. La banque de semences Sensi Seeds possède également la marque déposée Skunk #1 et en vend une variété.

## Usage médicinal

Utile pour de nombreuses maladies par son haut taux de THC et sa combinaison de myrcènes, la Skunk est employée pour traiter les patients atteints de toutes sortes de maux, du mal de tête à la nausée induite par la chimiothérapie.

## Observations

Le cercle d'éleveurs de cannabis qui entourait David Watson et son développement de la Skunk #1 eut un énorme retentisssement sur le cannabis médicinal moderne aux États-Unis, au Canada et en Europe. Il faisait partie d'un groupe d'éleveurs californiens qui produisait ou encourageait le développement de nombreuses variétés importantes du cannabis contemporain. Parmi ces pionniers, il y avait Mendocino Joe de Romulan Fame, James Goodwin, Robert Connell Clarke, Ed Rosenthal, Jerry Kamstra et bien d'autres. Ils étaient les meilleurs des meilleurs. Il faut garder en tête que leurs exploits furent accomplis en pleine guerre antidrogue, à l'époque de Richard Nixon et Gerald Ford. David Watson voyagea jusqu'en Europe après avoir eu quelques difficultés en Californie, amenant avec lui des graines de Skunk et de Haze qui réussirent à survivre à ses épreuves. Les Pays-Bas se montrèrent être une terre bien plus accueillante en matière de recherche sur le cannabis, tandis que Ronald Reagan entamait son mandat à la Maison-Blanche.

**TYPE :** Hybride.

**ESPÈCE :** *Cannabis indica ssp. afghanica x Cannabis indica ssp. indica.*

**DATE D'ÉLEVAGE :** Vers la moitié des années 1970.

**GÉNÉTIQUE :** Columbian Gold x Acapulco Gold x Afghan.

**VARIÉTÉS SIMILAIRES :** Island Sweet Skunk, Sensei Skunk. Il existe deux approches pour élever de la Skunk : l'école de la douceur, incarnée par Island Sweet Skunk, par opposition à l'école dite « roadkill », promue par Scott Blakey de chez Mr Nice. Les patients semblent divisés équitablement sur leurs préférences, mais beaucoup considèrent que les Skunks plus douces possèdent une psychoactivité plus raffinée.

**DISPONIBILITÉ :** On peut se poser la question de savoir si la Skunk #1 est encore disponible en dehors de la serre de GW Pharmaceuticals, sur Porton Down, ou du congélateur de David Watson. Récemment, un éleveur du nom de Scott Blakey, de chez Mr Nice Seedbank and Research, a travaillé pour recréer une Skunk plus âcre. Dutch Passion possède également leur propre version, la SK1.

**FACILITÉ DE PLANTATION :** Aisée pour les novices. Les meilleurs phénotypes sont prêts pour la récolte environ 60 jours après floraison.

**ARÔME :** On disait de la Skunk #1 qu'elle était douce, tandis que les autres variétés de Skunk étaient âcres et presque désagréables. Cela semble dégoûtant mais c'est bien cet arôme qui a permis de propulser le cannabis dans l'Ouest. Il est intéressant de noter à quel point une odeur offensante comme la Skunk (moufette) peut être recontextualisée quand elle devient associée à une intense psychoactivité.

**GOÛT :** La Skunk #1 a meilleur goût qu'on ne le croit. Sa fumée est douce et expansive sans être rude et possède un doux arrière-goût.

**PUISSANCE :** Forte, souvent aux alentours des 20 pourcent de THC.

**DURÉE DES EFFETS :** Longs.

**PSYCHOACTIVITÉ :** Puissante, mais bien tolérée chez presque tous les patients. Les effets particuliers de la Skunk diffèrent de ceux, plus nerveux, de la Haze à la même époque.

**ANALGÉSIE :** La Skunk #1 distrait très efficacement de la douleur, sans être au niveau de certaines variétés à dominance Afghane.

**RELAXATION DES MUSCLES :** Excellente. Les patients souffrant de spasticité disent se sentir soulagés par la consommation des variétés de Skunk.

**DISSOCIATION :** Pas très importante.

**STIMULATION :** Lors de la montée, mais sans être nerveuse.

**SÉDATION :** À hautes doses.

# La SOUR DIESEL, aussi connue sous le nom de SOUR D

La Sour Diesel fait partie d'une classe unique de variété de cannabis et possède un effet médicinal particulièrement stimulant, que l'on caractérise parfois comme un croisement entre le cannabis et la caféine. Ce sont des hybrides qui produisent un arôme distinct de carburant et d'agrumes. Il se peut qu'elles portent le gène d'un groupe de cannabis indigènes du Népal, du Cachemire et de l'est du Pakistan, qui sent également fortement le carburant. Pour les non-initiés, les effets de la Sour Diesel peuvent être inquiétants.

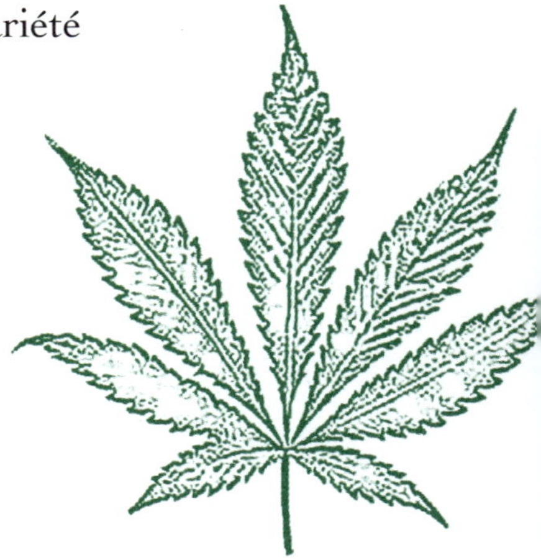

## Usage médical

La Sour Diesel est un excellent choix pour les patients qui souhaitent éviter l'effet sédatif habituel du cannabis. Quand elle est bien tolérée par le patient, elle permet d'oublier la douleur et l'inconfort pour un usage diurne. La Sour Diesel est aussi efficace pour réduire la quantité des médicaments antidouleur prescrits. De plus, elle permet d'élever l'humeur chez de nombreux patients. Il est par contre nécessaire de s'assurer que les patients souffrant de schizophrénie et de trouble bipolaire évitent cette variété, car la capacité stimulante de la Sour Diesel peut les désorienter et provoquer une crise.

Sous un dosage réfléchi, la Sour Diesel est une excellente variété de cannabis médicinale. En 2004, elle était peut-être celle qui était la plus prisée et la plus chère du monde, avec une valeur de mille dollars pour environ trente grammes à Wall Street, une époque où le prix de la Gold était de quatre cents dollars.

### Observations

La Sour Diesel est associée à un groupe de cannabis génétiquement modifié qui semblerait trouver ses origines à partir d'une seule coopérative d'élevage, sur la côte Est des États-Unis. Ses graines auraient été volées dans un sac contenant des graines d'une variété légendaire de cannabis vendues lors d'un concert des Grateful Dead dans l'Indiana, en juillet 1990. Il paraîtrait que le cannabis génétiquement modifié contenu dans ce sac renfermait des gènes de Chemdawg (voir, pages 128-219), Sour Diesel, OG Kush (voir, pages 152-155), Headbang, et d'autres variétés très populaires. Si cela est vrai, ce sac de graines méritait de remporter le Cannabis Mother Lode Prize. À l'exception de l'OG Kush, toutes ces variétés sont très stimulantes. Les équipes des dispensaires et les patients caractérisent souvent, à tort, les effets stimulants de la Sour Diesel comme un effet *sativa*. La Sour Diesel ne délivre pas un effet similaire à celui d'une véritable Haze (voir, pages 138-139) ou d'une Trainwreck (voir, pages 170-171). Il est préférable d'appeler cela un effet « diesel » pour le distinguer et éviter toute confusion. Beaucoup de patients qui ne tolèrent pas les Diesels ont tendance à éviter les sativas à cause de cette confusion.

**TYPE :** Hybride à petites feuilles larges.

**ESPÈCE :** *Cannabis indica var. kafiristanica x var. afghanica.*

**DATE D'ÉLEVAGE :** Milieu des années 1990.

**GÉNÉTIQUE :** [(Chem '91 x Massachusetts Super Skunk) x Northern Lights)] x (Northern Lights/ Shiva x Hawaiian).

**VARIÉTÉS SIMILAIRES :** East Coast Sour Diesel, New York City Diesel, Chemdawg, Headbang, Chem 4, AlienDawg.

**DISPONIBILITÉ :** Seulement en bouture.

**FACILITÉ DE PLANTATION :** La Sour Diesel produit énormément quand on la cultive avec talent, mais demande parfois jusqu'à 14 semaines avant de fleurir. Il est recommandé de se faire conseiller par un éleveur qui a de l'expérience pour obtenir de bons résultats.

**ARÔME :** Carburant avec un zeste d'agrume venant surprendre un arôme classique de Skunk.

**GOÛT :** Haschisch acide.

**PUISSANCE :** Extrêmement forte selon les personnes, en raison de l'intensité de la psychoactivité venant de la profusion de bêta-caryophyllène. En laboratoire, la Sour Diesel approche souvent les 24 pourcent de THC.

**DURÉE DES EFFETS :** 90 minutes montre en main, un peu comme le décollage d'une fusée.

**PSYCHOACTIVITÉ :** La Sour Diesel est extrêmement stimulante et rend souvent nerveux. Elle n'est absolument pas recommandée aux patients qui souffrent d'anxiété, sauf en microdose, et avec prudence par la suite. Les patients qui réagissent mal ont souvent des crises de panique avec cette variété. Pourtant, la Sour Diesel peut aussi être très stimulante, sans pour autant permettre d'atteindre l'amélioration cognitive. C'est comme si tout devenait plus rapide, mais que les détails se perdaient le long du chemin.

**ANALGÉSIE :** Abrutissante. La stimulation mentale de la Sour Diesel aide à se distraire de l'inconfort.

**RELAXATION DES MUSCLES :** Étonnamment relaxante, compte tenu de l'intensité de ses effets.

**DISSOCIATION :** Légère, hormis à hautes doses, où le patient peut se renfermer à cause d'une stimulation trop importante.

**STIMULATION :** Très forte.

**SÉDATION :** Les variétés comme la Sour Diesel font monter jusqu'aux étoiles, avant qu'on ne s'écrase au sol. Il existe donc une sédation à la toute fin.

# La STRAWBERRY COUGH

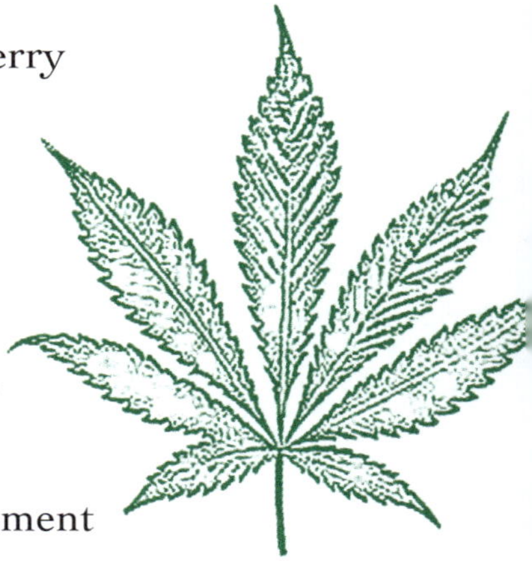

Si le rire est le meilleur des remèdes, alors la Strawberry Cough permettra de vous guérir de vos souffrances. La Strawberry Fields était une variété présente sur la côte Est des États-Unis qui possédait un arôme de fraise, mais rien de plus. Kyle Kushman, un éleveur de cannabis talentueux, découvrit que le propriétaire de la variété Strawberry Fields l'avait croisée avec de la Haze. Et Kushman avait le nez creux. Le croisement avec la Haze avait donné naissance à la Strawberry Cough, qui est une incroyable variété hybride à petites feuilles étroites.

La Strawberry Cough est l'une des seules variétés de cannabis qu'il est presque impossible de ne pas aimer. C'est une herbe qui vous fait tordre de rire, comme la Trainwreck (voir, pages 170-171), sauf qu'elle rend tout encore plus stupide que celle-ci. La Strawberry Cough est simple à trouver dans les dispensaires américains, mais les bonnes récoltes sont bien plus dures à dénicher.

## Usage médical

L'humeur, l'humeur, et encore l'humeur. La Strawberry Cough est géniale contre les maladies et les symptômes incurables. Elle est un remède médicinal fantastique pour les novices et les patients âgés à partir du moment où ceux-là ont un minimum de goût pour l'humour et l'absurdité. Certains patients sont certainement trop renfrognés pour cette variété, mais ils sont très rares. C'est une variété qui peut être utile pour aider un patient à renouer avec des perspectives agréables si l'inconfort de sa vie l'a abattu. Cela fait d'elle un formidable antidépresseur, en particulier à faibles doses.

## Notes

La Strawberry Cough était une variété cultivée par le personnage de Michael Caine dans le film de science-fiction *Les Fils de l'homme*. Le terme « Cough » (toux, *ndt*) fait référence à l'épaisse et expansive fumée qu'elle produit. Elle est un bon candidat à un développement ultérieur, car elle possède définitivement quelque chose de spécial et d'intéressant dissimulé dans sa chimie.
Il serait fructueux de vérifier si de rares cannabinoïdes ou terpènes en seraient l'origine. Nombreuses sont ces nouvelles variétés à n'avoir pas été consciencieusement étudiées, bien que cela soit en passe de changer rapidement.
Kyle Kushman, qui est donc l'homme qui a découvert cette variété, a aussi mis au point une approche de culture appelée Veganics,

qui empêche tout produit d'origine animale comme nutriments pour la plante. Les résultats de cette méthode sont très prometteurs.

**TYPE :** Hybride à petites feuilles étroites.

**ESPÈCE :** *Cannabis indica ssp. indica.*

**DATE D'ÉLEVAGE :** Début des années 2000.

**GÉNÉTIQUE :** Strawberry Fields x Haze.

**ESPÈCES SIMILAIRES :** Hawaiian TimeWarp, Timewreck, Sweet Tooth, Lemon Thai, Lemon Haze.

**DISPONIBILITÉ :** Disponible en graines chez Dutch Passion ; boutures disponibles communément aux États-Unis.

**FACILITÉ DE PLANTATION :** La Strawberry Cough est parfaite pour les débutants qui souhaitent cultiver en extérieur, s'ils prennent garde à protéger les plantes contre les nuisibles. Les chenilles raffolent de cette variété, c'est pourquoi il faut prévenir leur arrivée. La culture en intérieur est gérable, mais uniquement par des mains professionnelles. Elle demande en effet un soin particulier pour la protéger et faire ressortir tout son arôme.

**ARÔME :** Cette variété devrait sentir la fraise, sans aucun doute. N'essayez même pas d'en acheter si ce n'est pas le cas. On considère souvent que la fumée de la Strawberry Cough est moins agressive pour les non-fumeurs que la plupart des autres variétés. La chaleur casse son arôme très rapidement, il est donc nécessaire de l'entreposer avec soin.

**GOÛT :** Épicé, avec une pointe de fruit, comme un cigare trempé dans le rhum. La Strawberry Cough est formidable en vaporisation car son goût de fraise demeure intact.

**PUISSANCE :** Cette variété est plutôt forte, mais étonnamment légère aussi. Certaines fournées ont été testées à 19 pourcent de THC. Et même à ce niveau, la Strawberry Cough n'est jamais plombante.

**DURÉE DES EFFETS :** Modérée.

**PSYCHOACTIVITÉ :** Ses effets psychoactifs sont clairs comme de l'eau de roche et provoquent un sourire fort et sincère. Cette variété renferme les meilleurs sentiments de joie que l'on puisse trouver avec le cannabis. Elle est recommandée aux patients qui luttent contre la maladie, car elle permet d'élever considérablement l'humeur. Elle ne provoque pas de lourde descente non plus, mais ramène doucement sur terre.

**ANALGÉSIE :** Moyennement abrutissante.

**RELAXATION DES MUSCLES :** Bonne, et amplifiée par l'amélioration de l'humeur. Il est difficile de rester tendu quand on est submergé par la joie.

**DISSOCIATION :** À hautes doses, la Strawberry Cough vous fera dériver au loin comme un ballon d'hélium.

**STIMULATION :** Douce mais présente.

**SÉDATION :** Très légère.

# La TRAINWRECK

Avant que la tornade des variétés Kush n'atteigne Los Angeles, au milieu des années 2000, la Trainwreck faisait jeu égal avec l'OG Kush (voir, pages 152-155) comme la variété en bouture la plus chère du marché, avec un prix de 80 dollars pour 3,5 grammes dans certains dispensaires de West Hollywood. Pour quelle raison ?
La Trainwreck est une incroyable variété à petites feuilles étroites qui refoule le citron et l'épicéa et délivre une psychoactivité claire qui élève l'humeur. L'adjectif « tordant » est faible pour décrire les effets de cette variété, tant elle transforme n'importe quoi en absurdité totale et provoque des fous rires mémorables.

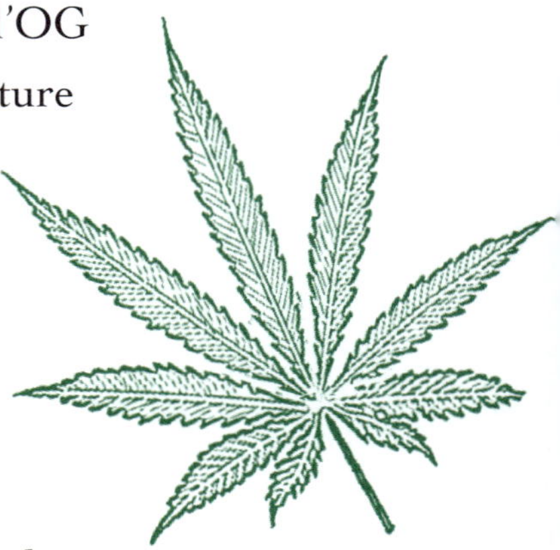

## Usage médical

Les variétés de cannabis qui prodiguent un fort pouvoir médicinal et un fort taux de THC sans provoquer d'affaiblissement sont rares, et la Trainwreck siège en reine sur celles-là. Cette variété est populaire auprès des docteurs et des étudiants en médecine qui consomment occasionnellement du cannabis médicinal. Elle est excellente contre le déficit de l'attention, contre l'hyperactivité, car elle encourage une hyper concentration. À hautes doses, elle donne le sentiment que le temps passe rapidement lorsqu'on est en train d'accomplir une tâche. Les très bonnes Trainwrecks provoquent une très légère descente quand ses effets s'estompent.

## Notes

La Trainwreck est un cannabis médicinal exemplaire, même si son nom est ridicule (« accident de train », *ndt*). De nombreux récits décrivant son origine entourent la Trainwreck : un de ces récits raconte que la plante fut découverte alors qu'elle poussait près du site de Humboldt County, où un train avait déraillé. Un autre récit raconte que son éleveur se rendait dans l'Oregon avec sa variété en poche (il retournait aux États-Unis après avoir passé des années à travailler dans les montagnes mexicaines) quand son train dérailla en Californie du Nord. L'explication la plus évidente raconte qu'un des premiers individus à avoir fumé cette variété, alors qu'il ne fumait que de l'*indica* depuis un bon moment, se trouva complètement défoncé sans le savoir. Quand il réalisa à quel point il était étourdi et extrêmement désorienté, il aurait alors fait la remarque : « J'ai l'impression d'être sur un train qui est en train de dérailler, ou un truc dans le genre. » Une bonne Trainwreck sera toujours très vert clair, avec une touche de doré. Cette variété est très « frosty », cela veut dire qu'elle est presque incrustée de trichomes. Les bourgeons sont très rarement très gros, mais les bractées sont assez grandes. Elle est réputée pour produire faiblement, c'est la raison pour laquelle quelques inconséquents trop gourmands ont essayé « d'améliorer » la Trainwreck en la croisant avec la Big Bud. Sans surprise, le résultat montra une Trainwreck avec de plus grosses têtes, mais tous les effets originaux avaient été perdus – et une note de Skunk sulfureuse avait fait son apparition dans l'arôme. La bonne Trainwreck n'a que des petites grappes de fleurs.

**TYPE :** Variété à petites feuilles étroites.

**ESPÈCE :** *Cannabis indica ssp. indica.*

**DATE D'ÉLEVAGE :** On pense que la première plante fut trouvée à Arcata, en Californie, par Eric Heimstadt, dans les années 2000. On l'appelait à l'origine la bouture E-32.

**GÉNÉTIQUE :** Thai x Mexican.

**VARIÉTÉS SIMILAIRES :** Sno-Cap, Lemon Thai, Acapulco Gold.

**DISPONIBILITÉ :** Clones uniquement.

**FACILITÉ DE PLANTATION :** La Trainwreck fleurit très rapidement (60 jours) pour une variété à petites feuilles étroites.

**ARÔME :** Citronné, dans une forêt montagnarde de terpinolène, myrcène et ocimène, avec un soupçon de limonène et de pinène.

**GOÛT :** Acide et très aromatique.

**PUISSANCE :** Jusqu'à 18 pourcent de THC.

**DURÉE DES EFFETS :** Moyenne, aux alentours des 90 minutes.

**PSYCHOACTIVITÉ :** La Trainwreck provoque une montée très rapide et des effets très cérébraux. Ses pinènes réduisent les pertes de mémoire induites habituellement par le THC. Cette variété présente une psychoactivité très énergétique et des effets qui amènent à la tâche. « Et si on faisait le ménage, là, maintenant ?! ».

**ANALGÉSIE :** Modérée. La Trainwreck est l'exemple même d'une variété qui produit de la distraction plutôt que de soulager la douleur. Pourtant, les deux approches peuvent être efficaces pour réduire l'inconfort.

**RELAXATION DES MUSCLES :** Faible.

**DISSOCIATION :** Faible, sauf à hautes doses.

**STIMULATION :** Son excellente stimulation fait d'elle le meilleur choix en la matière pour un usage diurne. Un surdosage de Trainwreck peut engendrer de l'anxiété, il est donc conseillé de contrôler le dosage avec soin pour les novices. Elle n'est pas aussi énergisante que les variétés Diesel.

**SÉDATION :** Faible.

# La WHITE WIDOW

La White Widow fut la première de la famille Blanche à être revendiquée par Scott Blakey. À l'époque, il était à Green House Seeds, à Amsterdam, avant qu'il ne parte rejoindre Mr Nice. La White Widow est un croisement très puissant entre une *sativa* Brésilienne et une hybride d'Inde du Sud qui possède des gènes Afghans et Indiens. Elle remporta la *High Times* Cannabis Cup en 1995 et ses héritiers constituèrent ce que l'on appelle la famille des cannabis White, ce qui leur permit de remporter à leur tour de nombreux trophées.

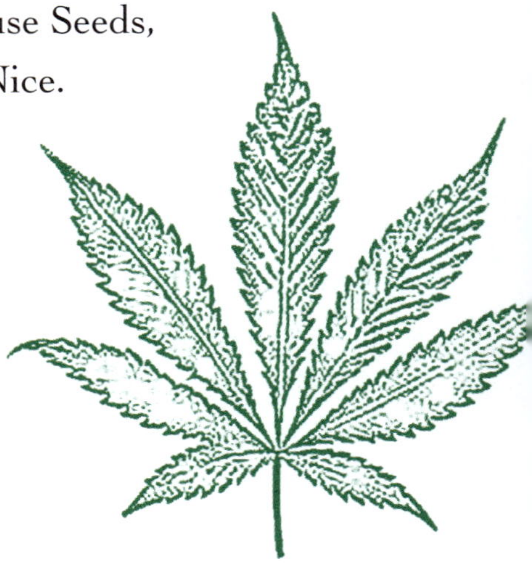

La White Widow fut l'une des premières variétés de cannabis à être commercialisée dans le monde entier au sein de la communauté de la culture du cannabis. Ce coup marketing permit d'établir la White Widow en véritable marque et elle reste aujourd'hui une des variétés modernes les plus connues.

### Usage médical

La White Widow est un bon choix contre la nausée et la neuropathie. Sa forte nature *indica* favorise la relaxation. Les variétés fortes en myrcène sont parfaites pour encourager le repos et la récupération.

### Notes

L'élevage du cannabis pour les banques de semences, c'est un peu le sport extrême de l'agriculture. Les personnes qui deviennent éleveurs de grandes variétés de cannabis sont rares et prisées, mais peuvent se faire dégager rapidement quand elles ne se sentent pas appréciées à leur juste valeur. C'est exactement ce qui arriva à Scott Blakey, à Green House Seeds. Après avoir créé la White Widow, il quitta Green House pour créer Mr Nice avec de nouveaux partenaires, dont Neville Schoenmaker et Howard Marks.

La White Widow est une excellente variété de cannabis médicinal qui possède une bonne lignée, mais sa popularité a diminué depuis son apparition, en 1995. Elle illustre bien à quel point les goûts pour le cannabis changent et peuvent avoir une incidence sur la réputation d'une variété. La notion de mode n'est bien sûr pas étrangère à la popularité des variétés. Un jour, les gens critiquent la White Widow comme étant une variété forte en THC trop générique, avant de la redécouvrir plus tard et de louer sa simplicité, son prix attractif et sa chimie formidable. Récemment, Scott Blakey avait revisité sa variété et testé de nouveaux croisements. Il sera intéressant de voir comment ces nouvelles versions seront reçues par le public.

**TYPE :** Hybride à petites feuilles larges.

**ESPÈCE :** *Cannabis indica var. braziliana x afghanica.*

**DATE D'ÉLEVAGE :** Vers 1994.

**GÉNÉTIQUE :** Mâle Afghani originaire de Kerala, en Inde, x mère *sativa* Brésilienne.

**VARIÉTÉS SIMILAIRES :** White Rhino, Great White Shark.

**DISPONIBILITÉ :** La White Widow est disponible chez Green House Seeds, et la Black Widow, qui est un croisement avec des parents similaires, est disponible chez Mr Nice.

**FACILITÉ DE PLANTATION :** Modérée. La culture de la White Widow a été tentée par de nombreux cultivateurs novices avec un succès contrasté. Il est préférable de solliciter l'avis d'un professionnel.

**ARÔME :** Skunk douce avec de l'ananas et du balsamique. Cette variété a vraiment besoin d'être nettoyée et soignée pour qu'un bon parfum soit obtenu. Une White Widow cultivée avec indifférence peut sentir la patate plutôt que le cannabis.

**GOÛT :** Cette variété offre une douce saveur de haschisch quand elle est cultivée avec soin – mais c'est difficile à obtenir. La White Widow est l'une des seules variétés de cannabis à posséder de l'humulène, qui est un des terpènes principaux du houblon. C'est un agent puissant et savoureux que l'on goûte avec facilité chez la White Widow.

**PUISSANCE :** Puissante, avec une montée rapide de type *sativa*, suivi d'un « high » très fort. La White Widow atteint souvent les 20 pourcent de THC. Ses terpènes à dominance myrcène incluent le limonène, le pinène et le bêta-caryophyllène.

**DURÉE DES EFFETS :** Longs.

**PSYCHOACTIVITÉ :** Psychoactivité cérébrale excellente, qui se transforme rapidement en effets corporels.

**ANALGÉSIE :** Soulage la douleur grâce à son fort taux de THC et à son myrcène.

**RELAXATION DES MUSCLES :** Modérée.

**DISSOCIATION :** Modérée à hautes doses.

**STIMULATION :** Faible stimulation, avec une montée très cérébrale.

**SÉDATION :** Les myrcènes de la White Widow encouragent le sommeil, consommer cette variété en journée peut avoir ses inconvénients. Elle est aussi excellente pour réduire la nausée et les symptômes de l'anxiété.

# Les utilisations médicinales du cannabis

Le cannabis médicinal peut diminuer les symptômes de nombreuses maladies. Il permet rarement de les guérir, mais l'interaction du système endocannabinoïde avec les cannabinoïdes des plantes peut réduire l'incidence de certaines maladies et en prévenir d'autres. La clé d'un usage efficace du cannabis médicinal réside dans la sélection du dosage et de la fréquence des prises. Les maladies que nous vous présentons ici ont été choisies en fonction de l'efficacité avérée du cannabis pour en soulager les symptômes. Les déclarations infondées sur son efficacité sont également soulevées à travers tout ce chapitre.

4

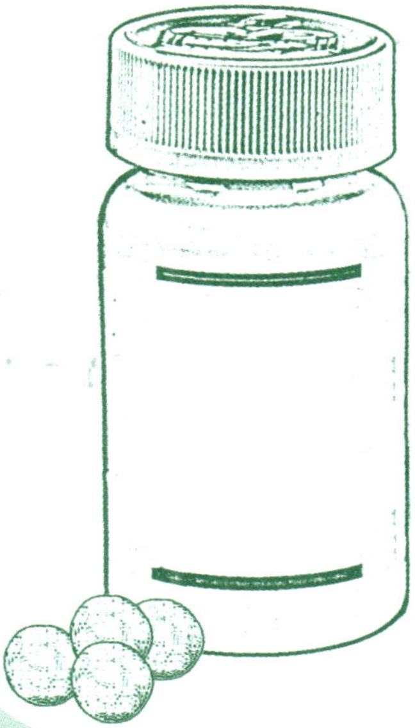

# La MALADIE D'ALZHEIMER

La maladie d'Alzheimer est une maladie du cerveau liée à l'âge que l'on associe souvent à un déclin cognitif profond. Les recherches récentes suggèrent que les aspects essentiels de la maladie sont étroitement liés au système endocannabinoïde du corps. Dans un avenir proche, des mesures préventives contre l'Alzheimer pourraient potentiellement viser le système endocannabinoïde, avec des traitements à base de cannabinoïde [1].

## Historique

En 1890, sir John Russell Reynolds, médecin de la reine Victoria, publia un rapport sur l'utilisation du cannabis pour traiter la démence sénile dans le journal de médecine britannique *The Lancet*. Reynolds dit s'être servi d'un extrait de Cannabis *indica*.

Il écrivit : « Quand une personne âgée, souffrant probablement de ramollissement cérébral sous forme de délirium (Durand-Fardel), est agitée la nuit, va au lit, se lève et ainsi de suite et se plaint de ses vêtements ou de son caleçon… mais qu'elle est rationnelle durant la journée, avec de réels stimuli et des occupations. Dans ce genre de cas, je n'ai rien trouvé de mieux en matière d'efficacité qu'une dose modérée de chanvre indien. Un quart ou un tiers d'extrait de graines donné au moment du coucher. Les résultats sont formidables depuis des mois, même des années, sans aucune nécessité d'augmentation des doses. [2] » Le rapport de Reynolds est un exemple classique de l'utilisation du cannabis pour calmer et tranquilliser un patient atteint d'une démence similaire à celle de la maladie d'Alzheimer.

## Description

La maladie d'Alzheimer est une forme de démence qui empire avec le temps et interfère avec la mémoire, la pensée et le comportement. Avec cette maladie, des dépôts de protéine d'une plaque appelée bêta-amyloïde s'accumulent entre les cellules nerveuses, tandis que les fibres emmêlées d'une autre protéine appelée tau s'accumulent dans les cellules du cerveau. Les scientifiques pensent que cette combinaison de plaques interfère avec la communication des cellules nerveuses et tuent les cellules adjacentes.

**EFFICACITÉ –** Aujourd'hui, on utilise toujours principalement le cannabis végétal pour calmer les patients agités atteints de la maladie d'Alzheimer, pour les encourager à dormir et pour augmenter leur appétit. D'ultérieurs traitements au cannabis pourraient soigner le mécanisme et la progression de la maladie, en exploitant l'effet anti-inflammatoire et neuroprotecteur du cannabis et des cannabinoïdes. Les endocannabinoïdes du corps sont intimement impliqués dans le signal entre les cellules nerveuses. Cela serait peut-être dû au fait que les cannabinoïdes des plantes comme le THC et le CBD peuvent ralentir l'accumulation des plaques et de l'enchevêtrement, ou réduire la réponse inflammatoire à leur accumulation.

**MÉCANISME PROPOSÉ** – Habituellement, les effets sédatifs du cannabis permettent de calmer les patients agités atteints de la maladie d'Alzheimer. Mais les cannabinoïdes des plantes sont aussi anti-inflammatoires. L'inflammation joue un rôle crucial dans la progression de la maladie d'Alzheimer. Les propriétés anti-inflammatoires et anti-oxydantes du THC, du CBD et d'autres cannabinoïdes possèdent un potentiel thérapeutique pour traiter cette maladie. Le fait de cibler le système endocannabinoïde du corps peut offrir le potentiel de stimuler les mécanismes neuroprotecteurs, tout en modérant la neuro-inflammation causée par l'accumulation des protéines amyloïdes du cerveau.

**DOSAGE** – Le dosage du THC pour calmer les patients atteints de cette maladie est similaire à celui de l'insomnie : de 5 à 10 milligrammes d'une variété forte en myrcène, par prise orale. Il est conseillé de faire attention, avec de plus grosses doses de cannabinoïdes, à la psychoactivité neutre comme le THC, puisqu'ils peuvent potentiellement augmenter et aggraver l'agitation et la désorientation. Pour les effets inflammatoires du CBD chez d'autres maladies, son dosage commence généralement à 160 milligrammes dans la plupart des études, pouvant aller jusqu'à 600 milligrammes. On ne sait pas encore qui, du CBD ou du THC, peut permettre de ralentir la progression de la maladie.

## Méthodes d'ingestion

**ORALE** – Les préparations orales de cannabis sont un excellent choix pour l'Alzheimer car les effets durent longtemps et peuvent être consommées facilement et de manière agréable pour le patient. Il s'agit par contre de prendre garde à ne pas laisser la préparation à la portée du malade, qui pourrait facilement la confondre avec une friandise et risquer la surdose en la consommant.

**FUMÉE ET VAPORISATION** – Le cannabis fumé et vaporisé n'est pas recommandé pour les patients atteints de la maladie d'Alzheimer sans une supervision directe, pour des raisons de sécurité.

**CHÉMOTYPES CONSEILLÉS** – Pour une administration orale, s'il s'agit de calmer le patient, il est conseillé de choisir des variétés principalement fortes en THC. Les variétés fortes en myrcène peuvent être d'une grande aide en raison de leurs effets sédatifs supplémentaires et de leur synergie avec les cannabinoïdes. Pour des effets neuroprotecteurs, les variétés fortes en CBD sont à envisager. Des variations de propyle de cannabinoïdes comme le THCV et le CBDV sont prometteuses, mais les études n'ont pas encore été conduites chez des patients atteints de la maladie d'Alzheimer.

**VARIÉTÉS POPULAIRES** – Les variétés Purple et Afghani à petites feuilles larges comme la Purple Urkle, la Grand Daddy, la Bubba Kush et les Hash Plants sont recommandées pour des effets calmants. Les variétés riches en CBD comme la Cannatonic et la Harlequin peuvent aussi être utiles pour leurs effets anti-inflammatoires.

# LES TROUBLES DE L'ANXIÉTÉ

Pendant des milliers d'années, on a utilisé le cannabis pour soigner les symptômes associés à l'anxiété [3]. Il est pourtant conseillé de faire attention, car il existe des preuves irréfutables que de grosses doses de cannabis peuvent déclencher l'anxiété et même la paranoïa chez certains individus sensibles [4]. De plus, les études ont montré que les patientes féminines diagnostiquées de troubles d'angoisse sociale ont plus tendance à développer une dépendance au cannabis [5].

## Historique

Dans la médecine indienne, on affirme que le *bhang*, une boisson au lait et au cannabis, « engendre la joie et détruit l'anxiété ». La consommation orale de cannabis comme solution médicamenteuse pour traiter l'anxiété apparaît dans l'*Atharvaveda*, qui est un texte védique [6] datant d'environ 2000 av. J.-C. Le cannabis cultivé de manière traditionnelle pour la production de haschisch dans le Moyen-Orient et l'Asie centrale a bien plus de CBD que le cannabis élevé en intérieur. Les patients disent depuis longtemps que le CBD est très efficace pour réduire l'anxiété souvent provoquée par le cannabis. Des études au Brésil et ailleurs dans le monde ont confirmé cette affirmation. Le haut taux de CBD des plantes à haschisch au Liban et en Afghanistan a permis au haschisch de déclencher moins d'anxiété chez les consommateurs que peuvent le faire les cultivars de cannabis qui contiennent peu, sinon aucun CBD.

## Description

Les troubles de l'anxiété incluent généralement l'anxiété, le trouble obsessionnel compulsif, et le stress post-traumatique. On y décèle toujours de l'inquiétude, des problèmes de mâchoires, de la peur, de l'appréhension, et de la tension physique. L'anxiété est aussi une caractéristique d'autres maladies psychiatriques comme la dépression, le trouble bipolaire, et la schizophrénie.

**EFFICACITÉ** – Le cannabis est généralement consommé pour calmer les symptômes de l'anxiété, mais il permet de réduire ou d'augmenter l'anxiété selon la variété, sa chimie, la dose prescrite, l'état d'esprit du consommateur, et aussi selon la manière dont le cannabis est consommé.
Le fait de comprendre ces variables augmente la tendance à soulager les symptômes du trouble de l'anxiété. On décrit le cannabis comme étant « biphasique et bidirectionnel ». Cela veut dire qu'il peut à la fois avoir un pouvoir relaxant chez les uns, et anxiogène chez d'autres [7].

**MÉCANISME PROPOSÉ** – La densité des récepteurs cannabinoïdes CB1 trouvés dans l'amygdale du cerveau, l'hippocampe, et dans le cortex cingulaire antérieur indique que le système endocannabinoïde régule l'anxiété, car ces structures régulent l'anxiété et d'autres maladies similaires.

**DOSAGE** – Le THC et le CBD sont tous deux efficaces pour soulager les symptômes de l'anxiété. Pourtant, une théorie avance qu'il serait plus efficace d'utiliser ces cannabinoïdes séparément, plutôt qu'ensemble, pour traiter l'anxiété. Le dosage du THC pour l'anxiété est efficace entre 1 et 3 milligrammes, tandis que le dosage du CBD s'étend de 2,5 à 10 milligrammes. Des études sur des humains ont été conduites en utilisant d'énormes doses de CBD pour traiter l'anxiété, mais les effets secondaires d'un tel dosage provoquent une déficience cognitive appelée « sédation mentale ». Le linalol, le terpène que l'on trouve dans peu de variétés de cannabis et dans la lavande, se révèle être assez efficace pour soulager l'anxiété. Le dosage du CBD pour le trouble panique et les phobies change selon les études, atteignant parfois les 600 milligrammes. Mais de telles doses ont montré qu'elles provoquaient une sédation mentale, de plus la rareté du CBD rend cette pratique peut viable. Il est raisonnable de penser que des doses de 50 milligrammes de CBD (comme seul cannabinoïde) sont facilement tolérées par les patients. Pourtant, si l'on envisage une utilisation de cannabinoïdes au long terme, son dosage doit être régulé avec soin pour éviter les effets de la tolérance.

## Méthodes d'ingestion

**ORALE** – Le THC consommé oralement ou sous la langue est efficace pour lutter contre l'anxiété. Il est nécessaire de prendre garde à ne pas ingurgiter les doses dans un espace de temps trop réduit, pour éviter le surdosage, et risquer justement une crise de panique. Le cannabis chargé en CBD est efficace par prise orale et sublinguale.

Les combinaisons de petites doses de THC et CBD par prise orale peuvent être légèrement synergétiques chez certains patients, ou bien provoquer des crises d'anxiété chez d'autres. S'il est décidé de consommer les deux en même temps, il est recommandé de réduire les doses. Les cultivars qui contiennent du THCV et du CBVD peuvent augmenter l'anxiété.

**FUMÉE ET VAPORISATION** – Le fait de fumer ou de vaporiser du cannabis médicinal pour traiter l'anxiété est particulièrement efficace, car le patient apprend rapidement à mesurer le volume d'une dose adaptée. Avec la vaporisation, il est important de commencer avec une dose minime de cannabis végétal, habituellement de la taille d'une tête d'allumette, pour ensuite vaporiser entièrement la totalité des agents actifs de la dose.

**CHÉMOTYPES CONSEILLÉS** – Presque toutes les variétés de cannabis peuvent être utiles pour soulager l'anxiété, même les variétés supposées être naturellement anxiogènes comme les Diesels ou les Hazes, à partir du moment où les doses sont réduites au minimum. La technique de la microdose permet de consommer des variétés de cannabis qui sont moins sédatives.
En ce qui concerne les phobies, évitez toutes les variétés fortes en pinène, car les peurs du patient peuvent se nourrir de la capacité du THC à interférer avec la mémoire et le souvenir, et le pinène tend à riposter contre l'effet de mémoire. Les variétés riches en CBD apparaissent moins efficaces pour soulager l'anxiété sociale, les phobies, et les troubles de panique.

**VARIÉTÉS POPULAIRES** – La Bubba Kush à faibles doses est recommandée. Toute *indica* Purple est recommandée, à partir du moment où on contrôle sa dose pour empêcher le pouvoir sédatif de la plante.

# L'ARTHRITE

L'arthrite fut l'une des premières maladies pour laquelle le cannabis fut employé comme remède. Les études ont montré que le THC présent dans le cannabis pouvait réduire la douleur de l'arthrite. Utilisés séparément ou ensemble, le THC et le CBD réduisent l'activité cytokine qui, croit-on, est responsable de la détérioration des joints de tissus dans l'arthrite.

### Historique

Le cannabis peut être utilisé comme traitement pour l'arthrite depuis 2500 ans av. J.-C., quand on en fit mention pour la première fois dans le Shen Nong, le livre de la pharmacopée chinoise. L'auteur et herboriste Vivian Crawford note, dans son livre sur l'histoire du cannabis médicinal en Angleterre, que Pedanius Dioscoride recommandait le cannabis pour rétablir la « mollesse des articulations » dans son *De Materia Medica*, plus tard cité par William Turner dans son traité sur les plantes de 1551. Mais le cannabis que l'on utilisait comme remède au XVIe siècle tenait plus du chanvre que du cannabis, puisqu'il n'est jamais fait mention de psychoactivité. Tandis que les variétés de chanvre ne possèdent pas de THC, elles peuvent contenir des niveaux significatifs de CBD, qui est un puissant anti-inflammatoire. Crawford note également que le cannabis était présenté dans le célèbre traité sur les plantes de Culpeper, en 1653, comme un traitement qui permettait de « dénouer les articulations »[8].

## Description

L'arthrite couvre une large gamme de maladies inflammatoires mais renvoie habituellement à deux formes d'inflammation des articulations. La polyarthrite rhumatoïde est une maladie auto-immune qui se caractérise par une inflammation importante de l'articulation. Cette maladie peut causer une douleur vive et chronique et engendrer des dégâts permanents aux articulations qui amènent jusqu'au handicap. L'ostéoarthrite est une arthrite des os qui se caractérise par la perte du cartilage des ligaments, souvent les mains, les hanches, les genoux, et la colonne vertébrale. Les symptômes communs de cette maladie sont la douleur, la raideur, la perte des mouvements, et la déformation des articulations.

**EFFICACITÉ** – Le traitement au cannabis est assez efficace pour traiter la douleur chez la plupart des patients, mais la psychoactivité de certaines variétés n'est pas très bien tolérée chez les patients âgés et ceux qui n'ont jamais touché au cannabis.

**MÉCANISME PROPOSÉ** – Le cannabis est réputé pour soulager la douleur liée à l'arthrite. Les cannabinoïdes des plantes provoquent aussi des réponses anti-inflammatoires. On sait aujourd'hui que le système endocannabinoïde et ses récepteurs se situent dans la membrane synoviale des articulations. On pense aussi que les cannabinoïdes peuvent jouer un rôle dans la protection des cartilages des articulations. Le THC possède une activité anti-inflammatoire deux fois plus importante que l'hydrocortisone[9]. Les deux principaux récepteurs cannabinoïdes du corps s'appellent CB1 et CB2. Le CB1 est principalement dans le système nerveux, et la stimulation de ce récepteur est responsable des effets psychoactifs du cannabis. Le récepteur CB2, quant à lui, se situe généralement dans les cellules immunes. Les endocannabinoïdes produits par de nombreux types de cellules du corps réagissent tous avec le CB1 et le CB2 et régulent ainsi un nombre de fonctions importantes. L'activation du CB2 est liée à la modulation de la réponse immune et inflammatoire. Les effets protecteurs anti-inflammatoires de la stimulation du CB2 ont été remarqués sur des sujets animaux atteints de l'arthrite. Les effets anti-inflammatoires puissants des cannabinoïdes THC et CBD sont utiles pour contrôler les sécrétions des facteurs pro-inflammatoires produits par des cellules associées aux tissus abîmés que l'on retrouve dans certaines formes d'arthrite.

**DOSAGE** – Le dosage du THC pour traiter la douleur de l'arthrite est le même que celui que l'on utilise généralement pour soulager n'importe quelle autre douleur. Commencez à 5 milligrammes de THC et augmentez doucement la taille des doses suivantes jusqu'à atteindre le pic de soulagement de la douleur. En ce qui concerne les effets anti-inflammatoires du THC et du CBD, les recommandations de dosage sont encore à l'étude. Il est nécessaire de faire attention en utilisant de grosses doses de cannabinoïdes, car une tolérance aux effets du cannabis risque de se développer et de potentiellement interférer avec l'efficacité médicinale.

## Méthodes d'ingestion

**ORALE** – Les préparations orales de cannabis sont un excellent choix pour soulager la douleur de l'arthrite, car leurs effets durent longtemps. Il est possible de consommer le cannabis oralement comme un anti-inflammatoire ou en combinaison avec d'autres médicaments.

**FUMÉE ET VAPORISATION** – La fumée et la vaporisation sont aussi efficaces pour soulager la douleur de l'arthrite.

**LOCALE** – Tout porte à croire qu'une application locale de cannabis peut aider à soulager efficacement l'arthrite, mais les recherches sont encore en cours.

**CHÉMOTYPES CONSEILLÉS** – Pour une administration orale, les variétés fortes en THC et en CBD sont conseillées, en fonction bien sûr des besoins du patient. Le THC est un puissant agent anti-inflammatoire[10]. Les variétés de cannabis fortes en terpènes – myrcène, limonène, et/ou linalol – peuvent ajouter des effets synergétiques bénéfiques à l'arthrite. Il est aussi possible que les chémotypes forts en CBC puissent aider contre l'arthrite, grâce à leurs effets anti-inflammatoires.

**VARIÉTÉS POPULAIRES** – Variétés moyennement stimulantes et fortes en THC comme la Trainwreck, mais aussi la Pincher Creek, forte en CBG, sont populaires pour leurs effets anti-inflammatoires et pour un usage de jour. En parallèle, on conseille également des variétés fortes en CBD comme la Cannatonic pour augmenter les effets anti-inflammatoires.

# L'ASTHME

On comprend facilement comment le traitement au cannabis contre l'asthme fut découvert, car les fumeurs de cannabis ressentent régulièrement la sensation d'une expansion des poumons [11]. La fumée de cannabis peut agir comme un bronchodilatateur pour libérer le bronchospasme qui est associé à l'asthme. Mais quand bien même il existe des preuves prometteuses pour une utilisation du cannabis contre l'asthme, d'autres éléments tendent à prouver le contraire. Fin 2013, l'État du Michigan rejeta l'asthme comme faisant partie des maladies curables par le cannabis médicinal.

## Description

L'asthme est une maladie inflammatoire des voies respiratoires assez commune caractérisée par un bronchospasme et un déficit de l'écoulement de l'air. Une prédisposition génétique et des facteurs environnementaux jouent un rôle dans le développement de l'asthme.

### Historique

Un ancien traitement égyptien consistait à inhaler des vapeurs d'herbes médicinales placées sur des briques chauffées. Le fait de fumer des plantes médicinales pour soulager l'asthme était assez commun au cours du xx^e^ siècle, et la pratique la plus populaire était de fumer des cigarettes Jimson à la marijuana : les Cigares de Joy [12]. Henry Hyde Salter, un médecin du xix^e^ siècle, écrivit que le cannabis était généralement utilisé sous forme de teinture pour traiter l'asthme [13]. Au début du xx^e^ siècle, on pensait que l'asthme était un trouble psychologique avant que l'on ne découvre qu'il s'agissait d'une maladie inflammatoire, dans les années 1960.

**EFFICACITÉ** – Comme démontré dans une étude datant de l'année 2000 et publiée dans le journal *Nature*, le cannabis et le THC exercent un fort effet de bronchodilatation dans les voies respiratoires quand il est fumé ou vaporisé [14]. En définitive, les effets du cannabis fumé sur les poumons sont contrastés, ne faisant presque pas de dégâts avec une consommation légère, tandis qu'une consommation lourde augmenterait l'incidence d'une bronchite. Puisque la fumée de cannabis partage de nombreux constituants avec la fumée de tabac, les médecins s'inquiètent depuis longtemps d'un possible risque accru de maladie pulmonaire engendré par la fumée de cannabis. Plusieurs études sur des fumeurs de cannabis ont montré des dégâts sur les tissus muqueux de la membrane des voies respiratoires, ainsi que des preuves d'inflammation [15].
Pourtant, la méta-analyse de la fonction respiratoire et de la maladie n'a pas détecté de preuve d'effet secondaire pour une consommation

modérée de cannabis sur l'appareil respiratoire [16]. Une étude intéressante a émis l'hypothèse que la fumée de cannabis pouvait améliorer la fonction pulmonaire sur le court terme en étirant les poumons, mais les dégrader sur le long terme par une exposition prolongée à la fumée [17].

**MÉCANISME PROPOSÉ** – Comme souligné dans l'étude du journal *Nature*, la dilatation des voies respiratoires et la réponse spasmodique sont contrôlées par le système endocannabinoïde. Dans une étude datant de 1975, Donald Tashkin, de l'université de Californie à Los Angeles, conduisit une expérience sur huit patients sains faisant de l'asthme bronchite. L'un des protocoles de cette expérience stipulait que les participants fassent de l'exercice jusqu'à ce qu'ils souffrent d'une crise d'asthme. En pleine crise, les patients devaient fumer soit de la marijuana placebo, soit de la marijuana à 2 pourcent de THC. Le groupe recevant le placebo mit entre trente et soixante minutes à se remettre du bronchospasme. Le groupe recevant la véritable marijuana se remit « immédiatement », selon Tashkin [18]. Des études ultérieures confirmèrent le puissant effet bronchodilatatoire du THC [19].

**DOSAGE** – Tashkin traita efficacement le bronchospasme avec du cannabis contenant 2 pourcent de THC, soit seulement un huitième de la puissance d'un cannabis médicinal moyen. L'étude de Tashkin soutient l'idée que seulement une petite quantité de THC est nécessaire pour dilater les voies respiratoires. Des études ultérieures placèrent la dose optimale d'une dose inhalée de THC à seulement 200 microgrammes. Cela semblerait indiquer qu'une infime quantité de concentré de cannabis, forte en THC, serait l'approche optimale. Il est aussi recommandé d'utiliser du cannabis qui contient des terpènes bronchodilatateurs comme le pinène.

## Méthodes d'ingestion

**ORALE** – Les teintures de cannabis étaient très populaires pour traiter l'asthme au cours du XIX^e^ siècle. Pourtant, l'ingestion de ces teintures prenait trop de temps à être active pour une crise d'asthme, à cause de la métabolisation. La méthode sublinguale est beaucoup plus efficace.

**FUMÉE ET VAPORISATION** – Certains patients réagissent à la fumée de cannabis et à la vapeur par des bronchospasmes, c'est pourquoi il est conseillé de faire extrêmement attention. Commencez par une inhalation très petite sans avoir de bronchospasme, de manière à jauger votre tolérance. De plus, il est important d'utiliser du cannabis extrêmement propre avec très peu de moisissure et de microbes car ces pathogènes peuvent irriter les voies respiratoires et causer des infections pulmonaires.

**CHÉMOTYPES CONSEILLÉS** – Les variétés à dominance THC et riches en pinène sont conseillées, car le pinène permet également de dilater les bronches.

**VARIÉTÉS POPULAIRES** – La Trainwreck, la Sno-Cap, la Super Silver Haze, ou n'importe quelle variété possédant un haut taux de terpènes bronchodilatateurs. Choisissez des variétés qui sentent comme le conifère.

# LES TROUBLES DU DÉFICIT DE L'ATTENTION AVEC HYPERACTIVITÉ (TDAH)

Plusieurs études ont démontré que le cannabis pouvait aider les patients atteints de TDAH à se concentrer sur des tâches. Les patients n'ont de cesse de dire que les variétés de cannabis à petites feuilles étroites leur permettent d'améliorer leur hyperconcentration. L'utilisation du cannabis pour traiter le TDAH chez les jeunes patients reste somme toute assez controversée, à cause des potentiels effets secondaires sur le développement du cerveau. Le CBD et d'autres traitements au cannabinoïde sont encore à explorer pour traiter le TDAH.

## Description

Le trouble du déficit de l'attention avec hyperactivité possède trois sous-types : le type « combiné ou mix », le type prédominant « hyperactif – impulsif », et le type « inattentif » prédominant. L'acronyme TDA est souvent utilisé pour décrire tous les types de TDAH. Les caractéristiques les plus communes du TDAH sont la distractibilité, l'hyperactivité, et un mauvais contrôle des impulsions. Alors que ces caractéristiques se retrouvent souvent ensemble, chaque cas peut varier. C'est la raison pour laquelle un tiers des patients ne présente pas de signes d'hyperactivité. Quand on observe les scanners du cerveau des patients atteints de TDAH, les régions du cerveau que l'on pense être responsables de l'attention ont réduit en glucose, ce qui indique une baisse de l'activité. Le TDAH est vraisemblablement causé par des changements de l'activité des neurotransmetteurs à l'intérieur du cerveau.

### Historique

Le traitement au cannabis pour traiter le TDAH a émergé ces dix dernières années comme une possibilité ou un ajout au traitement qui inclut des stimulants et des antidépresseurs.

**EFFICACITÉ** – Le cannabis est modérément efficace pour traiter le TDAH[20], mais il l'est certainement moins que certaines autres prescriptions médicales. Certains patients disent que le cannabis réduit également la nervosité des stimulants souvent prescrits dans le traitement pour le TDAH.
En établissant une ligne directrice du dosage reposant sur un profil de terpènes associé aux différentes variétés, il est possible d'améliorer l'efficacité du cannabis dans un traitement pour le TDAH. Il est préférable de faire attention en utilisant du cannabis sur de jeunes patients, à cause des effets secondaires potentiels. Certains médecins affirment que l'utilisation du THC rend le traitement médicamenteux conventionnel quasi impossible à conduire[21].

Mais cette opinion n'est pas partagée dans toute la communauté scientifique. Plus la science en apprend sur le système endocannabinoïde et sur la manière dont il régule les neurotransmetteurs du cerveau, et plus il y a de chances que l'on crée un médicament optimal au cannabinoïde.

**MÉCANISME PROPOSÉ** – Des études ont indiqué qu'un dysfonctionnement dans le système neurotransmetteur de dopamine pourrait être à l'origine du TDAH[22]. Les récepteurs de dopamine interagissent largement avec les récepteurs endocannabinoïdes dans certaines parties du cerveau, dont le striatum. Il existe aussi une profusion de récepteurs cannabinoïdes situés dans le système limbique du cerveau, en particulier l'amygdale et l'hippocampe, qui sont étroitement liés au déficit de l'attention et à d'autres troubles neuropsychiatriques, dont l'anxiété et les phobies. Les récepteurs $CB_1$ jouent un rôle important dans le TDAH et deviennent de plus en plus une cible thérapeutique intéressante. Il existe de bonnes chances pour que des médicaments au cannabinoïde soient développés pour cibler le système endocannabinoïde dans le traitement pour le TDAH et d'autres troubles.

**DOSAGE** – Généralement, on utilise des microdoses de 2,5 milligrammes de THC de cannabis à faible taux de myrcène pour encourager l'hyperconcentration pendant quatre-vingt-dix minutes. Il arrive parfois que les quatre-vingt-dix minutes passées à se concentrer sur une tâche donnent envie au patient de consommer plus de cannabis. Les régimes de cannabis à haute dose se sont montrés efficaces dans au moins un cas d'étude, mais cette approche augmente le risque d'une dépendance au cannabis et d'une tolérance aux effets du THC.

## Méthodes d'ingestion

**ORALE** – L'ingestion par voie sublinguale fonctionne très bien pour traiter le TDAH grâce à l'absorption rapide des cannabinoïdes dans le système sanguin par les vaisseaux situés sous la langue. Les effets provoqués par une absorption orale du cannabis ont tendance à être sédatifs.

**FUMÉE ET VAPORISATION** – Il est plus facile de titrer de petites doses de cannabis en le fumant. La vaporisation est efficace, mais il s'agit de faire attention à contrôler les doses et d'éviter la surmédication.

**CHÉMOTYPES CONSEILLÉS** – Il est conseillé de choisir des variétés à petites feuilles étroites fortes en THC, fortes en pinène et terpinolène, mais sans trop de myrcène. Si l'hyperactivité est un problème, des petites doses de cannabis à dominance myrcène et linalol peuvent être utiles pour un effet calmant. Les pures chémotypes de CBD sont aussi intéressants pour leur capacité à aider la concentration et à « libérer l'esprit ».

**VARIÉTÉS POPULAIRES** – Les patients recommandent souvent la Neville's Haze à faibles doses. Les variétés stimulantes qui possèdent un faible taux de myrcène comme la Trainwreck sont conseillées, tout comme n'importe quelle variété à petites feuilles étroites originaires d'Amérique centrale ou d'Amérique du Sud, ou d'Asie du Sud. Les hybrides comme la Pincher Creek sont aussi efficaces.

# LES TROUBLES DU SPECTRE AUTISTIQUE

Certains médecins, mais aussi certains parents, ont adopté le cannabis comme traitement médicinal pour calmer les enfants autistes violents et agités. Mais le fait d'administrer du cannabis par voie orale à des enfants et à des adolescents est une pratique qui reste encore très controversée. En 2013, l'American Academy of Pediatrics demanda à l'État américain de durcir les restrictions sur l'utilisation de la marijuana médicinale chez les enfants, en particulier pour stopper cette mode grandissante qu'ont les parents d'administrer du cannabis à leurs enfants autistes. Mais tout le monde semble d'accord sur le fait que la recherche doit continuer son travail sur l'utilisation du cannabis chez les enfants atteints de troubles du spectre autistique.

### Historique

Au début des années 1960, Bernard Rimland fut un pionnier de la recherche moderne sur les troubles comportementaux infantiles, dont l'autisme. Il devint plus tard un fervent défenseur de l'utilisation du cannabis pour les troubles du spectre autistique. Selon le Rimland's Autism Research Institute, le cannabis a permis de réduire de manière significative les agressions, les troubles de panique, les colères et les comportements préjudiciables des enfants autistes. À l'âge d'Internet, les parents d'enfants qui souffrent de troubles du spectre autistique ont partagé sur la blogosphère leurs expériences en matière de médication au cannabis. Pendant l'été 2010, Lester Grinspoon, médecin et professeur à Harvard, a écrit un papier dans lequel il soutient l'utilisation du cannabis pour traiter les troubles du spectre autistique chez les enfants, mais où il soutient également le droit des parents à essayer des traitements expérimentaux dans l'espoir d'aider leurs enfants très malades.

## Description

L'autisme est l'une des nombreuses maladies, avec le syndrome d'Asperger, qui compose le trouble du spectre autistique, à présenter des troubles du développement. Les maladies de ce spectre sont des troubles neurocomportementaux complexes caractérisés par une communication et une interaction sociale perturbées. L'autisme peut sérieusement déséquilibrer le développement et l'emploi du langage. L'Asperger n'interfère jamais avec le langage mais partage certains déficits d'interaction sociale associés à l'autisme. Il existe des preuves que les troubles du spectre autistique sont héréditaires [24]. Il semblerait également que l'exposition des femmes enceintes et des nouveau-nés à certaines drogues et à certains produits chimiques favorise le développement de ce type de troubles [25].

**EFFICACITÉ** – De plus amples recherches sont nécessaires pour soutenir avec certitude l'apport du cannabis dans le traitement des troubles du spectre autistique. Plusieurs expériences cliniques et études de cas ont été conduites, mais c'est avant tout avec le Marinol (médicament à base de THC de synthèse) que des adolescents atteints de ce type de troubles ont été traités [26]. La plupart des parents rapportent avec quel succès ces médicaments au cannabis permettent de calmer l'opposition violente de leurs enfants autistes. On ne sait pas encore très bien si le CBD ou d'autres cannabinoïdes sont efficaces pour traiter les troubles du spectre autistique.

**MÉCANISME PROPOSÉ** – Presque tous les témoignages mettent en avant les vertus calmantes du cannabis. Cela tendrait à prouver que l'utilisation du cannabis agit comme un léger sédatif et comme un tranquillisant. En 2013, on eut la preuve que le système endocannabinoïde des enfants autistes est significativement différent de celui des enfants sains. Les personnes autistes ont en moyenne cinq fois plus de récepteurs CB2 que les autres. Cela indique que le système endocannabinoïde peut être une cible importante dans les futurs traitements pour l'autisme. De plus, de récentes recherches mettent en avant les variations du gène responsable du récepteur CB1 (gène CNR1) et du récepteur CB2 (gène CNR2), qui est lié à de nombreuses perturbations dans le cerveau impliquant le processus social et émotionnel, dont l'autisme. Il est possible que des récepteurs CB2 en mauvais état de marche jouent un rôle clé dans l'autisme, obligeant le corps à réagir en augmentant sévèrement le nombre de récepteurs CB2.

**DOSAGE** – Les doses de cannabis doivent être établies par le médecin du patient. Le médecin de l'enfant est censé calculer la dose de cannabinoïdes et de terpènes nécessaire à partir des résultats fondés sur le niveau de maladie de l'enfant, et aussi en réponse à son traitement existant, son âge et d'autres facteurs.
Des renseignements sur l'utilisation du Marinol et autres médicaments au cannabis chez les enfants et les adolescents peuvent vous aider.

## Méthodes d'ingestion

**ORALE** – Étant donné que le cannabis pris oralement peut avoir un lourd effet psychoactif sur le patient, il est nécessaire de comprendre la dose qui est administrée, de manière à minimiser les effets secondaires.

**FUMÉE ET VAPORISATION** – Fumer du cannabis n'est pas recommandé pour les enfants autistes, tout simplement parce que cela ne plairait vraiment pas du tout aux services de protection de l'enfance. La vaporisation pour les adolescents autistes est probablement plus efficace sous la supervision d'un médecin.

**CHÉMOTYPES CONSEILLÉS** – Choisissez des variétés fortes en myrcène et en linalol qui contiennent du THC et du CBD, pour leurs effets anti-anxiogènes et neuroprotecteurs. Le CBD est garanti de produire des effets neuroprotecteurs.

**VARIÉTÉS POPULAIRES** – Il est recommandé de choisir des variétés fortes en THC, en linalol et en myrcène, comme la Bubba Kush et la Grand Daddy Purple. On peut ajouter du CBD en mixant une variété pure en CBD comme la Cannatonic 6 ou l'ACDC, avec des variétés de THC.

# LES MALADIES AUTO-IMMUNES

Le récepteur cannabinoïde CB2 est responsable de la modulation du fonctionnement de toutes les cellules du système immunitaire [27]. Le système endocannabinoïde joue un rôle majeur dans de nombreux troubles auto-immunes, mais on ne comprend pas encore très bien comment traiter ces troubles avec les cannabinoïdes des plantes. Les cannabinoïdes synthétiques ou naturels sont anti-inflammatoires et ont une activité immunosuppressive qui peut être intéressante dans le traitement des maladies auto-immunes comme la sclérose en plaques, la polyarthrite rhumatoïde, le diabète, l'asthme et le choc septique [28].

## Description

Les maladies auto-immunes sont des troubles dont la réponse immunitaire cible malencontreusement des tissus sains. Il est parfois possible de traiter ces troubles par l'immunosuppression.

**EFFICACITÉ** – Le cannabis médicinal est potentiellement efficace pour traiter les maladies auto-immunes, et la recherche promet des avancées significatives.

**MÉCANISME PROPOSÉ** – Les cannabinoïdes du cannabis peuvent faire baisser la production de la protéine inflammatoire interleukine-2, tout en augmentant la production de protéines anti-inflammatoires interleukine-10.

**DOSAGE** – Les doses de THC nécessaires pour supprimer la réponse immunitaire sont trop fortes pour éviter les effets néfastes dus à une forte psychoactivité. Peut-être faut-il plutôt imaginer un modèle où le dosage du THC augmente de manière graduelle pour évaluer les niveaux d'immunosuppression, une fois que le patient développe une tolérance à la psychoactivité du THC. Les problèmes liés à la psychoactivité peuvent être évités par l'exploration d'autres cannabinoïdes que le THC, comme le THCV et le CBD.

## Méthodes d'ingestion

**ORALE** – Les cannabinoïdes administrés par voie orale ou sublinguale sont efficaces pour soulager partiellement la douleur symptomatique des maladies auto-immunes, comme la polyarthrite rhumatoïde.

**FUMÉE ET VAPORISATION** – Ces méthodes peuvent aussi être efficaces pour soulager les symptômes.

**CHÉMOTYPES CONSEILLÉS** – Pour soulager la douleur symptomatique, utilisez des variétés fortes en THC avec du limonène et du myrcène. Pour des effets anti-inflammatoires, utilisez des variétés fortes en CBD et THCV.

**VARIÉTÉS POPULAIRES** – Pour soulager la douleur engendrée par les maladies auto-immunes, il est conseillé de choisir des variétés comme l'OG, la Bubba, et la Master Kush. On peut suggérer une variété hybride comme la Pincher Creek pour ajouter un peu de CBD. Pour une inflammation, essayez du cannabis fort en CBD comme la Harlequin, la Cannatonic ou l'Omrita RX.

# CACHEXIE ET TROUBLES DE L'APPÉTIT

La capacité du cannabis à augmenter l'appétit fait aujourd'hui partie de la culture populaire. On appelle ça avoir les « munchies », ou « la fringale », en français. La cachexie était autrefois la propriété médicinale la moins controversée du cannabis, bien qu'elle reste assez méconnue. Certaines formes de cachexie, en particulier celles qui sont liées à des cancers avancés, ne répondent pas au cannabis. Une étude sur le cannabis, conduite en 2006 par le Cannabis in Cachexia Study Group sur des patients atteints de cancers à un stade avancé, fut arrêtée lorsque l'on découvrit que le cannabis n'offrait que peu d'avantages supplémentaires au placebo et produisait plus d'effets secondaires. Bien qu'il ne s'agisse que d'une seule et unique étude, elle est largement citée comme la preuve que le cannabis n'est pas d'une grande utilité contre la cachexie cancéreuse, ce qui est tout à fait discutable [29].

## Description

La cachexie, qui est aussi connue sous le nom de syndrome de dépérissement, aboutit en général sur un amaigrissement, une faiblesse et une fatigue du sujet. On la caractérise actuellement par une perte des muscles squelettiques, avec ou sans perte des tissus graisseux [31]. La cachexie est bien plus qu'une simple perte de l'appétit, car la masse corporelle elle-même se perd et devient responsable d'un sévère changement de l'apparence chez les patients en stade terminal de cancer ou de sida. En plus d'affecter le sida et le cancer, la cachexie apparaît aussi chez les patients atteints de sclérose en plaques, de bronchopneumopathie chronique obstructive et de tuberculose. En 2013, aucune drogue ni aucun médicament n'avait été autorisé par le gouvernement fédéral américain comme traitement pour la cachexie cancéreuse, mais de nombreux médicaments sont aujourd'hui à l'essai. La clé du traitement contre la cachexie réside dans le fait de réussir à inverser la perte de la masse musculaire.

### Historique

Le cannabis est reconnu comme un stimulateur d'appétit dans la médecine traditionnelle indienne et depuis la Chine antique. Dans les textes de médecine indienne ayurvédique, le cannabis est souvent cité comme permettant d'augmenter le feu digestif [30]. Au XIXe siècle, on l'utilisait aussi en Grande-Bretagne pour stimuler l'appétit. Le mouvement moderne du cannabis médicinal commença au début des années 1980, quand on découvrit que la marijuana permettait d'augmenter l'appétit des patients qui souffraient du sida.

**EFFICACITÉ** – Le cannabis est efficace pour traiter la cachexie, mais les essais en clinique sont contradictoires entre la combinaison du THC et du CBD, et le THC seul. À hautes doses, la tolérance au cannabis se développe, et son aptitude à stimuler l'appétit décline. Une étude récente faite en Israël a indiqué qu'une grande partie des patients atteints du cancer réduisaient leur perte de poids quand ils fumaient du cannabis comme traitement palliatif durant la huitième semaine de l'étude. En fait, presque tous les symptômes des traitements anti-cancer furent améliorés chez les participants de l'étude [32]. L'inhalation de cannabis a par contre montré une efficacité moins évidente dans d'autres études [33].

**MÉCANISME PROPOSÉ** – Le système endocannabinoïde est le principal modulateur de l'apport alimentaire [34]. Les cannabinoïdes stimulent les récepteurs de l'hypothalamus et les structures du cerveau postérieur responsables de la régulation de l'appétit. De plus, les phytocannabinoïdes permettent de moduler l'activité cytokine. Les cytokines incorporent aussi les molécules de signalisation, comme l'interleukine et l'interféron, qui modulent l'activité du système immunitaire. La réponse inflammatoire liée à l'activité cytokine est probablement responsable de la cachexie. La capacité des cannabinoïdes à interférer avec la réponse inflammatoire est actuellement en cours d'étude.

**DOSAGE** – La « fringale » est la réponse donnée à l'administration d'une dose importante de cannabis. Elle survient habituellement quatre-vingt-dix minutes après l'ingestion. Il est possible que les grosses doses de cannabis excèdent le point de stimulation de l'appétit, et que l'on doive dans ce cas attendre qu'une partie de la dose soit métabolisée. La stimulation de l'appétit requiert en fait de très petites doses de cannabis. Le Marinol, qui est une prescription de THC synthétique, est utilisé pour traiter la cachexie avec des petites doses de 2,5 milligrammes (ce qui est en dessous du seuil de psychoactivité), à prendre avant chaque repas. De plus, les variétés de cannabis fortes en bêta-caryophyllène devraient stimuler l'appétit et pourraient bénéficier d'une interférence avec les réactions immunologiques de la cachexie.

## Méthodes d'ingestion

**ORALE** – Les médicaments au cannabis administrés par voie orale ou sublinguale sont efficaces.

**FUMÉE OU VAPORISATION** - Si aucun problème n'est à souligner concernant les poumons, alors l'inhalation de cannabinoïde peut être très efficace pour stimuler rapidement l'appétit à faibles doses.

**CHÉMOTYPES CONSEILLÉS** – On recommande les variétés fortes en bêta-caryophyllène. Les variétés à dominance THC sont plus communément utilisées pour stimuler l'appétit et pour traiter la cachexie. Les cannabinoïdes alternatifs comme le CBD ont montré des résultats mitigés. Les variétés riches en THCV ont de fortes chances de retarder l'appétit. Les variétés fortes en CBDV sont prometteuses, mais restent encore à étudier. Quant aux variétés fortes en CBG, elles sont aussi potentiellement intéressantes. Les laboratoires GW Pharmaceuticals ont demandé à déposer un brevet pour l'utilisation du CBG en agonisme simultané avec les récepteurs $CB_1$ et $CB_2$ dans des maladies telles que la cachexie.

**VARIÉTÉS POPULAIRES** – Toutes les variétés à dominance THC qui ont un arôme distinct de poivre et de bêta-caryophyllène sont recommandées. La variété poivrée la plus célèbre est la légendaire Panama Red. La Super Skunk est aussi une bonne variété poivrée, comme de nombreuses variétés Mexicaines indigènes.

# LE CANCER

On utilise efficacement les médicaments au cannabis pour traiter les nausées et les vomissements causés par la chimiothérapie. Ils ont aussi permis d'augmenter les effets des opiacés, habituellement délivrés pour traiter la douleur liée à la maladie. Ils permettent de stimuler l'appétit, d'encourager le sommeil, de réduire l'anxiété et la dépression, d'élever l'humeur des patients qui subissent un traitement contre le cancer, et, globalement, d'améliorer leur qualité de vie de manière significative [35]. Mais le traitement du cancer attire également des prestataires douteux qui prétendent détenir la solution miracle pour guérir du cancer, alors qu'il n'existe que peu ou pas de preuves de tels résultats. Ces fausses affirmations se sont récemment étendues au cannabis, et à son utilisation pour combattre le cancer.

## Historique

Dans les années 1950, l'hôpital Royal Brompton, à Londres, avait pour habitude d'administrer le « Brompton Cocktail » pour soulager la douleur intraitable du cancer. Ce cocktail était une combinaison de morphine, cocaïne, chloroforme et cannabis, liée avec du sirop de cerise. On administra ce cocktail durant soixante-dix ans avant que celui-ci ne tombe en désuétude et soit remplacé par des opiacés de nouvelle génération. Au Royaume-Uni, on a aussi prescrit une teinture de cannabis jusqu'en 1971. Le cannabis est utilisé pour traiter les effets secondaires de la chimiothérapie depuis la fin des années 1970, bien qu'il soit devenu plus répandu dans les années 1990. C'est grâce au recours du cannabis dans la lutte contre le cancer que de nombreux États aux États-Unis ont dépénalisé son utilisation.

Des études sur les cellules cancéreuses et sur les animaux ont montré que les cannabinoïdes pouvaient servir à inhiber la croissance des tumeurs à travers une variété de mécanismes, bien que cela ne soit pas encore constamment démontré sur les humains. On note, grâce aux effets du cannabis, une suppression des mécanismes de signalement des cellules cancéreuses, une inhibition de l'accroissement des vaisseaux sanguins vers la tumeur et la migration vers la cellule cancéreuse, ainsi qu'une stimulation de la mort cellulaire programmée chez la cellule cancéreuse [36].
Il n'existe pourtant pas suffisamment de preuves permettant d'affirmer avec certitude que le cannabis constitue un traitement anti-tumoral efficace. Compte tenu de la variation complexe entre les différents types de cancers, il est possible que les cannabinoïdes puissent inhiber un cancer, tout en favorisant la croissance d'un autre. Par contre, les études sur les cellules montrent qu'il existe une différence dans la réponse par rapport

à la dose administrée. Par exemple, à hautes doses, les cannabinoïdes comme le THC peuvent inhiber ou stopper la croissance de certaines tumeurs, mais au contraire encourager la prolifération de ces mêmes tumeurs quand les doses sont plus faibles [37]. Cela semble être la preuve épidémiologique que l'utilisation du cannabis peut fournir un léger effet protecteur au développement de certains cancers, comme celui de la tête, du cou et des poumons [38]. Par contre, certaines études indiquent que les consommateurs de cannabis ont plus de risque de développer un cancer de la prostate, des cervicales et du cerveau, même si rien n'est encore démontré [39].

## Description

Le « cancer » décrit une centaine de maladies, dont les cellules anormales se divisent de manière incontrôlable et envahissent d'autres types de cellules. Le cancer ne se résume pas à une simple maladie, et les différentes formes qu'il prend nécessitent des traitements adaptés.
Notre compréhension du cancer a progressé, mais le fait d'examiner les molécules et les mécanismes génétiques sous-jacents à ces maladies est une tâche incroyablement complexe.

#### EFFICACITÉ

**Nausées et vomissements** – La chimiothérapie, en particulier les agents comme la cisplatine, provoquent de sérieuses nausées et de sérieux vomissements. Les médicaments au cannabis se sont montrés aussi efficaces pour soulager ces vomissements que les anti-émétiques conventionnels [40]. De plus, l'aspect « set and setting » (l'état d'esprit et l'environnement qui entoure une personne qui vit une expérience psychédélique, *ndt*) de la psychoactivité du cannabis médicinal semble augmenter l'efficacité contre les nausées causées par la chimio, car de nombreux jeunes patients pensent que le cannabis est plus efficace du fait qu'il s'agit d'un traitement botanique. Depuis que le cannabis est devenu un traitement populaire pour soulager les nausées et les vomissements, un nouvel anti-émétique est sorti dans le commerce en 2003. Certains patients trouvent ce médicament plus efficace que le cannabis, et d'autres préfèrent allier les deux.

**Stimulation de l'appétit** – Le système endocannabinoïde régule l'appétit. Les anti-émétiques conventionnels empêchent les nausées et les vomissements mais n'augmentent pas l'appétit, tandis que le cannabis fait les deux. La stimulation de l'appétit est la première raison pour laquelle la Food and Drug Administration (FDA) autorisa les médicaments au cannabinoïde. Le dronabinol (Marinol), qui se compose de THC synthétique et d'huile de sésame, fut reconnu comme stimulateur d'appétit dans le traitement de la cachexie pour les patients atteints du sida, en 1992 [41]. Au même moment, l'administration de George H. W. Bush interdit les nouvelles applications du programme des nouveaux médicaments expérimentaux (Compassionate IND), qui fournissait du cannabis végétal à un nombre restreint de patients très malades. Le gouvernement américain espérait que le Marinol soit la réponse à la question du cannabis médicinal. Mais le Marinol se montra très psychoactif, et de ne pas être bien toléré par de nombreux patients. De plus, le Marinol s'administre par voie orale, ce qui rend son dosage variable et particulièrement difficile à établir. Nombreux furent les premiers patients à essayer le Marinol qui préférèrent rapidement le cannabis médicinal végétal pour tenter de réduire les effets secondaires et pour contrôler plus facilement le dosage.
Une récente étude supervisée par placebo sur l'efficacité du Sativex concernant le contrôle des nausées et des vomissements induits par la chimiothérapie a indiqué que le spray THC : CBD était efficace à quatre doses journalières, soit un total de 10 milligrammes de THC et CBD [42].

**Douleur** – Les médicaments au cannabis sont plutôt efficaces pour réduire et même prévenir certaines formes de douleurs liées au cancer.
On sait maintenant que 10 milligrammes de THC sont aussi efficaces que 60 milligrammes de codéine

sur un traitement de sept heures [43]. Sur des modèles animaux souffrant de douleur neuropathique induite par chimiothérapie, le CBD (cannabidiol) a montré qu'il pouvait empêcher la neuropathie [44]. La Sativex est actuellement en phase III de ses essais cliniques, pour traiter les douleurs liées à un stade de cancer avancé qui ne répondent pas aux traitements opiacés. En thérapie combinée, les médicaments au cannabis montrent qu'ils améliorent le soulagement de la douleur des opiacés administrés [45].

**Le sommeil** – Compte tenu de leurs qualités soporifiques, on aurait pu s'attendre à ce que les médicaments au cannabis encouragent les patients à dormir, mais la recherche en ce domaine a montré des résultats décevants [46].

**L'anxiété et la dépression** – Il est nécessaire de faire attention en utilisant le cannabis pour traiter l'anxiété et la dépression liées au cancer, car les médicaments au cannabis forts en THC sont biphasiques : à hautes doses, ils peuvent provoquer de l'anxiété, et la réduire à faibles doses. Ces effets prolongent ainsi les symptômes de la dépression [47].

**Élévation de l'humeur** – Pour évaluer la capacité d'élévation de l'humeur des médicaments au cannabis chez les patients atteints du cancer, l'expérience est plus parlante que les preuves scientifiques. Quiconque ayant travaillé avec des patients qui consomment du cannabis pour surmonter la chimiothérapie a entendu de nombreuses anecdotes sur les manières dont le cannabis les aide à aller mieux. Il est possible que cela soit dû en partie au fait que le THC interfère avec la création de la mémoire.

**Activité anti-tumorale** – Le Dr Donald Abrams est un célèbre oncologue originaire de San Francisco. On lui demande en permanence quelles sont les potentielles utilisations anti-tumorales des médicaments au cannabis. Il répond toujours de manière passionnée, mais malgré tout un peu sèche, car il a le sentiment que la guérison du cancer par le cannabis est loin d'être scientifiquement prouvée. Le Dr Manuel Guzman, pour sa part, est l'un des scientifiques en chef chargé de tester les médicaments au cannabinoïde sur les lignées de cellules cancéreuses. Il déclara sur le site de l'International Association for Cannabinoid Medicines : « Bien qu'il soit possible, et désirable sans aucun doute, que les préparations au cannabis exercent une activité anticancéreuse, les preuves anecdotiques que nous avons pour l'instant sont plutôt pauvres, et, malheureusement, sont loin de soutenir que les cannabinoïdes puissent fournir des traitements efficaces contre le cancer à grande échelle. » Une étude encourageante, conduite en 2012 par les chercheurs italiens Luciano De Petrocellis et Vincenzo Di Marzo, a démontré clairement que les cannabinoïdes non-THC, comme le CBD, sont efficaces pour traiter certaines lignées cancéreuses de la prostate. Il existe la preuve que le système endocannabinoïde dans la prostate ne fonctionne pas correctement dans le cas d'un cancer. Les chercheurs de l'étude italienne affirment haut et fort que le cannabidiol devrait être soumis à de plus amples tests sur les lignées cancéreuses de la prostate [48]. En se fondant sur cette recherche, le Dr Pal Pacher, qui travaille pour le National Institutes of Health, a publié un commentaire qui suggère que le Sativex est testé comme un traitement potentiel pour le cancer de la prostate [49].

**MÉCANISME PROPOSÉ** – Comme le remarquent Abrams et Guzman dans leur *Integrative Oncology*, les cannabinoïdes possèdent de multiples mécanismes d'action avec différents récepteurs partout à travers le corps, et c'est la raison pour laquelle la recherche devrait s'intéresser plus précisément à la compréhension de ces mécanismes. Ce qui est sûr, c'est que les cannabinoïdes ont une faible toxicité à faibles doses, et une faible interaction de drogue avec les agents chimiothérapeutiques.

**DOSAGE**

La question du dosage est relative à la quantité de THC délivrée pour une dose de cannabis calculée.

Pour faire un dosage efficace, il est conseillé d'utiliser du cannabis dont le contenu en THC est connu. S'il vous est impossible de faire tester votre cannabis en laboratoire pour en connaître la puissance, il est toujours utile de savoir que le pourcentage moyen de THC d'un cannabis de fleurs séchées, sans graines, de bonne qualité et cultivé en intérieur est habituellement entre 15 et 17 pourcent.

**Nausées et vomissements** – Le fait de réduire les vomissements provoqués par la chimiothérapie demande une assez grande dose de THC. On calcule cette dose en utilisant la surface corporelle, comme il est de coutume de faire dans beaucoup de traitements médicamenteux contre le cancer. Une dose est habituellement équivalente à 5 milligrammes par mètre carré. Par exemple, pour un homme de 1,80 mètre qui pèse 79 kilogrammes, la formule de surface corporelle recommanderait une dose initiale de 10 milligrammes de THC trois heures avant une séance de chimiothérapie. Si cette dose est inefficace, on peut l'augmenter doucement et progressivement jusqu'à un maximum de 15 milligrammes par mètre carré, ce qui correspond, pour notre sujet mâle, à une dose de 30 milligrammes – une quantité que la plupart des patients trouvent extrêmement psychoactive, peut-être jusqu'au point d'inconfort.

**Stimulation de l'appétit** – Le traitement pour un faible appétit requiert habituellement une toute petite dose de THC, autour des 2,5 milligrammes, ce qui est généralement considéré comme en dessous du seuil de psychoactivité.

**Douleur** – La plupart des patients disent atteindre le « sweet spot » de cannabis avec des doses comprises entre 10 et 15 milligrammes de THC toutes les trois à six heures.

**Sommeil** – Normalement, entre 2,5 et 7,5 milligrammes de THC, une heure avant d'aller se coucher.

**Anxiété et dépression** – Des petites doses de THC entre 2,5 et 5 milligrammes. Prenez garde à ne pas provoquer de l'anxiété avec de plus grosses doses de THC. Le CBD est plus efficace pour réduire l'anxiété, en particulier celle qui est provoquée par de plus grosses doses de THC.

**Élévation de l'humeur** – Des petites doses sous les 2,5 milligrammes de THC, sous le seuil de psychoactivité.

**Activité anti-tumorale** – La dose et le choix de cannabinoïde pour traiter les tumeurs devraient être effectués sous la supervision d'une équipe d'oncologie.

## Méthodes d'ingestion

**ORALE** – Les administrations orale et sublinguale sont plutôt efficaces, mais la sublinguale provoque plus rapidement les effets et elle est plus prévisible. Les médicaments à avaler ont tendance à fournir des effets plus longs et semblent plus efficaces contre les nausées et les vomissements, à partir du moment où ils sont pris trois heures avant la séance de chimio.

**FUMÉE ET VAPORISATION** – La vaporisation est assez efficace et facilite la mesure des doses. En Israël, il n'est pas inhabituel de voir des patients vaporiser et même fumer du cannabis pendant la séance de chimiothérapie.

**CHÉMOTYPES CONSEILLÉS** – Il est ici recommandé de choisir des variétés à petites feuilles larges, fortes en myrcène, limonène, et linalol. Les chémotypes CBD sont aussi utiles pour l'anxiété.

**VARIÉTÉS POPULAIRES** – Presque toutes les variétés de cannabis endiguent les effets secondaires des traitements contre le cancer. En particulier la Cannatonic, pour son CBD ; et l'OG Kush, la Grand Daddy Purple, la Pincher Creek et la Bubba Kush pour leur richesse en THC et en terpène.

# LE SYNDROME DE FATIGUE CHRONIQUE

Le syndrome de fatigue chronique (SFC) décrit un groupe de symptômes caractérisés par une sérieuse fatigue qui ne s'améliore pas avec du repos. Des douzaines d'explications ont été proposées, des toxines environnementales aux virus, mais aucune cause n'a encore été prouvée. Les symptômes du SFC varient considérablement au sein d'une population touchée.

## Description

Les centres pour le contrôle et la prévention des maladies aux États-Unis définissent le SFC comme « une fatigue reportée comme persistante et récurrente pendant au moins six mois consécutifs ». Les personnes concernées doivent souffrir d'au moins quatre des symptômes suivants : malaise après l'effort, mémoire et concentration défaillantes, sommeil non réparateur, douleur musculaire, douleur articulaire, nœuds cervicaux ou ganglions lymphatiques, mal de gorge, et maux de tête. Les symptômes doivent être persistants ou sont récurrents depuis au moins six mois consécutifs, et ils ne doivent pas avoir précédé la fatigue [50].

**EFFICACITÉ** – L'efficacité du cannabis pour le SFC est plutôt mitigée, et aucune étude formelle n'a jamais été conduite.

**MÉCANISME PROPOSÉ** – Le mécanisme sous-jacent du SFC n'est pas très bien compris. Un article écrit en 2008 discutait des connexions potentielles entre une enzyme clé (qui est surproduite dans le SFC) et l'exposition aux pesticides organophosphates. Le lien endocannabinoïde est fragile, mais l'exposition à ces pesticides a aussi montré interférer avec les enzymes que le corps utilise pour casser les endocannabinoïdes [51]. Une autre hypothèse avance que la fatigue chronique résulte du stress oxydant. Le stress oxydant se réfère aux sous-produits toxiques de l'oxygène réactif, dont les peroxydes et les radicaux libres, qui attaquent et dégradent les composés cellulaires. On pense que le stress oxydant perturbe le signalement endocannabinoïde. Les extraits de cannabis qui contiennent du CBD s'avèrent efficaces pour réduire les symptômes directement liés au stress oxydant [52]. Il est possible que le CBD permette aussi de réduire les dégâts du stress oxydant, et par voie de conséquence certains aspects de SFC.

**DOSAGE** – En utilisant des « pures » variétés CBD avec très peu de THC, les grosses doses sont plus tolérables. Des doses de 50 milligrammes de CBD ne sont pas improbables, mais de plus faibles doses sont également efficaces.

## Méthodes d'ingestion

**ORALE** – Le CBD pris oralement devrait être efficace, mais il est préférable d'opter pour la voie sublinguale, ce qui permet d'éviter le premier passage du métabolisme hépatique.

**FUMÉE ET VAPORISATION** – Il est recommandé de vaporiser des fleurs de cannabis séchées et des concentrés riches en CBD.

**CHÉMOTYPES CONSEILLÉS** – Variétés riches en CBD, avec un ratio d'au moins 3 CBD pour 1 THC.

**VARIÉTÉS POPULAIRES** – La Cannatonic et la Harlequin.

# LE DIABÈTE

En 2012, les dépenses totales de la santé aux États-Unis pour le diabète ont atteint 245 milliards de dollars[53]. Dans l'édito de l'*American Journal of Medicine*, en juillet 2013, le Dr Joseph S. Alpert, son éditeur en chef, et un professeur de médecine à l'université d'Arizona posèrent la question : « Serait-il possible que l'on prescrive couramment du THC pour les futurs patients qui font du diabète ou qui présentent un syndrome métabolique… ? [54] » L'édito d'Alpert s'accompagnait d'une nouvelle étude épidémiologique conduite par des chercheurs de l'université du Nebraska indiquant que les consommateurs de cannabis actuels avaient des niveaux d'insuline plus sains, et une plus faible résistance à l'insuline que les non-fumeurs de cannabis.

### Historique

En 2000, Raphael Mechoulam (codécouvreur du THC) rejoignit un groupe d'immunologistes israéliens pour explorer l'utilisation des cannabinoïdes comme potentiel traitement pour les troubles auto-immunes comme l'arthrite rhumatoïde[55].
Un premier succès dans leurs recherches les encouragea à examiner l'efficacité des cannabinoïdes dans leur suppression, ou la modulation de la réponse immunitaire dans la manifestation et la progression de diabète de type 1 sur une souris[56]. Depuis 2006, des études ont été menées pour déterminer comment les cannabinoïdes pouvaient être utilisés pour traiter le diabète[57]. Au Royaume-Uni, GW Pharmaceuticals est actuellement en train d'accomplir la phase 1 des essais cliniques avec les cannabinoïdes THCV et CBD pour traiter la stéatose hépatique et le cholestérol de type 2 chez les patients diabétiques.

Des niveaux d'insuline plus sains se traduiraient par une baisse des patients diabétiques[58]. Le diabète et le prédiabète affectent environ cent millions d'Américains, selon le Centre pour le contrôle et la prévention des maladies[59]. Le cannabis et les médicaments au cannabinoïde pourraient éventuellement fournir de nouveaux traitements et de nouvelles approches préventives pour le diabète et les syndromes métaboliques liés.

### Description

Le diabète est un groupe de maladies métaboliques responsables du fait que le corps ne parvient pas à produire assez d'insuline ou est devenu résistant à ses effets. L'insuline est une hormone qui doit convertir le sucre, l'amidon et d'autres formes de nourriture en énergie.
Les deux formes de diabète les plus communes sont les types 1 et 2. Le diabète de type 1 est habituellement diagnostiqué chez les enfants et les jeunes adultes. Avec un diabète de type 1, le pancréas ne produit simplement pas d'insuline.

Le diabète de type 2 est le plus commun des deux. Il affecte généralement les adultes, et il est souvent associé à l'obésité. Le corps devient alors résistant aux effets de l'insuline et permet au glucose de s'accumuler à des niveaux très dangereux. Des hauts niveaux de glucose peuvent endommager les tissus vasculaires, et éventuellement aboutir sur une maladie cardiaque, une attaque, la cécité, et provoquer des dégâts dans les reins et sur les nerfs. Selon une analyse de la National Institutes of Health, le diabète serait la première cause évitable de cécité chez les adultes [60].

**EFFICACITÉ** – L'efficacité du cannabis médicinal pour traiter les causes et les complications liées au prédiabète et au diabète sont encore à l'étude, mais les recherches sont très prometteuses.

**MÉCANISME PROPOSÉ** – Le système endocannabinoïde semble jouer un rôle dans le développement du diabète et de ses complications. Les complications diabétiques qui sont liées au fonctionnement du système endocannabinoïde sont : la cécité, l'artériosclérose, l'insuffisance rénale, la maladie du cœur, et la douleur neuropathique [61]. Les cannabinoïdes des plantes qui ne possèdent pas (ou peu) de psychoactivité comme le CBD, le CBDV et le THCV sont potentiellement intéressants pour maintenir la fonction pancréatique et la résistance à l'insuline. La recherche récente a avancé que le CBD pouvait peut-être empêcher l'endommagement de la rétine en agissant comme un antioxydant et en augmentant les propres défenses de la rétine contre l'inflammation [62]. Le THCV peut être intéressant car il est l'antagoniste du récepteur cannabinoïde $CB_1$. Les antagonistes du $CB_1$ comme le rimonabant ont montré des résultats prometteurs dans le traitement de l'obésité et d'autres maladies métaboliques liées au diabète, lors de l'essai clinique ARPEGGIO [63].

**DOSAGE** – La dose de cannabis médicinal conseillée pour un traitement contre le prédiabète et le diabète dépend du cannabinoïde dominant (THC, CBD, THCV, CBDV, etc.) de la variété utilisée. De plus amples recherches permettront de clarifier la combinaison et la dose appropriée de phytocannabinoïdes nécessaires à ces traitements.

## Méthodes d'ingestion

L'ingestion orale et la vaporisation de variétés de cannabis fortes en CBD/CBDV/THCV tendent à prouver un intérêt dans le contrôle des maladies métaboliques comme le diabète.

**VARIÉTÉS POPULAIRES** – Certaines variétés Sud-Africaines produisent du THCV, comme la Durban Poison. Elle pourrait être utile pour traiter certains symptômes du diabète et les troubles métaboliques. Les variétés riches en THCV sont plutôt rares aux États-Unis, mais les variétés fortes en CBD comme la Cannatonic et la Harlequin sont de plus en plus répandues. Le cannabis fort en CBDV n'est pas encore disponible, mais il existe peut-être déjà aux États-Unis sans être identifié, car les laboratoires n'ont pas encore l'habitude de chercher ce cannabinoïde, en particulier quand ils font leurs recherches.

# LA FIBROMYALGIE

La cause de la fibromyalgie est encore inconnue mais elle atteint tout de même 3 pourcent de la population, et jusqu'à sept fois plus chez les femmes. Les traitements pharmaceutiques conventionnels visent à soulager les symptômes de la fibromyalgie, mais leur efficacité est jugée mitigée par les patients, qui trouvent souvent une autre issue dans la consommation de cannabis.

## Description

La fibromyalgie est une maladie rhumatismale, tout comme l'arthrite. Elle se caractérise par une douleur chronique à travers tout le corps et provoque des insomnies, une raideur matinale, et une fatigue débilitante. De nombreux facteurs sont impliqués, dont des anormalités du système nerveux et endocrinien, ainsi que des facteurs génétiques, sociaux et environnementaux [64].

**EFFICACITÉ** – L'efficacité du cannabis pour traiter la fibromyalgie varie parfois, mais elle fournit au moins une réduction de l'intensité des symptômes, en particulier pour ce qui est de la douleur et des problèmes de sommeil.

**MÉCANISME PROPOSÉ** – La fibromyalgie demeure encore incomprise. Elle pourrait être le résultat d'une sensibilisation générale au signal de la douleur, un défaut dans la libération des neurotransmetteurs, ou une obstruction des voies que le corps utilise pour inhiber le signal de la douleur [65]. Elle est peut-être aussi le résultat d'un dysfonctionnement dans la réponse du corps au stress [66]. Une autre hypothèse suggère que cette maladie serait due à une déficience des endocannabinoïdes [67]. Il se pourrait qu'un petit groupe de patients soient génétiquement prédisposés à une déficience de leur système endocannabinoïde, dans lequel un surplus d'anandamide circule dans le corps. Cette information pourrait s'avérer capitale pour mieux comprendre cette maladie [68].

**DOSAGE** – Les patients utilisent des doses équivalentes à 4 milligrammes de THC, qui est le seuil de psychoactivité. Il est possible d'augmenter la dose jusqu'à 10 milligrammes de THC. En utilisant une combinaison de THC et CBD, certains effets secondaires du THC seront amoindris. Il est parfois possible de consommer des doses de 10 milligrammes de CBD pour équilibrer la tonalité des cannabinoïdes.

## Méthodes d'ingestion

**ORALE** – Le cannabis consommé oralement délivre des effets plus longs, c'est pour cela que les patients atteints de fibromyalgie utilisent cette méthode d'administration. Évitez la surmédication, car elle a tendance à augmenter la douleur, selon une étude de l'université de Californie [69].

**FUMÉE ET VAPORISATION** – La vaporisation est une bonne approche pour contrôler le dosage. Mais la fumette reste le mode d'administration le plus répandu.

**CHÉMOTYPES CONSEILLÉS** – Les chémotypes THC et CBD sont tous les deux recommandés, et les hybrides THC/CBD devraient être assez efficaces.

**VARIÉTÉS POPULAIRES** – On recommande la Harlequin pour son CBD et son THC. Les variétés Purple à petites feuilles larges comme la Grand Daddy Purple sont conseillées pour leurs terpènes relaxants.

# LES TROUBLES GASTRO-INTESTINAUX

La sagesse populaire affirme que l'effet le plus répandu du cannabis sur la région gastro-intestinale est le phénomène connu sous le nom de « fringale », qui définit la voracité avec laquelle les consommateurs récréationnels de cannabis cherchent à manger tout ce qui passe sous leurs yeux. Cette « fringale » est en fait déclenchée dans le cerveau, et non dans le tractus gastro-intestinal. Mais cette fringale fait plus que d'encourager à manger, elle est un mécanisme qui encourage la consommation de nourritures riches en gras[70]. Les endocannabinoïdes du corps régulent non seulement le comportement alimentaire, comme l'allaitement du bébé, mais aussi presque toutes les fonctions digestives. Les fonctions régulatrices du tractus gastro-intestinal sont intimement liées au système endocannabinoïde. Et les actions du tractus gastro-intestinal sont majoritairement contrôlées par le système nerveux entérique, un maillage composé de cent millions de neurones situés dans l'épithélium du tractus gastro-intestinal qui agit tout seul pour réguler les fonctions digestives. Les récepteurs CB1 et CB2 sont tous deux situés sur ces neurones entériques. On pense que les récepteurs endocannabinoïdes sont aussi situés à travers d'autres parties digestives, mais rien n'est encore sûr pour l'instant.

Ce qui est par contre une certitude, c'est que le rôle du système endocannabinoïde dans la fonction gastro-intestinale n'est qu'un des aspects de son travail, qui consiste à contrôler l'équilibre de l'énergie et le métabolisme à travers le corps. Entre l'alimentation, la production d'insuline ou le stockage des graisses, les endocannabinoïdes et leurs récepteurs sont cruciaux pour acquérir l'énergie du corps et pour l'utiliser.

## Description

La profusion des récepteurs cannabinoïdes situés dans le système gastro-intestinal est l'une des premières raisons pour lesquelles le cannabis est utilisé efficacement pour traiter les troubles gastro-intestinaux, qu'il s'agisse de soulager les vomissements, les crampes ou les maladies inflammatoires. Les cannabinoïdes interagissent avec une gamme de récepteurs intestinaux situés juste au-dessus des récepteurs cannabinoïdes, dont les récepteurs TRPV1, qui sont également les récepteurs pour la capsaïcine, que l'on trouve dans les piments. Récemment, nous avons trouvé encore plus de récepteurs dans les intestins qui interagissent avec les cannabinoïdes, mais leur rôle n'est pas encore bien compris.

**EFFICACITÉ** – Les cannabinoïdes sont efficaces pour

## Historique

Une des plus vieilles utilisations du cannabis remonte à 5000 ans av. J.-C., en Inde, où la plante était utilisée pour stimuler l'appétit et empêcher la perte de poids [72]. Vers les années 1900, les médecins prescrivaient du cannabis en Amérique du Nord et en Europe pour traiter les maux d'estomac, la diarrhée, et les troubles gastro-intestinaux [73]. Au début des années 1980, un professeur de l'université de Californie étudia l'utilisation du cannabis pour traiter les ulcères peptiques chroniques. Ses sujets étaient un petit groupe d'habitants qui vivaient dans un village de pêcheur reclus à Cap-Breton, en Nouvelle-Écosse. L'hôpital le plus proche de ce village se situait à environ cinquante-six kilomètres, et le cannabis était devenu un remède populaire pour traiter les douleurs gastriques et les ulcères peptiques, qui semblaient étrangement courants d'ailleurs dans cette région (37 pourcent de la population) [74]. La médecine au cannabis contemporaine a finalement commencé au début des années 1980, quand on recourut au cannabis pour augmenter l'appétit et soulager les vomissements des patients atteints du sida et du cancer. La médecine indienne ayurvédique moderne recommande le cannabis pour traiter le syndrome du colon, la maladie de Crohn et la diarrhée chronique.

traiter les nausées et les vomissements induits par la chimiothérapie dans plus de quarante études [71]. En raison de la profusion des récepteurs cannabinoïdes tout au long du tractus gastro-intestinal, il n'est pas surprenant que le cannabis fournisse une large gamme de traitements pour les troubles gastro-intestinaux. Avec une meilleure compréhension des mécanismes des récepteurs CB, il existe l'espoir de voir naître un jour des traitements au cannabinoïde. Mais ce système est complexe, il faudra mieux comprendre les thérapies pour éviter une autre déception comme le rimonabant. Le rimonabant était un médicament pour le régime qui bloquait l'action des récepteurs CB1 de manière à réduire l'appétit. Son problème, c'est qu'il avait tendance à rendre les patients dépressifs, et même suicidaires. Il fut retiré du marché en 2008.

Les cannabinoïdes peuvent éventuellement permettre de traiter le cancer colorectal, car une bonne partie de ces cannabinoïdes ont montré des résultats prometteurs en étude de cellules sur plusieurs lignées de ces tumeurs [75]. Les endocannabinoïdes ont témoigné qu'ils pouvaient encourager la mort cellulaire dans certains cancers gastro-intestinaux.

La tolérance au cannabis a plus d'effets secondaires qu'une simple réduction de la psychoactivité. Des études dans les années 1970 ont montré que la tolérance au cannabis réduisait la capacité du THC à ralentir le mouvement à travers le tractus intestinal. Cela veut donc dire qu'une surmédication régulière de cannabis médicinal réduirait sa capacité à traiter les symptômes des troubles gastro-intestinaux. La recherche actuelle sur l'efficacité du cannabis comme traitement pour les troubles gastro-intestinaux est contradictoire. Une étude récente menée au Canada a démontré que le cannabis prodiguait un soulagement des symptômes pour la maladie inflammatoire chronique de l'intestin, mais qu'il augmentait aussi la probabilité des interventions chirurgicales chez les patients atteints de la maladie de Crohn. Pourtant, une petite étude en Israël menée sur des patients atteints de la maladie de Crohn a montré que le traitement au cannabis a permis une rémission totale des symptômes sur plus de la moitié des participants.

**MÉCANISME PROPOSÉ** – Les niveaux de production endocannabinoïde augmentent dans le cerveau entre les repas, jusqu'à ce qu'ils déclenchent la sensation de faim, et baissent rapidement quand la nutrition commence. Dans le tractus gastro-intestinal, les récepteurs CB1 répondent au signalement endocannabinoïde de réguler une grande variété de fonctions, dont la sécrétion des acides gastriques, la vidange de l'estomac, la contraction de la valve pylorique entre l'estomac et le petit intestin, et la capacité à bouger la nourriture le long du tube digestif. De plus, les récepteurs CB1 et CB2 peuvent réduire le signalement de la douleur dans les viscères. Le système endocannabinoïde est impliqué à travers tout le système gastro-intestinal et dans un grand nombre de rôles dans la régulation de l'appétit, la nausée, le vomissement, les acides gastriques, la sécrétion d'enzymes, la motilité intestinale, et l'inflammation intestinale. La production de récepteurs CB2 dans l'intestin peut être stimulée par la bactérie probiotique, et cela peut expliquer le mécanisme par lequel les probiotiques semblent réduire certaines formes d'inflammation intestinale [76].

**DOSAGE** - L'établissement d'une dose efficace dépend de la maladie qui est traitée. Pour stimuler l'appétit, on utilise généralement des petites doses, entre 2 et 4 milligrammes, donc sous le seuil de psychoactivité. La nausée induite par la chimiothérapie est une autre paire de manches et nécessite d'excéder parfois des doses de 20 milligrammes de THC. La plupart des troubles gastro-intestinaux requièrent des doses qui se situent entre les deux, habituellement entre 5 et 7 milligrammes. Des recherches récentes faites sur les animaux et sur l'utilisation de CBG montrent des résultats prometteurs pour le traitement de la maladie inflammatoire chronique de l'intestin et celui de la rectocolite hémorragique. Les variétés de cannabis qui possèdent de 1 à 2 pourcent de CBG sont de plus en plus répandues dans les dispensaires, il est donc important de prendre cette donnée en compte dans vos calculs de dosage.

## Méthodes d'ingestion

**ORALE** – Les médicaments au cannabis à prendre oralement peuvent apaiser les intestins quand ils sont préparés correctement. Évitez les épices fortes et les aromates présents dans certains aliments au cannabis.

**FUMÉE ET VAPORISATION** – La majorité des patients fume ou vaporise le cannabis pour les troubles gastro-intestinaux.

**CHÉMOTYPES CHOISIS** – La plupart des patients choisissent des variétés *indica* pour traiter les troubles gastro-intestinaux, que ce soit pour stimuler l'appétit ou des maladies plus graves comme la maladie de Crohn. Le THC réduit l'activité spasmodique des intestins, donc les variétés fortes en THC peuvent être assez efficaces. Les variétés riches en CBD permettent de calmer les crampes intestinales et les inflammations. Les variétés fortes en THCV permettent de réduire l'appétit, car le THCV est un antagoniste du récepteur cannabinoïde. Mais attention, les variétés riches en THCV sont très rares. Une étude italienne utilisant des souris a récemment prouvé que le cannabinoïde CBG pouvait aider à réduire l'inflammation gastro-intestinale. Les variétés comme la Pincher Creek contiennent en général une quantité non négligeable de CBG.

**VARIÉTÉS POPULAIRES** – Les variétés Purple aux petites feuilles larges et les variétés Afghanes sont populaires parmi les patients atteints du syndrome de l'intestin irritable et de la maladie de Crohn. Les phénotypes d'OG Kush qui possèdent un arôme d'agrume et qui produisent du limonène et du THC sont populaires chez les patients qui ont un reflux gastro-œsophagien et la maladie de Crohn. Le bêta-caryophyllène que l'on trouve dans des variétés comme la Panamanian et la Colombienne est synergétique avec le THC et a pour effet de protéger les cellules de la zone gastro-intestinale [77]. Les variétés Sud-Africaines fortes en THCV devraient aider à stopper la « fringale », alors que les variétés fortes en THC, comme la Pincher Creek, encouragent l'appétit et réduisent la nausée.

# LA GÉRONTOLOGIE

Les médicaments au cannabis sont de plus en plus utilisés pour faire face aux problèmes médicaux que rencontrent les gens âgés. Parmi cette population, l'emploi du cannabis reste controversé, en partie en raison des diverses expériences que les gens ont eues avec cette plante dans leur vie. Entre cinquante-quatre et quarante-neuf ans, presque 60 pourcent ont déjà consommé du cannabis, et seulement 10 pourcent pour ceux qui ont plus de quatre-vingts ans [78]. Aux États-Unis, le nombre de personnes âgées de plus de cinquante ans qui consomment du cannabis quotidiennement a doublé entre 2002 et 2012 [79].

## Historique

L'adoption du cannabis pour traiter les maladies des personnes âgées remonte au XIXe siècle, quand le célèbre médecin John Reynolds recourut à un extrait d'*indica* pour soigner la démence d'un patient âgé [80]. Reynolds était en avance sur son temps, car une étude récente a prouvé que le cannabis permet de ralentir ou d'empêcher l'apparition de certains aspects de la maladie d'Alzheimer, et d'autres formes de démence sénile (voir, pages 176-177).

Le plus gros problème pour les personnes âgées qui souhaitent consommer du cannabis médicinal est l'accessibilité et la sûreté du produit dans des États ou des pays qui ne procurent aucun accès formalisé au cannabis médicinal. En 2009, par exemple, le village-retraite de Laguna Woods, en Californie du Sud, décida d'autoriser la création d'un collectif de marijuana parmi ses résidents. Mais la fondation décida d'interdire le collectif après avoir découvert que plusieurs plantes de marijuana médicinale avaient été volées. De plus en plus vieillissante, la génération baby boomer désire revisiter le cannabis pour ses qualités médicinales, et non récréatives, et cela risque de créer des tensions au sein des communautés âgées.

### Description

Les nombreuses maladies ou les nombreux symptômes pour lesquels le cannabis est efficace (l'arthrite, la stimulation de l'appétit ou l'insomnie, etc.) sont communes chez les personnes âgées. Les baby boomers qui consommaient du cannabis de manière récréative dans les années 1960 désirent maintenant en consommer pour ses qualités médicinales, et ce parfois après des dizaines d'années d'abstinence.

**EFFICACITÉ** – L'un des enjeux majeurs de l'utilisation du cannabis chez les personnes âgées est l'éducation. Il est nécessaire d'établir un projet médical tangible adapté à chaque personne, mais aussi d'évaluer les potentiels effets secondaires et la manière de les éviter. Il n'y a pas de raisons particulières à trop dramatiser les effets secondaires de la psychoactivité provoqués le cannabis médicinal, mais les patients âgés doivent tout de même y être préparés.

**MÉCANISME PROPOSÉ** – Le cannabis contient toute une variété de constituants intéressants pour traiter les symptômes associés à la vieillesse, et certains de ses composants sont des analgésiques, des anti-inflammatoires, permettent de réguler l'appétit, ou encore d'élever l'humeur.

**DOSAGE** – Le dosage avec les patients âgés et les patients qui n'ont jamais consommé de cannabis est toujours une pratique délicate qui doit être appliquée avec précaution. De nombreux effets psychoactifs du cannabis médicinal peuvent être alarmants pour un patient âgé. Il est nécessaire de prendre particulièrement soin des patients âgés qui consomment des cannabinoïdes psychoactifs, car les effets secondaires peuvent être durs à encaisser pour eux. Ce qu'un consommateur régulier de cannabis médicinal peut décrire comme une « euphorie » peut être vécu comme un « étourdissement » ou un « vertige »par un patient âgé ou vierge de toute substance. Il est également important d'éviter les interactions avec d'autres drogues que le patient a peut-être l'habitude de prendre dans son traitement. Une réduction des opiacés est particulièrement recommandée car les cannabinoïdes ont tendance à augmenter leurs effets.

## Méthodes d'ingestion

**ORALE** – L'ingestion orale est certainement la plus sûre des méthodes, mais il est important d'établir une dose minimale pour faire en sorte d'éviter les effets secondaires des cannabinoïdes psychoactifs. Avec des médicaments à base de THC, commencez toujours avec une dose de 2 à 2,5 milligrammes, ce qui est légèrement en dessous du seuil de psychoactivité. Pour les premiers jours, prenez deux doses par jour, pour le repas du midi et du soir. Augmentez la dose de cannabis de quelques milligrammes par jour jusqu'à trouver un équilibre entre effets médicinaux et niveaux tolérables de psychoactivité. Étant donné qu'il existe une grande variation de réponse au cannabis administré oralement, il est souvent nécessaire de faire plusieurs essais avant de trouver le bon dosage. Rappelez-vous qu'il est toujours préférable de sous-doser que de sur-doser.

**FUMER ET VAPORISATION** – Beaucoup de patients âgés préfèrent les effets rapides et la facilité du dosage inhérents à la vaporisation et à la fumée. Une compréhension de la vaporisation du cannabis et du point de bouillonnement des constituants est importante pour que le patient puisse établir sa dose de cannabis avec exactitude.

**LOCALE** – Pour l'arthrite et les maladies de la peau, les variétés à base de THC et CBD sont recommandées. Les variétés dominantes en myrcène sont plus relaxantes et sont mieux tolérées que les variétés stimulantes, fortes en bêta-caryophyllène et en limonène.

**VARIÉTÉS POPULAIRES** – Les variétés à petites feuilles larges avec des taux modérés de THC, comme la Bubba Kush, sont plus faciles à doser pour les patients âgés par vaporisation et fumée. Les hybrides à petites feuilles étroites fortes en myrcène comme la Trainwreck ou la Pincher Creek sont bien pour un usage diurne, pour soulager la douleur, stimuler l'appétit et élever l'humeur.

# LE GLAUCOME

Le glaucome est l'une des maladies que l'on traite le mieux avec le cannabis médicinal. Tandis que les médicaments au cannabis montrent un avenir très prometteur pour traiter les patients souffrant d'un glaucome, l'utilisation du THC et du cannabis végétal n'est pas considérée comme aussi efficace contre le glaucome. Le cannabis est peu fréquemment conseillé par les ophtalmologistes comme traitement pour le glaucome, mais il reste toutefois une solution assez commune comme traitement contre la maladie.

### Historique

Dans les années 1970, le glaucome devint l'une des premières maladies à être citées pour justifier l'utilisation exceptionnelle de cannabis médicinal. Une étude effectuée en 1971 révéla que le cannabis pouvait fournir un traitement potentiel contre le glaucome, car le cannabis fumé permet de faire baisser la pression intraoculaire de 25 à 30 pourcent [81]. Une autre étude, conduite en 1984 en Californie, recruta vingt ophtalmologistes pour étudier les effets du cannabis inhalé et pris par voie orale sur les niveaux de pression intraoculaire des patients atteints de glaucome. Seulement neuf patients furent recrutés pour l'étude. Les résultats publiés en 2002 furent plutôt mitigés, car beaucoup de patients se plaignaient des niveaux inacceptables de psychoactivité prodigués par le THC des médicaments à prise orale. En fait, les deux patients à montrer les meilleurs résultats furent ceux qui avaient pris de plus petites doses [82].

## Description

Le terme glaucome est un fourre-tout pour décrire un groupe de maladies qui attaque le nerf optique et cause la cécité. C'est souvent une haute pression des fluides à l'intérieur de l'œil qui est à l'origine des dégâts sur le nerf.

Le glaucome à angle ouvert, qui est la forme la plus courante, ne possède pas de signes ni de symptômes notoires, excepté une perte graduelle de la vision.

La pression s'intensifie et abîme les yeux, car le fluide présent dans l'œil (que l'on appelle l'humeur aqueuse) ne se loge pas correctement devant l'œil, où il est filtré à travers un tissu spongieux avant de passer dans un plus gros tube et de se mélanger au système sanguin.

**EFFICACITÉ** – L'American Glaucoma Society et la Canadian Ophtalmological Society ont sorti des exposés de position, en 2010, qui critiquaient grandement l'efficacité du cannabis médicinal pour le traitement du glaucome [83]. Il existe un nombre important d'obstacles à franchir avant de développer des médicaments au cannabinoïde qui permettront de réduire la pression intraoculaire et de protéger le tissu neuronal de la rétine. Le THC est uniquement efficace pour réduire la pression intraoculaire durant trois à quatre heures chez les patients atteints de glaucome. On sait aussi que, avec le temps, les patients développent une tolérance aux effets du THC sur la pression intraoculaire.

**MÉCANISME PROPOSÉ** – Les récepteurs endocannabinoïdes sont situés partout dans l'œil, dans la rétine, la cornée, et les tissus alentours. Ces récepteurs sont aussi situés dans le réseau trabéculaire qui draine le liquide intraoculaire de l'humeur aqueuse de l'œil. Le glaucome a pour cause d'accumuler la pression dans l'humeur aqueuse, qui, on le suppose, endommage les cellules nerveuses de la rétine. Le système endocannabinoïde de l'œil étant de mieux en mieux compris, de plus en plus de médicaments au cannabinoïde voient le jour. Le THC permet de réduire la pression intraoculaire du glaucome. Le CBD ne réduit pas la pression, mais il offre des effets neuroprotecteurs qui peuvent peut-être protéger la rétine contre le glaucome [84].

**DOSAGE** – Le THC réduit la pression intraoculaire avec des doses de 5 milligrammes à raison de quatre fois par jour, bien que l'efficacité du THC puisse décliner avec le temps. L'utilisation du CBD pour protéger le nerf optique et les tissus nerveux est encore à l'étude. Certains ont émis l'hypothèse que de nouvelles méthodes de distribution visant les récepteurs cannabinoïdes de l'œil seraient développées dans un avenir proche. Ces innovations reposent sur l'utilisation de « promédicaments », qui sont des substances pharmacologiques actives que le corps métabolise en médicaments.

## Méthodes d'ingestion

**ORALE** – Le THC administré oralement est efficace pour une réduction à court terme de la pression intraoculaire engendrée par le glaucome, mais la tolérance au THC réduit les effets avec le temps.

**FUMÉE ET VAPORISATION** – Le cannabis inhalé est efficace pour une réduction de la pression à court terme (de trois à quatre heures), mais la tolérance aux effets du THC réduit son efficacité.

**LOCALE -** On pourrait penser qu'une application locale sous forme de gouttes pour les yeux serait idéale, pourtant les molécules de cannabinoïde ne sont pas absorbées de manière très efficace dans ce type de préparation. Peut-être faudrait-il développer des gouttes pour les yeux qui utilisent des promédicaments que l'œil métaboliserait en cannabinoïdes et réduiraient la pression dans l'œil.

**CHÉMOTYPES CONSEILLÉS** – Les cannabis forts en CBD sont recommandés pour leur effet neuroprotecteur sur le nerf optique. Il est a priori impossible de réduire la pression intraoculaire sur une longue période uniquement au cannabis.

**VARIÉTÉS POPULAIRES** – Il est conseillé de choisir des variétés fortes en CBD comme la Cannatonic. Les variétés riches en THC peuvent servir comme traitement d'appoint, mais il est nécessaire de discuter sérieusement avec un ophtalmologue pour juger de son efficacité.

# L'HÉPATITE C

Dans une importante étude publiée en juillet 2013 sur l'impact du cannabis et la progression des maladies du foie, qui touche les patients infectés à la fois par le VIH et l'hépatite C, les chercheurs de la McGill University ne trouvèrent aucun lien entre la consommation de cannabis et la progression de la fibrose hépatique dans l'hépatite C. Ce résultat est plutôt surprenant car on avait associé la consommation quotidienne de cannabis à la progression de la fibrose hépatique au sein de cette population [85]. Des études plus anciennes avaient montré que la consommation de cannabis chez les patients atteints du virus de l'hépatite C augmentait l'apparition de la fibrose hépatique et de la stéatose hépatique [86].

La maladie du foie qui accompagne la progression du virus de l'hépatite C survient en plusieurs étapes successives. La première, la stéatose, est une accumulation de graisses dans le foie que l'on retrouve souvent dans l'hépatite C.

## Historique

Les premiers médicaments antiviraux commencèrent à faire leur apparition à la fin des années 1970. Une vieille étude sur la variante d'une hépatite émergente avait été conduite en 1986, avant même que l'hépatite C ait été identifiée comme étant la cause. L'utilisation de cannabis pour combattre les nausées et les vomissements provoqués par les traitements antivirus était devenue beaucoup plus fréquente depuis la crise du sida, au début des années 1980, quand il a fallu d'urgence trouver un moyen efficace de calmer les effets secondaires de ces traitements.

La fibrose est un remplacement des cellules abîmées par des tissus cicatriciels et interfère avec le fonctionnement et l'organisation du foie. La stéatose peut amener à la fibrose, qui peut amener à la cirrhose, qui est l'étape finale de la maladie du foie, dont la cicatrisation entrave sévèrement le fonctionnement du foie jusqu'au point de rupture.

### Description

Dans le passé, avant l'émergence des thérapies pharmaceutiques combinées, l'hépatite C débouchait souvent sur un cancer du foie. Mais à présent, les traitements pour l'hépatite C aboutissent régulièrement sur une guérison. Les différentes variantes du virus hépatite C répondent différemment à ces combinaisons de traitements. Malgré ces traitements, l'apparition d'une cirrhose du foie liée à l'hépatite C indique qu'il faut recourir à une greffe du foie.

**EFFICACITÉ** – On utilise souvent le cannabis pour atténuer les effets secondaires des traitements pharmaceutiques pour l'hépatite C et prodiguer un traitement de complément. On traite l'hépatite C avec une médication au long terme constituée de produits pharmaceutiques comme le peginterféron et la ribavirine. On recourt aussi à d'autres médicaments pour empêcher le virus de se reproduire. Tous ces médicaments produisent des effets secondaires, dont la nausée et les vomissements. L'usage du cannabis pour atténuer ces effets secondaires devient de plus en plus répandu.

**MÉCANISME PROPOSÉ** – Il n'est pas rare de consommer du cannabis pour réduire les effets secondaires des traitements. En comprenant plus en profondeur les fonctions du système endocannabinoïde dans le foie, certains proposent d'utiliser des antagonistes au récepteur CB1 pour bloquer la réponse endocannabinoïde du foie. Ce blocus permettrait de réduire l'accumulation de graisses dans le foie, mais aussi la résistance à l'insuline. Les cannabinoïdes tels que le THCV et le CBD peuvent être utiles pour bloquer les récepteurs CB1 du foie. Les cannabinoïdes qui bloquent les récepteurs CB2 comme le CBD peuvent aider à protéger le foie des dégâts provoqués par l'hépatite C[87]. La recherche actuelle semble indiquer qu'une variation génétique spécifique dans le récepteur CB2 est liée à des inflammations sévères du foie chez les patients atteints du virus de l'hépatite C.

**DOSAGE** – En raison de la complexité de l'activité endocannabinoïde dans le foie, le dosage des médicaments au cannabis est assez difficile. Il est toujours important d'utiliser la plus petite quantité de THC nécessaire au soulagement des effets secondaires provoqués par le traitement antivirus. De plus, les antagonistes au récepteur CB1 comme le THCV et le CBD peuvent être utiles pour protéger le foie contre d'autres dommages, et le CBD peut aider à réparer le foie – bien que tout cela ne soit pas encore prouvé sur des sujets humains. On peut utiliser jusqu'à 25 milligrammes de THC pour aider à réduire les nausées et les vomissements.

## Méthodes d'ingestion

**ORALE** – Pour les nausées et les vomissements, les médicaments de cannabis par prise orale prodiguent les plus longs effets de soulagement.

**FUMÉE ET VAPORISATION** – La fumée et la vaporisation peuvent soulager plus vite et le dosage s'apprend rapidement avec l'expérience.

**CHÉMOTYPES CONSEILLÉS** – Les hybrides sont bien pour les nausées, en particulier les hybrides riches en CBD.

**VARIÉTÉS POPULAIRES** – La White Widow, la Harlequin, la Pincher Creek et l'OG Kush.

# VIH/SIDA

Le mouvement du cannabis médicinal a véritablement fait un bond en avant dans les années 1980-1990, avec la crise du VIH/Sida. Le cannabis médicinal s'avéra d'une grande utilité pour lutter contre le syndrome de dépérissement qui touchait les premiers patients atteints du virus du sida. Le cannabis permettait également de soulager les nausées et la suppression de l'appétit que provoquaient les effets secondaires de la zidovudine, qui fut le premier traitement rétroviral contre le sida. Le gouvernement essaya de supprimer et d'ignorer les qualités médicinales du cannabis, jusqu'à ce que les militants contre le sida décident d'en défendre la cause.

## Description

Le virus de l'immunodéficience humaine (VIH) provoqua l'épidémie du sida (le syndrome d'immunodéficience acquise), qui commença aux États-Unis, en 1981. Depuis lors, environ un million sept cent mille américains ont été infectés par le VIH, et six cent mille d'entre eux seraient morts des conséquences de maladies provoquées par le virus. Aujourd'hui, plus de un million d'américains vivent avec le VIH/Sida, et on pense que 18 pourcent des gens qui vivent avec le VIH ne sont pas diagnostiquées. Environ cinquante-cinq mille personnes contractent le VIH tous les ans aux États-Unis – un chiffre qui ne décroît pas depuis bientôt dix ans.

**EFFICACITÉ** – Le cannabis administré oralement, en fumée et par vaporisation, est efficace pour traiter le syndrome du dépérissement du sida. Une étude clinique menée en 2007 par la Colombia University trouva que le cannabis fumé et ingéré augmentait l'apport calorique de manière significative chez les patients atteints du VIH/Sida et permettait de stimuler leur appétit [88]. L'un des effets secondaires au traitement du VIH/Sida est la douleur neuropathique. En 2007, le Dr Donald Abrams, du San Francisco General Hospital, mena une petite étude contrôlée par placebo dans laquelle on donnait soit une cigarette de cannabis, soit une cigarette de placebo à des patients atteints du VIH et souffrant de neuropathie sensorielle. Le résultat montra que le cannabis fumé était aussi efficace pour traiter la douleur neuropathique que les cannabinoïdes pris oralement [89].

Une petite étude avait été menée pour chercher les effets potentiellement négatifs du cannabis chez les patients atteints du VIH/Sida, mais les résultats furent négatifs. Le cannabis est anti-inflammatoire et peut déclencher la mort cellulaire de certaines cellules immunes, pourtant aucun problème n'a pour l'instant été trouvé chez des patients atteints du VIH/Sida. De plus, des études sur l'interaction du THC et la combinaison d'inhibiteurs de protéase utilisés pour traiter l'infection du VIH ne montrèrent aucun impact sur l'efficacité de ces inhibiteurs [90]. Des études récentes sur les effets du THC et de la fonction immunitaire de singes rhésus atteints du virus d'immunodéficience simienne (SIV) montrèrent que le taux de mortalité des singes et la charge virale déclinaient [91].

**MÉCANISME PROPOSÉ** – Les cannabinoïdes interagissent de manière efficace avec les récepteurs du tronc cérébral et les récepteurs situés dans le système nerveux entérique (SNE), qui contrôle le tractus gastro-intestinal. Le SNE gère l'appétit, la nausée, et les réponses vomitives déclenchées par le VIH/Sida et les traitements utilisés pour gérer la maladie [92]. Récemment, des études sur les cellules ont montré qu'il était possible de créer des nouveaux médicaments à partir de cannabinoïdes ayant pour cible le récepteur $CB_2$, capables de soulager les symptômes des patients atteints du VIH/Sida, mais sans provoquer de psychoactivité [95].

**DOSAGE** – La stimulation de l'appétit survient le plus souvent avec de légères doses de cannabis, habituellement à hauteur de 5 milligrammes de THC, une fois avant le repas du midi, et une fois avant le repas du soir. De nombreux patients estiment que la dose idéale est de 12,5 milligrammes par jour. Certains patients éprouvent le besoin d'augmenter cette dose à

## Historique

La place du cannabis médicinal dans la lutte contre les effets secondaires des premiers traitements contre le sida a un rôle important dans le mouvement moderne du cannabis médicinal. Quand le sida toucha San Francisco, en 1981, comme le raconte Clint Werner dans son livre *Medical Marijuana and the AIDS Crisis*, la maladie affecta certains activistes pour les droits des gays qui devinrent ensuite activistes pour le sida [93]. À San Francisco, après les années 1960, le cannabis était toujours abondant et, de fil en aiguille, la rumeur selon laquelle le cannabis provoquait la « fringale » et aidait les patients à soulager certains effets secondaires du traitement contre le sida se répandit un peu partout. Les activistes anti-sida se joignirent aux activistes pour le cannabis médicinal et firent front commun pour révéler la valeur médicinale du cannabis. « Brown Mary » Rathbun, à l'instar de certains volontaires, visita le département réservé au sida de l'hôpital général de San Francisco pour distribuer aux patients des aliments au cannabis qu'elle avait elle-même préparés. Le Dr Donald Abrams, qui était à l'époque l'assistant du directeur du département sida de l'hôpital, fut témoin de l'amélioration des patients grâce au cannabis. Au début des années 1990, Abrams se lança dans une lutte acharnée pendant sept ans pour obtenir du gouvernement la permission de mener une recherche sur le cannabis médicinal. En 1998, il reçut enfin la permission de mener la première étude sur le cannabis et ses effets sur le traitement du sida.

Le temps que l'étude soit approuvée par le gouvernement américain, quatre cent dix mille personnes étaient décédées des complications du sida, aux États-Unis. Pendant ce temps, la Californie avait déjà autorisé la consommation de cannabis médicinal avec la Proposition 215 de 1996, écrite par les premiers activistes du cannabis médicinal, dont Dennis Peron. Il était aussi le fondateur du tout premier club de cannabis de San Francisco, qu'il avait calqué sur le modèle des clubs qui importaient des médicaments prometteurs pour combattre le sida [94].

20 milligrammes de THC pour stimuler leur appétit, surtout quand ils ont la nausée, du fait des effets secondaires du traitement. Pourtant, dans des études effectuées sur le Marinol, seulement la moitié des patients arrive à tolérer un régime de 20 milligrammes par jour avant que les effets secondaires ne les obligent à diminuer. La plupart d'entre eux situent leur moyenne journalière entre 10 et 12,5 milligrammes, à raison de deux fois par jour. La psychoactivité du cannabis décline quand une dose est maintenue, donc les patients qui n'avaient pas l'habitude de fumer du cannabis verront les effets secondaires diminuer en quelques jours.

Il est nécessaire de vérifier la contenance de CBD dans la variété de cannabis que vous choisissez, car on pense qu'il est quelque peu antagoniste au récepteur CB1 et réduirait donc l'appétit. De plus amples recherches seraient nécessaires pour confirmer cette hypothèse [96].

## Méthodes d'ingestion

**ORALE** – L'ingestion orale de cannabis chez les patients atteints du VIH/Sida remonte au début des années 1980. On infusait le cannabis dans des sucreries comme des brownies, des cookies, ou des bonbons dans l'espoir d'appâter ceux qui n'avaient pas d'appétit. Les sucettes infusées au cannabis peuvent être assez efficaces pour les patients qui ont des difficultés avec la nourriture solide et permettent de faciliter l'absorption des cannabinoïdes par les tissus de la bouche. Le cannabis par prise orale est assez efficace pour stimuler l'appétit, augmenter la qualité du repos et du sommeil, et pour une longue analgésie conseillée aux patients atteints du VIH/Sida.

**FUMÉE ET VAPORISATION** – Les patients disent que le cannabis végétal fumé ou vaporisé est efficace pour apaiser la douleur neuropathique liée au VIH/Sida et à ses traitements pharmaceutiques.

**CHÉMOTYPES CONSEILLÉS** – Il est possible de stimuler l'appétit et de soulager les nausées avec des variétés fortes en THC. La neuropathie répond assez bien aux chémotypes forts en CBD, qu'il vous est possible d'alterner avec des variétés fortes en THC, de manière à embrasser un plus large éventail d'effets. Les variétés riches en CBD sont également efficaces pour réduire les symptômes du stress et de l'anxiété.

**VARIÉTÉS POPULAIRES** - Pour soulager la nausée et stimuler l'appétit, les variétés très fortes en THC comme l'OG, la Banana Kush, et les fortes hybrides comme la Green Skunk, sont recommandées. Les variétés Afghanes sont notables pour leur tendance à déclencher la « fringale ». La Blue Dream, avec son arôme agréable et sa forte puissance, est un autre très bon choix pour traiter la nausée. Les landraces Indiennes sont elles aussi intéressantes, car le cannabis a été utilisé pour traiter les troubles digestifs depuis des siècles dans la médecine traditionnelle ayurvédique.

# L'INSOMNIE ET LES TROUBLES DU SOMMEIL

On utilise le cannabis et ses extraits pour traiter une large gamme de troubles du sommeil, dont l'insomnie, les perturbations du sommeil et l'apnée du sommeil. La principale raison de l'utilisation du cannabis s'explique par son action très sédative. Pourtant, des études récentes ont montré que la réussite d'un traitement contre les troubles du sommeil avec du cannabis était dépendante de la dose et du ratio THC/CBD de la variété choisie.

## Description

L'insomnie correspond à l'incapacité de s'endormir ou de maintenir le sommeil. Les troubles du sommeil accompagnent souvent d'autres maladies, en particulier des syndromes douloureux.

**EFFICACITÉ** – Grâce à des études sur les syndromes douloureux, on a trouvé que le cannabis et ses extraits pouvaient aider une majorité de patients à trouver le sommeil sans engourdissement au réveil. Des études sur le long terme ont également montré qu'il n'y avait pas de création de tolérance si l'on utilise le cannabis pour dormir.

**MÉCANISME PROPOSÉ** – Des études sur le sommeil en laboratoire ont montré que différents cannabinoïdes peuvent varier leur capacité à être soit stimulants, soit sédatifs. Le THC produit une sédation résiduelle, alors que le CBD favorise l'éveil. Pourtant, le CBD est efficace pour réduire l'anxiété, ce qui peut aider à trouver le sommeil. Le CBN produit par le THC quand il s'oxyde a prouvé avoir des vertus sédatives quand il est associé au THC. Il est probable que les huiles essentielles propres à chaque variété de cannabis peuvent aussi affecter la capacité sédative du cannabis. Par conséquent, il n'est pas recommandé de choisir des variétés stimulantes de type *sativa*.

**DOSAGE** – L'insomnie et les troubles du sommeil sont des maladies pour lesquelles le type de cannabinoïde, le timing et la taille de la dose sont essentiels pour réussir le traitement. Presque tous les consommateurs de cannabis récréatifs remarquent que les propriétés sédatives du cannabis surviennent quatre-vingt-dix minutes après administration, quand la stimulation provoquée par la montée laisse la place à la somnolence. Le THC apparaît au départ comme stimulant alors que ses métabolites sont plus sédatifs, ce qui veut donc dire que les patients devraient fumer ou vaporiser leur dose une heure avant d'aller se coucher, pour laisser le temps aux métabolites du THC de s'accumuler. Si le patient se lève pendant la nuit, une dose orale de cannabis peut être plus efficace pour permettre de prolonger le sommeil du patient. Pourtant, une surmédication de cannabis peut provoquer une intense psychoactivité, et empêcher de dormir. Un dosage modéré est recommandé et conseillé.

## Historique

La médecine traditionnelle indienne ayurvédique reconnaît les qualités somnolentes du cannabis, caractérisées selon le terme *nidrajanan*. Cette ancienne tradition se reflète dans une étude datant de 1991 sur les fumeurs de cannabis dans la ville de Varanasi, où 90 pourcent des participants trouvèrent que le cannabis était efficace pour trouver le sommeil. Historiquement, l'utilisation du cannabis pour traiter les troubles du sommeil est étroitement associée à sa capacité à diminuer la douleur et l'inconfort. William O'Shaughnessy, un médecin irlandais qui travaillait en Inde durant le XIXe siècle, remarqua que le cannabis était efficace comme sédatif pour le traitement contre la douleur et les rhumatismes. Une fois que le THC fut isolé, en 1964, des études montrèrent que le THC permettait de réduire le temps que les patients mettaient à s'endormir, en plus de supprimer le sommeil profond et de produire des effets similaires à ceux de la gueule de bois. À la fin des années 1990, une critique publiée avança que le THC altérait négativement les ondes cérébrales durant le sommeil et donnait aux patients des effets similaires à ceux de la gueule de bois (maux de tête, fatigue) [97]. Pourtant, une autre critique disant tout à fait l'inverse sortit, en 2007, pour défendre la capacité du Sativex à traiter les troubles du sommeil causés par la sclérose en plaques et la douleur arthritique. Plusieurs études montrèrent en effet que le Sativex était très efficace pour traiter l'insomnie induite par la douleur. En 2011, une compagnie pharmaceutique néerlandaise a introduit un médicament fort en huile essentielle de cannabis appelé myrcène. On trouve le myrcène dans les variétés *indica*, et il se révèle sédatif quand on le combine avec du THC.

## Méthodes d'ingestion

**ORALE** – Si le patient se réveille pendant la nuit, il est conseillé de préférer le cannabis par prise orale car ses effets durent plus longtemps. Prenez garde à la surmédication, car à hautes doses, les effets stimulants et psychoactifs du cannabis peuvent rendre le sommeil impossible.

**SUBLINGUALE** – Les préparations sublinguales de cannabis comme le Sativex ont montré qu'elles étaient efficaces contre l'insomnie et d'autres troubles du sommeil. Le Sativex est un mix avec une moitié de THC et l'autre moitié de CBD. Le CBD permet de limiter la psychoactivité du THC, et donc de réduire les effets secondaires chez les patients sensibles.

**FUMÉE ET VAPORISATION** – Pour la majorité des patients, le cannabis vaporisé et fumé est assez efficace contre l'insomnie quand il est pris une heure avant d'aller se coucher.

**CHÉMOTYPES CONSEILLÉS** – Les variétés *indica* fortes comme les Purples et les Kush Afghanes ou Pakistanaises sont parfaites, grâce à leurs effets sédatifs et analgésiques.

**VARIÉTÉS POPULAIRES** – Les cannabis Purple sont souvent cités comme les plus efficaces pour traiter les troubles du sommeil, car ils sont forts en myrcène et en linalol. Vous pouvez donc choisir entre une Grape Ape, une Lavender, une Purple Urkle, une Grand Daddy Purple et une Purple Kush.

# LA MIGRAINE ET LES MAUX DE TÊTE

Cela fait plus de mille cinq cents ans que l'on consomme le cannabis, oralement la plupart du temps, pour soigner les migraines et autres maux de tête. Le Dr Ethan Russo a émis l'hypothèse que certaines formes de migraine pouvaient résulter d'une déficience endocannabinoïde. Certains symptômes de maladies graves peuvent être interprétés, à tort, comme une migraine, mais les patients devraient toujours aller voir le médecin pour établir un véritable diagnostic en cas de maux de tête importants.

## Description

La migraine est une forme sévère de mal de tête et possède deux variantes principales :
la migraine commune, qui survient lors de nausées, de vomissement et d'une sensibilité aux stimuli sensoriels. Et la migraine classique, qui est précédée par des symptômes d'avertissement, des perturbations visuelles, par exemple.
Des migraines moins communes peuvent toucher les yeux, engendrer des symptômes abdominaux, ou peuvent être chroniques. Les maux de tête groupés et fracassants, souvent très intenses, ne sont pourtant pas considérés comme une migraine. Les maux de tête affectent jusqu'à 80 pourcent de la population. Les causes de ces maux de tête peuvent être un manque de sommeil, une mauvaise position, ou un stress émotionnel.

**EFFICACITÉ** – Le cannabis est intéressant comme prophylaxie et permet de réduire la fréquence des migraines chez de nombreux patients. Il permet également de traiter les symptômes de nombreux maux de tête. Les enfants et les adolescents risquent des effets néfastes importants en consommant du cannabis, c'est pourquoi il est fortement conseillé de demander l'avis d'un médecin avant de leur en donner pour calmer des maux de tête.

**MÉCANISME PROPOSÉ** – Le monde médical perçoit maintenant la migraine comme une série d'étapes. Les patients rencontrent ce qu'on appelle un générateur de migraine ou un déclencheur : cela peut être une lumière trop intense, la faim, des ingrédients dans la nourriture, les hormones, et ainsi de suite. Le déclencheur amorce une réaction chimique dans le cerveau, qui normalement stimule la libération des endocannabinoïdes pour rétablir l'équilibre. Pour une raison inconnue, les migraineux ne libèrent pas toujours ces endocannabinoïdes, ce qui indiquerait une déficience endocannabinoïde. Sans ces endocannabinoïdes pour normaliser la communication, le déclencheur agit sur les récepteurs sensoriels de la douleur qui libèrent les neuropeptides, qui sensibilisent à leur tour d'autres cellules sensitives, et ainsi de suite en cascade. Cet afflux finit par causer une dilatation des vaisseaux sanguins sur la surface du cerveau. Cette soudaine montée de pression augmente la dilatation des tissus environnants, provoquant une montée en flèche de la douleur.

**DOSAGE** – Il existe deux approches pour doser le cannabis en matière de migraine : la méthode

## Historique

Comme le dit si bien Russo dans son excellente critique[98], le cannabis est utilisé depuis des milliers d'années pour la prévention et le soulagement des maux de tête dans la médecine chinoise, égyptienne, grecque, romaine et islamique. La plus vieille référence à l'utilisation du cannabis comme traitement pour la migraine remonte à la Perse du ixe siècle. Ils conseillaient à l'époque d'insérer du jus de cannabis dans les narines du patient. Comme l'affirme William Dymock, une autre source provenant de Perse, le cannabis était bon pour « laver le cerveau »[99]. Une abbesse et herboriste du xiie siècle du nom de Hildegarde von Bingen écrivit sur le cannabis, dans son livre *Physica*, « Quiconque possède un cerveau vide et a mal à la tête mangera cela et la douleur sera réduite.
Mais celui qui est en bonne santé et qui a la tête pleine ne devrait pas être touché. Une tête en bonne santé et un cerveau plein n'aura aucun mal [...] »[100]. Des extraits de cannabis *indica* pour une administration orale étaient disponibles chez presque tous les apothicaires d'Amérique de l'Ouest à partir des années 1840.
Les extraits de cannabis devinrent le médicament de choix pour traiter la migraine entre la moitié du xixe siècle et le début des années 1940.
À partir des années 1870, tous les plus grands journaux médicaux comme *The Lancet*, le *Journal of the American Medical Association*, et *Merck's Archives* imprimaient des articles qui recommandaient l'utilisation du cannabis pour traiter la migraine. En 1912, le *Merck Manual* présente le cannabis comme la seule solution pour soulager la migraine. En 1919, le catalogue d'Eli Lilly cite le « Cannabis Indica, Extract » comme traitement pour la migraine, avec des doses allant jusqu'à 1 gramme. Dans les années 1930, les médecins commencèrent à se plaindre de la grande variation de puissance trouvée dans les extraits de cannabis pharmaceutiques.
En 1941, le niveau variable de la qualité mais aussi les premières lois sur la marijuana encouragèrent le retrait total du cannabis dans la pharmacopée de l'ouest des États-Unis. Le cannabis fit une dernière apparition en tant que remède contre la migraine, en 1942, dans le *Journal of the American Medical Association*[101].
Après plus de cinquante ans d'interdiction, la plupart des médecins de cette région ne se souviennent pas qu'on utilisait autrefois le cannabis pour traiter la migraine. Mais en Chine, en Inde, et en Asie du Sud-Est, le cannabis continuait à servir de remède contre la migraine.
Dans les années 1990, Russo essaya d'obtenir la permission de la National Institutes of Health (NIH) de mener des tests au cannabis sur des patients atteints de migraine. Bien que la NIH et la FDA aient accepté le protocole du Dr Russo, la National Institutes of Drug Abuse bloqua l'étude. En 2004, Russo publia une hypothèse selon laquelle une déficience des cannabinoïdes de certains patients soulignerait la pathophysiologie de la migraine, de la fibromyalgie, et le syndrome de l'intestin irritable[102]. Le THC semble être le principal agent anti-migraine du cannabis, bien que d'autres phytocannabinoïdes puissent être utiles.

prophylactique, et la méthode symptomatique. La méthode prophylactique a pour but de réduire la fréquence et l'intensité des maux de tête. La méthode symptomatique permet de soulager la douleur et la nausée associée à la migraine.

La prophylaxie est censée compléter les cannabinoïdes endogènes avec des équivalents présents dans la plante de cannabis. Les patients prennent une petite dose journalière de cannabis, de l'ordre de 2,5 milligrammes de THC ou équivalent, pour produire une infime intoxication. La dose prophylactique semble plus efficace quand elle est prise en milieu d'après-midi, selon l'occurrence de l'apparition des migraines chez le patient. Le soulagement symptomatique est plus efficace à prendre au début de la progression de la migraine. Une dose de 10 milligrammes ou plus est nécessaire si le patient est déjà en train de vomir. Il est possible d'augmenter la dose jusqu'à 25 milligrammes si la migraine progresse en intensité, de manière à calmer le patient et à réduire la nausée. Le fait d'ajouter du CBD à la dose de THC permet de réduire l'intensité de la psychoactivité engendrée par le THC. Rappelez-vous toujours qu'il existe un « sweet spot » dans le dosage du cannabis, c'est-à-dire un seuil qui libère la douleur. Prenez garde à éviter une surmédication.

Le dosage pour soulager les migraines plus communes doit suivre la même logique du « sweet spot ». Ne prenez pas plus que la dose nécessaire au soulagement de la douleur. Pour des céphalées de tension, une dose entre 2,5 et 5 milligrammes de THC devrait suffire. Une dose supplémentaire de 2,5 de CBD peut éventuellement être utile. Prenez garde, car le CBD, quand il est pris sans THC, peut provoquer des maux de tête.

## Méthodes d'ingestion

**ORALE** – Les patients disent que les petites doses de cannabis en prise orale sont efficaces pour réduire l'apparition des migraines. Il est possible de prendre ces doses orales par voie sublinguale de manière à délivrer les effets du THC plus rapidement. Prenez garde à la surdose en consommant le cannabis par voie orale.
Si vous faites le choix de prendre des aliments au cannabis dans les dispensaires, choisissez-en un qui fournit moins de 5 milligrammes de THC et commencez par manger seulement la moitié.

**FUMÉE ET VAPORISATION** – Le cannabis fumé et le cannabis vaporisé sont deux méthodes efficaces pour traiter la migraine, en particulier en début de crise. Les patients qui souffrent de migraine classique trouvent que le fait de prendre du cannabis tout au début d'une montée de migraine permet d'en stopper la progression.

**CHÉMOTYPES CONSEILLÉS** – Pour une administration orale, toutes les variétés de cannabis riches en THC sont recommandées. En ce qui concerne la fumée et la vaporisation, il est conseillé de consommer des chémotypes stimulants *sativa* dès le début de la migraine. Après le début de la migraine, il est conseillé d'attaquer sur des variétés *indica* plus fortes, comme les Purple ou les Kush, grâce à leurs effets analgésiques et sédatifs.

**VARIÉTÉS POPULAIRES** – Pour une prophylaxie anti-migraine, essayez des petites doses de Haze. Pour une douleur sévère et nauséeuse, partez plutôt sur une Purple Urkle, une Grand Daddy Purple, une Purple Kush ou une MK Ultra.

# LA SCLÉROSE EN PLAQUES ET LES TROUBLES DU MOUVEMENT

La spasticité se définit par des spasmes musculaires douloureux et une raideur. Elle est associée à une grande variété de troubles du mouvement et de maladies comme la sclérose en plaques (SE,P), la paralysie cérébrale, la sclérose latérale amyotrophique (SLA), et les lésions médullaires [103]. La spasticité empire souvent à mesure que le trouble progresse. On pense que l'augmentation des symptômes de la spasticité provient d'un mauvais fonctionnement du réflexe de l'étirement résultant de contractions musculaires excessives [104].

Le cannabis est un traitement alternatif commun pour la spasticité et précède notre compréhension du système endocannabinoïde du corps et sa capacité à réguler le signal neuronal qui part de travers avec la spasticité et ses troubles sous-jacents.

## Description

Les nerfs descendent du cerveau et de la moelle épinière jusqu'en périphérie, où ils contrôlent le mouvement musculaire. La sclérose en plaques est une maladie inflammatoire neurodégénérative de la matière blanche du cerveau, où le système immunitaire attaque la gaine de myéline qui entoure ces nerfs descendants. Quand la myéline est abîmée, les signaux d'un nerf endommagé se conduisent aux autres nerfs abîmés situés à proximité. Cette transmission croisée surexcite les nerfs et libère une quantité excessive du neurotransmetteur glutamate. Le glutamate est responsable de la propagation de certains signaux excitateurs le long des trajets nerveux. La libération excessive de glutamate dans la sclérose en plaques peut être toxique pour les cellules nerveuses. Les symptômes de la sclérose en plaques comprennent les spasmes musculaires, une douleur, des tremblements, un handicap visuel, une faiblesse, la perte du contrôle de la vessie, et une détérioration cognitive et de la parole. La spasticité est définie comme une fonction involontaire d'un membre qui résulte de dommages sur les nerfs moteurs responsables du contrôle volontaire de mouvement.
La spasticité se manifeste par des spasmes musculaires, des contractions musculaires rapides et une tonicité musculaire accrue. La sévérité des symptômes va d'un léger inconfort jusqu'à une raideur handicapante et aux crampes.

**EFFICACITÉ** – Les médicaments au cannabis à dominance THC sont efficaces pour gérer la douleur et la spasticité, avec certaines limitations tout de même. En 2013, une étude faite avec du CBD sur des animaux indique un potentiel thérapeutique. Une étude récente contrôlée par placebo sur trente patients atteints de SP à l'University of California Center for Medicinal Cannabis Research (CMCR) examina l'efficacité de la fumée de cannabis sur la douleur de la sclérose en plaques et la spasticité [105]. Soixante pourcent des participants prenaient aussi des médicaments pour la spasticité, et 70 pourcent d'entre eux étaient sous traitement modificateur de la maladie, comme l'interféron. Il continuèrent leur traitement durant l'étude. Quelque 80 pourcent des participants avaient déjà consommé du cannabis et 30 pourcent en avaient consommé l'année précédente. Les deux tiers des participants nécessitaient une aide mobile comme une canne ou un fauteuil roulant. Les patients se divisèrent en deux groupes de traitement, et on donna à chacun soit un placebo, soit du cannabis à fumer à 4 pourcent de THC. La première phase du traitement dura trois jours, puis il y eut onze jours de repos, avant de recommencer en changeant les participants du groupe.

On mesurait leur spasticité, le seuil de douleur, l'habileté à marcher, et on leur faisait passer des tests cognitifs. Les résultats montrèrent une réduction significative de la spasticité grâce à l'administration de cannabis en comparaison avec le placebo. La douleur fut réduite à une moyenne de 50 pourcent chez le groupe traité au cannabis. La pièce manquante dans l'étude menée par le CMCR était le manque de participants vierges de toute consommation de cannabis.

De précédentes études sur la spasticité menées avec des médicaments au cannabinoïde administrés oralement avaient abouti sur des résultats contrastés : les réductions significatives de la spasticité n'étaient notables que sur des échelles subjectives [106]. Les cannabinoïdes administrés oralement ont aussi tendance à réduire moins efficacement la douleur de la sclérose en plaques qu'avec le cannabis fumé ou pris par voie sublinguale [107]. Tandis que les patients atteints de sclérose en plaques rapportent un soulagement de la douleur et de la spasticité grâce au cannabis, le seuil d'intensité est tout à fait variable en fonction des patients.

**MÉCANISME PROPOSÉ** – Un texte publié en 2011 et écrit par David Baker et les scientifiques du Blizard Institute à Queen Mary, University of London, examine les mécanismes biologiques de la spasticité, et comment les médicaments au cannabis peuvent fournir un soulagement des symptômes. Étant donné que les cannabinoïdes régulent la neurotransmission, les médicaments à base de cannabis peuvent imiter les endocannabinoïdes et réguler la neurotransmission dysfonctionnelle sous-jacente à la spasticité. Il existe aussi un intérêt pour la manière dont les médicaments au cannabinoïde peuvent limiter la progression de ces maladies en réduisant l'excès de glutamate avec le temps, et peut-être en réduisant les dégâts neurologiques [108].

**DOSAGE** – Les doses modérées entre 2,5 et 10 milligrammes de THC semblent efficaces contre la spasticité et la douleur chronique. La neuropathie liée à ces maladies répond à des doses plus légères, sous les 2,5 milligrammes.

## Méthodes d'ingestion

**ORALE** – Les médicaments au cannabis par voie sublinguale semblent plus efficaces pour traiter la spasticité que les médicaments au cannabis par prise orale.

**FUMÉE ET VAPORISATION** – L'étude du CMCR prouve que le cannabis fumé est efficace pour traiter la spasticité induite par la sclérose en plaques.

**CHÉMOTYPES CONSEILLÉS** – L'expérience avec la sclérose en plaques et les patients atteints de spasticité dans les dispensaires californiens montre que la meilleure solution pour soulager la spasticité et la douleur est de faire un mélange de plusieurs chémotypes à dominance THC. La logique qui soutient cette pratique est simple : en mélangeant plusieurs types de cannabis, on crée un plus grand effet d'entourage de terpénoïdes, et peu de cannabinoïdes.

**VARIÉTÉS POPULAIRES** – La Blue Dream, la Bubba Kush, la Pincher Creek, la Trainwreck et l'OG Kush sont les variétés les plus communes pour créer des mélanges.

# LA NAUSÉE ET LES VOMISSEMENTS

En dépit de quarante ans de recherche à soutenir son efficacité, même chez les très jeunes patients, le cannabis et les cannabinoïdes sont, quoi qu'on en dise, un traitement de choc contre la nausée et les vomissements. Paradoxalement, dans un numéro du *Journal of the National Comprehensive Cancer Network* datant de 2012, un pharmacien respecté a écrit : « Malgré le fait que de nombreux patients se plaisent à suivre ce genre de traitements dans les États qui autorisent la consommation de marijuana à des fins médicinales, son utilisation reste encore controversée sur le plan légal et thérapeutique.[109] » Dans certains cas, le cannabis peut provoquer le syndrome cannabinoïde et déclencher de sérieuses nausées et des vomissements.

### Historique

Au milieu des années 1970, l'incapacité à contrôler les nausées et les vomissements des patients qui suivaient une chimiothérapie encouragea les oncologistes à explorer le cannabis et ses dérivés. En 1975, une étude du *New England Journal of Medicine* trouva que le THC permettait de réduire efficacement les vomissements chez les patients qui recevaient sept différents médicaments anti-tumeurs[110]. Cette étude a été conduite pour confirmer des témoignages selon lesquels la fumée de cannabis réduirait la nausée et les vomissements des patients qui suivent une chimiothérapie. Vers le milieu des années 1990, la FDA approuva le THC synthétisé, au contraire de celui qui est extrait du cannabis, comme un médicament sur ordonnance pour traiter la nausée et les vomissements des patients sous chimio. Un cannabinoïde purement synthétique du nom de nabilone fut aussi développé et vendu sous le nom de Cesamet.

## Description

De nombreux opposants à la marijuana médicinale ont été convertis après qu'ils eurent observé les diagnostics de cancers de patients en chimiothérapie et radiothérapie. Dans les années 1990, dans une enquête, une grande partie des oncologistes aux États-Unis ont répondu avoir recommandé du cannabis à au moins un de leurs patients qui suivaient une chimiothérapie, et ce bien avant que l'on autorise l'utilisation du cannabis médicinal[111].

**EFFICACITÉ** – Dans l'année 2006, plus de trente études ont été menées sur le recours aux cannabinoïdes pour traiter efficacement la nausée et les vomissements[112]. Récemment, l'utilisation de CBD, qui est un cannabinoïde non psychoactif, a démontré sur des animaux une très grande efficacité anti-émétique et anti-nauséeuse[113]. En 2013, une étude sur les animaux fut publiée et indiqua que la forme acide et non psychoactive du THC qui s'appelle le THCA, tel qu'on le trouve dans les fleurs naturelles de cannabis, peut être une solution encore plus puissante que le THC[114].

**MÉCANISME PROPOSÉ** – On fit une avancée majeure dans notre compréhension du mécanisme sous-jacent à la nausée et aux vomissements. Le blocage d'un récepteur du cerveau appelé 5-HT, qui est un récepteur de la famille sérotonine, pourrait permettre de supprimer les vomissements induits par l'agent de la chimiothérapie qui est la cisplatine. Toutefois, ces médicaments antagonistes au 5-HT ne sont pas efficaces pour réduire la sensation de nausée et ne minimisent pas la nausée retardée commune à ce type de chimiothérapie. Cette nausée retardée est particulièrement mal vécue par ces patients, mais ils peuvent, fort heureusement, s'en remettre aux cannabinoïdes [115].

**LE SYNDROME CANNABINOÏDE** – En 2004, J. H. Allen, un médecin australien, inventa le terme « syndrome cannabinoïde » pour décrire un syndrome de vomissement et de douleur abdominale qui, étrangement, peut être soulagé si l'on prend des douches chaudes. Allen observa ce syndrome chez neuf de ses patients, tous des consommateurs de cannabis de longue date [116]. Les symptômes diminuaient dès que les patients arrêtaient le cannabis. En 2012, une publication de la Mayo Clinic releva presque cent cas de syndrome cannabinoïde dans les archives [117]. Pour ainsi dire tous les patients atteints du syndrome cannabinoïde ont moins de cinquante ans et présentent les symptômes au matin. Les chercheurs de la Mayo Clinic émirent alors l'hypothèse que le cannabis pouvait nuire à la régulation de la température du corps, et que le seul moyen de la rétablir était de prendre une douche chaude. De plus amples recherches doivent être menées sur ce sujet.

**DOSAGE** – Pour de nombreux patients qui subissent une chimiothérapie, le dosage correct contre les nausées et les vomissements est à prévoir à la hausse. Habituellement, on recommande au patient de grimper jusqu'à une certaine dose efficace de THC pour qu'il s'accoutume à la psychoactivité. Il est possible d'établir de plus grosses doses avec du THCA et du CBD, car ils ne provoquent pas de psychoactivité indésirable. L'idée est de passer d'une dose de 5 milligrammes de THC à 15 milligrammes en une semaine, et ce avant de commencer la chimio.

## Méthodes d'ingestion

**ORALE** - Le cannabis en prise orale et sublinguale est efficace. La prise orale provoque des effets plus longs.

**FUMÉE ET VAPORISATION** – La vaporisation et la fumette permettent une mesure des doses plus précise et une meilleure absorption.

**VARIÉTÉS POPULAIRES** – Pour traiter la nausée, l'OG Kush et la Bubba Kush sont les variétés les plus populaires en Californie, notamment avec la Blue Dream.

# LA NEUROPATHIE

Les traitements pharmaceutiques conventionnels pour la douleur neuropathique ne sont pas efficaces pour tous les patients, et les effets indésirables de ces médicaments peuvent être problématiques. De nombreuses petites études en clinique ont montré que le cannabis agit comme un analgésique modérément efficace pour la neuropathie incurable.

## Description

La neuropathie survient habituellement à cause d'une détérioration nerveuse dans le système nerveux périphérique (le système nerveux qui n'inclut pas le cerveau et la moelle épinière). Souvent, la neuropathie est ressentie comme une douleur dans les mains et les pieds, sous la forme de brûlures, de picotements et d'engourdissement. Il existe deux classifications principales de neuropathie : la mononeuropathie, qui n'implique qu'un seul nerf, comme pour le syndrome du canal carpien, et la polyneuropathie, qui comporte toute une variété de nerfs périphériques, comme pour le diabète ou la neuropathie du VIH. Trente pourcent des neuropathies viennent du diabète et 30 pourcent sont d'origine inconnue. La sclérose en plaques, la chimiothérapie et les traitements contre le VIH peuvent mener à une détérioration nerveuse et aboutir sur une neuropathie. Il existe deux caractéristiques cliniques de la douleur neuropathique : l'allodynie (une perception de la douleur en l'absence de stimuli douloureux), et l'hyperalgésie (une réponse exagérée à un stimulus douloureux). Il existe également tout un groupe de sensations appelées dysesthésies (picotements, choc électriques, sensation de froid, de brûlure, et engourdissement).

**EFFICACITÉ** – Le cannabis est un traitement efficace pour plusieurs formes de neuropathies.

### Historique

Un des premiers exemples remarqués de l'utilisation du cannabis pour traiter la neuropathie fut une étude de cas conduite par le Dr Martin H. Lynch, au XIXe siècle. Lynch traita les douleurs vives que ressentait une femme autour d'un œil et sur le côté de la tête avec « une teinture de chanvre indien ». Le résultat fut remarquable et les symptômes névralgiques disparurent en quarante-huit heures. Dans son étude de cas publiée, Lynch mentionna une autre étude qui était apparue dans le numéro de mars 1843 du *Dublin Medical Press* dans laquelle sir James Murray avait traité un cas de névralgie sur le bras avec 10 gouttes de teinture de *Cannabis indica* [118].

Une récente publication du Dr Igor Grant, directeur du Center for Medicinal Cannabis Research à l'University of California, comparait l'efficacité du cannabis avec les antidépresseurs tricycliques, la gabapentine, les anticonvulsants, et les inhibiteurs spécifiques du recapture de la sérotonine. Les résultats montrèrent que le cannabis n'est pas aussi efficace que les tricycliques, mais plus efficace que les autres types de médicaments [119]. Une étude menée par le Dr Donald Abrams avait donné des résultats similaires pour la neuropathie associée au VIH [120]. Le Sativex, qui est une prescription d'extrait de cannabis en spray, contient à la fois du THC et du CBD et a prouvé son efficacité pour le traitement de la neuropathie engendrée par la sclérose en plaques [121]. Une autre étude de 2014 a montré que le CBD réduisait la neuropathie induite par la chimiothérapie et une autre encore, faite la même année, montra que, grâce au Sativex, le combinaison THC/CBD est efficace pour la neuropathie qui résiste aux traitements.

**MÉCANISME PROPOSÉ** - La communication de la douleur à travers le corps est guidée par l'interaction des endocannabinoïdes avec les cannabinoïdes et d'autres systèmes de récepteurs de signaux. Les cannabinoïdes des plantes interagissent aussi avec ces récepteurs, propices aux effets analgésiques du cannabis sur plusieurs formes de douleurs, dont la neuropathie.

**DOSAGE** – La clé pour un traitement efficace contre la neuropathie avec du cannabis est de trouver le dosage correct. Le dosage est censé fournir un effet analgésique efficace, sans pour autant provoquer d'effets indésirables comme un seuil excessif de psychoactivité, un endormissement, ou des vertiges [122]. Commencez par tester des petites doses de cannabis fumé à 9 pourcent de THC pour permettre de soulager la douleur tout en restant en dessous du seuil de psychoactivité [123]. Le résultat de ces tests sera particulièrement intéressant car il met en lumière l'efficacité médicinale du cannabis à des doses bien plus faibles que ce que les gens ont l'habitude de consommer. Dans l'étude susmentionnée menée par Mark A. Ware, une seule inhalation de cannabis fumé (25 milligrammes de cannabis avec 9,4 pourcent de THC par poids sec) permettait de réduire l'intensité d'une douleur post-traumatique, neuropathique, et post-opératoire, comme mesurée sur l'échelle d'évaluation numérique. Cela correspond à une dose équivalente à moins de 2 milligrammes de THC. Si, dans le futur, des doses aussi faibles prouvent leur efficacité, les effets néfastes du cannabis ne seront plus une entrave à son utilisation médicinale.

## Méthodes d'ingestion

**ORALE** – Les médicaments au cannabis à prise orale et sublinguale sont efficaces pour soulager les symptômes neuropathiques. Le Sativex, par exemple, a été testé avec succès. Les aliments au cannabis, que l'on peut trouver dans les dispensaires, sont régulièrement utilisés par les patients pour traiter la neuropathie. L'avantage de ces médicaments au cannabis par prise orale est qu'ils permettent de soulager la douleur pendant six heures.

**FUMÉE ET VAPORISATION** – Les chémotypes de THC et CBD sont tous deux efficaces pour traiter la neuropathie. Les chémotypes de cannabis qui produisent également du CBG permettent d'augmenter encore l'effet analgésique.

**VARIÉTÉS POPULAIRES** – Pincher Creek, Bubba Kush, Harlequin, Cannatonic.

# LA DOULEUR

Aujourd'hui, la douleur est le symptôme le plus courant pour lequel les patients utilisent du cannabis médicinal. Pour réduire la douleur de la manière la plus efficace possible, il est essentiel de trouver le bon dosage. Le corps utilise son système endocannabinoïde pour gérer le signalement et les niveaux de douleur, c'est pourquoi il est important que les patients connaissent leur « sweet spot », c'est-à-dire le dosage précis qui permet de soulager la douleur. Certaines maladies, comme la fibromyalgie et la migraine, sont liées à une déficience des endocannabinoïdes [124]. Dans ce type de cas, le cannabis agit comme un supplément à cette déficience pour restaurer l'équilibre.

## Description

Il existe différents types de douleurs communes. La douleur aiguë persiste en général jusqu'à ce que le stimulus douloureux soit retiré ou que le dégât physique soit soigné. La douleur chronique peut durer plus de trois mois quand elle est associée à des maladies comme le cancer ou l'arthrite. La douleur neuropathique est provoquée par des dégâts sur les tissus nerveux, souvent aux extrémités, et survient fréquemment dans le cas de maladies comme le diabète, ou comme effets secondaires à certains traitements comme la chimiothérapie. La neuropathie provoque souvent des « picotements » ou une sensation de brûlure. Le prurit, qui est une forme sévère de grattement, possède de nombreuses similarités avec la douleur et peut être intimement associé avec la douleur neuropathique, bien que la douleur inhibe le grattement.

**EFFICACITÉ** – La plupart des études sur le traitement de la douleur chronique avec des cannabinoïdes sont encourageantes, alors que les tests sur la douleur aiguë sont moins convaincants. À cause de l'utilisation massive des opiacés, la recherche sur les cannabinoïdes s'oriente justement sur des formes de douleurs qui ne répondent pas toujours aux opiacés. Le Dr Sunil K. Aggarwal a mené une enquête auprès de patients souffrant d'une douleur chronique [125]. Autorisés à consommer du cannabis végétal pour traiter leurs symptômes, ces patients ont permis d'amasser deux cents ans d'expérience sur le cannabis médicinal. Ceux-ci traitaient un vaste nombre de douleurs chroniques comme la douleur myofaciale, la douleur neuropathique, le mal de dos, la douleur arthritique, la fibromyalgie, et la douleur viscérale. Les cannabinoïdes sont efficaces pour soulager ces types de douleurs à partir du moment où il est possible d'établir un dosage adapté [126].

Russo et Hohmann ont remarqué que les cannabinoïdes peuvent servir comme traitement d'appoint à une médication aux opiacés, car ils ont tendance à en réduire la quantité nécessaire [127]. Les cannabinoïdes peuvent aussi réduire le

## Historique

Hua Tuo, un médecin chinois du IIe siècle, inventa la *mafeisan*, « poudre de chanvre bouillie », qui permettait de dissoudre le vin. Elle servit à accomplir la toute première anesthésie générale employée pour une intervention chirurgicale. Au IXe siècle, le médecin perse Shapur ibn Sahl remplissait le nez de ses patients avec du jus de cannabis pour soulager leurs maux de tête. Au Moyen-Orient, le cannabis était utilisé pour traiter toute une variété de douleurs. Au XIXe siècle, les médecins découvrirent que le cannabis pouvait aussi être employé pour soulager la douleur neuropathique, qui était autrement difficile à traiter. En 1887, Hobart Amory Hare, professeur de médecine au Jefferson Medical College, à Philadelphie, publia un long article dans la *Therapeutic Gazette* sur les avantages du cannabis pour traiter la douleur, comparé à l'opium [128]. Hare pensait le cannabis supérieur car il ne produisait pas de sédation, ni de nausées. De plus, il remarqua que le cannabis permettait de réduire progressivement la douleur. Ces dix dernières années, le Sativex (mélange de THC et CBD) fut autorisé à la vente au Canada et en Europe pour traiter la douleur neuropathique associée à la sclérose en plaques et au cancer.

développement de la tolérance aux opiacés et aider le sevrage. La combinaison du THC et du CBD apparaît particulièrement efficace pour les douleurs incurables de certaines maladies comme la sclérose en plaques et le cancer. Le CBG est un analgésique plus puissant que le THC. Le THCV, pour sa part, n'est pas autant psychoactif que le THC et permet également de réduire les douleurs intenses [129]. Des données récentes qui proviennent d'études faites sur des animaux indiquent que le THC réduit le saignement gastro-intestinal et certaines hémorragies [130].

**MÉCANISME PROPOSÉ** – Les cannabinoïdes soulagent la douleur à travers une variété de mécanismes : la production des effets analgésiques et anti-inflammatoires par modulation de la libération des neurotransmetteurs, et la stimulation de la libération des opioïdes du corps. Le système endocannabinoïde aide à moduler le signal de la douleur à travers le système nerveux. Les endocannabinoïdes sont libérés en réponse à l'inconfort et permettent de réduire la sensibilité à la douleur. Les endocannabinoïdes permettent également de réduire le phénomène d'embrasement, qui survient lorsque la douleur semble augmenter en intensité, et l'allodynie, qui est une sensation de douleur normalement considérée comme indolore. Les cannabinoïdes réduisent la transmission des signaux de douleur ascendants. Ils modulent aussi le signal de la douleur entre le cerveau et la colonne vertébrale et la zone affectée. Les endocannabinoïdes et leur possible déficience sont impliqués dans les syndromes de douleur comme la fibromyalgie et les migraines, que l'on peut soulager par prophylaxie avec de faibles doses de cannabis.

**DOSAGE** – Une étude de la University of California de San Diego a souligné que le cannabis fumé possède une dose optimale pour soulager la douleur [131]. Pour cette étude, on injecta des petites quantités de capsaïcine aux participants afin de provoquer un modèle de douleur.

Après l'injection, on donna aux participants différentes doses de cannabis à fumer pour soulager la douleur. La faible dose ne fit presque aucun effet, la dose moyenne permit de réduire la douleur de manière significative, et la haute dose augmenta significativement la douleur. Une étude sur le spray Sativex comme traitement sur la douleur liée au cancer montra qu'il était plus efficace à doses faibles et moyennes. Cela tend à confirmer l'hypothèse selon laquelle de hautes doses de cannabinoïdes n'augmentent pas nécessairement le soulagement de la douleur [132].

## Méthodes d'ingestion

**ORALE** – Les médicaments au cannabis à prise orale et sublinguale sont tous deux efficaces. Le cannabis à prise orale est certainement plus utile pour traiter les douleurs chroniques, qui ne bénéficient pas spécialement d'un apport soudain de cannabinoïdes dans le sang, comme c'est le cas avec la vaporisation ou la fumette. Le cannabis en prise orale contenant à la fois du THC et du CBD prolonge les effets du THC tout en réduisant ses effets néfastes, comme l'anxiété ou la tachycardie. L'ajout de CBD peut aider les patients qui n'ont pas l'habitude du cannabis, car il permet de réduire la psychoactivité du THC.

**FUMÉE ET VAPORISATION** – De nombreuses douleurs chroniques peuvent bénéficier d'une administration rapide de cannabinoïdes si l'on fume ou vaporise le cannabis. L'autre avantage de ce mode d'administration est la facilité du dosage, bien plus simple à maîtriser.

**LOCALE** – L'application locale de cannabis riche en THC est utile pour les grattements, les inflammations de la peau ou les dermatites. Ces préparations peuvent en plus être synergétiques avec les onguents à base de capsaïcine, que l'on utilise souvent pour les douleurs musculaires. Les médicaments au cannabis riches en CBD sont aussi extrêmement efficaces pour les inflammations de la peau. Les combinaisons de THC et CBD sont encore plus prometteuses. Les crèmes à l'huile de chanvre infusées avec du THC et du CBD sont de plus en plus populaires auprès des patients de la côte Ouest des États-Unis car elles sont non psychoactives, mais tout aussi efficaces.

**CHÉMOTYPES CHOISIS** – La plupart des chémotypes sont efficaces pour traiter la douleur chronique, et les variétés fortes en CBD sont parfaites pour la douleur neuropathique. Le cannabis fort en THC et CBD est plus utile pour traiter les syndromes de douleur incurable. Les chémotypes qui produisent de hauts niveaux de myrcène et de linalol fournissent un soulagement supplémentaire en synergie avec le THC. Le bêta-caryophyllène est également un puissant anti-inflammatoire et agit en synergie avec le THC pour protéger l'estomac contre les traitements médicamenteux antidouleurs [133].

**VARIÉTÉS POPULAIRES** – Le choix dépend des besoins du patient. Préfère-t-il quelque chose de plus stimulant en journée ? Ou de plus sédatif le soir pour l'aider à dormir ? L'Afghan, qui est fort en THC et en myrcène, soulage bien de la douleur et est plus relaxant que la majeure partie des variétés stimulantes. La Trainwreck, bien qu'elle soit une variété stimulante, contient également une importante concentration de myrcène et est très adaptée à une consommation diurne. Les cannabis Purple contiennent souvent beaucoup de linalol et de THC. Pour soulager les douleurs incurables, les variétés riches en THC et CBD comme la Harlequin sont plutôt efficaces. Si la psychoactivité n'est pas votre tasse de thé, les variétés très riches en CBD et faibles en THC sont conseillées, comme la Cannatonic et l'ACDC.

# LA MALADIE DE PARKINSON

La maladie de Parkinson est plus commune chez les personnes âgées de cinquante ans et plus. Avec d'autres maladies neuro-dégénératives comme la maladie de Huntington, elle permet des cibles thérapeutiques prometteuses pour les médicaments aux cannabinoïdes, en particulier des options de traitement qui manquent pour ces maladies graves.

## Description

La maladie de Parkinson (MP) est une maladie neuro-dégénérative progressive, causée par la perte des neurones qui produisent la dopamine des neuro-transmetteurs dans une petite région du cerveau moyen appelée la substantia nigra. Les niveaux de dopamine réduits interfèrent avec la coordination et la fonction motrice.

La raison précise de la perte de ces neurones producteurs de dopamine est encore inconnue, bien que l'on pense que l'inflammation et les facteurs environnementaux et héréditaires en sont en partie responsables [134].

Les symptômes classiques de la maladie de Parkinson sont la rigidité musculaire, les tremblements et la lenteur de mouvement. Ces symptômes sont le résultat d'une baisse de la stimulation du cortex moteur du cerveau, causée par une formation insuffisante de l'action de la dopamine. Les traitements médicamenteux principaux pour traiter la maladie de Parkinson sont la lévodopa et la carbidopa.
La lévodopa est convertie en dopamine dans le cerveau et la carbidopa empêche la lévodopa de se casser avant d'atteindre le cerveau. L'utilisation de la lévodopa peut avoir plusieurs effets néfastes : un autre trouble du mouvement, appelé dyskinésie, qui produit des mouvements inhabituels et incontrôlés de la bouche, de la langue, du visage, de la tête, du cou, des bras et des jambes.

### Historique

La maladie de Parkinson fut pour la première fois décrite comme un syndrome neurologique par James Parkinson, en 1817, bien que des descriptions correspondant à cette maladie apparaissent dans des textes de médecine indienne traditionnelle datant de mille ans avant notre ère [135].
William Gowers, un neurologue britannique du XIX$^{e}$ siècle, utilisait le cannabis en combinaison avec l'opium pour traiter la maladie de Parkinson. Il affirma : « J'ai plusieurs fois vu une amélioration très nette pendant une période considérable, sous l'influence de cette substance. [136] »

**EFFICACITÉ** – L'efficacité du cannabis médicinal pour traiter la maladie de Parkinson n'est pas très concluante, en dépit d'études et de sondages prometteurs. En 2004, une étude

au Prague Movement Disorder Center indiqua que plus de la moitié des patients atteints de la maladie de Parkinson qui essayèrent le cannabis remarquèrent une amélioration [137].
En 2013, au dix-septième International Congress of Parkinson's Desease And Movement Disorders, des chercheurs israéliens présentèrent une étude sur dix-sept patients atteints de Parkinson qui consomment du cannabis pour contrôler leurs symptômes moteurs. Les effets du cannabis sur les symptômes de la maladie de ces patients furent mesurés avec la Unified Parkinson's Disease Rating Scale, une échelle d'évaluation. Les symptômes non moteurs des patients et les effets secondaires du cannabis furent également évalués. Il fut noté 30 pourcent d'amélioration sur le score habituel des patients. L'analyse des différents symptômes moteurs révéla une amélioration significative des tremblements, de la rigidité, et de la lenteur des mouvements. Fumer du cannabis n'eut aucun effet sur la posture des patients. En revanche, il y eut une amélioration significative de la douleur. L'effet néfaste principal [138] dont se plaignirent les patients était un engourdissement. Une preuve récente indique que d'autres cannabinoïdes pourraient être plus efficaces que le THC pour un traitement contre la maladie de Parkinson. Le THCV trouvé dans certains cannabis d'Afrique du Sud ou d'Asie centrale a montré qu'il pouvait fournir une neuro-protection et un soulagement des symptômes sur des animaux atteints de la maladie de Parkinson [139]. Le cannabis riche en THCV est encore rare aux États-Unis, bien que cette situation s'améliore d'année en année.
Une thérapie combinée avec le CBD permettrait de créer un traitement qui interfère avec la progression de la maladie de Parkinson [140].

**MÉCANISME PROPOSÉ** – On pense actuellement que les changements du système endocannabinoïde observés dans la maladie de Parkinson surviennent à la fois en tant que compensation à la maladie et aussi comme faisant partie de sa pathologie. Les endocannabinoïdes libérés dans la première phase de la maladie de Parkinson comme compensation pour maintenir le contrôle de la locomotion peuvent en fait finir par détériorer cette dernière dans les phases ultérieures de la maladie. L'utilisation des cannabinoïdes dans la maladie de Parkinson requiert une meilleure compréhension de la manière dont les médicaments au cannabinoïde peuvent augmenter la production (ou empêcher la dégradation) des cannabinoïdes dans les premières phases de la maladie, et comment les différents médicaments au cannabinoïde peuvent modérer la production (ou accélérer la dégradation) des cannabinoïdes dans les étapes ultérieures de la maladie [141].

**DOSAGE** – Il est nécessaire d'être attentif au dosage du cannabis pour traiter la maladie de Parkinson, car trop peu de recherches à ce sujet ont été menées.

## Méthodes d'ingestion

Actuellement, fumer du cannabis ou l'absorber par voie sublinguale sont les deux manières principales d'administration de la substance pour la maladie de Parkinson.

**CHÉMOTYPES CONSEILLÉS** – Les variétés riches en CBD et THCV sont conseillées pour leurs propriétés neuro-protectrices. Les variétés fortes en THC sont à privilégier pour soulager la douleur.

**VARIÉTÉS POPULAIRES**

Les variétés de cannabis sud-africaines, comme la Durban Poison et la Swazi Skunk, ont un taux élevé de THCV et peuvent être utiles pour soulager certains symptômes de la maladie de Parkinson.

# LE SYNDROME DE STRESS POST-TRAUMATIQUE

Durant la guerre du Viêt Nam, les soldats américains fumaient souvent du cannabis d'Asie du Sud-Est pour supporter les horreurs du combat. En retournant chez eux après la guerre, de nombreux vétérans continuèrent cette pratique pour gérer leur stress post-traumatique [142]. Les données de la National Comorbidity Study démontrèrent que les adultes souffrant de syndrome de stress post-traumatique (SSPT) couraient trois fois plus de risques de développer une dépendance au cannabis que la norme de la population [143]. La recherche moderne souligne une forte interaction entre le système endocannabinoïde et la manière dont le cerveau gère les souvenirs traumatisants.

## Historique

« À la guerre, il n'y a pas de soldat indemne. » José Narosky. Cristobal Acosta, un médecin et botaniste portugais, voyagea en Inde comme soldat au XVIe siècle. Il étudia les plantes médicinales en Inde et découvrit pour la première fois l'usage du cannabis sous sa forme de préparation traditionnelle indienne, le *bhang*, destiné à combattre la fatigue, qu'il appela, dans son livre *On the Drugs and Medicines from the East Indies*, « remède contre la fatigue » [144]. Acosta remarqua que les soldats utilisaient du cannabis pour gérer les symptômes du SSPT. « Certains d'entre eux pour oublier leurs angoisses et pour dormir sans peine, certains pour faire des rêves merveilleux dans leur sommeil, certains pour le plaisir. » Ce témoignage montre de manière extraordinaire à quel point le cannabis pouvait être efficace pour traiter le SSPT, il y a de cela cinq cents ans.

En 2012, une pétition de plus de huit mille signatures de vétérans du Viêt Nam fut soumise à la Maison-Blanche pour demander de légaliser le cannabis en vue de traiter le SSPT. Le directeur de l'Office of National Drug Control Policy rejeta la pétition. Pourtant, un an plus tôt, le 28 avril 2011, la FDA avait accepté un protocole pour l'étude du traitement au cannabis concernant les symptômes de stress post-traumatique des vétérans de la guerre.

## Description

Le SSPT est habituellement déclenché par une exposition à un stress traumatique extrême, comme une expérience de la mort, une blessure sévère, ou une menace. La réponse à ce stress implique généralement une intense expérience de terreur et d'impuissance. Les symptômes classiques de ce syndrome comprennent une répétition obsessionnelle des souvenirs de l'événement, souvent sous la forme de flash-back ou de cauchemars. Le SSPT conduit souvent à une distance émotionnelle, une conduite d'évitement, une intense agitation, une excitation sexuelle incontrôlée. Parmi les expériences traumatiques qui peuvent mener au SSPT figurent la guerre, les catastrophes naturelles, les agressions sexuelles, les accidents de la route et les crimes violents. On estime que plus de 10 pourcent de la population américaine fera l'expérience de symptômes de SSPT pendant sa vie [145].

**EFFICACITÉ** – Le cannabis est efficace pour traiter les symptômes du SSPT, souvent en combinaison avec des inhibiteurs spécifiques de la recapture de la sérotonine. En 2012, on rapporta le cas fascinant d'un jeune patient allemand de dix-neuf ans qui présentait un large éventail de symptômes du SSPT – dont des flash-back incessants, des attaques de panique et de l'automutilation – et qui s'était auto-médicamenté avec succès avec du haschisch. Son étude amena les chercheurs de l'école médicale de Hanovre et celle de Harvard à publier un article sur le potentiel du cannabis dans le traitement du SSPT. Voici leur conclusion : « En altérant le conditionnement de la peur, les systèmes de mémoire, le système nerveux central, l'humeur et le sommeil, les cannabinoïdes exogènes peuvent traiter les personnes atteintes de SSPT. [146] »

**MÉCANISME PROPOSÉ** – L'amygdale, qui est une petite portion du cerveau en forme d'amande associée à la mémoire émotionnelle et au conditionnement de la peur, voit sa structure et sa fonction changer lorsqu'elle est confrontée au syndrome de stress post-traumatique [147]. Le système endocannabinoïde est directement lié à l'extinction des souvenirs, tout comme ceux qui relèvent de l'amygdale [148]. On connaît depuis des dizaines d'années la capacité des phytocannabinoïdes à interférer avec la gestion de la mémoire [149].

**DOSAGE** – Il est nécessaire d'affiner et de mieux comprendre le dosage du THC et du CBD pour traiter les symptômes du SSPT. Il semblerait que l'efficacité du cannabis à traiter le SSPT dépende du dosage. Il est conseillé d'éviter les variétés riches en pinène, car ce terpène risque de réduire la capacité des cannabinoïdes à effacer les souvenirs traumatiques.

## Méthodes d'ingestion

**ORALE** – Le cannabis en prise orale est excellent pour réduire les rêves, y compris les cauchemars qui hantent les personnes souffrant de SSPT.

**FUMÉE ET VAPORISATION** – La fumée et la vaporisation sont de loin les méthodes d'administration préférées des patients atteints de SSPT.

**CHÉMOTYPES CONSEILLÉS** – Les variétés fortes en CBD et THC, en particulier celles qui sont riches en terpène, comme le linalol et le limonène.

**VARIÉTÉS POPULAIRES** – La Cannatonic, la Bubba Kush, et l'OG Kush.

# LA SCHIZOPHRÉNIE

Le cannabis et son lien potentiel avec la psychose est un sujet d'actualité depuis vingt ans. Le cannabis produit des cannabinoïdes qui imitent les endocannabinoïdes que le corps utilise pour réguler le signal neuronal à travers le cerveau. Le système endocannabinoïde est grandement distribué à l'intérieur des parties du cerveau responsables de la régulation de la santé mentale. Par conséquent, ce n'est pas une surprise si un cannabinoïde de plante, tel que le THC, peut être capable d'interférer avec le fonctionnement du cerveau à un degré qui pourrait ressembler à de la psychose. Une overdose de THC est certainement capable de produire une brève crise psychotique. On ne sait pas encore si ce type d'événement pourrait causer des dégâts à long terme.

Il est communément admis que le THC est psychoactif et que le CBD ne l'est pas. Mais le fait que le THC engendre la psychose ou la schizophrénie reste un sujet controversé. Des débats scientifiques sans fin ont eu lieu pour déterminer si le cannabis était un facteur de développement de la schizophrénie et d'autres troubles psychotiques [150]. Il semblerait que l'on ait établi un lien ténu entre l'utilisation du cannabis et l'incidence des troubles psychotiques, mais il est peu probable que le développement de la maladie mentale soit seulement dû à la consommation de cannabis [151]. De plus en plus d'éléments tendent à prouver que le THC est pro-psychotique et le CBD antipsychotique. Ces effets opposés ont été démontrés par imagerie cérébrale. Dans presque chaque région du cerveau qui est associée à la psychose, le THC tend à provoquer un effet pro-psychoactif, tandis que le CBD produit l'effet inverse [152]. À cause de cette propension à provoquer des symptômes psychotiques, on pense que le cannabis fort en THC est lié à des risques de psychose accrus, en particulier pendant le développement du cerveau, à l'adolescence [153]. Le cannabis fort en CBD produit une réduction des effets psychotomimétiques [154]. Mais cela ne veut pas dire que le cannabis riche en THC déclenche la psychose, plutôt qu'il en augmente le risque. Ce qui est de plus en plus clair, par contre, c'est que le ratio de cannabinoïde du cannabis actuel s'oriente beaucoup plus du côté THC que CBD, alors que pendant des centaines d'années il était de cinquante-cinquante.
Le manque d'équilibre du cannabis récent est le résultat de l'interdiction, qui a favorisé la puissance psychoactive [155].

Dans une étude intéressante menée par Celia Morgan et Valérie Curran, des échantillons de cheveux furent prélevés sur des groupes d'individus choisis pour leur consommation de drogue passée, dans lesquels on rechercha des résidus de cannabinoïdes. On classa les cheveux en fonction de leur teneur en THC seul, ou THC et CBD, ou aucun cannabinoïde, puis on fit passer un test à chaque participant pour mesurer leur tendance vers la psychose. Les résultats montrèrent de plus hauts niveaux d'expériences inhabituelles, comme des hallucinations ou des illusions associées à la psychose, chez les individus qui n'avaient que du THC dans leurs cheveux [156].

## Description

La schizophrénie peut interférer avec la capacité d'une personne à penser, se rattacher, prendre des décisions et réguler ses émotions. Les symptômes de la schizophrénie qui sont habituellement classés comme « symptômes positifs » comprennent les illusions, les pensées perturbées et les hallucinations, les « symptômes négatifs » comprenant, pour leur part, l'incapacité à ressentir du plaisir, le sentiment d'isolation, la démotivation, le manque d'énergie.

**EFFICACITÉ** – Jusqu'à présent, il semblerait que les cannabinoïdes, en particulier le THC, soient plus efficaces à produire des symptômes psychotiques qu'à les soulager. Pourtant, de nombreux patients schizophrènes s'auto-médicamentent avec du cannabis fort en THC – habituellement avec des variétés relaxantes et sédatives. Il est intéressant de noter qu'une étude récente a montré une plus faible incidence de diabète parmi les personnes qui ont un usage récréatif du cannabis [157]. Un groupe de chercheurs brésiliens conduit par Antonio Waldo Zuardi a mené une étude concluante qui comparait l'efficacité du CBD par rapport à l'amisulpride, médicament antipsychotique utilisé pour traiter la schizophrénie et le trouble bipolaire. Le CBD démontre dans cette étude qu'il est aussi efficace que l'antipsychotique, tout en engendrant beaucoup moins d'effets secondaires [158].

**MÉCANISMES PROPOSÉS** – Un article très récent publié par Philip Robson, Geoffrey Guy et Vincenzo di Marzo décrit la schizophrénie non pas comme une maladie mentale mais comme une maladie métabolique inflammatoire. Les auteurs notent qu'un pourcentage significatif de schizophrènes affichent des symptômes associés à leur syndrome métabolique, dont le diabète de type 2, l'obésité, l'inflammation chronique et la réaction biochimique exagérée au stress [159]. Ils proposent le développement d'une thérapie combinée THCV/CBD qui pourrait

### Historique

La schizophrénie n'a été caractérisée que récemment comme trouble métabolique, au même titre que le diabète. Pourtant, les médecins reconnurent dès le XIX^e siècle que cette maladie avait un lien avec d'autres syndromes métaboliques, en remarquant que le diabète survenait souvent dans les familles où les cas de folie étaient fréquents [160]. Dans la population, il existait une idée répandue selon laquelle le cannabis provoque la psychose. Cette idée relevait d'une tactique employée par les médias pour effrayer la population et soutenir l'interdiction du cannabis dans les années 1920 et 1930. Mais le lien entre le cannabis et la folie est encore plus ancien et trouve son origine en Amérique du Sud, au XIX^e siècle, avec des récits mettant en scène des actes de violence sous l'influence du cannabis [161]. C'est seulement vers le milieu des années 1990 que les chercheurs brésiliens commencèrent à examiner le potentiel des cannabinoïdes comme le CBD et à utiliser ce dernier comme médicament anti-psychotique [162].

traiter ces différents problèmes, métaboliques et inflammatoires. Ce traitement serait une thérapie complémentaire pour augmenter l'efficacité de la médication antipsychotique conventionnelle, avec des effets secondaires réduits.

**DOSAGE** – Le THC a été trop précipitamment employé dans de nombreuses études sur la psychose, alors que le cannabis riche en THC doit être abordé avec une prudence considérable quand on l'associe aux symptômes de la schizophrénie. Le CBD a montré qu'il soulageait l'anxiété et pourrait servir comme traitement antipsychotique. Un dosage modéré avec du CBD est plus sûr qu'avec du THC, mais de plus hautes doses de CBD peuvent produire une sédation mentale. Pourtant, quelques rares études sur des schizophrénies résistant au traitement ont démontré que des doses massives de CBD, jusqu'à 1,5 gramme par jour, apportaient des résultats prometteurs. Le CBD a été un peu étudié comme un antipsychotique, mais les essais n'ont commencé que depuis 2014. Il est conseillé de doser prudemment le THCV, car de grandes doses d'antagonistes aux récepteurs CB1 peuvent produire des effets néfastes, comme des pensées suicidaires.

## Méthodes d'ingestion

**ORALE** – Il est probable que les laboratoires GW Pharmaceuticals effectuent des essais cliniques pour créer un spray THCV/CBD pour traiter les aspects métaboliques de la schizophrénie. Les teintures de CBD conventionnelles peuvent convenir en attendant. Les produits au THCV en prise orale ne sont pas encore disponibles dans les dispensaires de cannabis médicinal, mais cela ne saurait tarder.

**FUMER ET VAPORISATION** – Il paraîtrait que, depuis des dizaines d'années, les patients schizophrènes s'auto-médicamentent en fumant du cannabis. On voit rarement des patients schizophrènes vaporiser du cannabis.

**CHÉMOTYPES CONSEILLÉS** – Les variétés riches en CBD devraient être plus efficaces, grâce à leurs propriétés anti-inflammatoires et pro-homéostatiques, car de nouveaux types de schizophrénie sont catégorisés comme des troubles métaboliques inflammatoires. Les variétés riches en THCV sont recommandées pour leurs effets anti-inflammatoires.

**VARIÉTÉS POPULAIRES** – Toutes les variétés qui possèdent un ratio de 30 CBD pour 1 THC, comme la Cannatonic, et les autres variétés fortes en CBD, comme la Charlotte's Web et l'ACDC, sont les meilleures pour traiter la schizophrénie.

# LES TROUBLES CONVULSIFS

Étant donné que 30 pourcent des épilepsies ne réagissent pas aux traitements médicamenteux disponibles [163], l'usage du cannabis et de ses dérivés pour traiter ces troubles suscite un grand intérêt. Plus de vingt millions de personnes dans le monde ont des épilepsies pharmaco-résistantes, il y a donc urgence à trouver un autre traitement anti-épileptique efficace, l'emploi du cannabis et de médicaments aux cannabinoïdes semblant prometteur.

Les médias ont considérablement focalisé l'attention sur le recours au cannabis pour traiter une forme sévère d'épilepsie infantile du nom de syndrome Dravet [164]. Ce syndrome touche les très jeunes enfants et peut être fatal. Les traitements anticonvulsifs conventionnels permettent une gestion des crises limitée. Des études cliniques avec les cannabinoïdes (CBD, CBDV et THCV) vont bientôt voir le jour aux États-Unis.

## Description

Les épilepsies sont des maladies neurologiques chroniques, souvent progressives, caractérisées par des crises. Elles sont la troisième classe de troubles neurologiques la plus commune, après les migraines et la maladie de Parkinson.

**EFFICACITÉ** – Tandis que les traitements au cannabis et les médicaments aux cannabinoïdes suscitent beaucoup d'attention sur Internet, les essais des médicaments au cannabis pour les épileptiques en sont toujours aux prémices, quand bien même les effets anti-épileptiques des cannabinoïdes sont étudiés depuis le milieu des années 1970 [165]. Certaines inquiétudes viennent du fait que les cannabinoïdes semblent à la fois pro et anticonvulsifs [166]. Un article publié en 2012 par Cochrane sur les études de l'usage des médicaments au cannabis pour traiter les épilepsies est très critique quant à la manière dont les études sur les humains sont effectuées [167]. Récemment, la recherche a déplacé son centre d'intérêt du cannabinoïde delta-9tetrahydrocannabinolique à la recherche sur des cannabinoïdes alternatifs au potentiel anti-épileptique, comme le CBD, le CBDV et le THCV. Le CBD délivre de manière fiable un éventail d'effets anticonvulsifs, avec peu de résultats négatifs et sans psychoactivité [168]. Sur le plan de l'expérimentation animale, l'épilepsie fournit des résultats contradictoires [169]. De plus amples tests cliniques de CBDV, comme des traitements contre les troubles convulsifs, ne sauraient tarder [170]. Le CBG est un autre cannabinoïde qui peut afficher des propriétés anticrises. Et les cannabinoïdes synthétiques qui ciblent les récepteurs CB1 ont jusqu'à maintenant démontré une activité anticrise significative chez les cobayes animaux pour l'épilepsie chronique [171].

**MÉCANISMES PROPOSÉS** – Le mécanisme par lequel les cannabinoïdes inhibent l'activité convulsive n'est toujours pas complètement compris,

## Historique

Les plus anciennes descriptions du cannabis pour traiter les épilepsies viennent des textes médiévaux de médecine arabe[172]. Au xe siècle, le médecin écrivain perse al-Majusi recommandait de verser du jus de feuille de chanvre dans le nez pour empêcher les crises[173]. Au xve siècle, le polymathe al-Badri affirma que l'épilepsie du fils du calife avait été traitée avec succès grâce à la résine de cannabis, bien que les savants actuels mettent en doute la véracité de ce témoignage[174]. J. Russell Reynolds, le médecin de la reine Victoria, écrivit : « Pour la véritable épilepsie chronique, je trouve le cannabis absolument inutile. Et je parle en connaissance de cause. Il existe bien des cas de prétendues épilepsies chez les adultes… pour lesquelles le chanvre indien est le plus utile des agents, avec lequel je suis familier… et les crises peuvent être arrêtées d'un seul coup avec une dose entière de chanvre. [175] »

mais il s'étend certainement au-delà de l'interaction avec le récepteur cannabinoïde CB1 à d'autres systèmes récepteurs dans le corps [176]. Les études récentes indiquent que les effets du récepteur CB1 qui signalent l'activité convulsive dépendent de la manière avec laquelle ce récepteur est activé.

**DOSAGE** – Le dosage des cannabinoïdes pour les troubles convulsifs dépend du type de trouble et du type de cannabinoïde utilisé. La consultation d'un médecin est hautement recommandée pour aider à déterminer un dosage approprié, car l'usage de certains cannabinoïdes pourrait augmenter l'activité convulsive.

### Méthodes d'ingestion

**ORALE** – L'administration buccale et sublinguale est préférable, car le métabolisme par ingurgitation est peut-être moins efficace.

**FUMER ET VAPORISATION** – Les patients adultes vaporisent et fument le cannabis fréquemment.

**CHÉMOTYPES CONSEILLÉS** – Récemment, les variétés riches en CBD sont devenues de plus en plus populaires chez les patients atteints de troubles convulsifs, bien que la consommation de variétés à dominance THC chez les patients remonte aux années 1960. Les variétés riches en CBDV et THCV sont très rares, et peu de patients y ont accès.

**VARIÉTÉS POPULAIRES** – La plus célèbre variété de cannabis médicinal actuellement consommée pour traiter les épilepsies est la Cannatonic, une variété espagnole riche en CBD, disponible chez Resin Seeds. Un des phénotypes de la Cannatonic ne produit presque aucun THC mais peut fournir jusqu'à 19 pourcent de CBD par poids sec. Ce phénotype est aussi connu sous le nom de ACDC. La Charlotte's Web est la moins planante de toutes les variétés de cannabis [177].

# LES MALADIES DE PEAU

Jusqu'à récemment, on portait peu d'attention à l'efficacité des cannabinoïdes pour traiter les maladies de peau. Mais en comprenant mieux le système endocannabinoïde, son rôle dans la réaction allergique et l'inflammation de la peau est devenu bien plus clair. Dans un avenir proche, il est probable que les médicaments au cannabinoïde permettront de traiter les maladies de la peau, d'un grattement anodin à une dermatite, un eczéma, un psoriasis, ou même des tumeurs de la peau, dont le mélanome malin [178].

## Description

Dans chaque couche de la peau existent des récepteurs cannabinoïdes, CB1 et CB2, que cela soit dans les petits nerfs attachés aux follicules de cheveux ou dans les nerfs situés dans l'épiderme [179].

**EFFICACITÉ** – L'application locale de THC a montré qu'elle pouvait réduire l'inflammation de la peau [180]. L'utilisation potentielle du cannabis appliqué localement présente un intérêt dans le traitement des maladies de peau douloureuses et des démangeaisons [181]. La recherche est en cours pour examiner si les cannabinoïdes peuvent être utilisés pour traiter les tumeurs de la peau [182].

**MÉCANISMES PROPOSÉS** – Le système immunitaire possédant un effet significatif sur les maladies de la peau, et le système endocannabinoïde jouant un rôle de régulation dans le système nerveux, le système endocannabinoïde paraît jouer un rôle protecteur dans la réduction allergique de l'inflammation de la peau [183].

**DOSAGE** – Le dosage de l'application locale des cannabinoïdes n'est pas encore très bien compris. Des témoignages rapportant que l'huile de haschisch appliquée localement ne provoque aucun effet secondaire tendraient à prouver notre tolérance assez élevée, car ces huiles peuvent excéder les 78 pourcent de THC.

## Méthodes d'ingestion

**ORALE** – Le cannabis ingéré, en particulier les teintures de CBD, est utile en traitement contre l'inflammation. Le THC en prise orale semble réduire les démangeaisons.

**INHALATION ET VAPORISATION** – Quand le cannabis est fumé ou vaporisé, son absorption se fait rapidement et permet de traiter les démangeaisons associées à un vaste éventail de maladies de peau, par exemple les démangeaisons incurables provoquées par les maladies du foie.

**LOCALE** – Efficace en huile de chanvre et en crème.

**CHÉMOTYPES CONSEILLÉS** – Il est possible d'utiliser les variétés riches en CBD et en THC en infusion ou en application locale.

**VARIÉTÉS POPULAIRES** – La Harlequin, la Cannatonic et les variétés Purple à petites feuilles larges, comme la Purple Urkle.

# LE STRESS

Richard Lazarus écrit : « Le stress survient lorsqu'un individu perçoit que les exigences d'une situation externe vont au-delà de son habileté à pouvoir les gérer.[184] » La vie est souvent stressante et l'on comprend bien qu'une réponse au stress élevée peut avoir un impact profondément négatif sur la santé. Le stress induit la production d'hormones, qui élèvent le rythme cardiaque et la pression sanguine et entraînent une accélération de la digestion, aggravant ainsi de nombreuses maladies. C'est le stress qui déclenche la capacité à affronter un combat ou au contraire à le fuir. L'anxiété et la dépression sont souvent le résultat d'un stress chronique. Presque tous les consommateurs de cannabis médicinal ou les consommateurs récréatifs remarquent que le cannabis les aide à contrecarrer les effets du stress. Étant donné que l'utilisation chronique de cannabis est associée à de hauts niveaux d'hormones de stress dans le sang, il est possible qu'une importante consommation de cannabis amorce un cycle de libération de stress.

## Historique

Un médecin portugais du XVI^e siècle, du nom de Garcia de Orta, étudia l'utilisation du cannabis comme médicament pendant qu'il séjournait en Inde et écrivit ensuite le plus grand traité de médecine de phytothérapie de son époque : *Colloquies on the Simples and Drugs of India*. Il remarqua que les populations locales et certains de ses amis portugais consommaient régulièrement du cannabis pour soulager le stress de la vie quotidienne et observa que le cannabis permettait de soulager les anxiétés et les doutes.

## Description

Hans Selye inventa le mot stress dans son étude datant de 1936, « un syndrome produit par divers agents toxiques »[185]. Selye définit le stress comme la « réponse non spécifique du corps à une exigence de changement, quelle qu'elle soit ». L'augmentation de la consommation de cannabis pour son effet euphorisant et enivrant au XX^e siècle fait certainement écho à l'augmentation des troubles liés au stress dans la société contemporaine. Dans les années 1960, la caractérisation du stress humain par le professeur Richard Lazarus, de l'université de Californie à Berkeley, arriva à une époque où le cannabis devenait de plus en plus populaire aux États-Unis en tant que drogue récréative.

**EFFICACITÉ** – Les consommateurs de cannabis ont des résultats moindres dans les mesures de l'axe de réaction hypothalamo-hypophyso-surrénalien (HHS) que les non-fumeurs, ce qui est un excellent indicateur de réponse au stress [186]. En revanche, ils ont souvent de plus hauts niveaux plasmatiques de cortisol.

**MÉCANISMES PROPOSÉS** – La réponse au stress est arbitrée par l'axe hypothalamo-hypophyso-surrénalien, qui repose sur l'hypothalamus et la glande pituitaire dans le cerveau et les glandes adrénales des reins. L'axe HHS est régulé par le système endocannabinoïde [187].
Par conséquent, celui-ci réagit au stress et aide à son adaptation [188]. Le système endocannabinoïde régule également la mémoire émotionnelle qui est associée au stress [189]. L'axe HHS régule efficacement la réponse au stress et les autres processus corporels, dont l'immunité, la digestion, les émotions, l'activité sexuelle et la consommation énergétique. Le HSS contrôle l'ensemble de ces processus en libérant des hormones stéroïdiennes, comme le cortisol, communément décrit comme l'hormone du stress. Le signalement endocannabinoïde est essentiel pour permettre l'adaptation au stress [190]. Le cannabidiol est assez efficace sur les sujets animaux pour réduire le stress lié à l'anxiété et au syndrome post-stress [191], grâce à la capacité du CBD à encourager la production nerveuse dans l'hippocampe [192].

**DOSAGE** – De hautes doses de cannabis peuvent augmenter la réactivité de l'axe HHS, ainsi que la production de cortisol [193]. Cette trouvaille donne crédit à l'observation selon laquelle la surdose chronique du cannabis peut réduire la capacité de celui-ci à diminuer les symptômes du stress. Les consommateurs masculins réguliers de cannabis semblent présenter de plus hauts niveaux de cortisol que les femmes, bien que cela soit certainement dû au résidu de THC et de métabolite de THC qui s'accumule chez les consommateurs réguliers. Il semblerait qu'il n'y ait aucune corrélation entre le niveau de cortisol et la quantité de marijuana consommée, bien que cela soit probablement dû à la tolérance au cannabis de ces consommateurs réguliers. L'administration régulière de delta-9-tétrahydrocannabinol régule à la baisse les récepteurs CB1 et les consommateurs réguliers de cannabis affichent habituellement une réactivité réduite de cortisol [194]. Cela est simplement dû au fait que la plus efficace des doses pour soulager le stress est faible, et certainement sous le seuil de psychoactivité – aux alentours de 2 milligrammes de THC.

## Méthodes d'ingestion

**ORALE** – Le cannabis en administration orale et sublinguale est une méthode efficace et discrète pour soulager le stress.

**INHALATION ET VAPORISATION** – Des inhalations ou des vaporisations de cannabis à petites doses sont efficaces.

**CHÉMOTYPES CONSEILLÉS** – On conseille habituellement des chémotypes à dominance THC plutôt sédative. Les variétés riches en CBD sont également efficaces. Les terpènes, comme le myrcène, le linalol et le limonène, devraient encore augmenter l'efficacité.

**VARIÉTÉS POPULAIRES** – On recommande la variété Purple, comme la Bubba Kush, et les variétés fortes en CBD, comme la Cannatonic.

# LE CANNABIS ET L'ADOLESCENCE

La consommation de cannabis médicinal présente de nombreux risques pour les adolescents. La majorité des jeunes consommateurs court peu de risques de souffrir de dégâts à long terme avec un traitement à doses raisonnables. Pourtant, le cannabis semble interagir différemment avec un cerveau en pleine maturation qu'avec un cerveau adulte. Une inquiétude subsiste cependant pour un faible nombre d'adolescents, qui sont susceptibles d'encourager le développement de la schizophrénie.

Il existe des preuves que l'utilisation excessive de cannabis chez les jeunes gens augmente les risques de dépendance[195]. Selon certaines études à long terme, plus on fume de cannabis à l'adolescence, et plus le risque de développer une schizophrénie à l'âge adulte est important, mais les preuves manquent[196]. Miriam Schneider, du German Central Institute of Mental Health, fit une analyse, fréquemment citée : « Les jeunes, en particulier durant le développement de la puberté, sont des consommateurs vulnérables et semblent courir de plus grands risques à l'exposition au cannabinoïde que les usagers adultes.[197] » Peu de preuves dans les archives indiquent que la consommation modérée de cannabis médicinal fonctionne comme porte d'entrée aux drogues illicites. La consommation médicinale de cannabis par les adolescents doit être définie précisément avec des traitements aux dosages bien établis. Des dosages préparés avec des cannabinoïdes alternatifs comme le THCA peuvent également réduire les risques d'effets néfastes.

## Les risques

L'utilisation du cannabis présente un risque pour le développement de l'adolescent sur le plan du développement et des perspectives sociales. Dans un article de 2012 sur l'utilisation et les risques du cannabis sur le plan médical et récréatif, J. M. Bostwick, du Departement of Psychiatry and Psychology de la Clinique Mayo, met l'accent sur l'addiction, la psychose et les autres risques que la consommation du cannabis peut causer pour les adolescents[198]. Il remarqua que les effets sur le cerveau en développement sont plus marqués car l'organe est en pleine maturation. Des doses de cannabis incontrôlées peuvent interférer avec le rôle du système endocannabinoïde dans le développement du cerveau. De plus, les adolescents qui consomment du cannabis sont plus vulnérables au développement de la schizophrénie, quand ils portent une variation d'un gène spécifique[199]. Une importante consommation de cannabis peut aboutir à un déficit de la mémoire et de l'attention, à de l'anxiété et à des problèmes d'humeur. Pourtant, nombre de ces « symptômes » se fondent dans le comportement habituel de l'adolescence. En étudiant ou en scannant les cerveaux des adolescents consommateurs de cannabis, les chercheurs ont remarqué que la plupart de ces anomalies tendent à disparaître après trois mois d'abstinence. La consommation de cannabis durant l'adolescence peut aboutir à des déficits cognitifs qui auront probablement des conséquences négatives sur le travail scolaire, la qualité du sommeil et la prise de décision[200]. Quand ils consultent leur médecin, les adultes devraient systématiquement le prévenir d'une consommation de cannabis durant leur adolescence.

# LE CANNABIS ET LES ENFANTS

Toute utilisation du cannabis en tant que médicament pour les enfants et les nourrissons doit être approchée avec une attention particulière et sous la supervision d'un professionnel de santé, car les constituants de cette substance interagissent avec les récepteurs qui régulent le développement de l'activité physique ainsi que les nombreuses fonctions du corps – dont les récepteurs associés au développement du cerveau.

Chez les jeunes patients en pédiatrie, on utilise le plus souvent du cannabis médicinal pour traiter l'épilepsie et les troubles du spectre autistique qui ne répondent pas aux traitements conventionnels. Par ailleurs, de plus en plus de parents s'orientent vers des traitements alternatifs comme le cannabis, car il existe peu de nouveaux médicaments pour traiter les cancers infantiles. Ce genre de troubles affecte énormément les enfants et leur famille, de sorte que l'espoir que le cannabis puisse apporter un soulagement est grand.

## Conclusion préliminaire

Grâce à Internet, les gens partagent des vidéos d'enfants souffrant de graves maladies neurologiques qui ont été soignées avec succès par des médicaments au cannabis, et en particulier le CBD. En 2013, les chercheurs de l'université Stanford ont présenté un sondage préliminaire sur l'utilisation du cannabis riche en CBD chez les enfants épileptiques de Californie [201]. De plus en plus de chercheurs et de médecins examinent le potentiel de médicaments à base de cannabis en pédiatrie. Le Dr Elizabeth Anne Thiele, professeur de neurologie à la Harvard Medical School et directrice de Pediatric Epilepsy Service au Massachusetts General Hospital, a témoigné devant une audience du Massachusetts Department of Public Health sur le sujet de la marijuana médicinale : « En me fondant sur les archives existantes et sur les premières expériences de traitement sur les enfants atteints d'épilepsie, je pense que la marijuana médicinale – et en particulier l'ingrédient non psychoactif de la marijuana qui est le cannabidiol – peut apporter une aide médicale aux jeunes patients épileptiques et provoquer moins d'effets secondaires que les thérapies anti-épileptiques disponibles aujourd'hui. En ces termes, je pense que l'interdiction du cannabis médicinal à des fins médicales pour les enfants âgés de moins de dix-huit ans, qui n'ont pas de maladie limitant l'espérance de vie, est une folie et desservirait grandement la population pédiatrique épileptique du Massachusetts. [202] »

Alors que ces conclusions préliminaires sont encourageantes, elles n'apportent pas assez de preuves concernant l'utilisation du cannabis sur les enfants. Le Miami Children's Brain Institute a mis une page Web de questions-réponses destinée aux parents d'enfants épileptiques. L'institut affirme que toutes les personnes qui s'occupent d'enfants épileptiques espèrent que le cannabidiol soit opérant, mais il en est de même pour tous les traitements potentiels :

« Une amélioration significative statistique ne fournit pas de preuve. Il n'y a rien de mal à ce que les gens veuillent partager leurs succès avec les autres patients, en particulier les enfants atteints d'une épilepsie incurable, que nous sommes déterminés à aider. Malheureusement, l'expérience n'est pas assez significative pour affirmer que le CBD fonctionne.[203] »

Voici le cœur du problème : devrait-on utiliser des traitements au cannabis sur les enfants, alors qu'il n'y a pas de preuves ? C'est une question à laquelle les parents, les chercheurs et les médecins peuvent répondre ensemble.

Il est important de comprendre qu'en utilisant du cannabis sur des enfants très malades, la plante n'est pas toujours efficace pour soulager les symptômes. Suzanne Leigh, une journaliste qui écrit sur la santé et le bien-être, a demandé de la marijuana médicinale pour sa fille Natacha, âgée de onze ans. Suzanne espérait stimuler l'appétit de sa fille pendant la rechute du cancer de cerveau dont elle était atteinte, qui pouvait potentiellement lui coûter la vie. La marijuana médicinale ne permit pas de stimuler l'appétit de Natacha, alors que sa mère lui administrait toutes les combinaisons possibles de prise orale de la marijuana, possédant des ratios différents de THC et CBD. Comme elle l'écrit elle-même dans le *Huffington Post* : « La marijuana n'a pas sauvé la vie de ma fille, mais les traitements classiques non plus.[204] » En 2013, la FDA autorisa plusieurs universités américaines à utiliser du CBD sur les enfants atteints d'épilepsie incurable. Le CBD en question est fourni par les laboratoires GW Pharmaceuticals sous la forme d'extraits, appelés Epidiolex. Une petite étude de vingt-cinq patients est menée dans chaque université. Si les premiers résultats sont encourageants, on espère que l'étude sera reproduite dans d'autres programmes de recherche d'écoles médicales à travers les États-Unis. À la même époque, de nombreux parents dont les enfants sont atteints de ce type d'épilepsie ont déménagé au Colorado pour bénéficier des lois autorisant l'utilisation du cannabis médicinal. Un dispensaire de cannabis au Colorado cultive du cannabis riche en CBD et des huiles pour l'usage de ces familles.

**DOSAGE** – La question du dosage est cruciale pour les enfants, et cette pratique en est d'autant plus difficile. Plusieurs études ont déterminé la dose efficace de cannabis médicinal pour traiter les maladies de la population adulte, et également des enfants, dans une moindre mesure. La clé la plus importante est de déterminer la plus petite dose possible qui puisse fournir le soulagement des symptômes, tout en minimisant les potentiels effets secondaires.

# LE CANNABIS ET LA GROSSESSE

Les femmes qui fument du cannabis courent plus de risques de devenir stériles car elles risquent de développer une malformation ovulatoire[205]. Certaines femmes choisissent de continuer à fumer du cannabis durant leur grossesse pour apaiser la nausée du réveil et la dépression, alors que tout prouve que la consommation de cannabis provoque des effets négatifs sur le développement prénatal et néonatal de l'enfant[206]. Une étude suédoise sur les animaux révéla que le THC pur interfère avec le développement du cerveau fœtal.

Une étude fut menée sur six cents femmes britanniques qui fumaient du cannabis, pour examiner les répercussions sur leur grossesse.
Il s'avéra que la consommation de cannabis durant la grossesse n'était pas associée au risque accru de mortalité infantile. Pourtant, on a souvent observé que la consommation de cannabis durant la totalité de la grossesse aboutissait à un petit poids de naissance[207]. Deux grandes études ont été conduites sur la consommation importante du cannabis en situation prénatale : l'étude Ottawa Prenatal Prospective Study (OPPS)[208] et l'étude Maternal Health Practices and Child Development (MHPCD)[209].
En premier lieu, l'OPPS examina les effets de la consommation du cannabis et du tabac sur les progénitures de mères canadiennes blanches et de classe moyenne, tandis que la MHPCD étudiait les effets d'une exposition prénatale au cannabis parmi les progénitures d'un groupe de mères dont la moitié était afro-américaine et l'autre caucasienne. Aucune de ces études ne trouva une augmentation significative de fausses couches, de naissances prématurées ni de complications au terme de la grossesse et à la naissance, associées à la consommation de cannabis. Pour les enfants âgées de trois à quatre ans, l'exposition prénatale au cannabis eut des effets négatifs sur la mémoire et le langage pour chacun des deux groupes.
Le test du développement cognitif évalué par quotient intellectuel (QI) démontra que la consommation de cannabis durant le premier et/ou le second semestre de la grossesse avait un impact négatif sur la mémoire à court terme et sur le raisonnement verbal. En grandissant, les scores des enfants exposés au cannabis divergent selon l'OPPS ou le MHPCD. En arrivant à l'école, les enfants étudiés par l'OPPS n'ont pas de déficit de mémoire. Mais les enfants étudiés par la MHPCD parurent avoir des déficits de la mémoire à court terme, dus à la consommation excessive de marijuana par leur mère durant le deuxième trimestre de la grossesse. Le déficit scolaire des enfants étudiés par le MHPCD fut compensé par un accroissement de leur attention, comparé aux enfants non exposés. Pourtant, une tendance sembla se dessiner pour les deux études, à savoir que la consommation de cannabis durant la grossesse avait pour conséquence une fonction cognitive perturbée des enfants, comme le déficit de l'attention et les fonctions exécutives. Même si rien ne prouve que les mères qui ont fumé du cannabis – pour soulager la nausée matinale, la dépression ou l'anxiété – ont porté préjudice à leur progéniture, les récentes recherches sur les animaux incitent à faire preuve de prudence.

# LE CANNABIS ET LA MÉDECINE PRÉVENTIVE

En plus de soulager des symptômes, est-ce que le cannabis pourrait également prévenir des maladies ? Les premiers indices tendent à aller dans ce sens. Vincenzo Di Marzo, le célèbre scientifique italien, a déclaré que les cannabinoïdes nous aidaient à nous relaxer, à avoir de l'appétit, à nous reposer, à oublier et à nous protéger[210]. Une application judicieuse des phytocannabinoïdes pourrait renforcer ce processus. Il a été démontré que les médicaments qui sont antagonistes aux récepteurs cannabinoïdes peuvent engendrer de nombreux effets indésirables. Il serait donc possible que les médicaments ayant une bonne interaction avec ces récepteurs puissent améliorer la santé.

## Historique

Le fait que les humains ont choisi de consommer la plante de cannabis depuis dix mille ans suggère que l'équilibre des cannabinoïdes de la plante et de ses terpènes est généralement bénéfique. Les vertus toniques de la plante furent reconnues pour la première fois par la médecine traditionnelle chinoise. Le cannabis était inclus dans certains tonifiants vendus aux États-Unis au XIXe siècle, habituellement en association avec d'autres médicaments – dont certains sont aujourd'hui reconnus comme sains et d'autres toxiques. La chlorodyne, qui était un médicament très populaire, contenait un grand nombre de substances, en plus de l'extrait de cannabis, dont de la morphine, de la nitroglycérine et de l'alcaloïde de la plante, la hyoscyamine, que l'on trouve dans la datura stramoine.

L'étude au long terme que le Dr Donald Tashkin a effectuée sur les fumeurs de cannabis indique une petite réduction des cancers de la tête, du cou et des poumons des fumeurs de cannabis qui ne fument pas du tabac, ainsi que 3,7 pourcent de chances en moins de développer un cancer du poumon par rapport aux non-fumeurs[211]. Une étude menée en 2003 a montré que les consommateurs de cannabis avaient de plus faibles niveaux d'insuline et un moindre tour de taille[212]. Les études sur les cellules et celles sur les animaux ont montré que les cannabinoïdes comme le CBD peuvent stopper ou même prévenir l'occurrence de certaines tumeurs[213]. La déficience clinique endocannabinoïde d'Ethan B. Russo peut être traitée avec de petites doses de phytocannabinoïdes prophylactiques[214]. Les cannabinoïdes sont aussi des substances multi-cibles qui peuvent être intéressantes pour prévenir des maladies complexes comme la maladie d'Alzheimer[215]. Clint Werner, dans son livre *Marijuana : Gateway to Health*, suggère que la Ligue nationale de football américain puisse un jour considérer l'utilisation des cannabinoïdes comme le CBD pour protéger leurs joueurs des blessures au cerveau provoquées par les violentes collisions [216].

**EFFICACITÉ** – On comprend de mieux en mieux les effets protecteurs des phytocannabinoïdes comme le CBD. Celui-ci se révèle être particulièrement neuro-protecteur et cardio-protecteur.
Ses capacités protectrices pourraient amener à une utilisation pour les patients qui sont sujets à des attaques cardiaques, pour la maladie d'Alzheimer, pour les maladies cardiaques.
Les cannabinoïdes peuvent aussi empêcher des petites tumeurs de s'approvisionner en sang nécessaire à leur croissance et à leur prolifération ultérieure [217].

**APPROCHES** – D'après les archives, l'utilisation de petites doses de médicaments au cannabis pour renforcer l'homéostasie et la tonicité générale est un argument défendable à travers une variété de systèmes régulés par le système endocannabinoïde. Il est nécessaire de toujours veiller à éviter les effets causés par l'utilisation d'un seul cannabinoïde plutôt qu'une combinaison dont chacun réduit les effets néfastes de l'autre [218]. Le dosage est important, d'autant que les études montrent qu'il existe un palier de dosage efficace au THC qui se situe au seuil de la psychoactivité [219]. Ironie du sort, le cannabis produit par le gouvernement américain, lequel est critiqué pour sa contenance en THC trop faible, est peut-être plus bénéfique pour son dosage de précision qu'on le pensait.
Une étude effectuée sur des consommateurs réguliers et importants de cannabis (avec une moyenne de six joints par jour) a montré que de faibles dérangements métaboliques surviennent dans la population jeune (dans une moyenne d'âge de vingt-cinq ans). Ces consommateurs avaient plus de graisse intra-abdominale que de graisse subcutanée, ce qui est un indicateur d'inversion métabolique de la répartition de la graisse [220].
Pour éviter ce genre d'inversion métabolique qui vient souvent d'une régulation à la baisse des récepteurs cannabinoïdes, le contrôle du dosage est important pour éviter le développement de la tolérance au cannabis. Le taux de suicide chez les jeunes hommes qui habitent dans les États américains où le cannabis est légalisé a grandement baissé. Peut-être n'est-ce pas un hasard [221] ?

**DOSAGE** – Le chercheur Yannick Marchalant a déclaré un jour : « Il suffit d'une taffe. [222] »
Les doses inférieures à 2,5 milligrammes de THC qui possèdent une quantité équivalente d'un autre cannabinoïde non psychoactif, comme le CBD, semblent prometteuses. Dans les dispensaires de Californie, on a observé que des faibles doses prophylactiques de cannabis administré par voie orale ou par vaporisation semblaient plus efficaces pour réduire la fréquence des attaques de migraine chez les patients sensibles.

**CHÉMOTYPES CONSEILLÉS** – Pour la prévention et la prophylaxie, on conseille de choisir des variétés de cannabis qui possèdent des cannabinoïdes différents du THC, comme le CBD ou le CBG.
De plus, ces variétés multi-cannabinoïdes produisent une large gamme de terpènes qui permettent de réduire l'incidence des effets néfastes.

**VARIÉTÉS POPULAIRES** – La Pincher Creek, la Cannatonic, la Harlequin.

# LE CANNABIS ET LA SANTÉ DES FEMMES

Selon de nombreux témoignages, le cannabis serait efficace pour soulager de nombreux problèmes de santé féminins, comme la dysménorrhée, les saignements menstruels excessifs et le syndrome prémenstruel[223]. Hélas, il existe trop peu de recherches formelles faites sur les utilisations potentielles des médicaments au cannabis pour soulager les symptômes des pathologies subies par les femmes. Fort heureusement, c'est en passe de changer, car notre compréhension des différences sexuelles dans le système endocannabinoïde est en train d'évoluer.

## Description

En 2011, les femmes formaient 27 pourcent de la population à consommer de la marijuana médicinale dans les dispensaires de Californie[224].

**EFFICACITÉ** – La recherche est actuellement en train d'examiner le rôle du CBD dans le traitement de certaines lignées de cancer du sein [225]. Les patients des dispensaires rapportent souvent que les femmes consomment régulièrement du cannabis pour soulager les symptômes de la ménopause et aider à réguler l'équilibre hormonal[226].

**MÉCANISME PROPOSÉ** – On trouve des récepteurs du système endocannabinoïde et des endocannabinoïdes dans divers tissus de l'utérus et du système reproductif féminin[227]. On pense que les endocannabinoïdes, en particulier les anandamides, jouent un rôle significatif dans la régulation de la fertilité et le début de la grossesse[228]. On sait que les endocannabinoïdes régulent certains aspects de l'endométriose[229]. John McPartland a également fait le postulat selon lequel la dysménorrhée peut être un trouble inflammatoire[230].

**DOSAGE** – Pour soulager les nausées du matin, consultez votre médecin, car il est souvent nécessaire de prendre des grosses doses de cannabinoïdes pour les soulager.

## Méthodes d'ingestion

**ORALE** – Les faibles doses de cannabis en médicaments sont de plus en plus populaires auprès des patients car elles sont simples à consommer et procurent des effets plus longs.

**INHALATION ET VAPORISATION** – La vaporisation et l'inhalation sont, de loin, les méthodes d'administration préférées des patients. On recommande ici la vaporisation car elle réduit l'exposition aux combustions de toxines.

**CHÉMOTYPES CONSEILLÉS** – Les patients trouvent souvent les indicas particulièrement efficaces contre la dysménorrhée.

**VARIÉTÉS POPULAIRES** – Les femmes disent souvent que les variétés hybrides à feuilles étroites comme la Blueberry et la Blue Dream sont efficaces contre la douleur et les crampes. En ce qui concerne le syndrome prémenstruel, les variétés qui élèvent l'humeur comme la Jack Herer et la Trainwreck sont très populaires.

# LA DÉPENDANCE AU CANNABIS ET LE SEVRAGE

Dans les années 1930, le cannabis était dépeint comme une drogue capable de produire des délires psychotiques chez les consommateurs. Ces descriptions étaient bien sûr exagérées, car la véritable dépendance au cannabis est rare et ne survient que chez les très gros consommateurs. Les symptômes de sevrage apparaissent comme faibles, comparés à ceux d'autres drogues comme les opiacés et la cocaïne, mais existent bel et bien, comme le confirme une expérimentation qui consiste à forcer ces symptômes en administrant des antagonistes au cannabinoïde aux consommateurs dépendants[231].

La dépendance au cannabis est plus qu'une interaction entre les récepteurs cannabinoïdes. Le récepteur mu-opioïde, directement responsable des mécanismes de récompense du cerveau sous-jacents à l'addiction d'héroïne, est aussi impliqué. Lorsqu'un cannabinoïde comme le THC interagit avec le récepteur cannabinoïde CB1, il induit une libération des peptides opioïdes, qui activent les récepteurs mu-opioïdes. Et cette même activation du récepteur mu-opioïde emprunte les mêmes voies qui créent le sentiment de récompense chez l'alcoolisme et la dépendance à la nicotine. L'addiction à la drogue serait principalement causée par un récepteur du cerveau [232].
De plus, des études récentes indiquent que la composition génétique, l'âge et les différences de sexe influencent la manière dont le cannabis affecte les structures du cerveau dans la dépendance chez les consommateurs réguliers. Par exemple, les jeunes hommes adolescents dépendants au cannabis peuvent subir des changements dans la morphologie de l'amygdale, qui est une structure essentielle du cerveau pour la mémoire et les réponses émotionnelles. Ces changements de l'amygdale n'apparaissent pas chez les jeunes femmes adolescentes[233].
Même si la plupart de ces critères servent surtout à faire peur et à servir l'interdiction du cannabis, certains d'entre eux permettent de mettre en relief la dépendance au cannabis :

- Une consommation excessive et régulière de cannabis chaque jour.
- La tolérance, qui nécessite d'administrer de fortes doses pour obtenir l'effet désiré.
- La compulsion à consommer du cannabis quand il est disponible ou offert.
- La ritualisation excessive, et le temps passé à en acheter, à en posséder et à le consommer.
- Apparition de symptômes de sevrage après un court arrêt de la consommation du cannabis.

## La dépendance est-elle fréquente ?

Les statistiques fondées sur le nombre d'individus qui cherchent à se faire traiter montrent une augmentation de la dépendance au cannabis. Mais la plupart des personnes qui se font prendre en possession de petites quantités de cannabis sont envoyées en cure de désintoxication, c'est pourquoi ces chiffres ne reflètent pas la réelle dépendance au cannabis. En 2007, la Substance Abuse and Mental Health Services Administration enregistra deux cent quatre-vingt-huit mille inscriptions pour soigner la dépendance au cannabis [234]. Cinquante-sept pourcent de ces individus furent assignés sur ordre de la cour ; 28 pourcent sur ordre des familles, des écoles, des employés, ou de professionnels de santé ; et 14,8 pourcent y allèrent de leur propre initiative. Le nombre de personnes désirant suivre une cure pour soigner leur dépendance avec d'autres drogues est saisissant : 29 pourcent pour l'alcool, 36 pourcent pour la cocaïne, ou 58 pourcent pour l'héroïne. Les gens en traitement pour consommation de cannabis sont aussi considérablement jeunes, et 40 pourcent d'entre eux ont moins de dix-neuf ans, comparé à 11 pourcent pour le traitement contre l'alcoolisme. Mais la donnée la plus parlante est celle-ci : 37,7 pourcent des individus qui entrent en traitement pour soigner leur dépendance au cannabis n'ont pas consommé de cannabis depuis un mois, et 53 pourcent n'en ont consommé que deux ou trois fois au cours de cette période – ce qui veut dire que les personnes qui entrent en désintoxication ne remplissent pas les critères relatifs au trouble de la consommation de cannabis. Alors quels sont les réels risques de devenir dépendant au cannabis ? On dit souvent que 9 pourcent de consommateurs de cannabis deviennent dépendants, mais c'est évidemment loin d'être vrai, le pourcentage réel est considérablement plus faible. Il serait intéressant de connaître ces chiffres sans qu'ils passent par le prisme des organisations anti-dépendance, pour valider, de manière indépendante, la croyance générale selon laquelle la consommation de cannabis est aussi addictive que la consommation d'alcool, d'opiacés ou de nicotine. On pense souvent que les patients qui consomment du cannabis sur ordonnance d'un médecin courent moins de risques.

Les études semblent montrer que la dépendance au cannabis est liée à une consommation prolongée de marijuana à hautes doses.
Le contrôle du dosage peut réduire les risques de dépendance. L'utilisation d'extraits de cannabis très concentrés sans contrôle d'un médecin peut augmenter les risques d'accoutumance, car la tolérance développée avec la consommation de grosses doses amène les consommateurs à prendre de plus grosses doses pour atteindre les mêmes effets.

## Le sevrage au cannabis

Les symptômes de sevrage au cannabis sont l'insomnie, l'irritabilité, la diminution de l'appétit, l'anxiété, la dépression légère, la mauvaise humeur, le mal de ventre et la nausée.
Ces symptômes peuvent engendrer des déficiences fonctionnelles qui interfèrent avec la vie quotidienne. Les chercheurs de l'université de New South Wales, en Australie, recommandent de cibler les symptômes qui contribuent le plus aux déficiences fonctionnelles. Leur méthode de traitement implique, par exemple, des techniques de gestion du stress, et l'utilisation de médicaments pour retrouver l'appétit et soulager l'insomnie. Ces symptômes durent rarement plus de quatorze jours [235].

## Arrêter le cannabis avec succès

Pour réussir à stopper totalement le cannabis quand on est dépendant, il est important d'établir une stratégie par rapport à l'exposition aux autres consommateurs de cannabis. Il est également nécessaire d'établir des techniques pour que le consommateur puisse gérer la peur, la rage, la honte et d'autres sentiments forts qu'il risque de rencontrer durant son sevrage. Les techniques de motivation ne semblent pas obtenir de bons résultats chez les jeunes adultes dépendants [236].

# APPENDICE

## NOTES

### 1re Partie : Le cannabis médicinal

[1] Dave Olson, "Hemp Culture in Japan," *Journal of the International Hemp Association* 4, n°. 2 (June 1997) : 40–50.

[2] Hui-Lin Li, "An Archaeological and Historical Account of Cannabis in China," *Economic Botany* 28, n°. 4 (December 1974) : 446.

[3] Martin Booth, *Cannabis : A History* (New York : Picador, 2005).

[4] Sula Benet, "Early Diffusion and Folk Uses of Hemp in Cannabis and Culture," in *Cannabis and Culture*, ed. Vera D. Rubin (The Hague : Mouton, 1975) : 39–49.

[5] Ernest L. Abel, *Marihuana : The First Twelve Thousand Years* (New York : Plenum Press, 1980).

[6] I. M. Turner, "The Contribution of Sir William Brooke O'Shaughnessy (1809–1889) to Plant Taxonomy," *Phytotaxa* 15 (January 28, 2011) : 57–63.

[7] Mel Gorman, "Sir William Brooke O'Shaughnessy : Pioneer Chemist in a Colonial Environment," *Journal of Chemical Education* 46, n°. 2 (1969) : 99.

[8] *Report of the Indian Hemp Drugs Commission, 1893–94*, 7 vols. (Simla, India : Government Central Printing House, 1894).

[9] William Brooke O'Shaughnessy, "On the preparations of the Indian hemp, or gunjah (*Cannabis indica*); Their effects on the animal system in health, and their utility in the treatment of tetanus and other convulsive diseases," *Transactions of the Medical and Physical Society of Bengal* (1838) : 71–102, 421, 461.

[10] J. Russell Reynolds, "On the therapeutical uses and toxic effects of cannabis indica," *Lancet* 135, n°. 3473 (1890) : 637–38.

[11] Oakley Ray and Charles Ksir, *Drugs, Society, and Human Behavior*, 10th ed. (New York : McGraw-Hill, 2004), 456.

[12] *U.S. Congress, Senate Committee on Finance, Taxation of Marihuana, Hearing on H.R. 6906, 75th Cong., 1st sess., July 12, 1937* (Washington : Government Printing Office, 1937), 33.

[13] David Potter, "Growth and Morphology of Medicinal Cannabis," in *The Medicinal Uses of Cannabis and Cannabinoids*, ed. Geoffrey W. Guy, Brian A. Whittle, and Philip J. Robson (London : Pharmaceutical Press, 2004) : 17–54.

[14] J. C. Callaway, "Hempseed as a Nutritional Resource : An Overview," *Euphytica* 140, n°. 1 (2004) : 65–72.

[15] Charles Ainsworth, "Boys and Girls Come out to Play : The Molecular Biology of Dioecious Plants," *Annals of Botany* 86, n°. 2 (2000) : 211–21.

[16] Koichi Sakamoto, Tomoko Abe, Tomoki Matsuyama, Shigeo Yoshida, Nobuko Ohmido, Kiichi Fukui, and Shinobu Satoh, "RAPD Markers Encoding Retrotransposable Elements Are Linked to the Male Sex in *Cannabis sativa L.*," *Genome* 48, n°. 5 (2005) : 931–36.

[17] Robert C. Clarke and David P. Watson, "Cannabis and Natural Cannabis Medicines," *Marijuana and the Cannabinoids* (2007) : 1–15.

[18] H. C. Kerr, *Report of the Cultivation of, and Trade in, Ganja in Bengal*, British Parliamentary Papers (1893–94) : 66, 94–154.

[19] Mountain Girl, *The Primo Plant : Growing Sinsemilla Marijuana* (Berkeley : Leaves of Grass/Wingbow Press, 1977).

[20] Jim Richardson and Arik Woods, *Sinsemilla : Marijuana Flowers* (Berkeley : And/Or Press, 1976).

[21] Y. Liu and X. Tang, "Green Seedling of Hemp Acquired by Tissue Culture," *China's Fibre Crops* 2 (1984) : 19–29. Cited in Clarke and Watson, "Cannabis and Natural Cannabis Medicines," 2007.

[22] Hemant Lata, Suman Chandra, Ikhlas A. Khan, and Mahmoud A. ElSohly, "Propagation through Alginate Encapsulation of Axillary Buds of *Cannabis sativa L.* — An Important Medicinal Plant," *Physiology and Molecular Biology of Plants* 15, n°. 11 (2009) : 79–86.

[23] Arno Hazecamp, Mark A. Ware, Kirsten R. Muller-Vahl, Donald Abrams, and Franjo Grotenhermen, "The Medicinal Use of Cannabis and Cannabionoids — An International Cross-Sectional Survey on Administration Forms," *Journal of Psychoactive Drugs* 45, n°. 3 (2013) : 199–210, doi : 10,1080/02791072.2013.805976.

[24] Franjo Grotenhermen, "Pharmacokinetics and Pharmacodynamics of Cannabinoids," *Clinical*

*Pharmacokinetics* 42, n°. 4 (2003) : 327–60.
[25] Erin L. Karschner, "Plasma Cannabinoid Pharmacokinetics following Controlled Oral Delta-9-Tetrahydrocannabinol and Oromucosal Cannabis Extract Administration," *Clinical Chemistry* 57, n°. 1 (2011) : 66–75.
[26] Franjo Grotenhermen, "Pharmacokinetics and Pharmacodynamics of Cannabinoids," *Clinical Pharmacokinetics* 42, n°. 4 (2003) : 327–60.
[27] J. Hirvonen, R. S. Goodwin, C. T. Li, G. E. Terry, S. S. Zoghbi, C. Morse, V. W. Pike, N. D. Volkow, M. A. Huestis, and R. B. Innis, "Reversible and Regionally Selective Downregulation of Brain Cannabinoid CB1 Receptors in Chronic Daily Cannabis Smokers," *Molecular Psychiatry* 17, n°. 6 (2011) : 642–49.
[28] Douglas A. Simonetto, Amy S. Oxentenko, Margot L. Herman, and Jason H. Szostek, "Cannabinoid Hyperemesis : A Case Series of 98 Patients," *Mayo Clinic Proceedings* 87, n°. 2 (2012).
[29] Valérie Wolff, J. P. Armspach, V. Lauer, O. Rouyer, M. Bataillard, C. Marescaux, B. Geny, "Cannabis-Related Stroke : Myth or Reality?," *Stroke* 44, n°. 2 (2013) : 558–63; Murray A. Mittleman, Rebecca A. Lewis, Malcolm Maclure, Jane B. Sherwood, and James E. Muller, "Triggering Myocardial Infarction by Marijuana," *Circulation* 103, n°. 23 (2001) : 2805–9; and Dimitri Renard, Guillaume Taieb, Guillaume Gras-Combe, and Pierre Labauge, "Cannabis-Related Myocardial Infarction and Cardioembolic Stroke," *Journal of Stroke and Cerebrovascular Diseases* 21, n°. 1 (2012) : 82–83.
[30] Kenneth J. Mukamal, Malcolm Maclure, James E. Muller, and Murray A. Mittleman, "An Exploratory Prospective Study of Marijuana Use and Mortality following Acute Myocardial Infarction," *American Heart Journal* 155, n°. 3 (2008) : 465–70.
[31] Mahmoud A. ElSohly and Desmond Slade, "Chemical Constituents of Marijuana : The Complex Mixture of Natural Cannabinoids," *Life Sciences* 78, n°. 5 (2005) : 539–48.
[32] Ethan B. Russo, "Taming THC : Potential Cannabis Synergy and Phytocannabinoid-Terpenoid Entourage Effects," *British Journal of Pharmacology* 163, n°. 7 (2011) : 1344–64.
[33] A. J. Hampson, M. Grimaldi, J. Axelrod, and D. Wink, "Cannabidiol and Delta-9-Tetrahydrocannabinol Are Neuroprotective Antioxidants," *Proceedings of the National Academy of Sciences of the United States* 95, n°. 14 (1998) : 8268–73.
[34] Pál Pacher, Sándor Bátkai, and George Kunos, "The Endocannabinoid System as an Emerging Target of Pharmacotherapy," *Pharmacological Reviews* 58, n°. 3 (2006) : 389–462.
[35] Martin Eichler, L. Spinedi, S. Unfer-Grauwiler, M. Bodmer, C. Surber, M. Luedi, and J. Drewe, "Heat Exposure of Cannabis Sativa Extracts Affects the Pharmacokinetic and Metabolic Profile in Healthy Male Subjects," *Planta Medica* 78, n°. 7 (2012) : 686.
[36] Ethan B. Russo and Geoffrey W. Guy, "A Tale of Two Cannabinoids : The Therapeutic Rationale for Combining Tetrahydrocannabinol and Cannabidiol," *Medical Hypotheses* 66, n°. 2 (2006) : 234–46.
[37] Nicholas A. Jones, Andrew J. Hill, Imogen Smith, Sarah A. Bevan, Claire M. Williams, Benjamin J. Whalley, and Gary J. Stephens, "Cannabidiol Displays Antiepileptiform and Antiseizure Properties In Vitro and In Vivo," *Journal of Pharmacology and Experimental Therapeutics* 332, n°. 2 (2010) : 569–77.
[38] Ethan B. Russo, "Taming THC : Potential Cannabis Synergy and Phytocannabinoid-Terpenoid Entourage Effects," *British Journal of Pharmacology* 163, n°. 7 (2011) : 1344–64.
[39] Francesca Borrelli, I. Fasolino, B. Romano, R. Capasso, F. Maiello, D. Coppola, P. Orlando, G. Battista, E. Pagano, V. Di Marzo, and A. A. Izzo, "Beneficial Effect of the Non-Psychotropic Plant Cannabinoid Cannabigerol on Experimental Inflammatory Bowel Disease," *Biochemical Pharmacology* 85, n°. 9 (May 2013) : 1306–16, doi : 10.1016/j.bcp.2013.01.017.
[40] M. G. Cascio, L. A. Gauson, L. A. Stevenson, R. A. Ross, and R. G. Pertwee, "Evidence That the Plant Cannabinoid Cannabigerol Is a Highly Potent a2-Adrenoceptor Agonist and Moderately Potent 5HT1A Receptor Antagonist," *British Journal of Pharmacology* 159, n°. 1 (2010) : 129–41.
[41] Giovanni Appendinoa et al., "*NPC Natural Product Communications* 2008," NPC Natural Product Communications : 1977.
[42] Sami Sarfaraz, V. M. Adhami, D. N. Syed, F. Afaq, and H. Mukhtar, "Cannabinoids for Cancer Treatment : Progress and Promise," *Cancer Research* 68, n°. 2 (2008) : 339–42.
[43] David Potter, "The Propagation, Characterisation and Optimisation of Cannabis sativa L. as a Phytopharmaceutical" (diss., King's College London, 2009).
[44] B. K. Colasanti, R. E. Brown, and C. R. Craig, "Ocular Hypotension, Ocular Toxicity, and Neurotoxicity in Response to Marijuana Extract and Cannabidiol," *General Pharmacology* 15, n°. 6 (1984) : 479.

[45] H. N. ElSohly, C. E. Turner, A. M. Clark, and Mahmoud A. ElSohly, "Synthesis and Antimicrobial Activity of Certain Cannabichromene and Cannabigerol Related Compounds," *Journal of Pharmaceutical Sciences* 71 (1982) : 1319–23.
[46] R. Deyo and R. Musty, "A Cannabichromene (CBC) Extract Alters Behavioral Despair on the Mouse Tail Suspension Test of Depression," *Proceedings 2003 Symposium on the Cannabinoids* (Cornwall, ON : International Cannabinoid Research Society, 2003).
[47] N. Qin, M. P. Neeper, Y. Liu, T. L. Hutchinson, M. L. Lubin, C. M. Flores, "TRPV2 Is Activated by Cannabidiol and Mediates CGRP Release in Cultured Rat Dorsal Root Ganglion Neurons," *Journal of Neuroscience* 28 (2008) : 6231–38.
[48] E. W. Gill, W. D. M. Paton, and R. G. Pertwee, "Preliminary Experiments on the Chemistry and Pharmacology of Cannabis," *Nature* 228 (1970) : 134–36; L. E. Hollister, "Structure Activity Relationship in Man of Cannabis Constituents and Homologues of Delta-9-Tetrahydrocannabinol," *Pharmacology* 11 (1974) : 3–11.
[49] R. G. Pertwee, "The Diverse CB1 and CB2 Receptor Pharmacology of Three Plant Cannabinoids : Delta-9-Tetrahydrocannabinol, Cannabidiol and Delta-9-Tetrahydrocannabivarin," *British Journal of Pharmacology* 153, n°. 2 (2008) : 199–215.
[50] G. Riedel, P. Fadda, S. McKillop-Smith, R. G. Pertwee, B. Platt, and L. Robinson, "Synthetic and Plant-Derived Cannabinoid Receptor Antagonists Show Hypophagic Properties in Fasted and Non-Fasted Mice," *British Journal of Pharmacology* 156, n°. 7 (2009) : 1154–66.
[51] Nicholas A. Jones, Andrew J. Hill, Imogen Smith, Sarah A. Bevan, Claire M. Williams, Benjamin J. Whalley, and Gary J. Stephens, "Cannabidiol Displays Antiepileptiform and Antiseizure Properties In Vitro and In Vivo," *Journal of Pharmacology and Experimental Therapeutics* 332, n°. 2 (2010) : 569–77.
[52] Rudolf Brenneisen, "Chemistry and Analysis of Phytocannabinoids and Other Cannabis Constituents," *Marijuana* (2007) : 17.
[53] John M. McPartland and Ethan B. Russo, "Cannabis and Cannabis Extracts : Greater than the Sum of Their Parts?," *Journal of Cannabis Therapeutics* 3, n°. 4 (2001) : 103–32.
[54] Ethan B. Russo, "Taming THC : Potential Cannabis Synergy and Phytocannabinoid-Terpenoid Entourage Effects," *British Journal of Pharmacology* 163, n°. 7 (2011) : 1344–64.
[55] Xuetong Fan and Robert A. Gates, "Degradation of Monoterpenes in Orange Juice by Gamma Radiation," *Journal of Agricultural and Food Chemistry* 49, n°. 5 (2001) : 2422–26.
[56] M. Miyazawa and C. Yamafuji, "Inhibition of Acetylcholinesterase Activity by Bicyclic Monoterpenoids," *Journal of Agricultural and Food Chemistry* 53, n°. 5 (2005) : 1765–68, doi : 10.1021 /jf040019b.
[57] T. Komori, R. Fujiwara, M. Tanida, J. Nomura, and M. M. Yokoyama, "Effects of Citrus Fragrance on Immune Function and Depressive States," *Neuroimmunomodulation* 2, n°. 3 (1995) : 174–80.
[58] T. G. do Vale, E. C. Furtado, J. G. Santos Jr., and G. S. Viana, "Central Effects of Citral, Myrcene and Limonene, Constituents of Essential Oil Chemotypes from Lippia Alba (Mill.) n.e. Brown," *Phytomedicine* 9, n°. 8 (2002) : 709–14.
[59] Rudolf Brenneisen, "Chemistry and Analysis of Phytocannabinoids and Other Cannabis Constituents," *Marijuana* (2007) : 17.
[60] G. W. Guy and C. G. Stott, "The Development of Sativex — A Natural Cannabis-Based Medicine," in *Cannabinoids as Therapeutics*, ed. R. Mechoulam (Basel : Birkhäuser Verlag, 2005), 231–63.
[61] Ethan B. Russo, "Taming THC : Potential Cannabis Synergy and Phytocannabinoid-Terpenoid Entourage Effects," *British Journal of Pharmacology* 163, n°. 7 (2011) : 1344–64.
[62] Karl William Hillig, "A Systematic Investigation of Cannabis" (PhD diss., Indiana University, 2005).
[63] S. Casano, G. Grassi, V. Martini, and M. Michelozzi, "Variations in Terpene Profiles of Different Strains of *Cannabis sativa L.*," *XXVIII International Horticultural Congress on Science and Horticulture for People (IHC2010) : A New Look at Medicinal and Aromatic Plants Seminar*, 2010.

## 2e Partie : Utilisation du cannabis médicinal

[1] Robert Connell Clarke, *Hashish!* (Los Angeles : Red Eye Press, 1998).
[2] Ibid., 64
[3] Geoffrey W. Guy, "New Developments in Cannabinoid Research : Making a Modern Medicine from the Cannabis Plant" (lecture, University of California, Los Angeles/Semel Institute, May 8, 2007).
[4] Aurelia Tubaro, A. Giangaspero, S. Sosa, R. Negri, G. Grassi, S. Casano, R. Della Loggia, and G. Appendino, "Comparative Topical Anti-Inflammatory Activity of Cannabinoids and Cannabivarins," *Fitoterapia* 81, n°. 7 (2010) : 816–19.
[5] Donald Abrams, "Cannabis in Medicine : A Primer for Health Care Professionals" (lecture, University of California, San Francisco, October 24, 2012).
[6] Ethan B. Russo, "Taming THC : Potential Cannabis Synergy and Phytocannabinoid-Terpenoid Entourage

Effects," *British Journal of Pharmacology* 163, n°. 7 (2011) : 1344–64.

[7] A. Ohlsson, J. E. Lindgren, A. Wahlen, S. Agurell, L. E. Hollister, and H. K. Gillespie, "Plasma Delta-9 Levels of Tetrahydrocannabinol after Intravenous, Oral, and Smoke Administration," *Problems of Drug Dependence* (1981) : 250.

[8] G. K. Sharma, "Ethnobotany and Its Significance for Cannabis Studies in the Himalayas," *Journal of Psychoactive Drugs* 9, n°. 4 (1977) : 337–39.

[9] Dolores Hernán Pérez de la Ossa, M. Lorente, M. E. Gil-Alegre, S. Torres, E. García-Taboada, R. Mdel Aberturas, J. Molpeceres, G. Velasco, and A. I. Torres-Suárez, "Local Delivery of Cannabinoid -Loaded Microparticles Inhibits Tumor Growth in a Murine Xenograft Model of Glioblastoma Multiforme," *PLoS ONE* 8, n°. 1 (2013) : e54795, doi :10.1371/journal.pone.0054795.

[10] Linda B. Hollinshead, "Medical Marijuana and the Workplace," *Employment Relations Today* 40, n°. 1 (2013) : 71–79.

[11] R. Sewell, R. Andrew, James Poling, and Mehmet Sofuoglu, "The Effect of Cannabis Compared with Alcohol on Driving," The *American Journal on Addictions* 18, n°. 3 (2009) : 185–93.

## 4e Partie : Les utilisations médicales du cannabis

[1] V. A. Campbell and A. Gowran, "Alzheimer's Disease; Taking the Edge Off with Cannabinoids?," *British Journal of Pharmacology* 152, n°. 5 (November 2007) : 655–62, doi :10.1038/sj .bjp.0707446.

[2] J. Russell Reynolds, "On the therapeutical uses and toxic effects of cannabis indica," *Lancet* 135, n°. 3473 (1890) : 637–38.

[3] José Alexandre Crippa, Antonio Waldo Zuardi, and Jaime E. C. Hallak, "Therapeutical Use of the Cannabinoids in Psychiatry," *Revista Brasileira de Psiquiatria* 32 (2010) : 556–66.

[4] José Alexandre Crippa, Antonio Waldo Zuardi, Rocio Martín-Santos, Sagnik Bhattacharyya, Zerrin Atakan, Philip McGuire, Paolo Fusar-Poli, "Cannabis and Anxiety : A Critical Review of the Evidence" *Human Psychopharmacology : Clinical and Experimental* 24, n°. 7 (2009) : 515–23.

[5] Julia D. Buckner, Russell A. Matthews, and Jose Silgado, "Marijuana-Related Problems and Social Anxiety : The Role of Marijuana Behaviors in Social Situations," *Psychology of Addictive Behaviors* 26, n°. 1 (2012) : 151.

[6] G. A. Grierson, "The Hemp Plant in Sanskrit and Hindi Literature," *Indian Antiquary* (September 1894) : 260–62.

[7] F. Markus Leweke and Dagmar Koethe, "Cannabis and Psychiatric Disorders : It Is Not Only Addiction," *Addiction Biology* 13, n°. 2 (2008) : 264–75, doi :10.1111/j.1369-1600.2008.00106.x.

[8] Vivian Crawford, "A Homelie Herbe : Medicinal Cannabis in Early England," *Journal of Cannabis Therapeutics* 2 (2002) : 71–79.

[9] Robert B. Zurier, "Prospects for Cannabinoids as Anti-Inflammatory Agents," *Journal of Cellular Biochemistry* 88, n°. 3 (2003) : 462–66.

[10] Fred J. Evans, "Cannabinoids : The Separation of Central from Peripheral Effects on a Structural Basis," *Planta Medica* 57, n°. S1 (1991) : S60–S67.

[11] Louis Vachon, M. X. Fitzgerald, N. H. Sulliday, I. A. Gould, and E. A. Gaensnier, "Single-Dose Effect of Marihuana Smoke : Bronchial Dynamics and Respiratory-Center Sensitivity in Normal Subjects," *New England Journal of Medicine* 288, n°. 19 (1973) : 985–89.

[12] Mark Jackson, "'Divine Stramonium' : The Rise and Fall of Smoking for Asthma," *Medical History* 54, n°. 2 (2010) : 171.

[13] James Mills, *Cannabis Britannica : Empire, Trade, and Prohibition 1800–1928* (Oxford : Oxford University Press, 2003).

[14] A. Calignano, I. Kátona, F. Désarnaud, A. Giuffrida, G. La Rana, K. Mackie, T. F. Freund, D. Piomelli, "Bidirectional Control of Airway Responsiveness by Endogenous Cannabinoids," *Nature* 408, n°. 6808 (2000) : 96–101.

[15] Donald P. Tashkin., G. C. Baldwin, T. Sarafian, S. Dubnett, and M. D. Roth, "Respiratory and Immunologic Consequences of Marijuana Smoking," *Journal of Clinical Pharmacology* 42, n°. 11 supplement (2002) : 71S–81S.

[16] Jeanette M. Tetrault, K. Crothers, B. A. Moore, R. Mehra, J. Concato, and D. A. Fiellin, "Effects of Marijuana Smoking on Pulmonary Function and Respiratory Complications : A Systematic Review," *Archives of Internal Medicine* 167, n°. 3 (2007) : 221.

[17] Mark J. Pletcher, Eric Vittinghoff, Ravi Kalhan, Joshua Richman, Monika Safford, Stephen Sidney, Feng Lin, and Stefan Kertesz, "Association between Marijuana Exposure and Pulmonary Function over 20 Years," *Journal of the American Medical Association* 307, n°. 2 (2012) : 173–81.

[18] Donald P. Tashkin, B. J. Shapiro, Y. E. Lee, and C. E. Harper, "Effects of Smoked Marijuana in Experimentally Induced Asthma," *American Review of Respiratory Disease* 112, n°. 3 (1975) : 377–86.

[19] S. J. Williams, J. P. Hartley, and J. D. Graham,

"Bronchodilator Effect of Delta1-Tetrahydrocannabinol Administered by Aerosol of Asthmatic Patients," *Thorax* 31, n°. 6 (1976) : 720–23; and J. P. Hartley, S. G. Nogrady, and A. Seaton, "Bronchodilator Effect of Delta1-Tetrahydrocannabinol," *British Journal of Clinical Pharmacology* 5, n°. 6 (1978) : 523–25.
[20] Peter Strohbeck-Kuehner, Gisela Skopp, and Rainer Mattern, "Cannabis Improves Symptoms of ADHD," *Cannabinoids* 3(2008) : 1–3.
[21] Gisela Uhlig, "Correspondence (Letter to the Editor) : ADHD and Consumption of THC," *Deutsches Arzteblatt International* 105, n°. 44 (2008) : 765.
[22] Maura Castelli, M. Federici, S. Rossi, V. De Chiara, F. Napolitano, V. Studer, C. Motta, L. Sacchetti, R. Romano, A. Musella, G. Bernardi, A. Siracusano, H. H. Gu, N. B. Mercuri, A. Usiello, and D. Centonze, "Loss of Striatal Cannabinoid CB1 Receptor Function in Attention-Deficit/Hyperactivity Disorder Mice with Point-Mutation of the Dopamine Transporter," *European Journal of Neuroscience* 34, n°. 9 (2011) : 1369–77.
[24] Lester Grinspoon, "A Novel Approach to the Symptomatic Treatment of Autism," *O'Shaughnessy's : The Journal of Cannabis in Clinical Practice*, Spring 2010.
[23] Judith H. Miles, "Autism Spectrum Disorders—A Genetics Review," *Genetics in Medicine* 13, n°. 4 (2011) : 278–94.
[25] Diane Dufour-Rainfray, P. Vourc'h, S. Tourlet, D. Guilloteau, S. Chalon, and C. R. Andres, "Fetal Exposure to Teratogens : Evidence of Genes Involved in Autism," *Neuroscience and Biobehavioral Reviews* 35, n°. 5 (2011) : 1254–65.
[26] Tarah Kruger and Ed Christophersen, "An Open Label Study of the Use of Dronabinol (Marinol) in the Management of Treatment-Resistant Self-Injurious Behavior in 10 Retarded Adolescent Patients," *Journal of Developmental and Behavioral Pediatrics* 27, n°. 5 (2006) : 433.
[27] Sreemanti Basu and Bonnie N. Dittel, "Unraveling the Complexities of Cannabinoid Receptor 2 (CB2) Immune Regulation in Health and Disease," *Immunologic Research* 51, no. 1 (2011) : 26–38.
[28] J. Ludovic Croxford and Takashi Yamamura, "Cannabinoids and the Immune System : Potential for the Treatment of Inflammatory Diseases?," *Journal of Neuroimmunology* 166, n°. 1 (2005) : 3–18.
[29] Florian Strasser, D. Luftner, K. Possinger, G. Ernst, T. Ruhstaller, W. Meissner, Y. D. Ko, M. Schnelle, M. Reif, and T. Cerny, "Comparison of Orally Administered Cannabis Extract and Delta-9-Tetrahydrocannabinol in Treating Patients with Cancer-Related Anorexia-Cachexia Syndrome : A Multicenter, Phase III, Randomized, Double-Blind, Placebo-Controlled Clinical Trial from the Cannabis-In-Cachexia-Study-Group," *Journal of Clinical Oncology* 24, n°. 21 (2006) : 3394–400.
[30] Chandrama P. Khare, ed., *Indian Herbal Remedies : Rational Western Therapy, Ayurvedic and Other Traditional Usage, Botany* (New York : Springer, 2004).
[31] Kenneth Fearon, F. Strasser, S. D. Anker, I. Bosaeus, E. Bruera, R. L. Fainsinger, A. Jatoi, C. Loprinzi, N. MacDonald, G. Mantovani, M. Davis, M. Muscaritoli, F. Ottery, L. Radbruch, P. Ravasco, D. Walsh, A. Wilcock, S. Kaasa, V. E. Baracos, "Definition and Classification of Cancer Cachexia : An International Consensus," *Lancet Oncology* 12, n°. 5 (2011) : 489–95.
[32] Gil Bar-Sela, M. Vorobeichik, S. Drawsheh, A. Omer, V. Goldberg, E. Muller, "The Medical Necessity for Medicinal Cannabis : Prospective, Observational Study Evaluating the Treatment in Cancer Patients on Supportive or Palliative Care," *Evidence-Based Complementary and Alternative Medicine* (2013).
[33] Daniel W. Bowles, C. L. O'Bryant, D. R. Camidge, and A. Jimeno, "The Intersection between Cannabis and Cancer in the United States," *Critical Reviews in Oncology/Hematology* 83, n°. 1 (2012) : 1–10.
[34] Detal Cota, G. Marsicano, B. Lutz, V. Vicennati, G. K. Stalla, R. Pasquali, and U. Pagotto, "Endogenous Cannabinoid System as a Modulator of Food Intake," *International Journal of Obesity* 27, n°. 3 (2003) : 289–301.
[35] Donald I. Abrams and Manuel Guzman, "Cannabinoids and Cancer," in *Integrative Oncology* (Oxford : Oxford University Press, 2008), 147–70.
[36] Daniel W. Bowles, et al. See note 33.
[37] Amy Alexander, Paul F. Smith, and Rhonda J. Rosengren, "Cannabinoids in the Treatment of Cancer," *Cancer Letters* 285, n°. 1 (2009) : 6–12.
[38] Caihua Liang, M. D. McClean, C. Marsit, B. Christensen, E. Peters, H. H. Nelson, and K. T. Kelsey, "A Population-Based Case-Control Study of Marijuana Use and Head and Neck Squamous Cell Carcinoma," *Cancer Prevention Research* 2, n°. 8 (2009) : 759–68; and Donald P. Tashkin, "Effects of Marijuana Smoking on the Lung," *Annals of the American Thoracic Society* 10, n°. 3 (2013) : 239–47.
[39] Daniel W. Bowles, C. L. O'Bryant, D. R. Camidge, and A. Jimeno, "The Intersection between Cannabis and Cancer in the United States," *Critical Reviews in Oncology/Hematology* 83, n°. 1 (2012) : 1–10.
[40] M. R. Tramer, D. Carroll, F. A. Campbell, D. J. Reynolds, R. A. Moore, and H. J. McQuay, "Cannabinoids for Control of Chemotherapy-Induced Nausea and Vomiting : Quantitative Systematic

Review," *British Medical Journal* 323 (2001) : 16–21.
[41] Richard D. Mattes, Karl Engelman, Leslie M. Shaw, and Mahmoud A. ElSohly, "Cannabinoids and Appetite Stimulation," *Pharmacology Biochemistry and Behavior* 49, n°. 1 (1994) : 187–95.
[42] Marta Duran, Eulalia Perez, Sergio Abanades, Xavier Vidal, Cristina Saura, Margarita Majem, Edurne Arriola et al, "Preliminary efficacy and safety of an oromucosal standardized cannabis extract in chemotherapy-induced nausea and vomiting." *British Journal of Clinical Pharmacology* 70, n°. 5 (2010) 656–663.
[43] Russell Noyes Jr., S. Fred Brunk, David A. Baram, and Arthur Canter, "Analgesic Effect of Delta-9-Tetrahydrocannabinol," *Journal of Clinical Pharmacology* 15, nos. 2–3 (1975) : 139–43.
[44] Sara Jane Ward, M. D. Ramirez, H. Neelakantan, and E. A. Walker, "Cannabidiol Prevents the Development of Cold and Mechanical Allodynia in Paclitaxel-Treated Female C57Bl6 Mice," *Anesthesia and Analgesia* 113, n°. 4 (2011) : 947–50.
[45] D. I. Abrams, P. Couey, S. B. Shade, M. E. Kelly, and N. L. Benowitz, "Cannabinoid–Opioid Interaction in Chronic Pain," *Clinical Pharmacology and Therapeutics* 90, n°. 6 (2011) : 844–51.
[46] Ethan B. Russo, Geoffrey W. Guy, and Philip J. Robson, "Cannabis, Pain, and Sleep : Lessons from Therapeutic Clinical Trials of Sativex®, a Cannabis-Based Medicine," *Chemistry and Biodiversity* 4, n°. 8 (2007) : 1729–43.
[47] Alejandro Aparisi Rey, M. Purrio, M. P. Viveros, and B. Lutz, "Biphasic Effects of Cannabinoids in Anxiety Responses : CB1 and GABAB Receptors in the Balance of GABAergic and Glutamatergic Neurotransmission," *Neuropsychopharmacology* 37, n°. 12 (2012) : 2624–34, doi:10.1038/npp.2012.123.
[48] Luciano De Petrocellis, A. Ligresti, A. Schiano Moriello, M. Iappelli, R. Verde, C. G. Stott, L. Cristino, P. Orlando, and V. Di Marzo, "Non-THC Cannabinoids Inhibit Prostate Carcinoma Growth In Vitro and In Vivo : Pro-Apoptotic Effects and Underlying Mechanisms," *British Journal of Pharmacology* 168, n°. 1 (2013) : 79–102.
[49] Pál Pacher, "Towards the Use of Non-Psychoactive Cannabinoids for Prostate Cancer," *British Journal of Pharmacology* 168, n°. 1 (2013) : 76–78.
[50] Keiji Fukuda, S. E. Straus, I. Hickie, M. C. Sharpe, J. G. Dobbins, and A. Komaroff, "The Chronic Fatigue Syndrome : A Comprehensive Approach to Its Definition and Study," *Annals of Internal Medicine* 121, n°. 12 (1994) : 953–59.
[51] John E. Casida, Daniel K. Nomura, Sarah C. Vose, and Kazutoshi Fujioka, "Organophosphate-Sensitive Lipases Modulate Brain Lysophospholipids, Ether Lipids and Endocannabinoids," *Chemico-Biological Interactions* 175, n°. 1 (2008) : 355–64.
[52] Francesca Comelli, I. Bettoni, M. Colleoni, G. Giagnoni, and B. Costa, "Beneficial Effects of a Cannabis Sativa Extract Treatment on Diabetes-Induced Neuropathy and Oxidative Stress," *Phytotherapy Research* 23, n°. 12 (2009) : 1678–84.
[53] American Diabetes Association, "Economic Costs of Diabetes in the U.S. in 2012," *Diabetes Care* 36, n°. 4 (April 2013) : 1033–46.
[54] Joseph S. Alpert, "Marijuana for Diabetic Control," *American Journal of Medicine* 126, n°. 7 (2013) : 557–58.
[55] A. M. Malfait, R. Gallily, P. F. Sumariwalla, A. S. Malik, E. Andreakos, R. Mechoulam, and M. Feldmann, "The Nonpsychoactive Cannabis Constituent Cannabidiol Is an Oral Anti-Arthritic Therapeutic in Murine Collagen-Induced Arthritis," *Proceedings of the National Academy of Sciences* 97, n°. 17 (2000) : 9561–66.
[56] L. Weiss, M. Zeira, S. Reich, M. Har-Noy, R. Mechoulam, S. Slavin, and R. Gallily, "Cannabidiol Lowers Incidence of Diabetes in Non-Obese Diabetic Mice," *Autoimmunity* 39, n°. 2 (2006) : 143–51.
[57] Vincenzo Di Marzo, Fabiana Piscitelli, and Raphael Mechoulam, "Cannabinoids and Endocannabinoids in Metabolic Disorders with Focus on Diabetes," *Handbook of Experimental Pharmacology* 203 (2011) : 75–104.
[58] Elizabeth A. Penner, Hannah Buettner, and Murray A. Mittleman, "The Impact of Marijuana Use on Glucose, Insulin, and Insulin Resistance among US Adults," *American Journal of Medicine* 126, n°. 7 (July 2013), 583–89, doi:10.1016/j.amjmed.2013.03.002.
[59] Centers for Disease Control and Prevention, "National Diabetes Fact Sheet : National Estimates and General Information on Diabetes and Prediabetes in the United States, 2011," *US Department of Health and Human Services* (2011).
[60] Pál Pacher, Joseph S. Beckman, and Lucas Liaudet, "Nitric Oxide and Peroxynitrite in Health and Disease," *Physiological Reviews* 87, n°. 1 (2007) : 315–424.
[61] Béla Horváth, P. Mukhopadhyay, G. Haskó, and P. Pacher, "The Endocannabinoid System and Plant-Derived Cannabinoids in Diabetes and Diabetic Complications," *American Journal of Pathology* 180, n°. 2 (2012) : 432–42.
[62] G. I. Liou, A. El-Remessy, A. Ibrahim, R. Caldwell, Y. Khalifa, A. Gunes, and J. Nussbaum, "Cannabidiol as a Putative Novel Therapy for Diabetic Retinopathy :

A Postulated Mechanism of Action as an Entry Point for Biomarker-Guided Clinical Development," *Current Pharmacogenomics and Personalized Medicine* 7, n°. 3 (2009) : 215; and A. B. El-Remessy, Y. Khalifa, S. Ola, A. S. Ibrahim, and G. I. Liou, "Cannabidiol Protects Retinal Neurons by Preserving Glutamine Synthetase Activity in Diabetes," *Molecular Vision* 16 (2010) : 1487.

[63] Priscilla A. Hollander, A. Amod, L. E. Litwak, U. Chaudhari, and ARPEGGIO Study Group, "Effect of Rimonabant on Glycemic Control in Insulin-Treated Type 2 Diabetes : The ARPEGGIO Trial," *Diabetes Care* 33, n°. 3 (2010) : 605–7.

[64] Laurence A. Bradley, "Pathophysiology of Fibromyalgia," *American Journal of Medicine* 122, n°. 12 (2009) : S22–S30.

[65] Aryeh M. Abeles, M. H. Pillinger, B. M. Solitar, and M. Abeles, "Narrative Review : The Pathophysiology of Fibromyalgia," Annals of Internal Medicine 146, n°. 10 (2007) : 726–34.

[66] Manuel Martinez-Lavin, "Stress, the Stress Response System, and Fibromyalgia," *Arthritis Research and Therapy* 9, n°. 4 (2007) : 216.

[67] Ethan B. Russo, "Clinical Endocannabinoid Deficiency (CECD) : Can This Concept Explain Therapeutic Benefits of Cannabis in Migraine, Fibromyalgia, Irritable Bowel Syndrome and Other Treatment-Resistant Conditions?," *Neuroendocrinology Letters* 25, nos. 1–2 (2004) : 31.

[68] Shad B. Smith, D. W. Maixner, R. B. Fillingim, G. Slade, R. H. Gracely, K. Ambrose, D. V. Zaykin, C. Hyde, S. John, K. Tan, W. Maixner, and L. Diatchenko, "Large Candidate Gene Association Study Reveals Genetic Risk Factors and Therapeutic Targets for Fibromyalgia," *Arthritis and Rheumatism* 64, n°. 2 (2012) : 584–93.

[69] Mark Wallace, G. Schulteis, J. H. Atkinson, T. Wolfson, D. Lazzaretto, H. Bentley, B. Gouaux, and I. Abramson, "Dose-Dependent Effects of Smoked Cannabis on Capsaicin-Induced Pain and Hyperalgesia in Healthy Volunteers," *Anesthesiology* 107, n°. 5 (2007) : 785–96.

[70] Tim C. Kirkham, C. M. Williams, F. Fezza, and V. Di Marzo, "Endocannabinoid Levels in Rat Limbic Forebrain and Hypothalamus in Relation to Fasting, Feeding and Satiation : Stimulation of Eating by 2-Arachidonoyl Glycerol," *British Journal of Pharmacology* 136, n°. 4 (2002) : 550–57.

[71] M. R. Tramer, D. Carroll, F. A. Campbell, D. J. Reynolds, R. A. Moore, and H. J. McQuay, "Cannabinoids for Control of Chemotherapy-Induced Nausea and Vomiting : Quantitative Systematic Review," *British Medical Journal* 323 (2001) : 16–21.

[72] Hélène Peters and Gabriel G. Nahas, "A Brief History of Four Millennia (BC 2000–AD 1974)," in *Marihuana and Medicine*, ed. Gabriel G. Nahas, Kenneth M. Sutin, David Harvey, Stig Agurell, Nicholas Pace, and Robert Cancro (New York : Humana Press, 1999), 3–7.

[73] Manfred Fankhauser, "History of Cannabis in Western Medicine," in *Cannabis and Cannabinoids : Pharmacology, Toxicology, and Therapeutic Potential*, ed. Franjo Grotenhermen and Ethan Russo (New York : The Haworth Integrative Healing Press, 2002), 37–51.

[74] Paul M. Gahlinger, "Gastrointestinal Illness and Cannabis Use in a Rural Canadian Community," *Journal of Psychoactive Drugs* 16, n°. 3 (1984) : 263–66.

[75] Alessia Ligresti, T. Bisogno, I. Matias, L. De Petrocellis, M. G. Cascio, V. Cosenza, G. D'argenio, G. Scaglione, M. Bifulco, I. Sorrentini, and V. Di Marzo, "Possible Endocannabinoid Control of Colorectal Cancer Growth," *Gastroenterology* 125, n°. 3 (2003) : 677–87.

[76] Christel Rousseaux, X. Thuru, A. Gelot, N. Barnich, C. Neut, L. Dubuquoy, C. Dubuquoy, E. Merour, K. Geboes, M. Chamaillard, A. Ouwehand, G. Leyer, D. Carcano, J. F. Colombel, D. Ardid, and P. Desreumaux, "Lactobacillus Acidophilus Modulates Intestinal Pain and Induces Opioid and Cannabinoid Receptors," *Nature Medicine* 13, n°. 1 (2006) : 35–37.

[77] Ethan B. Russo, "Taming THC : Potential Cannabis Synergy and Phytocannabinoid-Terpenoid Entourage Effects," *British Journal of Pharmacology* 163, n°. 7 (2011) : 1344–64.

[78] Jean Kalata, "Medical Uses of Marijuana : Opinions of US Residents 45+," report conducted for *AARP the Magazine*, December 2004, www.csdp.org/research /aarp_medical_marijuana.pdf.

[79] "TEDS Report : Marijuana Admissions Reporting Daily Use at Treatment Entry," Substance Abuse and Mental Health Services Administration, Center for Behavioral Health Statistics and Quality, February 2, 2012, www.samhsa.gov/data/2k12/TEDS_SR_029 _Marijuana_2012/TEDS_Short_Report_029 _Marijuana_2012.pdf.

[80] J. Russell Reynolds, "On the therapeutical uses and toxic effects of cannabis indica," *Lancet* 135, n°. 3473 (1890) : 637–38.

[81] Robert S. Hepler and Ira R. Frank, "Marihuana Smoking and Intraocular Pressure," *JAMA : The Journal of the American Medical Association* 217, n°. 10 (1971) : 1392.

[82] Allan J. Flach, "Delta-9-Tetrahydrocannabinol (THC) in the Treatment of End-Stage Open-Angle

Glaucoma," *Transactions of the American Ophthalmological Society* 100 (2002) : 215.
[83] Henry Jampel, "American Glaucoma Society Position Statement : Marijuana and the Treatment of Glaucoma," *Journal of Glaucoma* 19, n°. 2 (2010) : 75–76; and Yvonne M. Buys and Paul E. Rafuse, "Canadian Ophthalmological Society Policy Statement on the Medical Use of Marijuana for Glaucoma," *Canadian Journal of Ophthalmology/Journal Canadien d'Ophtalmologie* 45, n°. 4 (2010) : 324–26.
[84] Ileana Tomida, A. Azuara-Blanco, H. House, M. Flint, R. G. Pertwee, and P. J. Robson, "Effect of Sublingual Application of Cannabinoids on Intraocular Pressure : A Pilot Study," *Journal of Glaucoma* 15, n°. 5 (2006) : 349–53.
[85] Laurence Brunet, E. E. Moodie, K. Rollet, C. Cooper, S. Walmsley, M. Potter, and M. B. Klein, "Marijuana Smoking Does Not Accelerate Progression of Liver Disease in HIV–Hepatitis C Coinfection : A Longitudinal Cohort Analysis," *Clinical Infectious Diseases* 57, n°. 5 (2013) : 663–70, doi :10.1093/cid /cit378.
[86] Christophe Hézode, F. Roudot-Thoraval, S. Nguyen, P. Grenard, B. Julien, E. S. Zafrani, J. M. Pawlotsky, D. Dhumeaux, S. Lotersztajn, and A. Mallat, "Daily Cannabis Smoking as a Risk Factor for Progression of Fibrosis in Chronic Hepatitis C," *Hepatology* 42, n°. 1 (2005) : 63–71; Christophe Hézode, E. S. Zafrani, F. Roudot-Thoraval, C. Costentin, A. Hessami, M. Bouvier-Alias, F. Medkour, J. M. Pawlostky, S. Lotersztajn, and A. Mallat, "Daily Cannabis Use : A Novel Risk Factor of Steatosis Severity in Patients with Chronic Hepatitis C," *Gastroenterology* 134, n°. 2 (2008) : 432–39; and Julie H. Ishida, M. G. Peters, C. Jin, K. Louie, V. Tan, P. Bacchetti, and N. A. Terrault, "Influence of Cannabis Use on Severity of Hepatitis C Disease," *Clinical Gastroenterology and Hepatology* 6, n°. 1 (2008) : 69–75.
[87] Joseph Tam, J. Liu, B. Mukhopadhyay, R. Cinar, G. Godlewski, and G. Kunos, "Endocannabinoids in Liver Disease," *Hepatology* 53, n°. 1 (2011) : 346–55.
[88] Margaret Haney, E. W. Gunderson, J. Rabkin, C. L. Hart, S. K. Vosburg, S. D. Comer, and R. W. Foltin, "Dronabinol and Marijuana in HIV-Positive Marijuana Smokers : Caloric Intake, Mood, and Sleep," *Journal of Acquired Immune Deficiency Syndromes* 45, n°. 5 (2007) : 545–54.
[89] D. I. Abrams, C. A. Jay, S. B. Shade, H. Vizoso, H. Reda, S. Press, M. E. Kelly, M. C. Rowbotham, and K. L. Petersen, "Cannabis in Painful HIV-Associated Sensory Neuropathy : A Randomized Placebo-Controlled Trial," *Neurology* 68, n°. 7 (2007) : 515–21.
[90] Alicja Szulakowska and Halina Milnerowicz, "Cannabinoids — Influence on the Immune System and Their Potential Use in Supplementary Therapy of HIV /AIDS," in *HIV and AIDS — Updates on Biology, Immunology, Epidemiology and Treatment Strategies*, ed. Nancy Dumais (Rijeka, Croatia : InTech, 2011), 665–81.
[91] Patricia E. Molina, P. Winsauer, P. Zhang, E. Walker, L. Birke, A. Amedee, C. V. Stouwe, D. Troxclair, R. McGoey, K. Varner, L. Byerley, and L. LaMotte, "Cannabinoid Administration Attenuates the Progression of Simian Immunodeficiency Virus," *AIDS Research and Human Retroviruses* 27, n°. 6 (2011) : 585–92.
[92] Neal E. Slatkin, "Cannabinoids in the Treatment of Chemotherapy-Induced Nausea and Vomiting : Beyond Prevention of Acute Emesis," *Journal of Supportive Oncolology* 5, n°. 5, supplement 3 (2007) : 1–9.
[93] Clinton A. Werner, "Medical Marijuana and the AIDS Crisis," *Journal of Cannabis Therapeutics* 1, nos. 3–4 (2001) : 17–33.
[94] Harvey W. Feldman and Jerry Mandel, "Providing Medical Marijuana : The Importance of Cannabis Clubs," *Journal of Psychoactive Drugs* 30, n°. 2 (1998) : 179–86; and "San Francisco," San Francisco AIDS Foundation, accessed October 4, 2013, www.sfaf.org /hiv-info/statistics.
[95] Cristina Maria Costantino, Achla Gupta, Alice W. Yewdall, Benjamin M. Dale, Lakshmi A. Devi, and Benjamin K. Chen, "Cannabinoid Receptor 2-Mediated Attenuation of CXCR4-Tropic HIV Infection in Primary CD4+ T Cells," *PloS ONE* 7, n°. 3 (2012) : e33961, doi :10.1371/journal.pone.0033961.
[96] Celia J. A. Morgan, Tom P. Freeman, Gráinne L. Schafer, and H. Valerie Curran, "Cannabidiol Attenuates the Appetitive Effects of Delta-9-Tetrahydrocannabinol in Humans Smoking Their Chosen Cannabis," *Neuropsychopharmacology* 35, n°. 9 (2010) : 1879–85.
[97] Nicholas Pace, Henry Clay Frick, Kenneth Sutin, William Manger, George Hyman, and Gabriel Nahas, "The Medical Use of Marihuana and THC in Perspective," in *Marihuana and Medicine* (New York : Humana Press, 1999), 767–80.
[98] Ethan Russo, "Hemp for Headache : An In-Depth Historical and Scientific Review of Cannabis in Migraine Treatment," *Journal of Cannabis Therapeutics* 1, n°. 2 (2001) : 21–92.
[99] William Dymock, *The Vegetable Materia Medica of Western India* (Education Society's Press, 1885), 605.
[100] Manfred Fankhauser, "History of Cannabis in Western Medicine," in *Cannabis and Cannabinoids : Pharmacology, Toxicology, and Therapeutic Potential*, ed.

Franjo Grotenhermen and Ethan Russo (Binghamton, NY : Haworth Integrative Healing Press, 2002), 37–51.
101 M. Fishbein, "Migraine Associated with Menstruation," *Journal of the American Medical Association* 237, nº. 326 (1942).
102 Ethan B. Russo, "Clinical Endocannabinoid Deficiency (CECD) : Can This Concept Explain Therapeutic Benefits of Cannabis in Migraine, Fibromyalgia, Irritable Bowel Syndrome and Other Treatment-Resistant Conditions?," *Neuroendocrinology Letters* 25, nos. 1–2 (2004) : 31–39.
103 P. Brown, "Pathophysiology of Spasticity," *Journal of Neurology, Neurosurgery and Psychiatry* 57 (1994) : 773–77; and E. Shohami, A. Cohen-Yeshurun, L. Magid, M. Algali, and R. Mechoulam, "Endocannabinoids and Traumatic Brain Injury," *British Journal of Pharmacology* 163 (2011) : 1402–10.
104 J. B. Nielsen, C. Crone, and H. Hultborn, "The Spinal Pathophysiology of Spasticity—from a Basic Science Point of View," *Acta Physiologica* 189 (2007) : 171–80.
105 J. Corey-Bloom, T. Wolfson, A. Gamst, S. Jin, T. D. Marcotte, H. Bentley, and B. Gouaux, "Smoked Cannabis for Spasticity in Multiple Sclerosis : A Randomized, Placebo-Controlled Trial," *Canadian Medical Association Journal* 184, nº. 10 (2012) : 1143–50.
106 J. Zajicek, P. Fox, H. Sanders, D. Wright, J. Vickery, A. Nunn, and A. Thompson, "Cannabinoids for Treatment of Spasticity and Other Symptoms Related to Multiple Sclerosis (CAMS Study) : Multicentre Randomised Placebo-Controlled Trial," *Lancet* 362 (2003) : 1517–26; and D. T. Wade, P. Makela, P. Robson, H. House, and C. Bateman, "Do Cannabis-Based Medicinal Extracts Have General or Specific Effects on Symptoms in Multiple Sclerosis? A Double-Blind, Randomized, Placebo-Controlled Study on 160 Patients," *Multiple Sclerosis Journal* 10 (2004) : 434–41.
107 D. Centonze, F. Mori, G. Koch, F. Buttari, C. Codecà, S. Rossi, M. T. Cencioni, M. Bari, S. Fiore, G. Bernardi, L. Battistini, and M. Maccarrone, "Lack of Effect of Cannabis-Based Treatment on Clinical and Laboratory Measures in Multiple Sclerosis," *Neurological Sciences* 30 (2009) : 531–44; and David J. Rog, Turo J. Nurmikko, Tim Friede, and Carolyn A. Young, "Randomized, Controlled Trial of Cannabis-Based Medicine in Central Pain in Multiple Sclerosis," *Neurology* 65 (2005) : 812–19.
108 David Baker, Gareth Pryce, Samuel J. Jackson, Chris Bolton, and Gavin Giovannoni, "The Biology That Underpins the Therapeutic Potential of Cannabis-Based Medicines for the Control of Spasticity in Multiple Sclerosis," *Multiple Sclerosis and Related Disorders* 1 (2012) : 64–75.
109 Barbara Todaro, "Cannabinoids in the Treatment of Chemotherapy-Induced Nausea and Vomiting," *Journal of the National Comprehensive Cancer Network* 10, nº. 4 (2012) : 487–92.
110 Stephen E. Sallan, Norman E. Zinberg, and Emil Frei III, "Antiemetic Effect of Delta-9-Tetrahydrocannabinol in Patients Receiving Cancer Chemotherapy," *New England Journal of Medicine* 293, nº. 16 (1975) : 795–97.
111 Richard E. Doblin and M. A. Kleiman, "Marijuana as Antiemetic Medicine : A Survey of Oncologists' Experiences and Attitudes," *Journal of Clinical Oncology* 9, nº. 7 (1991) : 1314–19.
112 Francisco C. Machado Rocha, S. C. Stéfano, R. De Cássia Haiek, L. M. Rosa Oliveira, and D. X. Da Silveira, "Therapeutic Use of *Cannabis sativa* on Chemotherapy-Induced Nausea and Vomiting among Cancer Patients : Systematic Review and Meta-Analysis," *European Journal of Cancer Care* 17, nº. 5 (2008) : 431–43.
113 E. M. Rock, D. Bolognini, C. L. Limebeer, M. G. Cascio, S. Anavi-Goffer, P. J. Fletcher, R. Mechoulam, R. G. Pertwee, and L. A. Parker, "Cannabidiol, a Non-Psychotropic Component of Cannabis, Attenuates Vomiting and Nausea-Like Behaviour via Indirect Agonism of 5-HT1A Somatodendritic Autoreceptors in the Dorsal Raphe Nucleus," *British Journal of Pharmacology* 165, nº. 8 (2012) : 2620–34.
114 E. M. Rock, R. L. Kopstick, C. L. Limebeer, and L. A. Parker, "Tetrahydrocannabinolic Acid Reduces Nausea-Induced Conditioned Gaping in Rats and Vomiting in *Suncus murinus*," *British Journal of Pharmacology* 170, nº. 3 (2013) : 641–48, doi:10.1111/bph.12316.
115 Linda A. Parker, Erin M. Rock, and Cheryl L. Limebeer, "Regulation of Nausea and Vomiting by Cannabinoids," *British Journal of Pharmacology* 163, nº. 7 (2011) : 1411–22.
116 Stephanie Price, C. Fisher, R. Kumar, and A. Hilgerson, "Cannabinoid Hyperemesis Syndrome as the Underlying Cause of Intractable Nausea and Vomiting," *Journal of the American Osteopathic Association* 111, nº. 3 (2011) : 166–69.
117 Douglas A. Simonetto, Amy S. Oxentenko, Margot L. Herman, and Jason H. Szostek, "Cannabinoid Hyperemesis : A Case Series of 98 Patients," *Mayo Clinic Proceedings* 87, nº. 2 (2012).
118 Martin H. Lynch, "Treatment of Neuralgia by Indian Hemp : Physiology of the Nerves," *Provincial Medical Journal and Retrospect of the Medical Sciences* 6, nº. 131 (April 1, 1843) : 9–11.

[119] Igor A. Grant, "Medicinal Cannabis and Painful Sensory Neuropathy," *American Medical Association Journal of Ethics* 15, n°. 5 (May 2013) : 466–69.
[120] D. I. Abrams, C. A. Jay, S. B. Shade, H. Vizoso, H. Reda, S. Press, M. E. Kelly, M. C. Rowbotham, and K. L. Petersen, "Cannabis in Painful HIV-Associated Sensory Neuropathy : A Randomized Placebo-Controlled Trial," *Neurology* 68, n°. 7 (2007) : 515–21.
[121] David J. Rog, Turo J. Nurmikko, and Carolyn A. Young, "Oromucosal Delta-9-Tetrahydrocannabinol /Cannabidiol for Neuropathic Pain Associated with Multiple Sclerosis : An Uncontrolled, Open-Label, 2-Year Extension Trial," *Clinical Therapeutics* 29, n°. 9 (2007) : 2068–79.
[122] Tannia Gutierrez and Andrea G. Hohmann, "Cannabinoids for the Treatment of Neuropathic Pain : Are They Safe and Effective?," *Future Neurology* 6, n°. 2 (2011) : 129–33.
[123] Mark A. Ware, T. Wang, S. Shapiro, A. Robinson, T. Ducruet, T. Huynh, A. Gamsa, G. J. Bennett, and J. P. Collet, "Smoked Cannabis for Chronic Neuropathic Pain : A Randomized Controlled Trial," *Canadian Medical Association Journal* 182, n°. 14 (2010) : E694–E701.
[124] Ethan B. Russo, "Clinical Endocannabinoid Deficiency (CECD) : Can This Concept Explain Therapeutic Benefits of Cannabis in Migraine, Fibromyalgia, Irritable Bowel Syndrome and Other Treatment-Resistant Conditions?," *Neuroendocrinology Letters* 25, nos. 1–2 (2004) : 31–39.
[125] Sunil K. Aggarwal, "Cannabinergic Pain Medicine : A Concise Clinical Primer and Survey of Randomized-Controlled Trial Results," *Clinical Journal of Pain* 29, n°. 2 (2013) : 162–71.
[126] Ethan B. Russo and Andrea G. Hohmann, "Role of Cannabinoids in Pain Management," in *Comprehensive Treatment of Chronic Pain by Medical, Interventional, and Integrative Approaches*, ed. Timothy R. Deer, Michael S. Leong, Asokumar Buvanendran, Vitaly Gordin, Philip S. Kim, Sunil J. Panchal, and Albert L. Ray (New York : Springer, 2013), 181–97.
[127] Ibid.
[128] Hobart Amory Hare, "Clinical and Physiological Notes on the Action of *Cannabis indica*," *Therapeutic Gazette* 11 (1887) : 225–28.
[129] Daniele Bolognini, Barbara Costa, Sabatino Maione, Francesca Comelli, Pietro Marini, Vincenzo Di Marzo, Daniela Parolaro, Ruth A. Ross, Lisa A. Gauson, Maria G. Cascio, and Roger G. Pertwee, "The Plant Cannabinoid Delta 9-Tetrahydrocannabivarin Can Decrease Signs of Inflammation and Inflammatory Pain in Mice," *British Journal of Pharmacology* 160, n°. 3 (2010) : 677–87.
[130] Steven G. Kinsey and Erica C. Cole, "Acute Delta-9-Tetrahydrocannabinol Blocks Gastric Hemorrhages Induced by the Nonsteroidal Anti-Inflammatory Drug Diclofenac Sodium in Mice," *European Journal of Pharmacology* (June 11, 2013), doi :10.1016/j.ejphar.2013.06.001.
[131] Mark Wallace, G. Schulteis, J. H. Atkinson, T. Wolfson, D. Lazzaretto, H. Bentley, B. Gouaux, and I. Abramson, "Dose-Dependent Effects of Smoked Cannabis on Capsaicin-Induced Pain and Hyperalgesia in Healthy Volunteers," *Anesthesiology* 107, n°. 5 (2007) : 785–96.
[132] Russell K. Portenoy, E. D. Ganae-Motan, S. Allende, R. Yanagihara, L. Shaiova, S. Weinstein, R. McQuade, S. Wright, and M. T. Fallon, "Nabiximols for Opioid-Treated Cancer Patients with Poorly-Controlled Chronic Pain : A Randomized, Placebo-Controlled, Graded-Dose Trial," *Journal of Pain* 13, n°. 5 (2012) : 438–49.
[133] Yukihiro Tambe, H. Tsujiuchi, G. Honda, Y. Ikeshiro, and S. Tanaka, "Gastric Cytoprotection of the Non-Steroidal Anti-Inflammatory Sesquiterpene, Beta-Caryophyllene," *Planta Medica* 62, n°. 5 (1996) : 469–70.
[134] J. L. Eriksen, Z. Wszolek, and L. Petrucelli, "Molecular Pathogenesis of Parkinson Disease," *Archives of Neurology* 62 (2005) : 353–57.
[135] Christophe G. Goetz, "The History of Parkinson's Disease : Early Clinical Descriptions and Neurological Therapies," *Cold Spring Harbor Perspectives in Medicine* 1, n°. 1 (2011), doi :10.1101/cshperspect.a008862.
[136] W. R. Gowers, "Paralysis Agitans," in *A System of Medicine*, ed. A. Allbutt and T. Rolleston (London : Macmillan, 1899) : 156–78.
[137] Kateñina Venderová, Evžen Rüžicka, Viktor Voñíšek, and Peter Višñovský, "Survey on Cannabis Use in Parkinson's Disease : Subjective Improvement of Motor Symptoms," *Movement Disorders* 19, n°. 9 (2004) : 1102–6.
[138] I. Lotan, T. Treves, Y. Roditi, and R. Djaldetti, "Medical Marijuana (Cannabis) Treatment for Motor and Non-Motor Symptoms in Parkinson's Disease : An Open-Label Observational Study," *Movement Disorders* 28, supplement 1 (2013) : 448.
[139] C. García, C. Palomo-Garo, M. García-Arencibia, J. Ramos, R. Pertwee, and J. Fernández-Ruiz, "Symptom-Relieving and Neuroprotective Effects of the Phytocannabinoid Delta 9-THCV in Animal Models of Parkinson's Disease," *British Journal of Pharmacology* 163, n°. 7 (2011) : 1495–506.
[140] Javier Fernández-Ruiz, O. Sagredo, M. R. Pazos,

C. García, R. Pertwee, R. Mechoulam, and J. Martínez-Orgado, "Cannabidiol for Neurodegenerative Disorders : Important New Clinical Applications for This Phytocannabinoid?," *British Journal of Clinical Pharmacology* 75, n°. 2 (2013) : 323–33.
141 Vincenzo Di Marzo, "Targeting the Endocannabinoid System : To Enhance or Reduce?," *Nature Reviews Drug Discovery* 7, n°. 5 (2008) : 438–55.
142 J. Douglas Bremner, S. M. Southwick, A. Darnell, and D. S. Charney, "Chronic PTSD in Vietnam Combat Veterans : Course of Illness and Substance Abuse," *American Journal of Psychiatry* 153, n°. 3 (1996) : 369–75.
143 Ronald C. Kessler, A. Sonnega, E. Bromet, M. Hughes, C. B. Nelson, "Posttraumatic Stress Disorder in the National Comorbidity Survey," *Archives of General Psychiatry* 52, n°. 12 (1995) : 1048.
144 Ernest L. Abel, "New Uses for the Old Hemp Plant," *Marihuana* (1980), 105–21; and Cristóbal Acosta, *Tratado de las drogas y medicinas de las Indias Orientales*... (Editorial MAXTOR, 2005).
145 Robert H. Pietrzak, R. B. Goldstein, S. M. Southwick, and B. F. Grant, "Prevalence and Axis I Comorbidity of Full and Partial Posttraumatic Stress Disorder in the United States : Results from Wave 2 of the National Epidemiologic Survey on Alcohol and Related Conditions," *Journal of Anxiety Disorders* 25, n°. 3 (2011) : 456–65.
146 Torsten Passie, H. M. Emrich, M. Karst, S. D. Brandt, and J. H. Halpern, "Mitigation of Post-Traumatic Stress Symptoms by Cannabis Resin : A Review of the Clinical and Neurobiological Evidence," *Drug Testing and Analysis* 4, nos. 7–8 (2012) : 649–59.
147 Roger K. Pitman, Lisa M. Shin, and Scott L. Rauch, "Investigating the Pathogenesis of Posttraumatic Stress Disorder with Neuroimaging," *Journal of Clinical Psychiatry* 62, supplement 17 (2001) : 47–54.
148 Giovanni Marsicano, Carsten T. Wotjak, Shahnaz C. Azad, Tiziana Bisogno, Gerhard Rammes, Maria Grazia Cascio, Heike Hermann, Jianrong Tang, Clementine Hofmann, Walter Zieglgänsberger, Vincenzo Di Marzo, and Beat Lutz, "The Endogenous Cannabinoid System Controls Extinction of Aversive Memories," *Nature* 418, n°. 6897 (2002) : 530–34.
149 A. Neumeister, M. D. Normandin, R. H. Pietrzak, D. Piomelli, M. Q. Zheng, A. Gujarro-Anton, M. N. Potenza, C. R. Bailey, S. F. Lin, S. Najafzadeh, J. Ropchan, S. Henry, S. Corsi-Travali, R. E. Carson and Y. Huang, "Elevated Brain Cannabinoid CB1 Receptor Availability in Post-Traumatic Stress Disorder : A Positron Emission Tomography Study," *Molecular Psychiatry* 18 (September 2013) : 1034–40, doi:10.1038/mp.2013.61.
150 Theresa H. M. Moore, S. Zammit, A. Lingford -Hughes, T. R. Barnes, P. B. Jones, M. Burke, and G. Lewis, "Cannabis Use and Risk of Psychotic or Affective Mental Health Outcomes : A Systematic Review," *Lancet* 370, n°. 9584 (2007) : 319–28.
151 Stanley Zammit, T. H. Moore, A. Lingford-Hughes, T. R. Barnes, P. B. Jones, M. Burke, and G. Lewis, "Effects of Cannabis Use on Outcomes of Psychotic Disorders : Systematic Review," *British Journal of Psychiatry* 193, n°. 5 (2008) : 357–63.
152 S. Bhattacharyya, P. D. Morrison, P. Fusar-Poli, R. Martin-Santos, S. Borgwardt, T. Winton-Brown, C. Nosarti, C. M. O'Carroll, M. Seal, P. Allen, M. A. Mehta, J. M. Stone, N. Tunstall, V. Giampietro, S. Kapur, R. M. Murray, A. W. Zuardi, J. A. Crippa, Z. Atakan, and P. K. McGuire, "Opposite Effects of Delta-9-Tetrahydrocannabinol and Cannabidiol on Human Brain Function and Psychopathology," *Neuropsychopharmacology* 35, n°. 3 (2010) : 764–74.
153 Marta Di Forti, C. Morgan, P. Dazzan, C. Pariante, V. Mondelli, T. R. Marques, R. Handley, S. Luzi, M. Russo, A. Paparelli, A. Butt, S. A. Stilo, B. Wiffen, J. Powell, R. M. Murray, "High-Potency Cannabis and the Risk of Psychosis," *British Journal of Psychiatry* 195, n°. 6 (2009) : 488–91.
154 Celia J. A. Morgan, G. Schafer, T. P. Freeman, and H. V. Curran, "Impact of Cannabidiol on the Acute Memory and Psychotomimetic Effects of Smoked Cannabis : Naturalistic Study," *British Journal of Psychiatry* 197, n°. 4 (2010) : 285–90.
155 Robert Clarke and Mark Merlin, *Cannabis : Evolution and Ethnobotany* (Berkeley : University of California Press, 2013), 235.
156 Celia J. A. Morgan, G. Schafer, T. P. Freeman, and H. V. Curran, "Impact of Cannabidiol on the Acute Memory and Psychotomimetic Effects of Smoked Cannabis : Naturalistic Study," *British Journal of Psychiatry* 197, n°. 4 (2010) : 285–90.
157 Ranganath Muniyappa, Sara Sable, Ronald Ouwerkerk, Andrea Mari, Ahmed M. Gharib, Mary Walter, Amber Courville, Gail Hall, Kong Y. Chen, Nora D. Volkow, George Kunos, Marilyn A. Huestis, and Monica C. Skarulis, "Metabolic Effects of Chronic Cannabis Smoking," *Diabetes Care* (2013), doi:10.2337/dc12-2303.
158 Antonio Waldo Zuardi, J. E. Hallak, S. M. Dursun, S. L. Morais, R. F. Sanches, R. E. Musty, and J. A. Crippa, "Cannabidiol Monotherapy for Treatment-Resistant Schizophrenia," *Journal of Psychopharmacology* 20, n°. 5 (2006) : 683–86.
159 P. J. Robson, G. W. Guy, and V. Di Marzo,

"Cannabinoids and Schizophrenia : Therapeutic Prospects," *Current Pharmaceutical Design* (2013).
[160] Dora Kohen, "Diabetes Mellitus and Schizophrenia : Historical Perspective," *British Journal of Psychiatry* 184, n°. 47 (2004) : s64–s66.
[161] Isaac Campos, *Home Grown : Marijuana and the Origins of Mexico's War on Drugs* (Chapel Hill : University of North Carolina Press, 2012).
[162] A. W. Zuardi, S. L. Morais, F. S. Guimarães, and R. Mechoulam, "Antipsychotic Effect of Cannabidiol," *Journal of Clinical Psychiatry* 56, n°. 10 (1995) : 485–86.
[163] P. Kwan and M. J. Brodie, "Emerging Drugs for Epilepsy," *Expert Opinion on Emerging Drugs* 12 (2007) : 407–22.
[164] Saundra Young, "Marijuana Stops Child's Severe Seizures," CNN, August 7, 2013, edition.cnn.com/2013/08/07/health/charlotte-child-medical-marijuana/index.html.
[165] P. A. Fried and D. C. McIntyre, "Electrical and Behavioral Attenuation of the Anti-Convulsant Properties of Delta 9-THC following Chronic Administrations," *Psychopharmacologia* 31, n°. 3 (1973) : 215–27.
[166] Shyamshree S. Manna and Sudhir N. Umathe, "Involvement of Transient Receptor Potential Vanilloid Type 1 Channels in the Pro-Convulsant Effect of Anandamide in Pentylenetetrazole-Induced Seizures," *Epilepsy Research* 100, n°. 1 (2012) : 113–24.
[167] D. Gloss and B. Vickrey, "Cannabinoids for Epilepsy," *Cochrane Database of Systematic Reviews* 6 (2012), doi:10.1002/14651858.CD009270.pub2.
[168] Andrew J. Hill, C. M. Williams, B. J. Whalley, and G. J. Stephens, "Phytocannabinoids as Novel Therapeutic Agents in CNS Disorders," *Pharmacology and Therapeutics* 133, n°. 1 (2012) : 79–97.
[169] Samantha Elizabeth Weston, "The Effects of [Delta]-Tetrahydrocannabivarin in an In Vitro Model of Epileptiform Activity and In Vivo Models of Seizure," (PhD diss., University of Reading, 2011).
[170] A. J. Hill, M. S. Mercier, T. D. Hill, S. E. Glyn, N. A. Jones, Y. Yamasaki, T. Futamura, M. Duncan, C. G. Stott, G. J. Stephens, C. M. Williams, and B. J. Whalley, "Cannabidivarin Is Anticonvulsant in Mouse and Rat," *British Journal of Pharmacology* 167, n°. 8 (2012) : 1629–42; and T. D. M. Hill, M. G. Cascio, B. Romano, M. Duncan, R. G. Pertwee, C. M. Williams, B. J. Whalley, and A. J. Hill, "Cannabidivarin-Rich Cannabis Extracts Are Anticonvulsant in Mouse and Rat via a CB1 Receptor-Independent Mechanism," *British Journal of Pharmacology* 170, n°. 3 (2013) : 679–92, doi:10.1111/bph.12321.
[171] Roberto Di Maio, "Cannabinoid 1 Receptor as Therapeutic Target in Preventing Chronic Epilepsy," *Faseb Journal* 27 (2013).
[172] B. Whalley, "Cannabis and Epilepsy : From Recreational Abuse to Therapeutic Use," University of Reading, 2007, www.societyofbiology.org/images/ben-whalley.pdf.
[173] Indalecio Lozano, "The Therapeutic Use of *Cannabis sativa* (L.) in Arabic Medicine," *Journal of Cannabis Therapeutics* 1, n°. 1 (2001) : 63–70.
[174] Franz Rosenthal, *The Herb : Hashish versus Medieval Muslim Society* (Leiden : Brill, 1971).
[175] J. Russell Reynolds, "On the therapeutical uses and toxic effects of cannabis indica," *Lancet* 135, n°. 3473 (1890) : 637–38.
[176] Ethan B. Russo, A. Burnett, B. Hall, and K. K. Parker, "Agonistic Properties of Cannabidiol at 5-HT1a Receptors," *Neurochemical Research* 30, n°. 8 (2005) : 1037–43.
[177] Maayan Lubell, "What a Drag, Israeli Firm Grows 'Highless' Marijuana," *Reuters*, July 3, 2012, www.reuters.com/article/2012/07/03/us-israel-marijuana-idUSBRE8620FU20120703.
[178] M. Llanos Casanova, C. Blázquez, J. Martínez-Palacio, C. Villanueva, M. J. Fernández-Aceñero, J. W. Huffman, J. L. Jorcano, and M. Guzmán, "Inhibition of Skin Tumor Growth and Angiogenesis In Vivo by Activation of Cannabinoid Receptors," *Journal of Clinical Investigation* 111, n°. 1 (2003) : 43–50.
[179] Sonja Ständer, M. Schmelz, D. Metze, T. Luger, and R. Rukwied, "Distribution of Cannabinoid Receptor 1 (CB1) and 2 (CB2) on Sensory Nerve Fibers and Adnexal Structures in Human Skin," *Journal of Dermatological Science* 38, n°. 3 (2005) : 177–88.
[180] Thomas W. Klein, "Cannabinoid-Based Drugs as Anti-Inflammatory Therapeutics," *Nature Reviews Immunology* 5, n°. 5 (2005) : 400–11.
[181] F. Scarampella, F. Abramo, and C. Noli, "Clinical and Histological Evaluation of an Analogue of Palmitoylethanolamide, PLR 120 (Comicronized Palmidrol INN) in Cats with Eosinophilic Granuloma and Eosinophilic Plaque : A Pilot Study," *Veterinary Dermatology* 12, n°. 1 (2001) : 29–39.
[182] E. Perez-Gomez, C. Andradas, J. M. Flores, M. Quintanilla, J. M. Paramio, M. Guzmán, and C. Sánchez, "The Orphan Receptor GPR55 Drives Skin Carcinogenesis and Is Upregulated in Human Squamous Cell Carcinomas," *Oncogene* 32, n°. 20 (2012) : 2534–42.
[183] Meliha Karsak, Evelyn Gaffal, Rahul Date, Lihua Wang-Eckhardt, Jennifer Rehnelt, Stefania Petrosino, Katarzyna Starowicz, Regina Steuder, Eberhard

Schlicker, Benjamin Cravatt, Raphael Mechoulam, Reinhard Buettner, Sabine Werner, Vincenzo Di Marzo, Thomas Tüting, and Andreas Zimmer, "Attenuation of Allergic Contact Dermatitis through the Endocannabinoid System," *Science* 316, n°. 5830 (2007) : 1494–97.

184 Richard S. Lazarus, *Psychological Stress and the Coping Process* (McGraw-Hill, 1966), 31.

185 Hans Selye, "A Syndrome Produced by Diverse Nocuous Agents," *Nature* 138 (July 4, 1936) : 32, doi :10.1038/138032a0.

186 Andrea Prince van Leeuwen, H. E. Creemers, K. Greaves-Lord, F. C. Verhulst, J. Ormel, and A. C. Huizink, "Hypothalamic-Pituitary-Adrenal Axis Reactivity to Social Stress and Adolescent Cannabis Use : The TRAILS Study," *Addiction* 106, n°. 8 (2011) : 1484–92.

187 P. J. Robson, G. W. Guy, and V. Di Marzo, "Cannabinoids and Schizophrenia : Therapeutic Prospects," *Current Pharmaceutical Design* (2013).

188 Cecilia J. Hillard, "Endocannabinoids, Monoamines and Stress," in *Endocannabinoid Regulation of Monoamines in Psychiatric and Neurological Disorders* (New York : Springer, 2013), 173–212.

189 Irit Akirav, "Cannabinoids and Glucocorticoids Modulate Emotional Memory after Stress," *Neuroscience and Biobehavioral Reviews* (2013), doi :10.1016/j .neubiorev.2013.08.002.

190 Matthew N. Hill, R. J. McLaughlin, B. Bingham, L. Shrestha, T. T. Lee, J. M. Gray, C. J. Hillard, B. B. Gorzalka, V. Viau, "Endogenous Cannabinoid Signaling Is Essential for Stress Adaptation," *Proceedings of the National Academy of Sciences* 107, n°. 20 (2010) : 9406–11.

191 Leonardo B. M. Resstel, Rodrigo F. Tavares, Sabrina F. S. Lisboa, Sâmia R. L. Joca, Fernando M. A. Corrêa, and Francisco S. Guimarães, "5-HT1A Receptors Are Involved in the Cannabidiol-Induced Attenuation of Behavioural and Cardiovascular Responses to Acute Restraint Stress in Rats," *British Journal of Pharmacology* 156, n°. 1 (2009) : 181–88.

192 Alline C. Campos, Z. Ortega, J. Palazuelos, M. V. Fogaça, D. C. Aguiar, J. Díaz-Alonso, S. Ortega-Gutiérrez, H. Vázquez-Villa, F. A. Moreira, M. Guzmán, I. Galve-Roperh, F. S. Guimarães, "The Anxiolytic Effect of Cannabidiol on Chronically Stressed Mice Depends on Hippocampal Neurogenesis : Involvement of the Endocannabinoid System," *International Journal of Neuropsychopharmacology* (2013) : 1–13.

193 M. Ranganathan, G. Braley, B. Pittman, T. Cooper, E. Perry, J. Krystal, and D. C. D'Souza, "The Effects of Cannabinoids on Serum Cortisol and Prolactin in Humans," *Psychopharmacology* 203 (2009) : 737–44.

194 Lorenzo Somaini, M. Manfredini, M. Amore, A. Zaimovic, M. A. Raggi, C. Leonardi, M. L. Gerra, C. Donnini, and G. Gerra, "Psychobiological Responses to Unpleasant Emotions in Cannabis Users," *European Archives of Psychiatry and Clinical Neuroscience* 262, n°. 1 (2012) : 47–57; and G. R. King, T. Ernst, W. Deng, A. Stenger, R. M. K. Gonzales, H. Nakama, and L. Chang, "Effects of Chronic Active Cannabis Use on Visuomotor Integration, in Relation to Brain Activation and Cortisol Levels," *Journal of Neuroscience* 31, n°. 49 (2011) : 17923.

195 George C. Patton, Carolyn Coffey, John B. Carlin, Louisa Degenhardt, Michael Lynskey, and Wayne Hall, "Cannabis Use and Mental Health in Young People : Cohort Study," *British Medical Journal* 325, n°. 7374 (2002) : 1195–98, doi :http ://dx.doi.org/10.1136 /bmj.325.7374.1195.

196 Stanley Zammit, Peter Allebeck, Sven Andreasson, Ingvar Lundberg, and Glyn Lewis, "Self Reported Cannabis Use as a Risk Factor for Schizophrenia in Swedish Conscripts of 1969 : Historical Cohort Study," *British Medical Journal* 325, n°. 7374 (2002) : 1199; and L. J. Phillips, C. Curry, A. R. Yung, H. P. Yuen, S. Adlard, and P. D. McGorry, "Cannabis Use Is Not Associated with the Development of Psychosis in an 'Ultra' High-Risk Group," *Australian and New Zealand Journal of Psychiatry* 36, n°. 6 (2002) : 800–6.

197 M. Schneider, "Puberty as a Highly Vulnerable Developmental Period for the Consequences of Cannabis Exposure," *Addiction Biology* 13, n°. 2 (2008) : 253–63, doi :10.1111/j.1369-1600.2008.00110.x.

198 J. M. Bostwick, "Blurred Boundaries : The Therapeutics and Politics of Medical Marijuana," *Mayo Clinic Proceedings* 87, n°. 2 (2012) : 172–86.

199 Avshalom Caspia, Terrie E. Moffitt, Mary Cannon, Joseph McClay, Robin Murray, HonaLee Harrington, Alan Taylor, Louise Arseneault, Ben Williams, Antony Braithwaite, Richie Poulton, Ian W. Craig, "Moderation of the Effect of Adolescent-Onset Cannabis Use on Adult Psychosis by a Functional Polymorphism in the Catechol-O-Methyltransferase Gene : Longitudinal Evidence of a Gene X Environment Interaction," *Biological Psychiatry* 57, n°. 10 (2005) : 1117–27, dx.doi .org/10.1016/j.biopsych.2005.01.026.

200 J. Jacobus, S. Bava, M. Cohen-Zion, O. Mahmood, and S. F. Tapert, "Functional Consequences of Marijuana Use in Adolescents," *Pharmacology Biochemistry and Behavior* 92, n°. 4 (2009) : 559–65, doi :10.1016/j.pbb.2009.04.001.

201 An abstract of the Stanford survey that was

supervised by Dr. Brenda Porter was presented at the "Curing the Epilepsies" meeting of the National Institute of Neurological Disorders and Stroke, held from April 17–19, 2013.

[202] Massachusetts Department of Public Health : Public Hearings on Proposed Regulations at 105 CMR 725.000 (April 18, 2013) (testimony of Elizabeth Anne Thiele, MD, PhD, Director, Pediatric Epilepsy Program, Massachusetts General Hospital).

[203] "Cannabidiol for Epilepsy," Miami Children's Brain Institute, www.hemr.org/wiki/Cannabidiol_for_epilepsy.

[204] Suzanne Leigh, "Buying Pot for My 11-Year-Old," *Huffington* Post, July 11, 2013, www.huffingtonpost.com/suzanne-leigh/buying-pot-for-my-11-year-old_b_3538543.html.

[205] Beth A. Mueller, Janet R. Daling, Noel S. Weiss, and Donald E. Moore, "Recreational Drug Use and the Risk of Primary Infertility," *Epidemiology* 1, n°. 3 (1990) : 195–200.

[206] Derek G. Moore, J. D. Turner, A. C. Parrott, J. E. Goodwin, S. E. Fulton, M. O. Min, H. C. Fox, F. M. Braddick, E. L. Axelsson, S. Lynch, H. Ribeiro, C. J. Frostick, and L. T. Singer, "During Pregnancy, Recreational Drug-Using Women Stop Taking Ecstasy (3, 4-Methylenedioxy-N-Methylamphetamine) and Reduce Alcohol Consumption, but Continue to Smoke Tobacco and Cannabis : Initial Findings from the Development and Infancy Study," *Journal of Psychopharmacology* 24, n°. 9 (2010) : 1403–10.

[207] David M. Fergusson, L. John Horwood, and Kate Northstone, "Maternal Use of Cannabis and Pregnancy Outcome," *BJOG : An International Journal of Obstetrics & Gynaecology* 109, n°. 1 (2002) : 21–27.

[208] Peter A. Fried and J. E. Makin, "Neonatal Behavioural Correlates of Prenatal Exposure to Marihuana, Cigarettes and Alcohol in a Low Risk Population," *Neurotoxicology and Teratology* 9, n°. 1 (1987) : 1–7.

[209] Gale A. Richardson, C. Ryan, J. Willford, N. L. Day, and L. Goldschmidt, "Prenatal Alcohol and Marijuana Exposure : Effects on Neuropsychological Outcomes at 10 Years," *Neurotoxicology and Teratology* 24, n°. 3 (2002) : 309–20.

[210] V. Di Marzo, D. Melck, T. Bisogno, and L. De Petrocellis, "Endocannabinoids : Endogenous Cannabinoid Receptor Ligands with Neuromodulatory Action," *Trends in Neurosciences* 21, n°. 12 (1998) : 521–28.

[211] Mia Hashibe, H. Morgenstern, Y. Cui, D. P. Tashkin, Z. F. Zhang, W. Cozen, T. M. Mack, and S. Greenland, "Marijuana Use and the Risk of Lung and Upper Aerodigestive Tract Cancers : Results of a Population-Based Case-Control Study," *Cancer Epidemiology Biomarkers and Prevention* 15, n°. 10 (2006) : 1829–34; and Zuo-Feng Zhang, H. Morgenstern, M. R. Spitz, D. P. Tashkin, G. P. Yu, J. R. Marshall, T. C. Hsu, S. P. Schantz, "Marijuana Use and Increased Risk of Squamous Cell Carcinoma of the Head and Neck," *Cancer Epidemiology Biomarkers and Prevention* 8, n°. 12 (1999) : 1071–78.

[212] Elizabeth A. Penner, Hannah Buettner, and Murray A. Mittleman, "The Impact of Marijuana Use on Glucose, Insulin, and Insulin Resistance among US Adults," *American Journal of Medicine* 126, n°. 7 (July 2013) : 583-89, doi :10.1016/j.amjmed.2013.03.002.

[213] Paola Massi, M. Solinas, V. Cinquina, and D. Parolaro, "Cannabidiol as Potential Anticancer Drug," *British Journal of Clinical Pharmacology* 75, n°. 2 (2013) : 303–12; and Alessia Ligresti, A. S. Moriello, K. Starowicz, I. Matias, S. Pisanti, L. De Petrocellis, C. Laezza, G. Portella, M. Bifulco, and V. Di Marzo, "Antitumor Activity of Plant Cannabinoids with Emphasis on the Effect of Cannabidiol on Human Breast Carcinoma," *Journal of Pharmacology and Experimental Therapeutics* 318, n°. 3 (2006) : 1375–87.

[214] Ethan B. Russo, "Clinical Endocannabinoid Deficiency (CECD)," *Neuroendocrinology Letters* 29, n°. 2 (2008) : 192–200.

[215] Pedro Gonzalez-Naranjo, N. E. Campillo, C. Pérez, and J. A. Páez, "Multitarget Cannabinoids as Novel Strategy for Alzheimer Disease," *Current Alzheimer Research* 10, n°. 3 (2013) : 229–39.

[216] Clint Werner, *Marijuana : Gateway to Health : How Cannabis Protects Us from Cancer and Alzheimer's Disease* (San Francisco : Dachstar Press, 2011).

[217] Susan Weiss Behrend, "Cannabinoids May Be Therapeutic in Breast Cancer," *Oncology Nursing Forum* 40, n°. 2 (2013) : 191–92.

[218] Raphael Mechoulam and Linda Parker, "Towards a Better Cannabis Drug," *British Journal of Pharmacology* (2013), doi :10.1111/bph.12400.

[219] Mark A. Ware, T. Wang, S. Shapiro, A. Robinson, T. Ducruet, T. Huynh, A. Gamsa, G. J. Bennett, and J. P. Collet, "Smoked Cannabis for Chronic Neuropathic Pain : A Randomized Controlled Trial," *Canadian Medical Association Journal* 182, n°. 14 (2010) : E694–E701.

[220] Ranganath Muniyappa, Sara Sable, Ronald Ouwerkerk, Andrea Mari, Ahmed M. Gharib, Mary Walter, Amber Courville, Gail Hall, Kong Y. Chen, Nora D. Volkow, George Kunos, Marilyn A. Huestis, and Monica C. Skarulis, "Metabolic Effects of Chronic Cannabis Smoking," *Diabetes Care* (2013), doi :10.2337

/dc12-2303.
[221] D. Mark Anderson, Daniel I. Rees, and Joseph J. Sabia, "High on Life? Medical Marijuana Laws and Suicide" (January 2012), ftp.iza.org/dp6280.pdf.
[222] Clint Werner, *Marijuana : Gateway to Health : How Cannabis Protects Us from Cancer and Alzheimer's Disease* (San Francisco : Dachstar Press, 2011), 69.
[223] Lester Grinspoon and James B. Bakalar, *Marihuana, the Forbidden Medicine* (New Haven : Yale University Press, 1997).
[224] Craig Reinarman, H. Nunberg, F. Lanthier, and T. Heddleston, "Who Are Medical Marijuana Patients? Population Characteristics from Nine California Assessment Clinics," *Journal of Psychoactive Drugs* 43, n°. 2 (2011) : 128–35.
[225] Sean D. McAllister, R. Murase, R. T. Christian, D. Lau, A. J. Zielinski, J. Allison, C. Almanza, A. Pakdel, J. Lee, C. Limbad, Y. Liu, R. J. Debs, D. H. Moore, P. Y. Desprez, "Pathways Mediating the Effects of Cannabidiol on the Reduction of Breast Cancer Cell Proliferation, Invasion, and Metastasis," *Breast Cancer Research and Treatment* 129, n°. 1 (2011) : 37–47.
[226] C. Michael Gammon, G. Mark Freeman Jr., Wihua Xie, Sandra L. Petersen, and William C. Wetsel, "Regulation of Gonadotropin-Releasing Hormone Secretion by Cannabinoids," *Endocrinology* 146, n°. 10 (2005) : 4491–99.
[227] Anthony H. Taylor, M. S. Abbas, M. A. Habiba, and J. C. Konje, "Histomorphometric Evaluation of Cannabinoid Receptor and Anandamide Modulating Enzyme Expression in the Human Endometrium through the Menstrual Cycle," *Histochemistry and Cell Biology* 133, n°. 5 (2010) : 557–65.
[228] Mona R. El-Talatini, Anthony H. Taylor, and Justin C. Konje, "The Relationship between Plasma Levels of the Endocannabinoid, Anandamide, Sex Steroids, and Gonadotrophins during the Menstrual Cycle," *Fertility and Sterility* 93, n°. 6 (2010) : 1989–96.
[229] Natalia Dmitrieva, H. Nagabukuro, D. Resuehr, G. Zhang, S. L. McAllister, K. A. McGinty, K. Mackie, K. J. Berkley, "Endocannabinoid Involvement in Endometriosis," *Pain* 151, n°. 3 (2010) : 703–10.
[230] John M. McPartland, "Cannabis and Eicosanoids : A Review of Molecular Pharmacology," *Journal of Cannabis Therapeutics* 1, n°. 1 (2001) : 71–83.
[231] lan J. Budney and John R. Hughes, "The Cannabis Withdrawal Syndrome," *Current Opinion in Psychiatry* 19, n°. 3 (2006) : 233–38.
[232] Candice Contet, Brigitte L. Kieffer, and Katia Befort, "Mu Opioid Receptor : A Gateway to Drug Addiction," *Current Opinion in Neurobiology* 14, n°. 3 (2004) : 370–78.
[233] Walter Fratta and Liana Fattore, "Molecular Mechanisms of Cannabinoid Addiction," *Current Opinion in Neurobiology* 23, n°. 4 (August 2013) : 487–92.
[234] "Mental Health Services Administration : Treatment Episode Data Set (TEDS) — Highlights 2007. National Admissions to Substance Abuse Treatment Services," Substance Abuse and Mental Health Services Administration, Office of Applied Studies, US Government, 2009.
[235] David J. Allsop, Jan Copeland, Melissa M. Norberg, Shanlin Fu, Anna Molnar, John Lewis, and Alan J. Budney, "Quantifying the Clinical Significance of Cannabis Withdrawal," *PLoS ONE* 7, n°. 9 (2012) : e44864, doi :10.1371/journal.pone.0044864.
[236] Melissa M. Norberg, R. A. Battisti, J. Copeland, D. F. Hermens, and I. B. Hickie, "Two Sides of the Same Coin : Cannabis Dependence and Mental Health Problems in Help-Seeking Adolescent and Young Adult Outpatients," *International Journal of Mental Health and Addiction* 10, n°. 6 (2012) : 818–28.

# BIBLIOGRAPHIE

Abel, Ernest L. *Marihuana : The First Twelve Thousand Years*. New York : Plenum Press, 1980.
Abrams, Donald I. and Manuel Guzman. "Cannabinoids and Cancer." *Integrative Oncology*. Oxford : Oxford University Press 2008.
Abrams, Donald I., C. A. Jay, S. B. Shade, H. Vizoso, H. Reda, S. Press, M. E. Kelly, M. C. Rowbotham, and K. L. Petersen. "Cannabis in Painful HIV-Associated Sensory Neuropathy : A Randomized Placebo-Controlled Trial." *Neurology* 68, n°. 7 (2007) : 515–21.
Aggarwal, Sunil K. "Cannabinergic Pain Medicine : A Concise Clinical Primer and Survey of Randomized-Controlled Trial Results." *Clinical Journal of Pain* 29, n°. 2 (2013) : 162–71.
Alpert, Joseph S. "Marijuana for Diabetic Control." *American Journal of Medicine* 126, n°. 7 (2013) : 557–58.
Batho, Robert. "Cannabis Indica," *British Medical Journal* 1, n°. 1169 (1883) : 1002.
Benet, Sula. "Early Diffusion and Folk Uses of Hemp in Cannabis and Culture." In *Cannabis and Culture*, edited by Vera D. Rubin, 39–49. The Hague : Mouton, 1975.
Bostwick, J. M. "Blurred Boundaries : The Therapeutics and Politics of Medical Marijuana." *Mayo Clinic Proceedings* 87, n°. 2 (2012) : 172–86.
Brenneisen, Rudolf. "Chemistry and Analysis of Phytocannabinoids and Other Cannabis Constituents." *Marijuana* (2007) : 17.
Buckner, Julia D., Russell A. Matthews, and Jose Silgado. "Marijuana-Related Problems and Social Anxiety : The Role of Marijuana Behaviors in Social Situations." *Psychology of Addictive Behaviors* 26, n°. 1 (2012) : 151.
Campos, Alline C., Z. Ortega, J. Palazuelos, M. V. Fogaça, D. C. Aguiar, J. Díaz-Alonso, S. Ortega-Gutiérrez, H. Vázquez-Villa, F. A. Moreira, M. Guzmán, I. Galve-Roperh, F. S. Guimarães. "The Anxiolytic Effect of Cannabidiol on Chronically Stressed Mice Depends on Hippocampal Neurogenesis : Involvement of the Endocannabinoid System." *International Journal of Neuropsychopharmacology* (2013) : 1–13.
Campos, Isaac. *Home Grown : Marijuana and the Origins of Mexico's War on Drugs*. Chapel Hill : University of North Carolina Press, 2012.
Clarke, Robert C. *Marijuana Botany, an Advanced Study : The Propagation and Breeding of Distinctive Cannabis*. Ronin Pub, 1981.
———. *Hashish!* Los Angeles : Red Eye Press, 1998.
Clarke, Robert C., and Mark Merlin. *Cannabis : Evolution and Ethnobotany*. Berkeley : University of California Press, 2013.
Clarke, Robert C., and David P. Watson. "Cannabis and Natural Cannabis Medicines." *Marijuana and the Cannabinoids* (2007) : 1–15.
Crawford, Vivian. "A Homelie Herbe : Medicinal Cannabis in Early England." *Journal of Cannabis Therapeutics* 2 (2002) : 71–79.
Crippa, José Alexandre, Antonio Waldo Zuardi, Rocio Martín-Santos, Sagnik Bhattacharyya, Zerrin Atakan, Philip McGuire, and Paolo Fusar-Poli. "Cannabis and Anxiety : a Critical Review of the Evidence." *Human Psychopharmacology : Clinical and Experimental* 24, n°. 7 (2009) : 515–23.
De Petrocellis, Luciano, A. Ligresti, A. Schiano Moriello, M. Iappelli, R. Verde, C. G. Stott, L. Cristino, P. Orlando, and V. Di Marzo. "Non-THC Cannabinoids Inhibit Prostate Carcinoma Growth In Vitro and In Vivo : Pro-Apoptotic Effects and Underlying Mechanisms." *British Journal of Pharmacology* 168, n°. 1 (2013) : 79–102.
Di Marzo, Vincenzo. "Targeting the Endocannabinoid System : To Enhance or Reduce?" *Nature Reviews Drug Discovery* 7, n°. 5 (2008) : 438–55.
Di Marzo, Vincenzo, Fabiana Piscitelli, and Raphael Mechoulam. "Cannabinoids and Endocannabinoids in Metabolic Disorders with Focus on Diabetes." *Handbook of Experimental Pharmacology*, 203 (2011) : 75–104.
Doblin, Richard E., and M. A. Kleiman. "Marijuana as Antiemetic Medicine : A Survey of Oncologists' Experiences and Attitudes." *Journal of Clinical Oncology* 9, n°. 7 (1991) : 1314–19.
Eichler, Martin, L. Spinedi, S. Unfer-Grauwiler, M. Bodmer, C. Surber, M. Luedi, and J. Drewe. "Heat Exposure of Cannabis Sativa Extracts Affects the Pharmacokinetic and Metabolic Profile in Healthy Male Subjects." *Planta Medica* 78, n°. 7 (2012) : 686.
ElSohly, H. N., C. E. Turner, A. M. Clark, and Mahmoud A. ElSohly. "Synthesis and Antimicrobial Activity of Certain Cannabichromene and Cannabigerol Related Compounds." *Journal of Pharmaceutical Sciences* 71 (1982) : 1319–23.
Fankhauser, Manfred. "History of Cannabis in Western Medicine." In *Cannabis and Cannabinoids : Pharmacology, Toxicology, and Therapeutic Potential*, edited by Franjo Grotenhermen and Ethan Russo, 37–51. New York : The Haworth Integrative Healing Press, 2002.
Fernández-Ruiz, Javier, O. Sagredo, M. R. Pazos, C. García, R. Pertwee, R. Mechoulam, and J. Martínez-Orgado. "Cannabidiol for Neurodegenerative

Disorders: Important New Clinical Applications for This Phytocannabinoid?" *British Journal of Clinical Pharmacology* 75, n°. 2 (2013): 323–33.
Fratta, Walter, and Liana Fattore. "Molecular Mechanisms of Cannabinoid Addiction." *Current Opinion in Neurobiology* 23, n°. 4 (August 2013): 487–92.
García, C., C. Palomo-Garo, M. García-Arencibia, J. Ramos, R. Pertwee, and J. Fernández-Ruiz. "Symptom-Relieving and Neuroprotective Effects of the Phytocannabinoid Delta–9-THCV in Animal Models of Parkinson's Disease." *British Journal of Pharmacology* 163, n°. 7 (2011): 1495–506.
Gieringer, Dale H. "Forgotten Origins of Cannabis Prohibition in California, The." Contemp. Drug Probs. 26 (1999): 237.
Gieringer, Dale, Joseph St. Laurent, and Scott Goodrich. "Cannabis vaporizer combines efficient delivery of THC with effective suppression of pyrolytic compounds." *Journal of Cannabis Therapeutics* 4.1 (2004): 7-27.
Gill, E. W., W. D. M. Paton, and R. G. Pertwee. "Preliminary Experiments on the Chemistry and Pharmacology of Cannabis." *Nature* 228 (1970): 134–36.
Gorman, Mel. "Sir William Brooke O'Shaughnessy: Pioneer Chemist in a Colonial Environment." *Journal of Chemical Education* 46, n°. 2 (1969): 99.
Grant, Igor A. "Medicinal Cannabis and Painful Sensory Neuropathy." *American Medical Association Journal of Ethics* 15, n°. 5 (May 2013): 466–69.
Grinspoon, Lester. "A Novel Approach to the Symptomatic Treatment of Autism." *O'Shaughnessy's: The Journal of Cannabis in Clinical Practice*, Spring 2010.
Grinspoon, Lester, and James B. Bakalar. *Marihuana, the Forbidden Medicine*. New Haven: Yale University Press, 1997.
Grotenhermen, Franjo. "Pharmacokinetics and Pharmacodynamics of Cannabinoids." *Clinical Pharmacokinetics* 42, n°. 4 (2003): 327–60.
Guy, G. W., and C. G. Stott. "The Development of Sativex—A Natural Cannabis-Based Medicine." In *Cannabinoids as Therapeutics*, edited by R. Mechoulam, 23–63. Basel: Birkhäuser Verlag, 2005.
Hampson, A. J., M. Grimaldi, J. Axelrod, and D. Wink. "Cannabidiol and Delta-9-Tetrahydrocannabinol Are Neuroprotective Antioxidants." *Proceedings of the National Academy of Sciences of the United States* 95, n°. 14 (1998): 8268–73.
Hazekamp, Arno, Mark A. Ware, Kirsten R. Muller-Vahl, Donald Abrams, and Franjo Grotenhermen. "The Medicinal Use of Cannabis and Cannabionoids—An International Cross-Sectional Survey on Administration Forms." *Journal of Psychoactive Drugs* 45, n°. 3 (2013): 199–210. doi: 10,1080/02791072.2013.805976.
Hill, A. J., M. S. Mercier, T. D. Hill, S. E. Glyn, N. A. Jones, Y. Yamasaki, T. Futamura, M. Duncan, C. G. Stott, G. J. Stephens, C. M. Williams, and B. J. Whalley. "Cannabidivarin Is Anticonvulsant in Mouse and Rat." *British Journal of Pharmacology* 167, n°. 8 (2012): 1629–42.
Hill, Andrew J., C. M. Williams, B. J. Whalley, and G. J. Stephens. "Phytocannabinoids as Novel Therapeutic Agents in CNS Disorders." *Pharmacology and Therapeutics* 133, n°. 1 (2012): 79–97.
Hillig, Karl William. "A Systematic Investigation of Cannabis." PhD diss., Indiana University, 2005.
Hirvonen, J., R. S. Goodwin, C. T. Li, G. E. Terry, S. S. Zoghbi, C. Morse, V. W. Pike, N. D. Volkow, M. A. Huestis, and R. B. Innis. "Reversible and Regionally Selective Downregulation of Brain Cannabinoid $CB_1$ Receptors in Chronic Daily Cannabis Smokers." *Molecular Psychiatry* 17, n°. 6 (2011): 642–49.
Horváth, Béla, P. Mukhopadhyay, G. Haskó, and P. Pacher. "The Endocannabinoid System and Plant-Derived Cannabinoids in Diabetes and Diabetic Complications." *American Journal of Pathology* 180, n°. 2 (2012): 432–42.
Iversen, Leslie L. *The Science of Marijuana*. Oxford: Oxford University Press, 2000.
Jones, Nicholas A., Andrew J. Hill, Imogen Smith, Sarah A. Bevan, Claire M. Williams, Benjamin J. Whalley, and Gary J. Stephens. "Cannabidiol Displays Antiepileptiform and Antiseizure Properties In Vitro and In Vivo." *Journal of Pharmacology and Experimental Therapeutics* 332, n°. 2 (2010): 569–77.
Kerr, H. C. *Report of the Cultivation of, and Trade in, Ganja in Bengal*. British Parliamentary Papers (1893–94): 66, 94–154.
King, G. R., T. Ernst, W. Deng, A. Stenger, R. M. K. Gonzales, H. Nakama, and L. Chang. "Effects of Chronic Active Cannabis Use on Visuomotor Integration, in Relation to Brain Activation and Cortisol Levels." *Journal of Neuroscience* 31, n°. 49 (2011): 17923.
Klein, Thomas W. "Cannabinoid-Based Drugs as Anti-Inflammatory Therapeutics." *Nature Reviews Immunology* 5, n°. 5 (2005): 400–11.
Lata, Hemant, Suman Chandra, Ikhlas A. Khan, and Mahmoud A. ElSohly. "Propagation through Alginate Encapsulation of Axillary Buds of *Cannabis sativa L.*—An Important Medicinal Plant." *Physiology and Molecular Biology of Plants* 15, n°. 11 (2009): 79–86.
Ligresti, Alessia, T. Bisogno, I. Matias, L. De Petrocellis, M. G. Cascio, V. Cosenza, G. D'argenio,

G. Scaglione, M. Bifulco, I. Sorrentini, and V. Di Marzo. "Possible Endocannabinoid Control of Colorectal Cancer Growth." *Gastroenterology* 125, n°. 3 (2003) : 677–87.

Ligresti, Alessia, A. S. Moriello, K. Starowicz, I. Matias, S. Pisanti, L. De Petrocellis, C. Laezza, G. Portella, M. Bifulco, and V. Di Marzo. "Antitumor Activity of Plant Cannabinoids with Emphasis on the Effect of Cannabidiol on Human Breast Carcinoma." *Journal of Pharmacology and Experimental Therapeutics* 318, n°. 3 (2006) : 1375–87.

Liou, G. I., A. El-Remessy, A. Ibrahim, R. Caldwell, Y. Khalifa, A. Gunes, and J. Nussbaum. "Cannabidiol as a Putative Novel Therapy for Diabetic Retinopathy : A Postulated Mechanism of Action as an Entry Point for Biomarker-Guided Clinical Development." *Current Pharmacogenomics and Personalized Medicine* 7, n°. 3 (2009) : 215.

Lotan, I., T. Treves, Y. Roditi, and R. Djaldetti, "Medical Marijuana (Cannabis) Treatment for Motor and Non-Motor Symptoms in Parkinson's Disease : An Open-Label Observational Study." *Movement Disorders* 28, supplement 1 (2013) : 448.

Massi, Paola, M. Solinas, V. Cinquina, and D. Parolaro. "Cannabidiol as Potential Anticancer Drug." *British Journal of Clinical Pharmacology* 75, n°. 2 (2013) : 303–12.

McPartland, John M. "Cannabis and Eicosanoids : A Review of Molecular Pharmacology." *Journal of Cannabis Therapeutics* 1, n°. 1 (2001) : 71–83.

McPartland, John M., and Ethan B. Russo. "Cannabis and Cannabis Extracts : Greater than the Sum of Their Parts?" *Journal of Cannabis Therapeutics* 3, n°. 4 (2001) : 103–32.

Mechoulam, Raphael. "The Pharmacohistory of *Cannabis sativa*." In *Cannabis as Therapeutic Agent*. Boca Raton, FL : CRC Press, 1986 : 1–19.

Mechoulam, Raphael, and L. Hanus. "A Historical Overview of Chemical Research on Cannabinoids." *Chemistry and Physics of Lipids* 108 (2000) : 1–13.

Mechoulam, Raphael and Linda Parker. "Towards a Better Cannabis Drug." *British Journal of Pharmacology* (2013). doi :10.1111/bph.12400.

Mills, James. *Cannabis Britannica : Empire, Trade, and Prohibition 1800–1928*. Oxford : Oxford University Press, 2003.

Mittleman, Murray A., Rebecca A. Lewis, Malcolm Maclure, Jane B. Sherwood, and James E. Muller "Triggering Myocardial Infarction by Marijuana." *Circulation* 103, n°. 23 (2001) : 2805–9.

Molina, Patricia E., P. Winsauer, P. Zhang, E. Walker, L. Birke, A. Amedee, C. V. Stouwe, D. Troxclair, R. McGoey, K. Varner, L. Byerley, and L. LaMotte. "Cannabinoid Administration Attenuates the Progression of Simian Immunodeficiency Virus." *AIDS Research and Human Retroviruses* 27, n°. 6 (2011) : 585–92.

Morgan, Celia J. A., Tom P. Freeman, Gráinne L. Schafer, and H. Valerie Curran. "Cannabidiol Attenuates the Appetitive Effects of Delta 9-Tetrahydrocannabinol in Humans Smoking Their Chosen Cannabis." *Neuropsychopharmacology* 35, n°. 9 (2010) : 1879–85.

Morgan, Celia J. A., G. Schafer, T. P. Freeman, and H. V. Curran. "Impact of Cannabidiol on the Acute Memory and Psychotomimetic Effects of Smoked Cannabis : Naturalistic Study." *British Journal of Psychiatry* 197, n°. 4 (2010) : 285–90.

Mountain Girl. *The Primo Plant : Growing Sinsemilla Marijuana*. Berkeley : Leaves of Grass/Wingbow Press, 1977.

Muniyappa, Ranganath, Sara Sable, Ronald Ouwerkerk, Andrea Mari, Ahmed M. Gharib, Mary Walter, Amber Courville, Gail Hall, Kong Y. Chen, Nora D. Volkow, George Kunos, Marilyn A. Huestis, and Monica C. Skarulis. "Metabolic Effects of Chronic Cannabis Smoking." *Diabetes Care* (2013). doi :10.2337/dc12-2303.

Neumeister, A., M. D. Normandin, R. H. Pietrzak, D. Piomelli, M. Q. Zheng, A. Gujarro-Anton, M. N. Potenza, C. R. Bailey, S. F. Lin, S. Najafzadeh, J. Ropchan, S. Henry, S. Corsi-Travali, R. E. Carson, and Y. Huang. "Elevated Brain Cannabinoid $CB_1$ Receptor Availability in Post-Traumatic Stress Disorder : A Positron Emission Tomography Study." *Molecular Psychiatry* 18 (September 2013) : 1034–40. doi :10.1038/mp.2013.61.

Olson, Dave. "Hemp Culture in Japan." *Journal of the International Hemp Association* 4, n°. 2 (June 1997) : 40–50.

O'Shaughnessy, William Brooke. "On the preparations of the Indian hemp, or gunjah (*Cannabis indica*); Their effects on the animal system in health, and their utility in the treatment of tetanus and other convulsive diseases." *Transactions of the Medical and Physical Society of Bengal* (1838) : 71–102, 421, 461.

Pace, Nicholas, Henry Clay Frick, Kenneth Sutin, William Manger, George Hyman, and Gabriel Nahas. "The Medical Use of Marihuana and THC in Perspective." In *Marihuana and Medicine*, 76–80. New York : Humana Press, 1999.

Pacher, Pál. "Towards the Use of Non-Psychoactive Cannabinoids for Prostate Cancer." *British Journal of Pharmacology* 168, n°. 1 (2013) : 76–78.

Pacher, Pál, Sándor Bátkai, and George Kunos. "The Endocannabinoid System as an Emerging Target of

Pharmacotherapy." *Pharmacological Reviews* 58, n°. 3 (2006) : 389–462.
Pacher, Pál, Joseph S. Beckman, and Lucas Liaudet. "Nitric Oxide and Peroxynitrite in Health and Disease." *Physiological Reviews* 87, n°. 1 (2007) : 315–424.
Parker, Linda A., Erin M. Rock, and Cheryl L. Limebeer. "Regulation of Nausea and Vomiting by Cannabinoids." *British Journal of Pharmacology* 163, n°. 7 (2011) : 1411–22.
Passie, Torsten, H. M. Emrich, M. Karst, S. D. Brandt, and J. H. Halpern. "Mitigation of Post-Traumatic Stress Symptoms by Cannabis Resin : A Review of the Clinical and Neurobiological Evidence." *Drug Testing and Analysis* 4, nos. 7–8 (2012) : 649–59.
Penner, Elizabeth A., Hannah Buettner, and Murray A. Mittleman. "The Impact of Marijuana Use on Glucose, Insulin, and Insulin Resistance among US Adults." *American Journal of Medicine* 126, n°. 7 (July 2013) : 583–89. doi:10.1016/j.amjmed.2013.03.002.
Pertwee, R. G. "The Diverse $CB_1$ and $CB_2$ Receptor Pharmacology of Three Plant Cannabinoids : Delta 9-Tetrahydrocannabinol, Cannabidiol and Delta 9-Tetrahydrocannabivarin." *British Journal of Pharmacology* 153, n°. 2 (2008) : 199–215.
Phillips, L. J., C. Curry, A. R. Yung, H. P. Yuen, S. Adlard, and P. D. McGorry. "Cannabis Use Is Not Associated with the Development of Psychosis in an 'Ultra' High-Risk Group." *Australian and New Zealand Journal of Psychiatry* 36, n°. 6 (2002) : 800–6.
Pletcher, Mark J., Eric Vittinghoff, Ravi Kalhan, Joshua Richmann, Monika Safford, Stephen Sidney, Feng Lin, and Stefan Kertesz. "Association Between Marijuana Exposure and Pulmonary Function over 20 years." *Journal of the American Medical Association* 307, n°. 2 (2012) : 173–81.
Portenoy, Russell K., E. D. Ganae-Motan, S. Allende, R. Yanagihara, L. Shaiova, S. Weinstein, R. McQuade, S. Wright, and M. T. Fallon. "Nabiximols for Opioid-Treated Cancer Patients with Poorly-Controlled Chronic Pain : A Randomized, Placebo-Controlled, Graded-Dose Trial." *Journal of Pain* 13, n°. 5 (2012) : 438–49.
Potter, David. "Growth and Morphology of Medicinal Cannabis." In *The Medicinal Uses of Cannabis and Cannabinoids*, edited by Geoffrey W. Guy, Brian A. Whittle, and Philip J.
———. "The Propagation, Characterisation and Optimisation of Cannabis *Sativa L* as a Phytopharmaceutical. Diss., King's College London, 2009.
Reinarman, Craig, H. Nunberg, F. Lanthier, and T. Heddleston. "Who Are Medical Marijuana Patients? Population Characteristics from Nine California Assessment Clinics." *Journal of Psychoactive Drugs* 43, n°. 2 (2011) : 128–35.
*Report of the Indian Hemp Drugs Commission, 1893–94*, 7 vols. Simla, India : Government Central Printing House, 1894.
Richardson, Jim, and Arik Woods. *Sinsemilla : Marijuana Flowers*. Berkeley : And/Or Press, 1976.
Robson, P. J., G. W. Guy, and V. Di Marzo. "Cannabinoids and Schizophrenia : Therapeutic Prospects." *Current Pharmaceutical Design* (2013).
Rosenthal, Franz. *The Herb : Hashish versus Medieval Muslim Society*. Leiden : Brill, 1971.
Russo, Ethan B. "Cannabis Treatments in Obstetrics and Gynecology : A Historical Review." *Journal of Cannabis Therapeutics* 2, nos. 3–4 (2002) : 5–35.
———. "Clinical Endocannabinoid Deficiency (CECD) : Can This Concept Explain Therapeutic Benefits of Cannabis in Migraine, Fibromyalgia, Irritable Bowel Syndrome and Other Treatment-Resistant Conditions?" *Neuroendocrinology Letters* 25, nos. 1–2 (2004) : 31–3.
———. "Clinical Endocannabinoid Deficiency (CECD)." *Neuroendocrinology Letters* 29, n°. 2 (2008) : 192–200.
———. "Hemp for Headache : An In-Depth Historical and Scientific Review of Cannabis in Migraine Treatment." *Journal of Cannabis Therapeutics* 1, n°. 2 (2001) : 21–92.
———. "History of Cannabis and Its Preparations in Saga, Science, and Sobriquet." *Chemistry and Biodiversity* 4, n°. 8 (2007) : 1614–48.
———. "Taming THC : Potential Cannabis Synergy and Phytocannabinoid-Terpenoid Entourage Effects." *British Journal of Pharmacology* 163, n°. 7 (2011) : 1344–64.
Russo, Ethan B., and Geoffrey W. Guy. "A Tale of Two Cannabinoids : The Therapeutic Rationale for Combining Tetrahydrocannabinol and Cannabidiol." *Medical Hypotheses* 66, n°. 2 (2006) : 234–46.
Russo, Ethan B., and Andrea G. Hohmann. "Role of Cannabinoids in Pain Management." In *Comprehensive Treatment of Chronic Pain by Medical, Interventional, and Integrative Approaches*, edited by Timothy R. Deer, Michael S. Leong, Asokumar Buvanendran, Vitaly Gordin, Philip S. Kim, Sunil J. Panchal, and Albert L. Ray, 181–97. New York : Springer, 2013.
Russo, Ethan B., A. Burnett, B. Hall, and K. K. Parker. "Agonistic Properties of Cannabidiol at 5-HT1a Receptors." *Neurochemical Research* 30, n°. 8 (2005) : 1037–43.
Russo, Ethan B., Geoffrey W. Guy, and Philip J.

Robson. "Cannabis, Pain, and Sleep: Lessons from Therapeutic Clinical Trials of Sativex®, a Cannabis-Based Medicine." *Chemistry and Biodiversity* 4, n°. 8 (2007): 1729–43.

Sallan, Stephen E., Norman E. Zinberg, and Emil Frei III. "Antiemetic Effect of Delta-9-Tetrahydro-cannabinol in Patients Receiving Cancer Chemotherapy." *New England Journal of Medicine* 293, n°. 16 (1975): 795–97.

Sarfaraz, Sami, Vaqar M. Adhami, Deeba N. Syed, Farrukh Afaq, and Hasan Mukhtar. "Cannabinoids for Cancer Treatment: Progress and Promise." *Cancer research* 68, n°. 2 (2008): 339-342.

Selye, Hans. "A Syndrome Produced by Diverse Nocuous Agents." *Nature*; *Nature* (1936): 32. doi:10.1038/138032a0

Sharma, G. K. "Ethnobotany and Its Significance for Cannabis Studies in the Himalayas." *Journal of Psychoactive Drugs* 9, n°. 4 (1977): 337–39.

Shohami, E., A. Cohen-Yeshurun, L. Magid, M. Algali, and R. Mechoulam. "Endocannabinoids and Traumatic Brain Injury." *British Journal of Pharmacology* 163 (2011): 1402–10.

Simonetto, Douglas A., Amy S. Oxentenko, Margot L. Herman, and Jason H. Szostek. "Cannabinoid Hyperemesis: A Case Series of 98 Patients." *Mayo Clinic Proceedings* 87, n°. 2 (2012).

Tam, Joseph, J. Liu, B. Mukhopadhyay, R. Cinar, G. Godlewski, and G. Kunos. "Endocannabinoids in Liver Disease" *Hepatology* 53, n°. 1 (2011): 346–55.

Tashkin, Donald P. "Effects of Marijuana Smoking on the Lung." *Annals of the American Thoracic Society* 10, n°. 3 (2013): 239–47.

Tashkin, Donald P., B. J. Shapiro, Y. E. Lee, and C. E. Harper. "Effects of Smoked Marijuana in Experimentally Induced Asthma." *American Review of Respiratory Disease* 112, n°. 3 (1975): 377–86.

Tashkin, Donald P., G. C. Baldwin, T. Sarafian, S. Dubnett, and M. D. Roth. "Respiratory and Immunologic Consequences of Marijuana Smoking." *The Journal of Clinical Pharmacology* 42, n°. 11 supplement (2002): 71S–81S.

Tetrault, Jeanette M., K. Crothers, B. A. Moore, R. Mehra, J. Concato, and D. A. Fiellin. "Effects of Marijuana Smoking on Pulmonary Function and Respiratory Complications: A Systematic Review." *Archives of Internal Medicine* 167, n°. 3 (2007): 221.

Tomida, Ileana, A. Azuara-Blanco, H. House, M. Flint, R. G. Pertwee, and P. J. Robson. "Effect of Sublingual Application of Cannabinoids on Intraocular Pressure: A Pilot Study." *Journal of Glaucoma* 15, n°. 5 (2006): 349–53.

Tubaro, Aurelia, A. Giangaspero, S. Sosa, R. Negri, G. Grassi, S. Casano, R. Della Loggia, and G. Appendin°. "Comparative Topical Anti-Inflammatory Activity of Cannabinoids and Cannabivarins." *Fitoterapia* 81, n°. 7 (2010): 816–19.

Wade, D. T., P. Makela, P. Robson, H. House, and C. Bateman. "Do Cannabis-Based Medicinal Extracts Have General or Specific Effects on Symptoms in Multiple Sclerosis? A Double-Blind, Randomized, Placebo-Controlled Study on 160 Patients." *Multiple Sclerosis Journal* 10 (2004): 434–41.

Wallace, Mark, G. Schulteis, J. H. Atkinson, T. Wolfson, D. Lazzaretto, H. Bentley, B. Gouaux, I. Abramson. "Dose-Dependent Effects of Smoked Cannabis on Capsaicin-Induced Pain and Hyperalgesia in Healthy Volunteers." *Anesthesiology* 107, n°. 5 (2007): 785–96.

Ware, Mark A., M. A. Fitzcharles, L. Joseph, and Y. Shir. "The Effects of Nabilone on Sleep in Fibromyalgia: Results of a Randomized Controlled Trial." *Anesthesia and Analgesia* 110, n°. 2 (2010): 604–10.

Ware, Mark A., T. Wang, S. Shapiro, A. Robinson, T. Ducruet, T. Huynh, A. Gamsa, G. J. Bennett, and J. P. Collet. "Smoked Cannabis for Chronic Neuropathic Pain: A Randomized Controlled Trial." *Canadian Medical Association Journal* 182, n°. 14 (2010): E694–E701.

Weil, Andrew T., Norman E. Zinberg, and Judith M. Nelsen. "Clinical and psychological effects of marijuana in man." *Substance Use & Misuse* 4.3 (1969): 427-451.

Weil, Andrew. *The Natural Mind*.(Revised Edition). Jonathan Cape, London (1986).

Werner, Clint. *Marijuana: Gateway to Health: How Cannabis Protects Us from Cancer and Alzheimer's Disease*. San Francisco: Dachstar Press, 2011.

Werner, Clinton A. "Medical Marijuana and the AIDS Crisis." *Journal of Cannabis Therapeutics* 1, nos. 3–4 (2001): 17–33.

Zinberg, Norman E., and Andrew T. Weil. "A comparison of marijuana users and non-users." *Nature* (1970).

Zuardi, A. W., J. E. Hallak, S. M. Dursun, S. L. Morais, R. F. Sanches, R. E. Musty, and J. A. Crippa, "Cannabidiol Monotherapy for Treatment-Resistant Schizophrenia." *Journal of Psychopharmacology* 20, n°. 5 (2006): 683–86.

Zuardi, A. W., S. L. Morais, F. S. Guimarães, and R. Mechoulam. "Antipsychotic Effect of Cannabidiol," *Journal of Clinical Psychiatry* 56, n°. 10 (1995): 485–86.

# GLOSSAIRE

**2-AG (2-arachidonoylglycérol)** – un endocannabinoïde abondant dans le système nerveux.
**7-hydroxy-CBD** – le métabolite produit par le métabolisme du foie du CBD.
**11-hydroxy-THC** – le métabolite produit par le métabolisme du foie du THC.
**acide cannabidiolique (CBDA)** – forme acide du CBD naturellement produit par le cannabis.
**anandamide** – *N*-arachidonoylethanolamine, ou AEA, est un cannabinoïde endogène qui régule la nutrition et l'allaitement, ainsi que la douleur et le sommeil.
**anthocyanine** – pigment de plante responsable de la couleur violette du cannabis.
**ayurvédique** – médecine traditionnelle indienne datant de trois mille ans.
**banque de semences** – entreprise qui produit des graines de cannabis pour la culture.
**barrière hémato-encéphalique** – barrière constituée de cellules qui empêche les molécules qui aiment l'eau d'entrer dans le système nerveux.
**bêta-caryophyllène** – terpène épicé produit par certaines variétés de cannabis.
***bhang*** – boisson indienne traditionnelle composée de cannabis, d'épices et de lait fermenté.
**biodisponibilité** – portion de cannabis pouvant être absorbée.
**blunt** – cigarette de cannabis roulée avec du papier à cigare.
**bractée** – pièce florale en forme de feuille qui entoure les fleurs et les graines de la femelle du cannabis.
**bouture** – *voir clonage*.
**cannabichromène (CBC)** – cannabinoïde que l'on trouve dans le cannabis pouvant être anti-inflammatoire.
**cannabidiol (CBD)** – cannabinoïde non psychoactif possédant de nombreuses applications médicales. Il est le deuxième cannabinoïde le plus produit par la plante de cannabis.
**cannabigérol (CBG)** – cannabinoïde non psychoactif utilisé par les enzymes de la plante pour produire du THC et du CBD.
**cannabinol (CBN)** – cannabinoïde sédatif non présent dans la plante, responsable d'une faible psychoactivité dépressive.
**cannabinoïdes** – composés qui activent les récepteurs cannabinoïdes, dont les endocannabinoïdes produits par les humains, les animaux, ainsi que les phytocannabinoïdes produits par le cannabis, et les cannabinoïdes synthétiques.
**cannabidivarine (CBDV)** – le CBDV est la variante propylée du CBD qui possède une chaîne moléculaire plus courte que le CBD. On le trouve fréquemment dans certaines variétés Indiennes et Népalaises.
**cannabis purple** – cannabis qui possède une tendance génétique à produire de l'anthocyanine quand elle est soumise au froid, et dont les feuilles deviennent violacées.
**chanvre** – cannabis faible en THC utilisé pour produire de la fibre. Le chanvre produit souvent plus de CBD que de THC.
***charas*** – nom donné à la résine de cannabis, ou haschisch, en Inde, au Népal, et au Pakistan.
**chémotype** – type de plante, dont le cannabis, qui produit une combinaison distincte de produits chimiques.
**chromatographie** – technique physique de séparation d'espèces chimiques.
**clonage/bouture** – technique destinée à propager le cannabis qui consiste à prendre une partie de la plante mère et de la planter ailleurs pour qu'elle produise de nouvelles racines et forme une nouvelle plante.
**cultivar** – variété de plante produite en culture par élevage sélectif.
**décarboxylation** – procédé qui convertit les cannabinoïdes acides produits par la plante sous une forme neutre biodisponible en enlevant le groupe carboxyle (un atome de carbone, deux d'oxygène et un atome d'hydrogène) de la molécule du cannabinoïde, sous l'effet de la chaleur.
**dispensaire** – terme utilisé aux États-Unis pour décrire les boutiques autorisées à vendre du cannabis médicinal.
**effet d'entourage** – effet pharmacologique synergique qui émerge à travers les cannabinoïdes et l'interaction des terpènes.
**effet de premier passage** – phénomène dans lequel la concentration d'un médicament est grandement réduite par métabolisme avant d'atteindre la circulation systémique. Une fois avalé, le cannabis est soumis aux effets de premier passage par le métabolisme du foie.
**feuilles d'eau** – petites feuilles qui entourent l'amas de fleurs de cannabis.
***full melt*** – résine ou haschisch de bonne qualité qui fond instantanément au contact d'une flamme, que l'on confond régulièrement comme étant un gage de qualité.
**ganja** – terme indien qui décrit la grappe de fleurs femelles sans graines du cannabis, aussi connue sous le nom *sinsemilla*.

**génotype** – caractéristique spécifique d'une plante. L'expression de ce qui est contrôlé par les gènes.
**haschisch** – résine de cannabis.
**haschisch à l'eau** – résine de cannabis extraite par le recours d'eau glacée et d'écrans pour capturer les têtes de résine.
***High Times* Cannabis Cup** – compétition sponsorisée par le magazine *High Times* qui se tient tous les ans à Amsterdam, dans laquelle les participants jugent les cannabis et les haschisch proposés par les coffee shops et les entreprises de semences.
**huile de haschisch** – extraction de cannabis par solvant.
**hydrophobique** – qui repousse l'eau.
**hydroponique** – culture de plantes dans laquelle on n'utilise pas de terre, mais plutôt du sable, des boulettes d'argile ou du gravier et des solutions nutritives liquides.
**hypotension posturale** – forme de pression sanguine faible qui survient quand on se lève après un long moment passé assis ou allongé, et qui est aggravée par la consommation de cannabis.
***indica*** – terme communément employé pour décrire les variétés de cannabis à petites feuilles larges.
**joint** – une cigarette de cannabis.
***kif*** – trichomes collectés à partir de cannabis séché par tamisage.
**Kush** – terme décrivant des variétés de cannabis très puissantes, dont certaines sont originaires des montagnes Hindu Kush, en Asie centrale.
**landrace** – variété de cannabis qui s'est adaptée aux conditions locales sans intervention extérieure.
**linalol** – terpène produit par certaines variétés de cannabis qui possède un arôme floral et épicé.
**limonène** – terpène produit par certaines variétés de cannabis qui possède un arôme d'orange.
**lipophilique** – littéralement, « qui aime le gras ». Utilisé pour désigner des composés (dont les cannabinoïdes) qui se dissolvent dans les graisses, les huiles, les lipides et les solvants non polaires, comme l'hexane.
**métabolisme** – modification biochimique des substances dans le corps, habituellement par l'action d'enzymes spécialisées.
**métabolite** – produit restant après que le médicament a été métabolisé par le corps.
**micro-dosage** – technique qui consiste à employer la dose efficace minimale de cannabis médicinal qui permet de délivrer l'effet désiré.
**myrcène** – terpène produit par de nombreuses plantes, dont le cannabis, le houblon et le thym sauvage, et qui est phamarcologiquement sédatif et associé à l'effet *indica*.
**ocimène** – terpène que l'on trouve dans le cannabis et qui possède un arôme floral et fruité.
**phénotype** – caractéristiques distinctes d'une plante résultant de l'interaction de son génotype avec l'environnement dans lequel la plante est élevée.
**phytocannabinoïde** – terme qui désigne les cannabinoïdes produits par la plante de cannabis et par certaines autres espèces de plantes.
**pinène** – terpène qui possède une senteur de pin, produit par le cannabis et par d'autres plantes, comme le conifère.
**plante mère** – plante de cannabis conservée dans son état végétatif (dont on empêche la floraison) pour que l'on puisse prendre des boutures ou des clones afin de produire plus de plantes identiques à la plante mère.
***polm*** – haschisch produit par tamisage des fleurs séchées de cannabis à travers des écrans pour capturer les têtes de trichomes avant de les presser.
**psychoactivité** – mesure selon laquelle le cannabis et d'autres drogues affectent l'esprit, l'humeur et d'autres états mentaux.
**récepteur CB1** – récepteur cannabinoïde situé principalement dans le système nerveux central qui s'active grâce aux cannabinoïdes.
**récepteur CB2** – récepteur cannabinoïde qui s'exprime dans les tissus périphériques du système immunitaire, du système nerveux, et du système gastro-intestinal.
**résine** – exsudation collante de la plante de cannabis produite par ses trichomes.
***sativa*** – terme couramment utilisé pour décrire les variétés de cannabis à petites feuilles étroites qui provoquent une psychoactivité stimulante.
***sinsemilla*** – terme espagnol qui signifie « sans graines » et se réfère aux fleurs de cannabis femelles non pollinisées.
**spliff** – une grosse cigarette de cannabis.
**système endocannabinoïde** – système composé de neuromodulateurs et de récepteurs situés partout à travers le corps, et qui sont impliqués dans la régulation de l'appétit, la douleur, l'humeur, et la mémoire.
**sublingual** – sous la langue.
**temps de floraison** – temps requis pour que les fleurs de cannabis se développent et arrivent à maturité.
**tête de résine** – tête de glande remplie d'huile et de résine des trichomes présents sur la femelle du cannabis.
**terpène** – *voir terpénoïdes.*
**terpénoïdes** – hybrocarbones volatils que l'on trouve dans les huiles essentielles produites par de nombreuses plantes, dont le cannabis.
**terpinolène** – terpène que l'on trouve dans de nombreuses variétés de cannabis, ainsi que dans la cardamome et la marjolaine.
**tétrahydrocannabinol (THC) ou delta-9-tétrahydrocannabinol** – cannabinoïde principal de la plante de cannabis, en grande partie responsable de la pyschoactivité du cannabis.
**teinture** – extraction d'une plante à l'alcool éthylique.

**THCA (acide tétrahydrocannabinolique)** – forme acide du THC, produite par la plante de cannabis.
**THCV (tétrahydrocannabivarine)** – variante du THC qui possède une chaîne propylée à trois atomes de carbone. Il possède des effets antagoniques sur les récepteurs cannabinoïdes et produit ainsi des effets contraires à celui du THC, en retardant par exemple l'appétit.
**Triangle d'or** – région d'Asie du Sud-Est productrice de drogues qui englobe la Birmanie, la Thaïlande et le Laos.
**trichome** – il existe trois types spécialisés de poils épidermiques sur le cannabis : les tiges à têtes de trichomes glandulaires, les trichomes sessiles, et les trichomes à bulbes.
**trichomes glandulaires** – poils situés sur la bractée florale de la plante femelle de cannabis. Ces trichomes se caractérisent par une tige surmontée d'une tête glandulaire qui enfle par la sécrétion des terpènes et des huiles essentielles.
**TRPV1 (*transient receptor potential vanilloid receptor*)** – récepteur responsable de la réponse à la douleur et aux inflammations.
**tolérance** – réaction à une dose (de cannabis ou une autre substance) pour laquelle les effets sont progressivement réduits, exigeant une plus grosse dose pour atteindre l'effet désiré.
**variétés à petites feuilles étroites** – les variétés de cannabis à petites feuilles étroites sont prédominantes en THC et possèdent des petites feuilles étroites que l'on appelle communément *sativa*.
**variétés à petites feuilles larges** – variétés de cannabis à petites feuilles larges, à dominance THC, souvent décrites comme *indica*.
**Veganics** – méthode de culture de cannabis, développée par Kyle Kushman, qui emploie uniquement des nutriments véganiques.

# INDEX

## Remerciements de l'auteur

J'ai eu l'incroyable chance d'être soutenu par beaucoup, beaucoup de gens, sans qui ce livre n'aurait pas pu être écrit :
Amy Robertson, Richard Metzger, Tara McGinley, Mark Lewis, Brian Becker, Chris Holmes et Sander Greenland m'ont guidé de leurs lumières et m'ont été d'une assistance extraordinaire, d'une amitié à toute épreuve, et m'ont encouragé quand j'en avais besoin. Je remercie Shawn pour ses précieux conseils, Gary, Jim, Don, Aundre, Ed, Matt, Laura et Ramon pour m'avoir aidé à réaliser ce rêve. Je remercie Andrew Weil pour son génie et sa gentillesse, Winslow Bouhier pour son soutien et ses idées, mes amis et collègues de la LAPCG, Abatin, CBCB, et Cornerstone. Je remercie spécialement mon fils adoré, Preston, et sa mère, Martha. Mes parents, mes frères et sœurs : James, Bel, Mort, Marga Lee, Mark, Jeff, et Julie.
Ethan Russo, Mark Merlin et Rob Clarke, John McPartland, Arno Hazekamp, Karl Hillig, et Dave Watson pour leur profonde compréhension de la plante et de ses utilisations.
Je remercie mes amis adorés (par ordre d'apparence) : David, Geoff, Robin, Chris, Michal, Ronn Cobb et Robin Love, David et Teri Smith, Coco Conn, A. J. Peralta, Brian Callier, Greg Cummings, Peter Giblin, Steve Nalepa, Jonathan Watson et Karis Jagger, Nika Solomon, Mark Dippe, Bobby Tran, Carlos De La Torre, Marcos Lutyens, Freya Bardell et Brian Howe, Oliver Hess, Jeremy Morelli, et Jeff Hayden, qui m'ont enseigné bien plus que je n'ai appris.
Marc Geiger, Otis Jackson Jr., J. Rocc, Steven Ellison, Daddy Kev et Willie Bensussen m'ont fourni la musique qui m'a permis de commencer ce livre. Paul et John m'ont donné celle qui m'a permis d'avoir l'inspiration pour le finir. Fred Gardner et Martin Lee, Kymron DeCesare et Donald Land, Josh Wurzer et Alec Dixon, David Lampach et Addison DeMoura, Jeff Raber, DJ Short, Chimera et Todd McCormick.
J'ai eu la chance d'être en contact avec d'excellents professionnels qui m'ont inspiré et ont aidé à la création de ce livre de manière incommensurable : Valerie Corral, Mike Corral, Liz McDuffie, Dr Allan Frankel, Dale Gieringer, Dr Donald Abrams, Dr Maxine Barish-Wreden, Dr Igor Grant, Dr Larry Bedard, Roy Upton, Dr Daniel Harder, Dr Mark Ware, et mes chers amis, le Dr Roger Barnes et le Dr Nick Berry. Un immense merci à Michael Crichton, qui m'inspirera toujours.
Ce livre a demandé une immense quantité de travail, fourni par des gens sérieux et très compétents. Laura Ward, Will Steeds, Anna Southgate et Magda Nakassis ont donné forme à chaque recoin de ce livre et m'ont aiguillé de leur expertise et de leurs conseils à travers toute la création. Merci à J. P. Levental et à Becky Koh, de chez Black Dog & Leventhal, pour leur incroyable soutien et leur enthousiasme.
Ma profonde reconnaissance à tous les patients qui ont eu la gentillesse de me faire partager leurs vies.
Ce qu'il y a de bon dans ce livre vient des autres, et les erreurs ne viennent que de moi, et moi seul.

**Elephant Book Company** voudrait remercier Mick Farren et Richard Metzger pour leur aide aux premiers stades de ce projet. Mick (qui nous a tristement quittés sur scène alors qu'il faisait un concert de comeback à Londres, en 2013) a suggéré que nous parlions à Richard. Richard nous a ensuite mis en relation avec Michael Backes.

**Crédit images :** Page 13 : peinture rupestre de l'ère Jômon près de Shimonoseki, Japon – Collection de Dave Olson.

Achevé d'imprimer
en avril 2016 par Finidr
en république Tchèque.
Dépôt légal : mai 2016